中国针灸大成

骨度卷

Zhongguo Zhenjiu Dacheng Gudujuan

存真环中图
清彩绘本

尊生图要
明彩绘本

脏腑证治图说人镜经
明万历三十四年刻本

析骨分经
清顺治三年刻本

脉度运行考
清光绪二十四年刻本

中西汇参铜人图说
清光绪二十五年石印本

COMPENDIUM OF
Chinese
Acupuncture
and Moxibustion

"十三五"国家重点图书出版规划项目

总主编／石学敏

执行主编／王旭东　陈丽云　梁尚华

湖南科学技术出版社

《中国针灸大成》编委会名单

主　　编： 石学敏（天津中医药大学第一附属医院）

执行主编： 王旭东（上海中医药大学）

　　　　　　陈丽云（上海中医药大学）

　　　　　　梁尚华（上海中医药大学）

（以下以姓氏笔画为序）

副 主 编： 卞金玲（天津中医药大学第一附属医院）

　　　　　　杜宇征（天津中医药大学第一附属医院）

　　　　　　张建斌（南京中医药大学）

　　　　　　张亭立（上海中医药大学）

　　　　　　尚　力（上海中医药大学）

　　　　　　倪光夏（南京中医药大学）

编　　委： 于莉英　马　泰　马曼华　王旭东　王秋琴　王慕然　卞金玲

　　　　　　卞雅莉　申鹏飞　史慧妍　朱石兵　朱思行　朱蕴菡　衣兰杰

　　　　　　衣兰娟　许军峰　孙增坤　杜宇征　李月玮　李　军　杨丽娜

　　　　　　杨艳卓　杨　涛　杨　杰　杨　萌　宋亚芳　张工彧　张建斌

　　　　　　张亭立　张卫茜　陈杞然　陈丽云　陈雨荟　陈昕悦　林怡冰

　　　　　　尚　力　周　围　周　敏　周文娟　赵晓峰　俞欣雨　施庆武

　　　　　　晁　敏　倪光夏　徐松元　奚飞飞　梁尚华　彭娟娟　戴晓矞

学术秘书： 马　泰　宋亚芳　张亭立

序

岁在庚子，瘟疫横行，年末将近，拙著初成。新冠疫情，日渐偃伏，国既昌泰，民亦心安。天晴日朗，朋辈相聚酒酣；笑逐颜开，握手道故纵谈。谈古论今，喜看中医盛况；数典读书，深爱针灸文献。针矣砭矣，历史班班可考；炳焉燅焉，成就历历在目。针灸之术，盖吾一生足迹之所跬步蹒跚；集成先贤，乃吾多年夙愿之所魂牵梦绕。湖南科学技术出版社，欲集历代针灸文献于一编，甚合我意，大快我心。吾素好书，老而弥笃，幸喜年将老而体未衰，又得旭东教授鼎力相助，陈丽云、梁尚华诸君共同协力，《大成》之作，蒐材博远，体例创新，备而不烦，详而有体。历代针灸著述，美不胜收；各种理论技法，宛在心目。吾深知翰墨之苦，寻书之难；珍本善本，岂能易得？尤其影校对峙，瑕疵不容，若无奉献精神，哪能至此？吾忝列榜首，只是出谋划策；出版社与诸同道，方为编书栋梁。夫万种医书，内外妇儿皆有；针灸虽小，亦医学宝库一脉。《针经》之《问难》，《甲乙》之《明堂》，皇甫谧、王惟一，《标幽赋》《玉龙经》，书集一百零九种，论、图、歌、文，连类而相继。文献详备，版亦珍奇，法国朝鲜，日本越南，宋版元刻，明清官坊，见善必求，虽远必访。虽专志我针灸，亦合之国策，活我古籍，壮我中华；弘扬国粹，继承发展。故见是书，已无憾。书适成，可以献国家而备采择，供专家而作查考，遗学子而为深耘。吾固知才疏学浅，难为针灸之不刊之梓，尚需方家润色斧削。盼师长悯我诚恳，实乃真心忱，非何求，赐我良教，点我迷津，开我愚钝，正我讹误，使是书趋善近美，助中医药学飞腾世界医学之巅，则善莫大矣！

中 国 工 程 院 院 士
国 医 大 师 　石学敏
《中国针灸大成》总主编

> 穷神极变出针砭
> 万壑春云一冰台
> ——代前言

重新认识针灸学

20世纪初，笔者于欧洲巡医，某大赛前一日，一体育明星腰伤，四壮汉抬一担架，逶迤辗转，访遍当地名医，毫无起色。万般无奈之下，求针灸一试，作死马活马之想。笔者银针一枚，刺入人中，原本动则锥心、嗷嗷呼痛之世界冠军，当即挺立行走，喜极而泣。随行记者瞠目结舌，医疗团队大惊失色——在西方医生的知识储备里，穷尽所有聪明才智，也想不出鼻唇沟和腰部有什么关系，"结构决定功能"的"真理"被人中沟上的一根银针击碎了！

这在中医行业内最平常的针灸技术，却被欧洲人看成"神操作"，恰恰展示了中国传统医学引以为豪的价值观："立象尽意"。以人类的智慧发现外象与内象的联系，以功能（疗效）作为理论的本源。笔者以为，这是针灸学在诊治疾病之外，对于人类认知世界的重大贡献。亦即：针灸学远远不只是诊疗疾病，更是人类发现世界真理的另一个重要途径。

2018年3月28日，*Science Reports*杂志发表一篇科学报告，证明了笔者上述观点。国内外媒体宣称美国科学家发现了人体内一个未知的器官，而且是人体中面积最大的一个器官。这一发现能够显著地提高现有医学对癌症以及其他诸多疾病的认知。而这一器官体内的密集结缔组织，实际上是充满流体的间质（interstitium）网络，并发挥着"减震器"的作用。科学家首次建议将该间质组织归为一个完整的器官。也就是说它拥有独立的生理作用和构成部分，并执行着特殊任务，如人体中的心脏、肝脏一样。

基于上述发现是对人体普遍联系方式的一种描述，所以研究中医的学者认为经络就是这样一种结构。人体的十四经脉主要是由组织间隙组成，上连神经和血管，下接局部细胞，直接关系着细胞的生死存亡。经络与间质组织一样无处不在，所有细胞都浸润在组织液中，整体的普遍联系就是通过连续在全身的"水"来实现的。事实上，中药就是疏通经络来治病的，这与西药用直接杀死病变细胞的药理有着根本的不同。可以这样说，证明了经络的存在，也就间接证明了中药药理的科学性，可以理解为什么癌症在侵袭某些人体部位后更容易蔓延。

笔者认为，中医学者对美国科学家的发现进行相似性印证，或许不那么贴切和完全对应，但是，从整体观念而言，这种发现无疑是西方医学的进步。这也佐证了针灸学知识领域内，古老而晦涩的语言文字里，隐含着朦胧而内涵深远的知识，有待我们深入挖掘研究。

应用现有的科学认知来评价针灸的科学性，我们已经吃尽苦头。"经络研究"进行了几十年，花费无数人力、物力、财力，最终却是一无所获。因为这些研究一直是以西方科学的知识结构、价值观和思维方式来检验古代的成果，犯了本质的错误。"人中"和腰椎、腰肌的关系，任何现代医学知识都是无法证实的，但是我们却硬要在实验室寻找物质基础和有形的联系，终究是没有结果的。古代针刺合谷催产，谁能找到合谷和子宫的关联？若是我们以针灸学的认知为线索，将会获得无数新启示，能找到人中与腰部的联系通道的人，获得诺贝尔生理学或医学奖将是一件很容易的事。因此，包括中医药学界的学者专家，并未能完全认识到针灸学术的深邃和伟大。我们欠针灸学术一个客观的评价。

不过，尽管科学在不断证实着针灸学的伟大和深奥，但是，在中国传统医学的版图上，无论是古代还是现代，针灸学术的地位，一直处于从属、次要的地位。笔者只有在外国才从事针灸工作，回到中国境内，便重归诊脉开方之途。其中种种隐曲不便展开，但业内视针灸为带有劳作性质的小科的潜意识，却是业内真实的存在。

再以现存古籍为例，现代中医古籍目录学著作如《中国中医古籍总目》《中医图书联合目录》，收录古籍都在万种以上，但1911年以前的针灸类著作数量却不到200种。郭霭春先生、黄龙祥先生等针灸文献学家都做过类似的统计，如郭先生《现存针灸医籍》129种，黄先生《针灸名著集成》180种（含日本所藏）。且大多是转抄、辑录、类编、汇编、节抄之类，学术含量较高的也就30多种。

如今，"中医走向世界"已成为业内的共识，但是，准确的说法应该是"针灸走向世界"，遍布欧美、东南亚，乃至非洲、大洋洲的"TCM"，其实都是针灸诊所。由于用药受到种种限制，中药方剂至今未被世界各国广泛接受。中医对世界人民的贡献，针灸至少占90%以上。因此，全方位审视针灸学的历史地位和医学价值，是中医界必须要做的工作。

此次湖南科学技术出版社策划，针灸学大师石学敏院士领衔，收集现存针灸古籍，编纂一套集成性的针灸文献丛书，为医学界提供相对系统的原生态古典针灸文献，虽然达不到集大成的要求，但至少能满足针灸学者们从事文献研究时看到古原貌的愿望，以历史真实的遗存来实现针灸文献的权威性。

历尽坎坷的针灸发展史

从针灸文献的数量和质量上，可以看出针灸学术的地位。其实轻慢针灸技术，这不是现代才有的问题，历史上也曾多次发生类似问题。有高潮也有低谷。

针灸学术最辉煌的时期，莫过于历史的两头：即中医学知识体系的形成阶段和20世纪美国总统尼克松访华至今。

一、高光时刻：春秋战国至两汉

春秋战国到西汉时期，是中医学初步成形的时期，药物和药剂的应用还没有成熟，对药物的不良反应的认识也不充分，因此，药物的使用受到极大的限制，即便是医学经典著作，《黄帝内经》中也只有13首方剂。而此时的针灸技术相对成熟得多，《灵枢》中针灸理论和技术的内容竟多达4/5，文献记载当时针灸主治的疾病几乎涉及人类的所有病种。从现有文献来看，这一时期应该是针灸技术最为辉煌的时期。

汉代，药物学知识日渐丰富，在《黄帝内经》理论指导下，药物配伍知识也得到长足的发展。东汉末年，医圣张仲景著成《伤寒杂病论》，完善了《黄帝内经》六经辨治理论，形成了外感热病诊疗体系。该书也是方剂药物运用比较纯熟的标志。仲景治疗疾病的主要方法是方药、针灸，属于针、药并重的态势。至于魏晋皇甫谧之《针灸甲乙经》，则是先秦两汉针灸学辉煌盛世的全面总结。

此后，方药的发展突飞猛进，势不可挡。诚如笔者在《中医方剂大辞典》第2版"感言"中所述："《录验方》《范汪方》《删繁方》《小品方》，追随道家气质；《僧深方》《波罗门》《耆婆药》《经心录》，兼修佛学思想……《抱朴子》《肘后方》，为长寿学先导，传急救学仙方。《肘后备急》，成就诺奖；《巢氏病源》，医道大全。《食经》《产经》《素女经》，《崔公》《徐公》《廪丘公》，录诸医经验，载民间验方，百花齐放，蔚为大观……"方药学术，一片繁荣，逐渐成为治疗疾病的主流技术。到了唐代，孙思邈、王焘等人在强盛国力和社会文明的催促下，对方药治疗的盛况进行了总结，《千金要方》《外台秘要》等大型方书是方药技术成为医学主流的写照。

二、初受重创：中唐以降

方药兴起，一段时间内与针灸并驾齐驱，针灸技术在初唐时期还在学术界具有一定地位。杨上善整理《黄帝明堂经》，著《黄帝内经太素》，孙思邈推崇针灸，《千金要方》《外台秘要》中也载录了不少针灸学著作，但都是沿袭前人，未见新作。不仅没有创新，而且出现了对针灸非常不利的信号：王焘在《外台秘要》卷三十九中对针刺治病提出了质疑，贬低针刺的疗效，"汤药攻其内，以灸攻其外，则病无所逃。知火艾之功，过半于汤药矣。其针法，古来以为深奥，今人卒不可解。经云：针能杀生人，不能起死人。若欲录之，恐伤性命。今并不录《针经》，唯取灸法"。这里，王焘大肆鼓吹艾灸，严重质疑针刺，明确提出：我的《外台秘要》只收《黄帝明堂经》，不收《针经》，因为针刺会死人！《外台秘要》这样一部权威著作，竟然提出这样的观点，对社会的负面影响可想而知！以至于中唐之后很长一段时间内，社会上只见艾灸，少见针刺，针灸学文献只有灸学著作而无针灸之书。这种现象甚至波及日本，当时的唐朝，在日本人心目中可是神圣般的国度，唐风所及，日本的灸疗蔚然成风。

三、再度辉煌：两宋金元

宋代确是中国历史上文化最为繁荣的时代，人文科技在政府的高度重视下得到全面发展。笔者认为，北宋医学最醒目的成就，除了世人熟知的校正医书局对中医古籍的保存和整理之外，王惟一铸针灸铜人，宋徽宗撰《圣济经》，成为三项标志性的成果。

其一，宋代官方设立校正医书局，宋以前所有医学著作得到收集整理，其中包括《针灸甲乙经》等珍贵针灸著作。同时，政府组织纂修的大型综合性医学著作《太平圣惠方》《圣济总录》等，也保留了大量珍贵针灸典籍。

其二，北宋太医院医官王惟一在官方支持下，设计并主持铸造针灸铜人孔穴模型两具，撰《铜人腧穴针灸图经》与之呼应。该书与铜人模具完成了对宋以前针灸理论及临床技术的全面总结，对我国针灸学的发展具有深远而重大的影响。

其三，宋徽宗亲自撰述《圣济经》，将儒家思想、伦理秩序全面注入医学知识体系，促进整体思想和辨证论治法则在中医学理论和临床运用等全方位的贯彻运用。在中国五千年历史中，除了《黄帝内经》托黄帝之名外，这是唯一由帝王亲自撰稿的医学书籍。

宋代是中国历史上商品经济、文化教育、科学创新高度繁荣的时代。陈寅恪言："华夏民族之文化，历数千载之演进，造极于赵宋之世。"民间的富庶与社会经济的繁荣实远超盛唐。虽然重文轻武的治国方略导致外族侵略而亡国，但是这个历史时期为人类文明创造了无数辉煌而不朽的文化遗产，其中就包括针灸技术的中兴。

两宋时期，针灸学术的传承和发展是多方位的，不仅有针灸铜人之创新，更有《太平圣惠方》《圣济总录》之存古，更有《针灸资生经》之集大成。

时至金元，窦默（汉卿）在针灸领域独树一帜，成为针灸史上一位标志性人物。其所著《标幽赋》《通玄指要赋》等，完成了对针刺手法的系统总结，印证了《黄帝内经》对手法论述的正确性。并且采用歌赋的形式把幽冥隐晦、深奥难懂的针灸理论表达出来，文字精练，叙述准确，对后世医家影响很大。

由于金元时期针灸书散佚较多，虽然大多内容被明清针灸著作所引录，但终究不利于后世对这一历史时期针灸学成就的认知。就现有文献的学术水平来看，当时对针灸腧穴、刺灸法的研究程度，已经达到了历史最高水平，腧穴主治的内容都已定型，可以作为针灸临床的规范和标准，且高度成熟，一直影响到现在。

因此，可以毫不夸张地说，两宋金元时期是中国针灸从中兴走向成熟的时代，创造了针灸学术的又一个盛世景象。

四、惯性沿袭：明代

明代，开国皇帝朱元璋出身草莽，颇为亲民，对前朝文化兼收并蓄，故针灸术在窦汉卿的总结和普及下，成为解除战火之余灾病之得力手段，而在民间盛行。尤其在临床技艺、操作手法等方面越来越纯熟。

例如，明初泉石心在《金针赋》中提出了烧山火、透天凉等复式补泻手法，以及青龙摆尾、白虎摇头、苍龟探穴、赤凤迎源等飞经走气法。此后又有徐凤、高武等针灸名家闻名于世，并有著作传世。尤其是杨继洲、靳贤所撰《针灸大成》，是继《针灸甲乙经》《针灸资生经》以后又一集大成者，内容最为详尽，具有较高的学术价值和实用价值。该书被翻译成德文、日文等文字，在世界范围内受到推崇。

明代的针灸学术具有鲜明的特色，即临床较多，理论较少；文献辑录较多，理论创新较少。明代雕版印刷技术发达，书坊林立，针灸书得以广泛传播，但也因此造成了大量抄袭，或抄中有改，抄后改编，单项辑录，多项类编等以取巧、取利、窃名为目的的书籍。大部分存世针灸书都是抄来抄去。从文献的意义上来说，确实起到了存续及传播的作用，但是，就学术发展而言，却缺乏发皇古义之推演、融会新知之发挥。

五、惨遭废止：清代

时至清代，统治在政权稳固后，对中华传统文化的传承和践行，较之前朝有过之而无不及。针灸学术在清代前期尚可延续，乾隆年间的《医宗金鉴》集中医药学之大成，其间的《刺灸心法要诀》等内容，系统记录了古代针灸医学的主要内容，是对针灸学术的最后一次官方总结。道光二年（1882），皇帝发布禁令：废止针灸科。任锡庚《太医院志职掌》："针刺火灸，终非奉君之所宜，太医院针灸一科，着永远停止。"这一禁令，将针灸科、祝由科逐出医学门墙。此后，针灸的学术传承被拦腰斩断，伴随着"嘉道中衰"，针灸医生完全没有了社会地位，只是因为疗效和廉价，悄悄地转入民间。

从本书收录的文献来看，情况也确实如此，《医宗金鉴》之后，几乎没有像样的针灸类刻本传世，大多是手录之抄本、辑本、节本，再就是日本的各种传本。清晚期，针灸有再起之象，业界出现了公开出版物，但是，比起明代的普及，清代针灸学术几乎没有发展。针灸医生的社会地位彻底沦为下九流，难登大雅之堂，而正是这些民间针灸医生的存在，才使得传统针灸并没有完全失传。

六、现代复兴：近代以来

晚清至民国时期，针灸学开始复兴，民间的针灸医生崭露头角，医界的名家大力提倡，出版书籍，成立学校，开设专科，编写教材……各种针灸文献如雨后春笋，层出不穷。晚清以前数千年流传下来的针灸古籍只有100多种，而同治以后铅字排版、机器印刷迅速普及，仅几十年时间，到1949年新中国成立前的文献综述已达到400多种。

个人以为，晚清以后的针灸复兴，与西学东渐的时代潮流密切相关，当西方的解剖学、生理学理论，临床诊断、外科手术之类的技术成为社会常态时，针灸操作暴露身体就完全不值一提。加之针灸学术的历史积淀和现实疗效，更因为其简便实用和价格优势，自然成为中西医学家青睐的治疗技术。

综上所述，针灸学术发展并非一帆风顺，而是多灾多难。这与使用药物的中医其他分支有很大区别。金代阎明广注何若愚《流注指微赋》言："古之治疾，特论针石，《素问》先论刺，后论脉；《难经》先论脉，后论刺。刺之与脉，不可偏废。昔之越人起死，华佗愈躄，非有神哉，皆此法也。离圣久远，后学难精，所以针之玄妙，罕闻于世。今时有疾，多求医命药，用针者寡矣。"反复强调前代的针药并用，夸耀名医针技之神奇，而后世的针灸越来越不景气，以至于患者只能"求医命药"，以药为主。其实，金代的针灸学术氛围并不消沉，还是个不错的历史时期，阐明广尚且如此慨叹，可见其他朝代更加严重。究其原因，不外乎以下三个方面。

医生：针灸的操作性很强，需要工匠精神和手工劳作。在中国古代文化传统的"重文轻技"的观念下，凡是能开方治病的，当然不愿动手劳作。俗语"君子动口不动手"就是这种观念的世俗化表述。除了出自民间，且为了提高疗效的大医之外，大多数医生多少是有这样的想法。南宋王执中在《针灸资生经》卷二中言："世所谓医者，则但知有药而已，针灸则未尝过而问焉。人或诘之，则曰是外科也，业贵精不贵杂也。否则曰富贵之家，未必肯针灸也。皆自文其过尔。""自文其过"，正是这种心态的真实写照。

患者：畏惧针灸是老百姓的普遍心理。《扁鹊心书·进医书表》："无如叔世衰离，只知耳食，性喜寒凉，畏恶针灸，稍一谈及，俱摇头咋舌，甘死不受。"说是社会上的人只知道道听途说，只要听说施用针灸，死都不肯。除了怕疼怕苦以外，不愿暴露身体，也是畏惧针灸的原因之一。

官府：道光皇帝废止针灸科，理由只有一个，"非奉君之所宜"。也就是中国传统文化中的"忠君""奉亲"，儒家理学强调"身体发肤，受之父母，不敢毁伤"，针要穿肤，灸要烂肉，这都有违圣人之道，对自己尚且如此，更不用说用这种技术来治疗"君""亲"之病。除了"不敢毁伤"外，"男不露脐，女不露皮"，暴露身体也是有违圣训的。所以，不惜用强制手段加以禁绝。

其实，无论是平民百姓，还是士者医官，乃至皇帝朝廷，轻视针灸的根本原因，都是根源于儒家伦理纲常。在"独尊儒术"之前，或者儒术不振之时，针灸术就会昌盛。春秋战国百花齐放，所以是针灸的高光时刻；北宋文化昌盛，包罗万象，儒学并未成为主宰，所以平等对待针灸学术；金元外族主政，儒学偃伏，刀兵之下，医学不继，自然推崇针灸。唯有南宋理学兴起，明代理学当道，孔孟之道统治社会，针灸学就会受到制约。这种情况在清代中期到了无以复加的地步，非禁绝不能平其意。

旧时代的伦理确实对针灸术的发展造成了一定的阻碍，但是正如本文标题所说，这是一门学问，是人类认识世界的丰硕成果，正如魏晋时期皇甫谧在《针灸甲乙经·序》中所总结的，"穷神极变，而针道生焉"。穷神极变并不是绞尽脑汁，而是在"内考五脏六腑，外综经络血气色候，参之天地，验之人物……"种种努力之后，方可达成。此类基于天地本质的生命活动，却不是人力所能阻挡。中国针灸，以其原生态的顽强，一直在延续中为人民服务。

200多年前，日本人平井庸信在《名家灸选大成》序言中，已经把药物、针刺、艾灸的适应范围说得很清楚了，对针灸在医学领域中的地位，也有中肯的评价："夫医斡旋造化，燮理阴阳，以赞天地之化育也。盖人之有生，惟天是命，而所以不得尽其命者，疾病职之由。圣人体天地好生之心，阐明斯道，设立斯职，使人得保终乎天年也，岂其医小道乎哉！其治病之法，则有导引、行气、膏摩、灸熨、刺焫、饮药之数者，而毒药攻其中，针、艾治其外，此三者乃其大者已。《内经》之所载，服饵仅一二，而灸者三四，针刺十居其七。盖上古之人，起居有常，寒暑知避，精神内守，虽有贼风虚邪，无能深入，是以惟治其外，病随已。自兹而降，风化愈薄，适情任欲，病多生于内，六淫亦易中也。故方剂盛行，而针灸若存若亡。然三者各有其用，针之所不宜，灸之所宜；灸之所不宜，药之所宜，岂可偏废乎？非针、艾宜于古，而不宜于今，抑不善用而不用也。在昔本邦针灸之传达备，然贵权豪富，或恶热，或恐疼，惟安甘药补汤，是以针灸之法，寖以陵迟。"而最后所述，是针灸之术在当时日本的态势。鉴于日本社会受伦理纲常的约束较少，所以针灸发展中除了患者畏痛外，实在要比中国简单得多，正因为如此，所以如今我们要跑到日本去寻访针灸古籍。

针灸文献概览

回望历史，中医药古籍琳琅满目，人们常以"汗牛充栋"来形容中医宝库之丰富，但是，针灸文献之数量，只能以凋零、寒酸来形容。如前所述，在现存一万多种中医古籍中，针灸学文献占比还不到百分之二。就本书收载的109种古籍而论，大致有以下几种类型。

一、最有价值的针灸文献

最有价值的针灸文献指原创，或原创性较高，对推进针灸学术发展作用巨大的著作，如《十一脉灸经》《针灸资生经》《灵枢》《针灸甲乙经》《十四经发挥》《黄帝明堂经》《铜人腧穴针灸图经》《针灸大成》等。

（一）《十一脉灸经》

《十一脉灸经》由马王堆出土帛书《足臂十一脉灸经》《阴阳十一脉灸经》组成，是我国现存最早的经络学和灸学专著，反映了汉代以前医学家对人体生理和疾病的认知状态，与后来发达的中医理论比较，《十一脉灸经》呈现的经脉形态非常原始，还没有形成上下纵横联络成网的经络系统，但是却可以明确看出其与后代经络学说之间的渊源关系，是针灸经络学的祖本，为了解《黄帝内经》成书前的经脉形态提供了宝贵的资料。

（二）《黄帝明堂经》

《黄帝明堂经》又名《明堂》《明堂经》，约成书于西汉末至东汉初（公元前138年至公元106年），约在唐以后至宋之初即已亡佚。书虽不存，但却在中国针灸学历史上开创了一个完整的学术体系——腧穴学，是腧穴学乃至针灸学的开山鼻祖。

"明堂"，是上古黄帝居所，也是黄帝观测天象地形和举行重要政治经济文化活动的场所，具有中国文化源头的象征性意义，在远古先民心目中的地位极其崇高。随着文明的发展进步，学术日渐繁荣，人们发现了经络、腧穴，形成对人体生理功能的理性认知，建立了针灸学的基础理论：经络和腧穴。黄帝居于明堂，明堂建有十二宫，黄帝每月轮流居住，与十二经循环相类。黄帝于明堂观察天地时令，又与腧穴流注的时令节律类似。基于明堂功用与经络、腧穴的基本特性的相似性，将记载经络、腧穴特性的书籍命名为《明堂经》。沿袭日久，不断演变，但"明堂"作为腧穴学代名词和腧穴学文献的象征符号，却被历史固定了下来。

《黄帝明堂经》的内容，是将汉以前医学著作中有关腧穴的所有知识，如穴位名称、部位、取穴方法、主治病症、刺法灸法等，加以归纳、梳理、分类、总结，形成了独立的、完整的知识体系。因此，该书是针灸学术发展的标志性成果，也是宋以前最权威的针灸学教科书和腧穴学行业标准。晋皇甫谧编撰综合性针灸著作《针灸甲乙经》，其中腧穴部分即多来源于该书。

盛唐时期，政府两次重修该书，形成了两个新的版本，一是甄权的《明堂图》，一是杨上善的《黄帝内经明堂》，又名《黄帝内经明堂类成》。后者较好地保留了《黄帝明堂经》三卷的内容。唐末以后，明堂类著作迅速凋零，几乎荡然无存，所幸本书曾随鉴真东渡时带至日本，然至唐景福年间（893年前后）亦仅残存一卷，内容为《明堂序》和第一卷全文。目前日本保存多个该残本的抄本，其中永仁抄本、永德抄本为较早期之抄本，藏于日本京都仁和寺，被日本政府定为"国宝"。清末国人黄以周到日本访书时，得永仁抄本，此书得以回归。本书影印校录了仁和寺的两个版本，这两个版本的书影在国内流传不广，故弥足珍贵。

(三) 《针经》和《灵枢》

先秦至汉，我国先后流传过多种名为《针经》的著作，如《黄帝针经》九卷、《黄帝针灸经》十二卷、《针经并孔穴虾蟆图》三卷、《杂针经》四卷、《针经》六卷、《偃侧杂针灸经》三卷、《涪翁针经》、《赤乌神针经》……这些著作现在都已经失传了，在现代中医人心目中，凡是说到《针经》，那一定是指《灵枢》。几乎所有的工具书都称《灵枢》为《针经》。如，今人读张仲景《伤寒论·序》"撰用《素问》《九卷》"，注《九卷》为《灵枢》；读孙思邈《千金要方·大医习业》"凡欲为大医，必须谙《甲乙》《素问》《黄帝针经》、明堂流注……"，注《黄帝针经》为《灵枢》……现今已是定规，固化为中医学的思维定式。

回望历史，这里存在一个难解的历史之谜：在现存历史文献中，《灵枢》作为书名，最早出现在王冰注《素问·三部九候论篇第二十》，此时已是中唐，此前再无痕迹。王冰在《素问》两处不同地方引用了同一段文字，一处称"《针经》曰"，另一处却称"《灵枢经》曰"，全元起《新校正》认为这是王冰的意思：《针经》即《灵枢》。北宋校正医书局则据此将《针经》《灵枢》认定为同一本书而名称不同，并大力推崇，到了南宋史崧编订，《灵枢》已与《素问》等同，登上中医经典的顶峰地位。

更加诡异的是，直到宋哲宗元祐八年（1093）高丽献《黄帝针经》，此前中国从未见到《灵枢》或者相同内容书名不同者。1027年王惟一奉敕修成《铜人腧穴针灸图经》，国家级的纂修而未见到的书，道理上说不过去。而高丽献书之后的《圣济总录》，也不认这部伟大的巅峰之作，"凡针灸腧穴，并根据《铜人经》及《黄帝三部针灸经》参定"。高丽献书后，《宋志》著录既有《黄帝灵枢经》九卷，也有《黄帝针经》九卷，恰好证明此前将《灵枢》《针经》视作同一著作是有疑问的。

后世史论著述和史家评述，均对《灵枢》存疑多多。如晁公武《读书志》、李濂《医史》以及周学海等，或认为是冒名之作，或认为是后人补缀，或认为即使存在其价值也不如《甲乙经》甚至《铜人经灸经》，而更多人则认为王冰以前即便有《灵枢》，也不能将其认作《黄帝针经》。亦有人认为是南宋史崧对《灵枢》进行了大量增改然后冒名顶替《针经》……

最典型的例证，莫过于历代文献学家均不重视《灵枢》。明代《针灸大成》卷一的《针道源流》可谓是针灸历史考源之作，其中对28种重要针灸著作进行了评述，唯独没有《灵枢》。只是在论述《铜人针灸图》三卷时，称该书穴位："比之《灵枢》本输、骨空等篇，颇亦繁杂也。"说明至少在明代针灸学家心目中，《灵枢》地位并不崇高。

以上存疑，尚需我中医学界深入研究。

（四）《针灸甲乙经》

《针灸甲乙经》成书于三国魏甘露元年（256）至晋太康三年（282）之间，是我国现存最早的针灸学经典著作。作者将前代《素问》《针经》《黄帝明堂经》等针灸经典中的文字汇辑类编，首次系统记载人体生理、经络、穴位、针灸法，以及临床应用，成为后世历代针灸著作的祖本。

（五）《铜人腧穴针灸图经》

《铜人腧穴针灸图经》可视为官修腧穴学，属针灸名著之一。

（六）《针灸资生经》

《针灸资生经》系综述性针灸临床著述，内容丰富，资料广博，且有腧穴考证和修正。

（七）《十四经发挥》

《十四经发挥》是经络学重要著作。

（八）《针灸大成》

《针灸大成》是明以前针灸著述之集大成者，也是我国针灸学术史上规模较大较全的重要著作。

二、保留已佚原创书的著作

唐《千金要方》《千金翼方》，保留了大量唐代以前已佚针灸书，如已佚之《甄权针经》，又如《小品方》所引《曹氏灸方》，原书、引书均亡（《小品方》仅剩抄本残卷），但书中内容被《千金要方》载录。尤其是《甄权针经》，作者为初唐针灸的大师级人物，临证实验非常丰富，该书即出自甄氏经验，强调刺法且描述明晰，穴位、刺法与主治精准对应，临床价值和学术价值都非常高。可惜早已亡佚，幸得孙思邈《千金翼方》记述了该书主要内容，这对宋以后针灸学术发展意义非常重大。

《外台秘要》保留了已佚崔知悌《骨蒸病灸方》。

《太平圣惠方》卷九十九保留了早已失传的《甄权针经》和已佚的隋唐间重要腧穴书内容，是宋王惟一《铜人腧穴针灸图经》乃至后世所有《针经》之祖本；卷一百则收录唐代失传之《明堂》，其中包括《岐伯明堂经》《扁鹊明堂经》《华佗明堂》《孙思邈明堂经》《秦承祖明堂》和已失传之北宋医官吴复珪《小儿明堂》，后世所有冠以《黄帝明堂灸经》的各种版本，均是从本书录出后冠名印行，故乃存世《明堂》之祖本。可知该两卷实际上是现存针灸典籍之源头。

《圣济总录》引述了已佚之《崔丞相灸劳法》《普济针灸经》。

《医学纲目》转录了大量金元亡佚的针灸书内容。如，完整保存了元代忽泰《金兰循经取穴图解》一书所附的全部四幅"明堂图"。

以上著作多是综合性医著，亦有针灸专门著作中存有失传古籍的，如《针灸集书》中的《小易赋》，可知前代在蒐集资料、保留遗作方面，建有卓越之功。

三、实用性著作

如前所述，针灸学在其发展过程中遭受颇多摧残，学术发展之路并不顺利，多处于民间实用层面，如《针经摘英》内容简要，言简意赅，是一本简易读本。《扁鹊神应针灸玉龙经》为针灸歌诀。《神应经》临床实用价值较大，颇似临床针灸手册。自明代以后直至晚清，针灸学文献多为循经取穴、临床应用、歌赋韵文等内容，基本上与《针灸大成》大同小异。如《针灸逢源》《针方六集》。另外，辑录、类编、抄录前代文献的著作较多，如《针灸聚英》《针灸节要》等。

再如《徐氏针灸大全》《杨敬斋针灸全书》《勉学堂针灸集成》等，虽然内容都是互相转抄，但是却起到了传播和普及针灸学术的作用。

四、值得研究的针灸文献

上述重要针灸文献都是需要后世深入研究的宝库，如前述《灵枢》的形成发展源流和真相。除此之外，还有一些貌似不重要，其实深藏内涵的文献。

《黄帝虾蟇经》，分9章，借"月中有兔与虾蟇"之古训，记述逐日、逐月、逐年、四时等不同阶段虾蟇和兔在月球上所处位置，与之相应，人体不同穴位、不同经络的血气分布亦不同，由此指出针灸禁刺、禁忌图解、补泻方式等与针灸推拿相关的基础知识。其中有较多费解之处，文字难读，术语生涩。虽列入针灸门类，但是与针灸临床的关系，尚需深入考证和研究。

《子午流注针经》，现代人认为子午流注属古代的时间医学、时间针灸学，但该书内容如何应用到临床，以及其客观评价，亦须深入研究。

《存真环中图》《尊生图要》《人体脏腑经穴图》等彩绘针灸图，可以从古代画师的角度，研究历史氛围下的古代身体观及相关文化。

关于灸学文献

本文标题有"万蛰春云一冰台"之句，"冰台"，即艾草。《博物志》："削冰令圆，举而向日，以艾承其影则得火，故艾名冰台。"在相当长的一个历史阶段内，灸学在针灸领域内占据着统治地位。

现存最早的针灸文献《十一脉灸经》，便是以"灸"命名。有学者据此认为灸法早于针法。但这仅仅是灸法、针法两种医疗技术形成过程中的先后次序问题。待到针法成熟，与灸法并行，广泛运用于临床之后，针灸学术史上有过"崇灸、抑针"的历史现象，而此风至晋唐始盛：晋代《小品》，唐代《外台》，均大肆宣传"针能杀人"，贬针经，崇明堂，甚至以"明堂"作为艾灸疗法的专用定语。这一现象存续多年，历史上也留存有相当数量的灸学专著，或仅以"灸"

字命名的著作。最典型的就是《黄帝明堂灸经》，沿袭者如《西方子明堂灸经》，也有临床灸学如《备急灸法》，甚至单穴灸书，如《灸膏肓腧穴法》。此风东传，唐以后日本有专门的灸家和流派，灸学著作众多，如《名家灸选》《灸草考》《灸焫要览》等灸学专著。明清时期，也曾出现过艾灸流行的小高潮，出现了《采艾编》《采艾编翼》《神灸经纶》等著作。

其实，有识之士一直提倡多法并举，根据病人需要而采用不同疗法。约在公元前581年（鲁成公十年），《左传》记载医缓治晋侯疾，称"疾不可为也，在肓之上，膏之下，攻之不可，达之不及"，据杜预注，此处的"攻"即灸，"达"即针。《灵枢·官能》："针所不为，灸之所宜"。可见，一个全面的医生，应该针灸并重，各取所长。如果合理使用，效果很好，如《孟子·离娄·桀纣章》："今之欲王者，犹七年之病，求三年之艾。"

不过，文献记载中的艾灸，尽管有种种神奇疗效的宣传，但却和现代艾灸是完全不同的治疗方法。尽管现代针灸学著作上介绍艾灸有"直接灸""间接灸"两大类，但如今直接灸几乎绝迹，临床全都是温和舒适的间接灸。

古代多用直接灸、化脓灸，用大艾炷直接烧灼皮肤，结果是皮焦肉烂，感染化脓，然后等待灸疮结痂。灸学著作中还要告诫医患双方："灸不三分，是谓徒冤。"——烧得不到位，等于白白受罪。然而，此法无异于酷刑加身。为了减轻患者痛苦，古人只得麻醉患者，让他们服用曼陀罗花和火麻花制成的"睡圣散"，麻翻后再灸。

"睡圣散"之类的麻醉药只能减轻当时疼痛，灸后化脓成疮依旧难熬，因此，到了清代，终于有人加以变革，产生了"太乙神针"之法，此法类似于后世"间接灸"。这种创新，在崇古尊经的时代，容易遭受攻击，被指离经叛道，于是编造出种种神话故事，或称紫霞洞天之异人秘授，或称得之汉阴丛山之壁神授古方……都是时人假托古圣之名，标榜源远流长，以示正宗之惯用套路。尽管此法经过不断渲染，裹上神秘的面纱，但其本质却很简单：药艾条、间接灸而已。此类书籍有《太乙神针心法》《太乙神针》《太乙离火感应神针》等。

古代的直接灸（化脓灸）过于痛苦，现今已不再用，而是采用艾条、温针，更有为方便而设计出温灸器。即便用直接灸的方法，也不会让艾炷烧到皮肉，而是患者感觉热烫，即撤除正在燃烧的艾炷，另换一炷，生怕烫伤，有医院将烫伤起疱都要算作医疗事故。其实，古代的烧灼皮肉虽然痛苦，但真的能够治疗顽疾，诸如寒痹（风湿性关节炎、类风湿关节炎）、顽固性哮喘等，忍受一两次痛苦，可换取顽疾消除。如何取舍？我以为更应以患者意愿为主。

总之，古今艾灸文献中同样蕴含着无数值得探索的秘密，即便是温和的间接灸，也有无穷无尽的待解之谜。笔者常用艾灸治疗子宫内膜异位症所致顽固痛经，仅用足三里、三阴交两个穴位，较之西医的激素、止痛药更为有效，而现今流行的"冬病夏治"三伏药灸，防治"老寒腿""老寒喘""老寒泻"，更是另有玄机。

本书编纂概述

2016年，石学敏院士领衔，湖南科学技术出版社组织申报，《中国针灸大成》入选"十三五"国家重点图书出版规划项目,距今已有5年。笔者在石院士的坚强领导下,在三所院校数十位师生的大力协助下,为此书工作了整整4年。至此雏形初现之时,概述梗概,以志备考。

一、本书的体例和版式

石院士、出版社决定采用影印加校录的体例,颇有远见卓识。但凡古籍整理者,最忌讳的就是这种整理方式,因为读者不仅能看到现代简体汉字标点校录的现代文本和相关校注,更能看到古代珍贵版本的书影,只要整理者功力不足,出现任何错漏,读者立马可以通过对照原书书影而发现。上半部分的书影如同照妖镜,要求录写、断句、标点、校勘不能出一点错误。因此,这种出版形式,对校订者要求极高。出版物面世后,一定会招致方家吹毛求疵,因此具有一定的风险。然而,总主编和出版社明知如此,仍然采用影校对照形式,一是要以此体现本书整理者和出版社编校水平,二是从长远计,错误难免,但是可以通过未来的修订增减,终将成为各种针灸古籍的最佳版本。

二、本书的版本访求和呈现

为体现本书作者发皇针灸古籍的初心,对版本选择精益求精,千方百计获取珍本善本图书。这在当前一些藏书单位自矜珍秘、秘不示人,或者高价待沽、谋求私利的现状下,珍贵版本的访求难上加难。本书收录109种古籍书影,虽不能尽善尽美,但已经殚精竭虑,尽呈所能,半数以上都是行业内难以见到的古籍。将如此众多珍贵底本展示给读者,凸显了本书的特色。

学术研究到了一定水平,学者最大的心愿便是阅读原书,求索珍本。石院士、出版社倾尽心力,决心以版本取胜,凸显特色。特别是为了方便学者研究,对一些版本的选择独具匠心,如《针灸甲乙经》,校订者在拥有近10种版本的基础上,大胆选用明代蓝格抄本,就是为学界提供珍稀而不普及的资料。

此外,本书首次刊行面世的,有不少是最新发现的孤本或海外珍藏本,有些版本连《中国中医古籍总目》等目录学著作中都未曾收录。例如:

《铜人腧穴针灸图经》三卷,明正统八年(1443)刻本,该版本为明代早期刻本,仅存孤本,藏于法国国家图书馆。而国内现存最早版本为明代天启年间(1621年后)三多斋刻本。

《神农皇帝真传针灸经》与《神农皇帝真传针灸图》合编,著者不详,成书于明代。此二书国内无传本,无著录,仅日本国立公文书馆内阁文库及京都大学图书馆各有一抄本,亦为本书访得。

《十四经穴歌》,未见著录,《中国中医古籍总目》等中医目录学著作亦无著录。本书收载底本为我国台湾图书馆所藏清代精抄本。

《针灸集书》,成书于明正德十年(1515)。书中"小易赋"则是已经失传的珍贵资料。卷下"经络起止腧穴交会图解",以十四经为单位,介绍循行部位和所属腧穴。此与《针灸资生经》等前代针灸书以身体部位排列腧穴的方式有明显不同。本书国内仅存残本(明刻朝鲜刊本卷下)一册,足本仅有日本国立公文书馆藏江户时期抄本一部,故本书所收实际上就是孤本,弥足珍贵，亦为首发。

《十四经合参》，国内失传，《中医联合目录》《中国中医古籍总目》等目录学著作均未著录，现仅存抄本为当今孤本，藏于日本宫内厅书陵部。此次依照该本影印刊出。

《经络考略》，清抄孤本，《中医联合目录》《中国中医古籍总目》等目录学著作均无著录。原书有多处缺文、缺页、装订错误导致的错简，现均已据相关资料补出或乙正。

《节穴身镜》二卷，张星余撰。张氏生平里籍无考，书成何时亦无考。但该书第一篇序言作者为"娄东李继贞"，李氏乃明万历年间兵部侍郎兼右都御史，其余两篇序言亦多次提及"大中丞李公"，则此书必成于万历崇祯年间无疑。惜世无传承，现仅有孤抄本存世，抄年不详。本书首次整理出版。

《经穴指掌图》，湖南中医药大学图书馆藏有明崇祯十二年（1639）抄本残卷18页。现访得日本国立公文书馆内阁文库藏有明崇祯年华亭施衙啬斋藏板，属全帙。本书即以该版录出并点校刊印。

《凌门传授铜人指穴》未见文献著录，仅存抄本。本书首次点校。

《治病针法》是《医学统宗》之一种。《医学统宗》目前国内仅存残本一部。现访得日本京都大学图书馆藏明隆庆三年（1569）刊本，属全帙，今以此本出版。

《针灸法总要》，抄本，越南阮朝明命八年（1827）作品。藏越南国家图书馆。国内无著录，本书首次刊出。

《选针三要集》一卷，日本杉山和一著，约成书于日本明治二十年（1887）。国内仅有1937年东方针灸书局铅印本及《皇汉医学丛书》等排印本。今据富士川家藏本抄本影印。

《针灸捷径》两卷，约成书于明代正统至成化年间（1439—1487）。本书未见于我国古籍著录，亦未见藏本记载。书中有现存最早以病证为纲的针灸图谱，颇具临床价值，亦合乎书名"捷径"之称。此次刊印，以日本宫内厅藏明正德嘉靖间建阳刊本为底本，该藏本为海外孤本，有较高的针灸文献学价值。

《太平圣惠方·针灸》，本书采用宋代刻（配抄）本为底本，该版本极其珍贵，此次是该版本首次以印刷品形式面世。

以上所列书目，或首次面世，或版本宝贵，仅此一项，已无愧于学界，造福读者。

三、针灸文献的学术传承和素质养成

目前中医药领域西化严重，一切上升渠道都要凭借实验研究、临床研究，而文献整理挖掘研究的现状，只能用"惨不忍睹"来形容。俗语有"心不在马"之譬，原本形容不学无术之人，本书编纂之初，文献专业的研究生居然实证了这个俗语：交来的稿子中，所有的"焉"字全都录作"马"字！而且不是个别人！此情此景，看似搞笑，实则心酸。

通过4年多的工作，老师们不断审核，学生们不断修改，目前的书稿，至少在繁体字识读上，参与者的水平与4年前判若两人。实践出真知，实战锻炼人，本书编委会所有成员有共同体会：在当前的学术大环境下，此书并不能带来业绩，然而增长学问，养成素质，却是实验研

究和SCI论文中得不到的。

文献、文化研究的学术氛围，目前依然不是很景气。本书编纂一半之时，本人年届退休，因有重大项目在身，必须完成后方可离任，书记因此热情挽留，约谈返聘，然最终还是不了了之，其中因果未明。本书编纂也因此陷入困境。所幸上海中医药大学青睐，礼聘于我，在人力、物力上大力支持，梁尚华、陈丽云两位执行主编亲力亲为，彰显了一流大学重视人才的气度和心胸，也使得本书得以顺利完成。谨此向上海中医药大学致敬、致谢！

成稿之余，颇有感慨，现代人多称"医者仁心"，其实，仅仅靠"仁心"是当不好医生的。明代裴一中在《言医·序》中言："学不贯古今，识不通天人，才不近仙，心不近佛者，宁耕田织布取衣食耳，断不可作医以误世。"本书所收所有古籍，都可以让我们学贯古今，识通天人，有神仙之能，有慈悲之心，成为一名真正的医者。

上海中医药大学科技人文研究院教授
《中国针灸大成》执行主编　王旭东
2020年12月20日

目录

存真环中图　　　／〇〇一

尊生图要　　　　／〇六五

脏腑证治图说人镜经　／二二三

析骨分经　　　　／四三一

脉度运行考　　　／四四三

中西汇参铜人图说　／四五五

存真环中图

宋·杨介 编绘　王旭东 校订

清彩绘本

　　《存真环中图》一卷，脏象骨度著作。宋·杨介编绘，约成书于北宋徽宗政和三年（1113）。"存真"指脏腑，僧幻云《史记标注》引杨介："崇宁中，泗贼于市，郡守李夷行遣医与画工往观，抉膜择膏，曲折图之，得尽纤悉，介取以校之。其自咽喉而下，心肺肝脾胆胃之系属，小肠大肠腰肾膀胱之营垒，其中经络联附，水谷泌别，精血运输，源委流达，悉如古书，无少异者"。"环中"指经络。僧幻云："环中，十二经图也"。是我国较早的人体解剖图谱，有"肺侧图""心气图""气海横膜图""脾胃包系图""二分水阑门图""命门大小肠膀胱之系图"，在人体解剖上远比《区希范五脏图》详确科学，是宋代人体解剖学成就的代表作。惜已亡佚。宋朱肱《内外二景图》、明高武《针灸聚英》和明杨继州《针灸大成》等均引用了本书，足见其影响。本书收载底本为清代彩绘本。

存真环中两图序

惟人钟阴阳之气，肖天地之貌，内脏外腑，百骸九窍，五行妙用，默运乎其中。世之昧者，日与物构，交驰不返，为夭折，为疾疢，相循无穷，未有知其然者。回光内照，能使其形而不为形所使者，盖亦鲜矣。都梁山杨君吉老，以所见五脏之真，绘而为图，取烟萝子所画，条悉而厘正之。又益之十二经，以存真环中右之。夫然后一身之内，背面左右，络脉曲折，阴阳性命之奥，莫不该而全之，蔽者以明，塞者以通，养生治病者，即此而有所见，非收视返听，未易得也。吉老居泗滨，笃于信道，闭门却扫几廿年矣。所养所学，固有不可以言传者，是图也。孰有以汤液酒醪为事。

政和三年 月廿二日洛阳贾伟节序

黄帝时，医有俞附，一拨见病因，能割皮解肌，湔洗肠胃，以祛百病。唐征士甄权曰：人有七赤之躯，脏腑包其内，皮肤络其外，非圣智孰能辨之？后世学者，莫不志慕古人，而不能极于彻视，欲目睹五脏六腑，安可得乎？故遇疾奇怪，但从类推治之耳；浅术之人，虽有济物之心，胶说忓见，治不对病，致阴阳隔，并祸应如响，可胜叹哉！世传五脏图，有道家烟萝子专为神运朝真之说，大概存焉。宜贼欧希范被刑时，州吏吴简令画工就图之,以谓详得其状。或以书考之,则未完。崇宁中,泗刑贼于市,邓守李夷行遣医并画工往视,决膜摘膏,曲折图之,尽得纤悉。介取之校之,其自咽喉而下,心肺肝脾胆胃之系属,小肠大肠腰肾膀胱之营叠,其中经络联附,水谷泌别,精血运输,源委流达,悉如古书,无少异者。于是以背面左右所见之形分绘之,参以黄帝之经,法士之论,较然切著,虽未经研综经方之士,或披图则卒知之。

政和二年冬至日

（图见左）

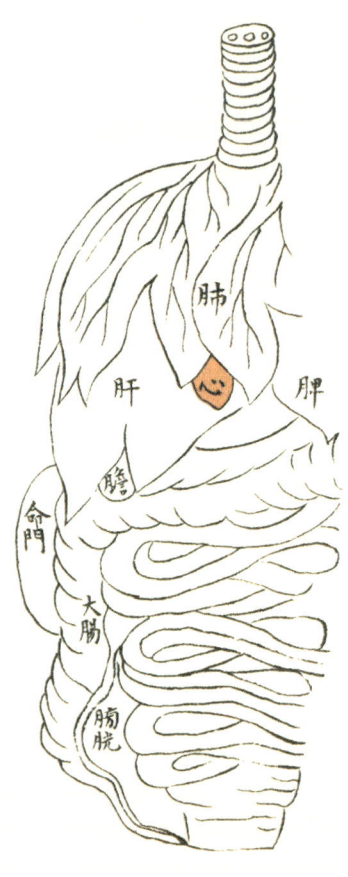

右第一

宜州推官吴简云：凡二日刑欧希范等五十有六，腹皆详视之。喉中有窍三，一食一水一气，互令人吹之，各不相类，戾肺之下，则有心肝胆，脾胃之下则有小肠，小肠下有大肠。小肠皆莹洁无物，大肠则为滓秽。大肠之旁则为膀胱。若心有大者小者，短者长者，曲者直者，有窍者无窍者，了无相类，惟希范之心则红而大，今所绘焉；肝则独片者，有二片、三片者；肾则一在肝之右微下，一在脾之左微上，脾则在心之左。至若蒙赶多病嗽，肺且损黑，欧铨少得目疾，则肝有白点，此又别内外之应。

[1]病嗽：原作"疒□"，据曾勾云《史记标注》引《存真图》改补

五脏正图（图见左）

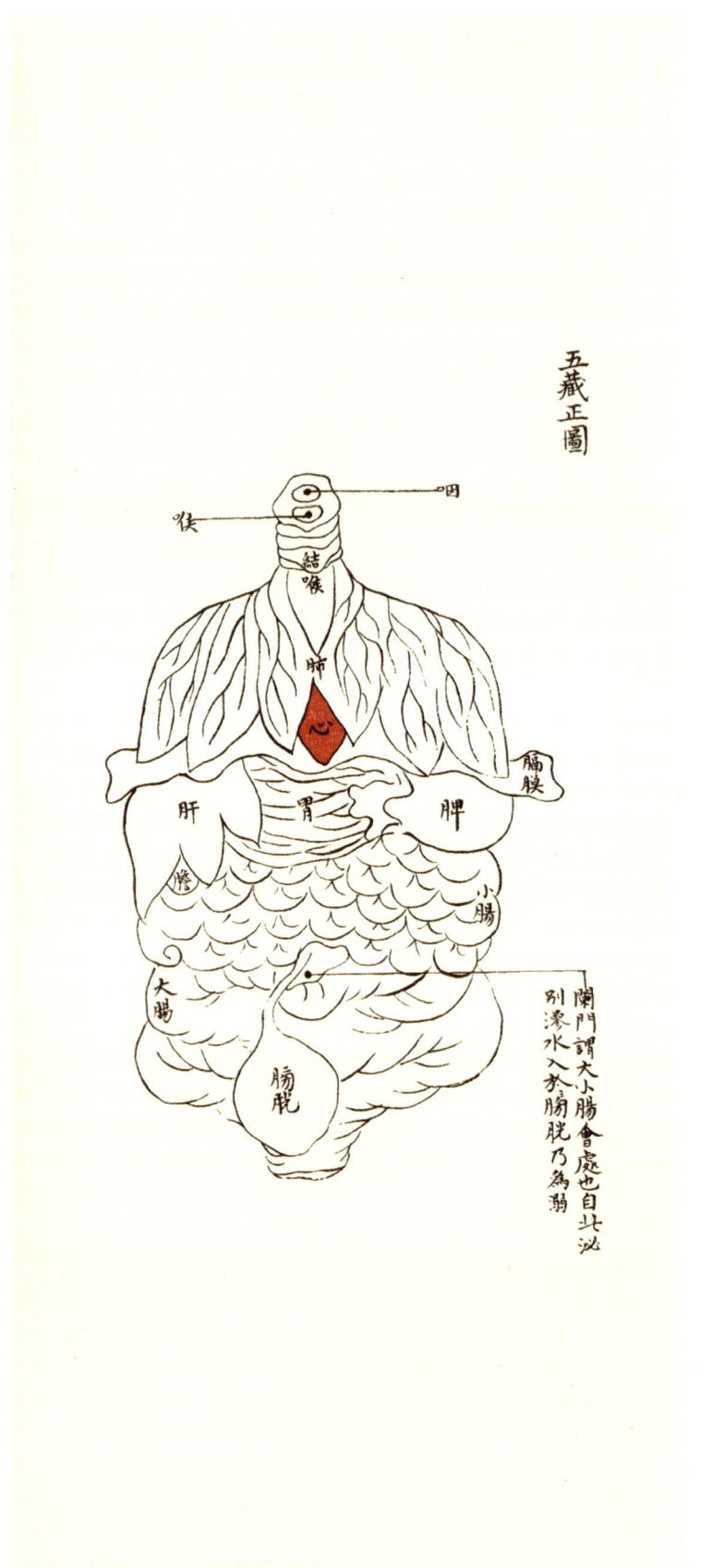

右第二
无论

五脏背图（图见上）

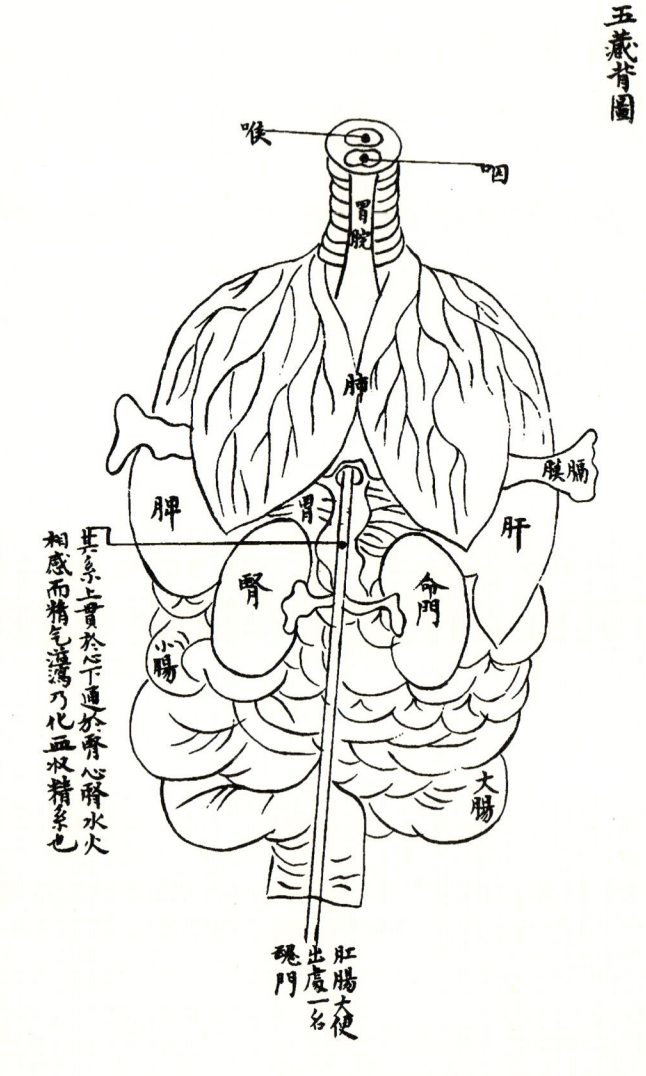

右第三

喉咙以下言六脏，为手足三阴；咽门以下为手足三阳。盖诸脏属阴为里，诸腑属阳为表。以脏者，藏也，诸神而精神流通也；腑者，府库也，主出纳水谷糟粕，传输之谓也。言六腑

喉咙，自喉咙以下六脏。

喉应天气，乃肺之系也。以肺属金，乾为天，乾金也。故天气通于肺，而肺应天，上连会厌。会厌者，五脏音声之门户，肺属金，音声应金石也。《九墟》云：喉咙，喘息之道，其中空长，可以通气息。杨玄操云：喉咙与咽并行，其实两异，而人多惑之。盖喉者，息道，咽中下水谷，其喉咙下接肺两叶之间，与今所绘希范者同。若吴简序宋景所画喉中三窍者非，果喉中具三窍，则水谷与气各从一窍，而俱下肺中，肺下无窍，何由传道入于下焦？

肺手太阴经

黄帝书云：肺为诸脏之上盖，脏真高于肺，以行荣卫阴阳也。肺之形似人肩，二布叶，中有二十四空行，以分布诸脏清浊之气，而为气管，乃相辅之官也，在喉咙气系之下。

心手少阴经

黄帝书云：心如未敷莲花，有九孔，以导天真之气，神之宫也。其脏真通与心，心藏血脉之气也，而为身之君。以肺为上盖，故心在肺之下。

心包手厥阴经

《灵枢经》曰：手心主脉，起于胸中，出属心包，下膈。《九枢》云：十二原，以太陵为心之原，即心包穴也。明真心不受邪，故手心主则心包也。《类纂》云：手厥阴心包之经，所谓一阴也，一名手心主，其经与手少阳三焦经为表里。今以脏象较之，在心下横膈膜之上，竖斜横膈膜之下，与横膜相黏，其处黄脂浸包者，心也；其浸脂之外有细筋膜如丝，与心肺相连者，此包络也。

脾足太阴经

黄帝书云：脾形似马蹄，内包胃脘，象土形也。经络之气，交归于中，以营运真灵之气，意之舍也。又云：脾为阴脏，并处中焦。主养四脏，故呼吸以受谷气，以其上有心肺，下有肾肝，故曰在中，而脏真濡于脾，脾藏肌肉谷气也。为谏议大夫，又曰仓廪之官。

肝足厥阴经

黄帝书曰：肝有二布叶，一小叶，如木甲拆之象，各有支络，血脉于中，以宣发扬味之气，魂之宫也。故脏真散于肝，肝藏膜筋之气，为将军之官，其治在左。以今之脏象校之，则肝在右胁，右肾之前，并胃，而胃与小肠之右外。

肾足少阴经

黄帝书云：肾脏有二，形如豇豆，相并而曲附于膂筋。其外有脂裹，里白外黑，主藏精，故脏真于肾，肾藏骨髓之气也。肾者，作强之官，伎巧出焉。其位下连于胁。今以见图脏象校之，则在膈下，贴脊膂脂膜中，有系二道，上则系心，下则连二肾之系，相通以上六脏也。

咽门　自咽门以下六腑

咽门应地气，为胃之系也。以胃属土，坤为地，坤土也，故应地。咽之下者胃脘，水谷之道，凡咽门承受水谷，自胃脘而入于胃中，咽，嚥也，言可嚥物也。又谓之嗌，言扼要之处。黄帝书曰：地气通于嗌，嗌，咽也。今以脏象图校之，咽在喉之后，合古书为是，于欧本则非也。

胃足阳明经

黄帝书云：胃者，仓廪之官，布养四脏，故五脏皆禀气于胃。胃者，五脏之本。故食气于胃，散精于肝，淫气于筋；食气入胃，浊气归心，淫精于脉；脉气流经，经气归肺，肺朝百脉，输精于皮毛。毛脉合精，气行于腑，腑精神明，留于四脏，气归权衡，以平气口成寸，以决死生。又饮于胃，游溢精气，上输于脾，脾气散精，上归于肺，通调水道，下输膀胱，水精四布，五经并行，合于四时五脏阴阳，揆度以为常也。此水谷气味奉生之理也。

胆足少阳经

黄帝书云：胆者，中正之官，决断出焉，为清净之腑。

小肠手太阳经

黄帝书云：小肠者，受盛之官，化物出焉。凡胃中腐熟水谷，其滓秽自胃之下口传入小肠上口，自小肠下口泌别，而水入膀胱上口，其滓秽传入大肠上口。与今所绘脏同。

大肠手阳明经

一名回肠，以其回屈而受小肠之谷，因以名之也，乃肺之腑。黄帝书曰：大肠者，传导之官，化物出焉。广肠又曰肛门，言其处如缸车形，故名，即广肠也。一名直肠，一名魄门。黄帝书曰：直肠者，广肠也，一名洞肠，名肛门。受大肠之谷而导出焉，故魄门亦为五脏使，水谷不得久藏。

膀胱足太阳

又曰胞。胞，鞄也；鞄，空虚也，以虚承水液焉，而为津液之腑。《类纂》云：膀胱，胞室也。黄帝书云：膀胱为州都之官，津液藏焉，气化则能出矣。位当孤腑，故膀胱不利为癃，不约为遗溺。又水泉不止，膀胱不藏，得守者生，失守者死。

三焦手少阳

扁鹊曰：焦，原也，为水谷之道路，气之所终始也。焦上者，在心下，下膈在胃上口，主内而不出，其始在膻中、玉堂下一寸六分，直两乳间陷者是也。中焦者，在胃中脘，不上不下，主腐熟水谷。下焦者，在脐下，当膀胱上口，主分别清浊，出而不内，以传道也。故上焦主阳出气，温于皮肤分肉之间，若雾露之溉焉。中焦者，主变化水谷之味，出血以荣五脏六腑及身体也。又下焦主遍利溲便，以时传下。故曰出而不内。凡脏腑俱五者，手心主外脏，三焦非腑也。以脏腑俱六者，合手心主与三焦也。又云脏独有五，腑惟有六者，谓三焦也，有原气之所别焉。主持诸气，有名而无形，其经属手少阳。此外府也，故言腑有六焉。黄帝书云：上焦如雾，中焦如沤，下焦如渎，而为决渎之官，水道出焉。《九墟》云：中焦亦并于胃口，出上焦之后，此所受气，泌别糟粕，化其精微，上注于肺脉，乃化而为血，以奉生身。故独得行于经隧，命曰荣气。故言中焦如沤也。《圣惠方》云：下焦起胃下管，别回肠,注膀胱,入水谷并拘于胃中,糟粕俱行大肠,主足阳明,摧渗津液,合膀胱,主出不主入,故曰下焦如渎。凡人饮酒入胃,谷未熟,而小便独先下者,盖酒是熟谷之津液也,其气滑,故谷液入则先出也。仲景云:下焦不和,清溲重下,大便数难,脐腹筑痛,故三焦者,寄于胸膈。

肺以下右侧可见心系,系于骨髓,下通于肾。

(图见左)

右第四

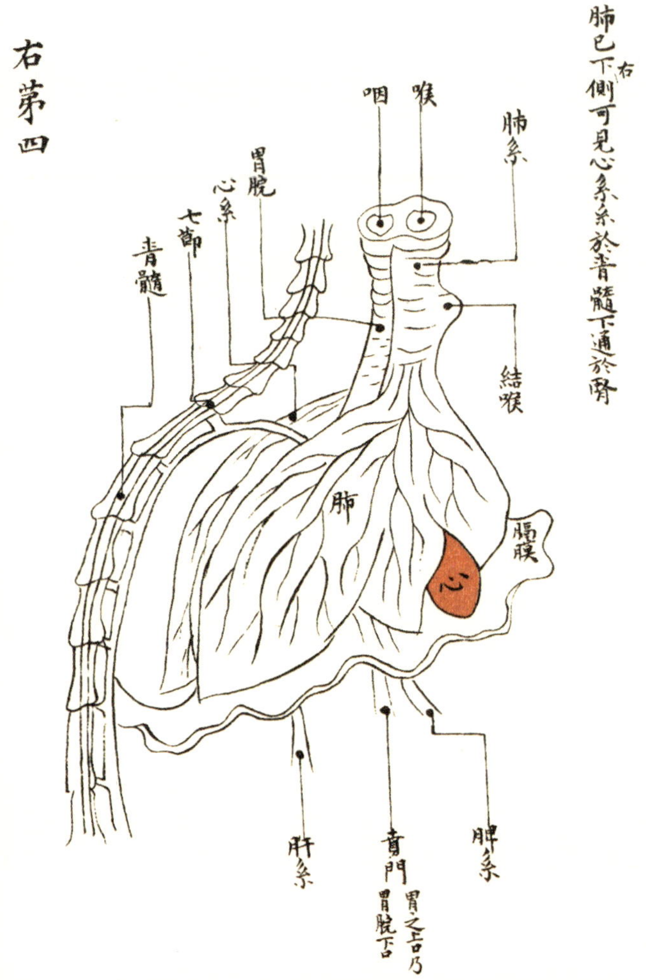

黃帝書云七節之旁中有小心小心謂真心神靈之宮禁不可針刺以今之所繪臟象校之其心之系有二一則上與肺相通一則自心入于肺兩大葉之間曲折向後並脊膂細絡相連貫通脊髓而與腎系相通其下則見于下文第七圖中開具矣其系從肺兩大葉穿向後附脊處正當七節之間矣故曰七節之旁中有小心

黄帝书云：七节之旁，中有小心。小心，谓真心，神灵之宫。禁不可针刺。以今之所绘脏象校之，其心之系有二，一则上与肺相通，一则自心入于肺两大叶之间，曲折向后，并脊膂细络相连贯，通脊髓而与肾系相通。其下则见于下文第七图中开具矣。其系从肺两大叶穿向后附脊处，正当七节之间矣，故曰七节之旁，中有小心。

五脏系通于心，心通五脏系

(图见左)

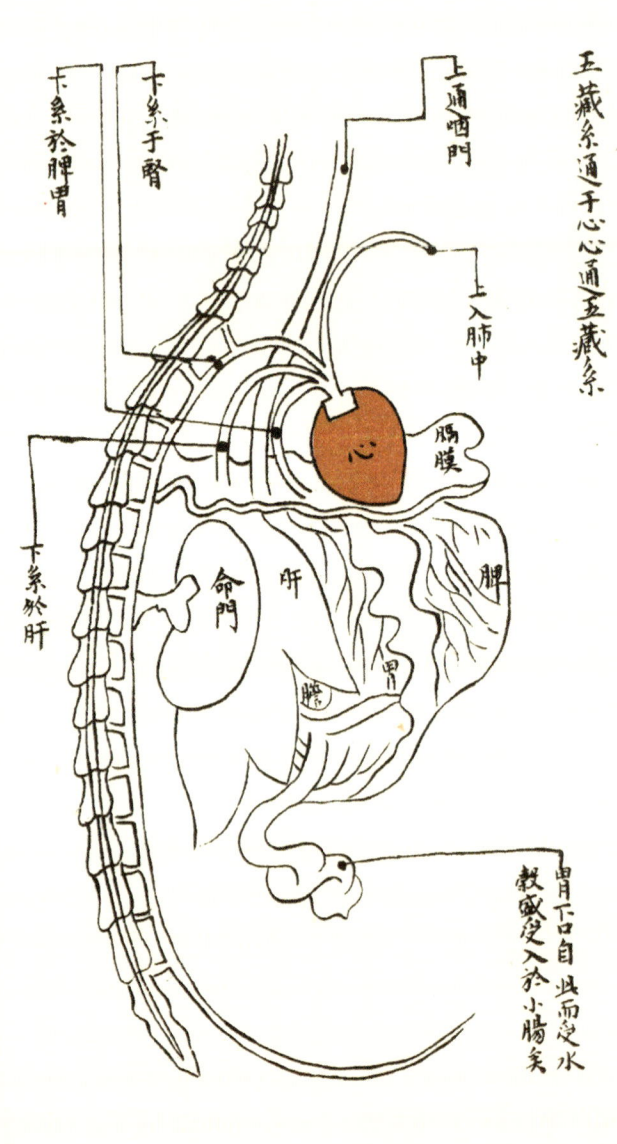

右第五

心之系与五脏之系相连，输其血气，渗灌骨髓，故五脏有病先于心。其系者，上系于肺；其别者，自肺两叶之中向后通脊，着肾，自肾之于膀胱，与膀胱膜络并行，而之于秽尿处也。肺之系，上通喉咙，其中与心系相通；脾之系者，自膈正中，微近于左胁，居胃之上，并胞络及胃脘相连，贯膈，与心肺相连，膈膜相缀也。肝之系者，自膈下着右胁肋，上贯膈，入肺中，与膈膜相连也。肾之系者，自贴脊膂脂膜中，两肾二系相通，而下行其上，则与心系通而为一。

气海膈膜

(图见左)

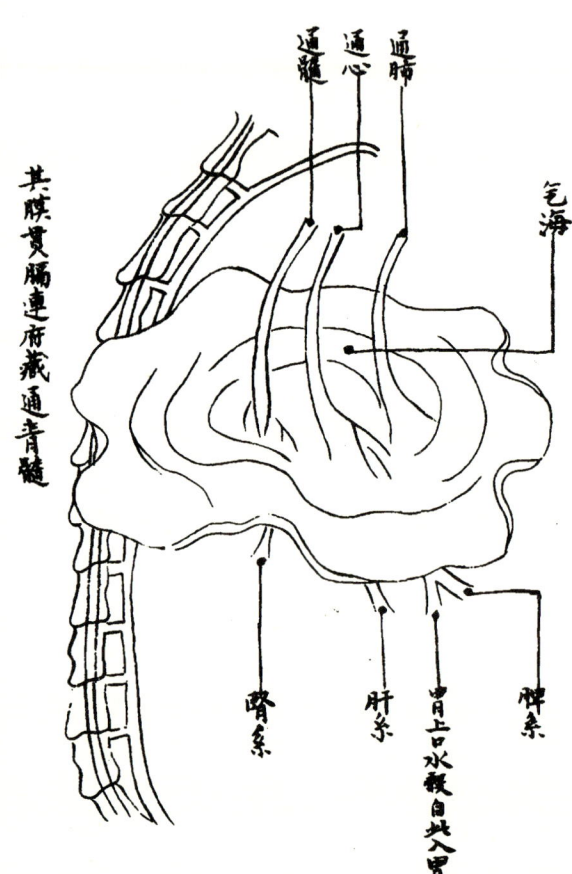

右第六

气海

黄帝书云：膻中者，神使之官。喜乐出焉，膻中在两乳间，为气之海也。以气布阴阳，气和志达，则喜乐由生。又云：膈肓之上，中有父母。膈肓之上者，气海居焉。气者，生之原，乃命之主。故气海为之父母，膈肓谓心肺之间也。

膈膜

黄帝书云：心移热于肺，传为膈消，言膈中斜膈膜，膈膜下际内连横膈膜，故心热入肺，传之为膈热，消渴多饮也。其膈膜自心肺之下。与脊胁腹周回相着，如幕不漏，以遮蔽浊气，不上熏于心肺也。

脾胃包系

（图见左）

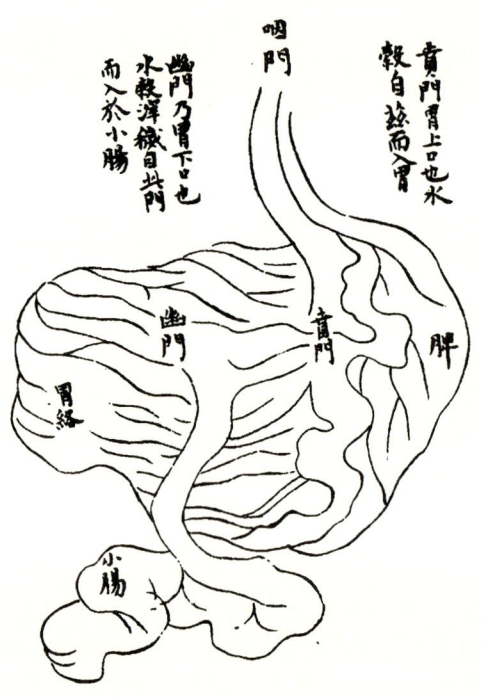

右第七

黄帝云：脾之脏，其腑胃也。脾与胃膜相连，而脾处胃之上。又云：胃之大络，名曰虚里，贯膈络肺，出于左乳之下，其动应衣，宗气也。故胃为水之市，水谷所归，五味所人，如杂市之杂也。《太素》云：胃者，太仓也；胃之五窍者，闾里门户也。咽、胃、大小肠、膀胱为五窍。扁鹊云：脾之有大络，以所绘五脏，按之其系自膈下正中，微着左胁，于胃之上，与胃包络相附矣。其胃之包，在脾之上，与胃相并，结络周回，浸脂遍布，上下有二系。上者，贯膈入肺中，与肺系相并而在肺系之后，其上即咽门也。咽下，胃管也，胃脘下即胃上口也，其处谓之贲门。下也，水谷自此而入胃，以胃出谷气，传之于肺，肺在膈上，因曰贲门。其门膈膜相贴之间，亦漫脂相包矣。若胃中水谷腐熟，则自幽门而传入于小肠，故曰太仓。下口为幽门，其位幽隐，故曰幽门。

阑门水谷泌别

（图见左）

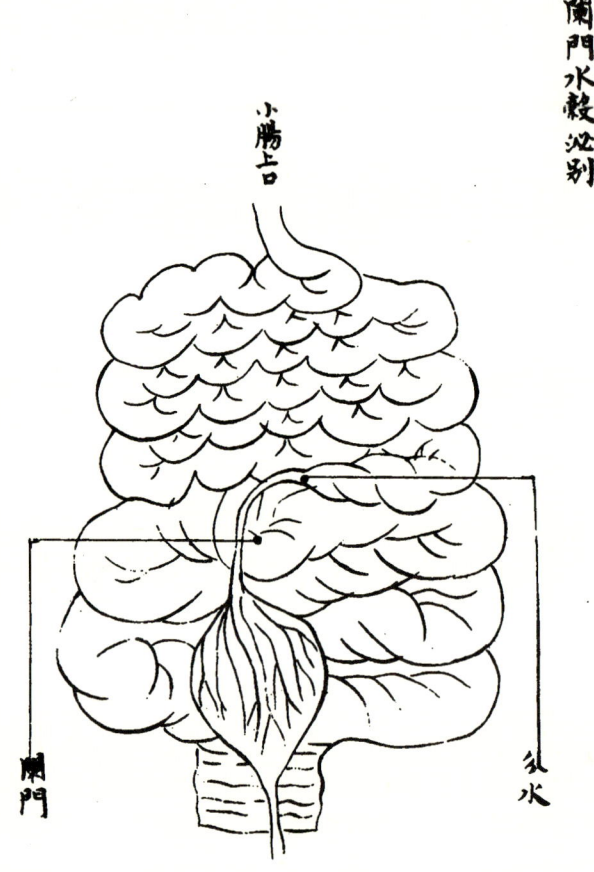

右第八

扁鹊曰：大肠、小肠会处为阑膈也。言阑约水谷，从其泌别也。其水谷自小肠承受于阑门以分别也。其水则渗灌入于膀胱上口而为溲便。若谷之滓秽则自阑门而传道于大肠。故曰下焦者，在膀胱上口，主分别清浊也。

右肾为命门，主司精血，并大小肠膀胱之系

（图见左）

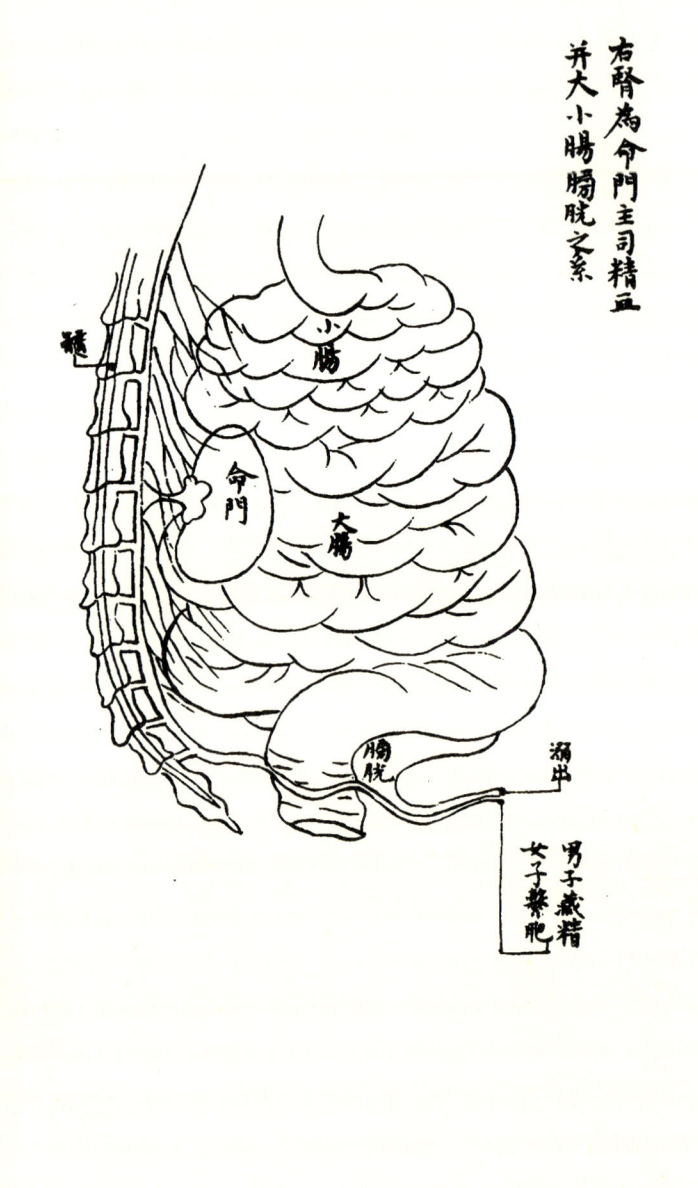

右第九

扁鹊曰：脏各有一耳，肾独有两者，非皆肾也。其左者为肾，右为命门。命门者，精神之所合，原气之所系也。故男子以藏精，女子以系胞。其气与肾通，故知肾有一也。《脉经》云：左手尺中[2]为肾脉，右手尺中为神门。脉以右肾者，在男子则藏精，女子系胞，又曰右肾为命门，其腑则胞门、子户。黄帝书云：女子胞者，地气之所生也，藏于阴而象地，名曰奇恒之府。今视脏象，则所谓男子藏精，女子系胞者，其原始自心之下系贯七节之旁者，其系屈曲下行，接两肾之系，下尾闾，附直肠之右，通二阴之间。前与膀胱下口于溲尿之处相并而出，乃是精气所泄之道也。若女子则子户胞门。肠之右，膀胱下口，相并而受胎，故精、气、血、脉，皆五脏之真，以是知精血来有自矣。故摇心精则动命门，使经血不固，髓脉耗少。《至真要》曰：以欲竭其精，以耗散其真，不知持满，不知御神，务快其心，逆于生乐，起居有节，故半百而衰。盖轻

①左手尺中：原作"左中尺手"，据《脉经》卷二及下文文例改。

用于精血也。王冰云：圣人爱精保命，重施而髓满骨坚。《真诰》曰：常不能慎事。岂可怨怼于神明乎。

大小肠膀胱系

《甲乙经》云：凡手少阴心之经，络小肠。手太阳小肠之经，属小肠。手太阴肺之经，下络大肠。手阳明大肠之经，属大肠。足少阴肾之经，络膀胱。足太阳经，属膀胱。其大、小肠之系则自膈之下，与脊膂连，心、肾、膀胱相系，脂膜筋络，散布包裹，然各分纹理，罗络大、小肠与膀胱，其细脉之中，气血津液灼见流走之道。

髓

黄帝书云：诸髓皆属于脑。又云：肾主髓，髓生肝。《九墟》云：人有四海，脑为髓之海。足太阳经入络于脑，故五谷之精津和合而为膏者，内渗入于骨孔，补益于脑髓。今视脏象：其脊骨中髓，上至

存真图终

于脑，下至于尾骶，其两旁附肋骨；每节两向，皆有细络一道，内连腹中与心，尾系及五脏相通。

于腦下至于尾骶其兩旁附肋骨每節兩向皆有細絡一道內連腹中與心尾系及五臟相通

存真圖終

环中图

都梁山杨介编

论曰：经气者，内干五脏而外经支节，淳淳乎孰能穷之。故善穷之而取疾也，犹拔剑解结，疾虽久，犹可毕也。其法本于古书而杂在诸经，后世扁鹊、皇甫谧、甄权，乃其人也，各就而正之，今略其大要，绘而图之。若阴阳表里之殊，经脉流注之道，皆内外相贯始终，度数如环之无端，因名之曰环中图。虽赤松、彭祖之为道，引黄帝、岐伯之用砭石，盖取法于此焉。

手三阴三阳，阳为表，阴为里。手太阳小肠与手少阴心合；手阳明大肠与手太阴肺合；手少阳三焦与手心主包络。足三阴三阳，阳为表，阴为里。足太阳膀胱与足少阴肾合；足阳明胃与足太阴脾合；足少阳胆与足厥阴肝合。

《脉度》云：手之六阳，从手至头，各长五尺，五六合三丈。手之六阴，从手至胸，各长三尺五寸，三六一丈八尺，五六三尺，合二丈一尺。足六之阳，从足至头，各长八尺，六八合四丈八尺。足六之阴，从足至胸，各长六尺五寸，六六三丈六尺，五六三尺合三丈九尺。两足蹻脉从足至目，各长七尺五寸，二七一丈四尺，二五一尺，合一丈五尺。督脉、任脉，各长四尺五寸，二四八尺，二五一尺，合九尺。凡脉长合一十六丈二尺，此一日一夜周身之度也。

经云：荣卫行度数，一昼夜一万三千五百息，真气行一百八十丈。血气行于子时。中焦脐中出，与胃中谷气，下络大肠，循环胃口，上膈入肺。始于右手气口，平旦初，行一时呼吸入肺经者也，一息行六寸。

图一（图见左）

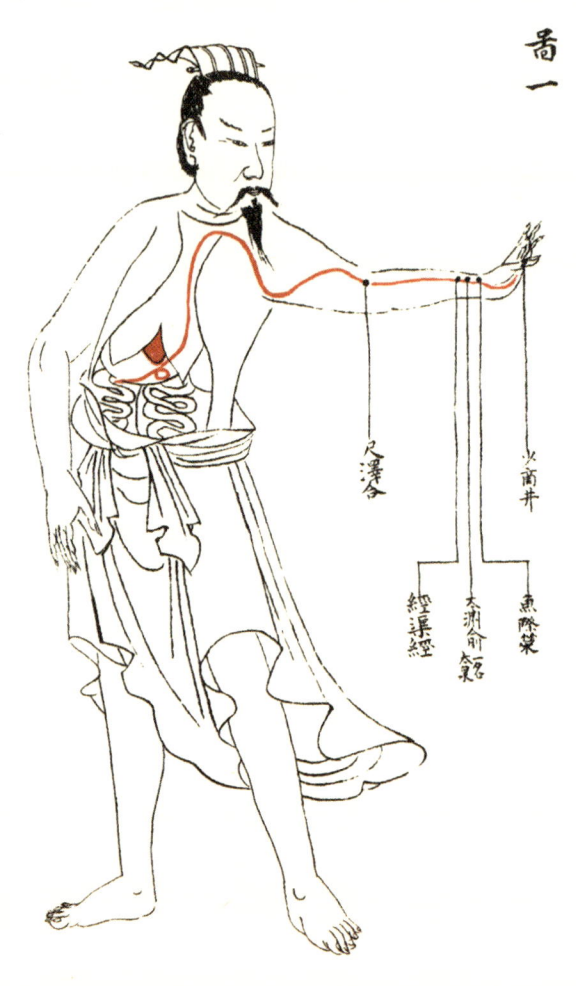

手太阴肺脉

起于中焦，下络大肠，还循胃口胃口，贲门也，上膈属肺，从肺横系出腋下，下循臑内天府穴也，行少阴心主之前，下肘中肘中，尺泽穴也，循臂内上骨下廉直大指曰上骨内，谓内侧也，入寸口经渠穴也，上鱼，循鱼际鱼际，在大指本节后内侧，出大指之端少商穴也；其支者，从腕后直出次指内廉，出其端交手阳经也。动则病肺胀满，膨膨而喘咳，缺盆中痛，甚则交两手而瞀，是为臂厥。主肺所生病者，咳嗽，上气喘喝，烦心，胸满，臑臂内前廉痛，掌中热。气盛有余，则肩背痛风，汗出中风，小便数而欠。气虚则肩背痛寒，少气不足以息，溺色变。凡十二经之病，盛则泻之，虚则补之，热则疾之，寒则留之，陷则灸之，不盛不虚，以经取之。其十二皆仿此也。

图二（图见左）

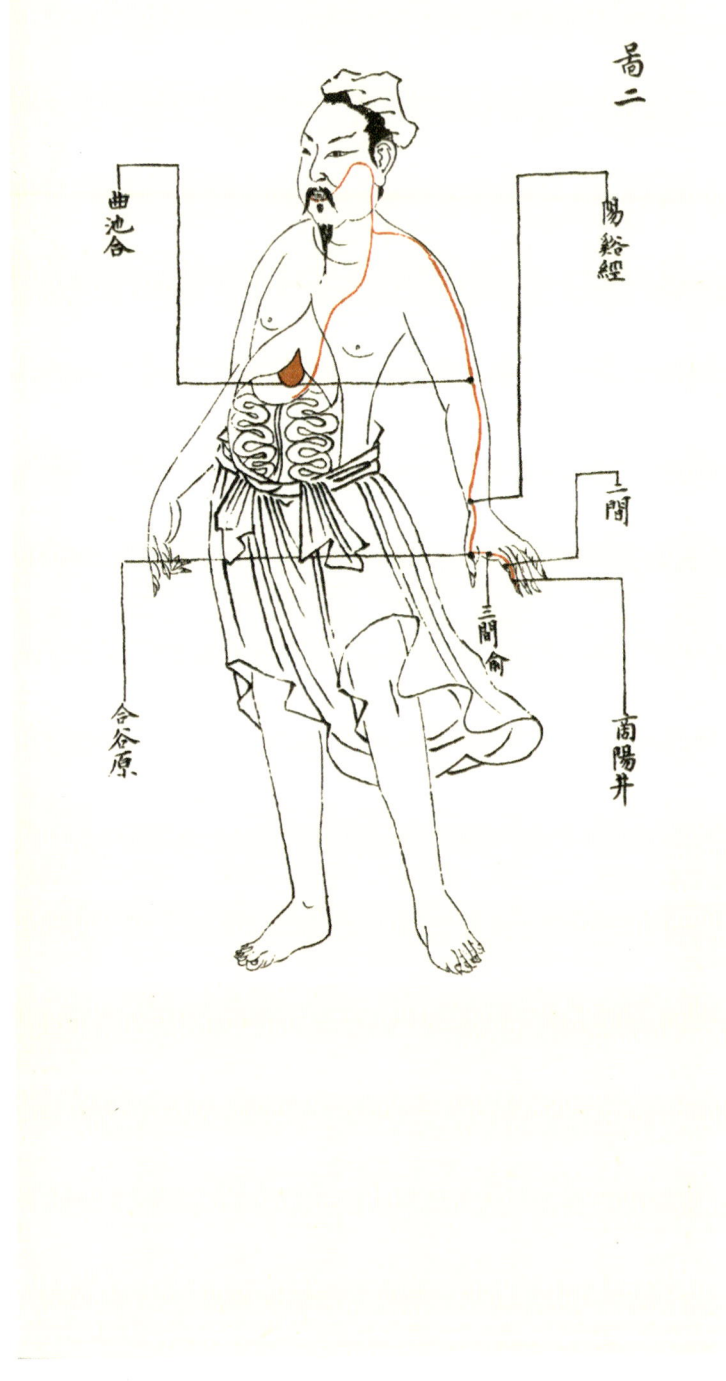

手阳明大肠脉

起于大指次指之端外侧商阳穴也。在手大指次指之侧，去爪甲角如韭叶是，循指内廉，出合谷两骨之间，上入两筋之中三间穴也，循臂上廉循阳溪穴，入肘内廉曲池穴也，上循臑外前廉，上肩，出髃骨之前廉髃骨，谓肩髃骨，乃肩端也，上出柱骨之会上柱骨，肩并二穴也，下入缺盆缺盆二空，在肩横骨陷中，络肺，下膈，属大肠。其支者，从缺盆直而上颈，贯颊，下入齿中，还出挟口，交人中水沟穴也，左之右，右之左，上挟鼻孔。动则病齿痛，颔肿。主津液所生病者，目黄，口干，鼽衄，喉痹，肩前臑痛，大指次指痛不用也。

图三（图见左）

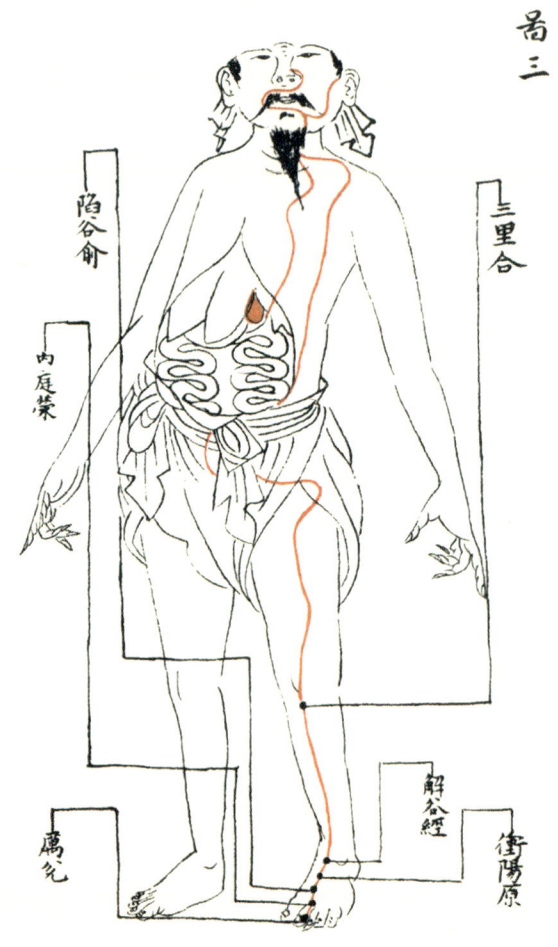

足阳明胃脉

起于鼻，交额中，旁约太阳之脉，下循鼻外，入上齿中，还出挟口环唇，下交承浆，却循颐后下廉，出大迎，循颊车，上耳前，过客主人大迎穴，在曲颌前；颊车，在耳下；客主人，在耳前起骨，开口有孔，循发际，至额颅发际下也；其支别者，从大迎前下人迎人迎，在结喉两旁，循喉咙，入缺盆，下膈，属胃，络脾；其直行者，从缺盆见手阳明下乳内廉，下挟脐，入气街中街，谓气血四达之道，一名气冲；又其别支者，起胃下口幽门也，循腹里，下至气街中而合，以下髀，抵伏兔，下入膝膑中膝端也，下循胻外廉胻胫端也，下足跗，入中指内间；其支别者，下膝三寸而别三里穴也，以下入中指外间；其支别者，跗上入大指间，出其端。动则病淒淒然振寒，善伸，数欠，颜黑，病主恶人与火，闻木音则惕然而惊，心欲动，独闭户塞牖而处。甚则上高而歌，弃衣而走，贲响腹胀，是为骭厥。是主血所生病者，狂疟温淫，汗出，鼽衄，口㖞，唇胗，颈肿，喉痹，腹中水肿，膝膑肿痛，循膺乳、冲股、伏兔、骭外廉、足跗上皆痛，中指不用，气盛则身以前皆热，其有余于胃，则消谷善饥，溺色黄；气不足则身以前皆寒慄，胃寒则胀满。

图四（图见左）

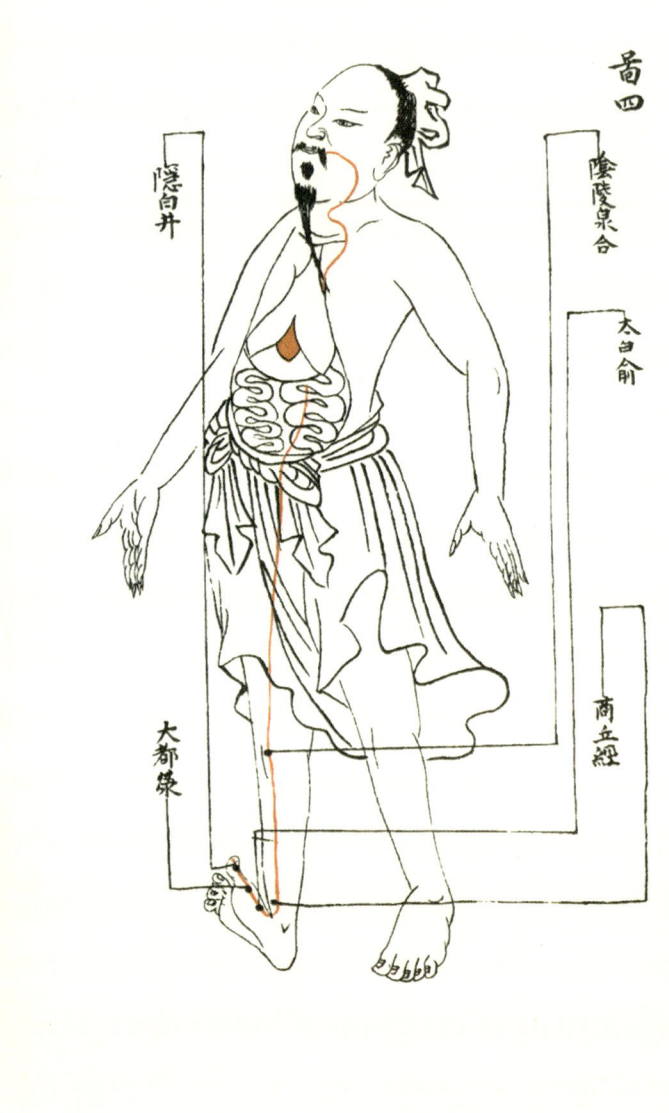

足太阴脾脉

起于足大指之端隐白穴也，在足大指内侧，循指内侧白肉际，过核骨后太白穴之后也，上内踝前廉商丘穴也，上腨内，循骱骨后，交出厥阴之前，上膝股内前廉阴陵泉也，入腹，属脾，络胃，上膈，挟咽，连舌本舌根系也，散舌下廉泉水间也；其支别者，复从胃，别上膈，注心中。动则病舌本强，食则吐，胃脘痛，腹胀，善噫，得后出余气，则快然而衰，身体皆重。是主脾所生病者，舌本痛，体不能动摇，食不下，烦心，心下急痛，寒疟，溏瘕泄，水下黄疸，不能卧，强久股膝内肿厥，大指不用也。水下，《脉经》云水闭

图五（图见左）

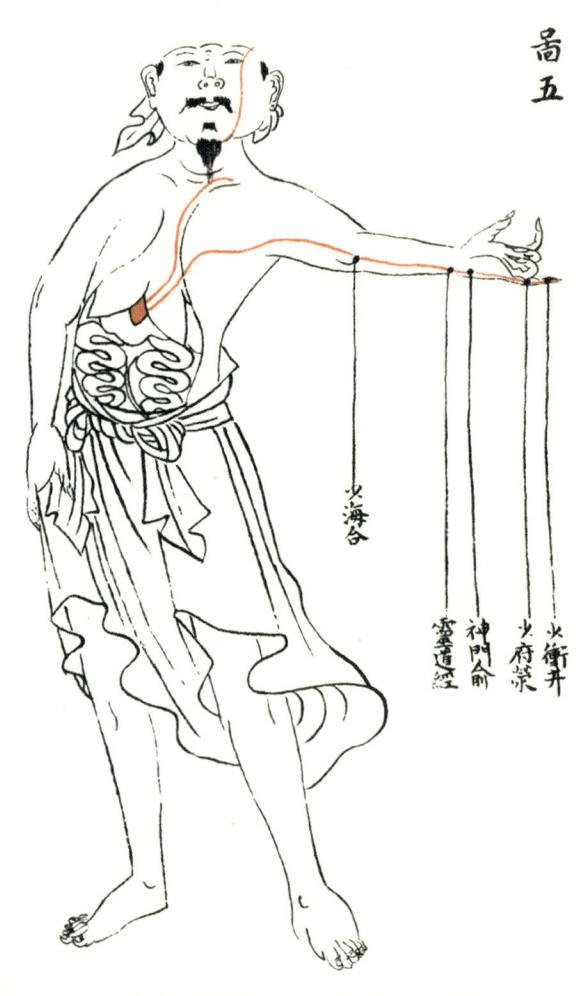

手少阴心脉

起于心中，出属心系，下膈，络小肠；其支者，从心系，上挟咽，系目系一本作循胸出胁；其直者，复从心系却上肺，上出腋下，下循臑内后廉，行太阳，阴心主之后，下肘内廉少海穴也，循臂内后廉，抵掌后锐骨之端神门穴也，入掌内后廉，循小指之内，出其端少冲穴也。动则病嗌干，心痛，渴而欲饮，为臂厥。主心所生病者，目黄，胁痛，臑臂内后廉痛，厥，掌中热也。

图六（图见上）

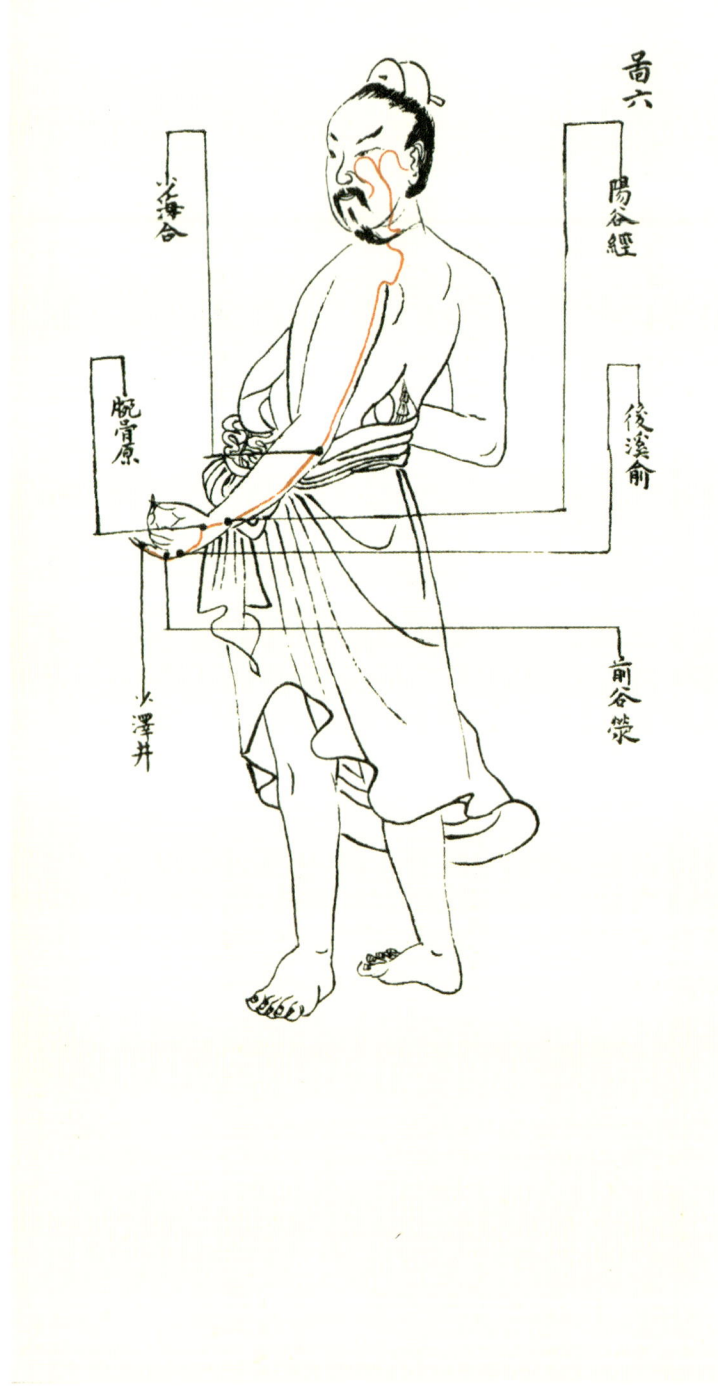

手太阳小肠脉

起于小指之端少泽穴也，循手外侧，上腕腕骨穴也，出踝中直上，循臂骨下廉阳谷穴也，出肘内侧两骨之间，上循臑外后廉，出肩解，绕肩胛，交肩上，入缺盆，向腋，络心，循咽，下膈，抵胃，属小肠；其支者，从缺盆循颈上颊，至目眦，却入耳中；其支别颊颊，耳前也，上䪼䪼，䪼内近鼻处起骨，抵鼻，至目锐眦，斜络于颧颧当外眦下斜走者起骨。动则病嗌痛，颔肿，不可回顾，肩似拔，臑似拆。主液所生病者，耳聋，目黄，颊颔肿，肩、臑、肘、臂外后廉痛也。

图七（图见左）

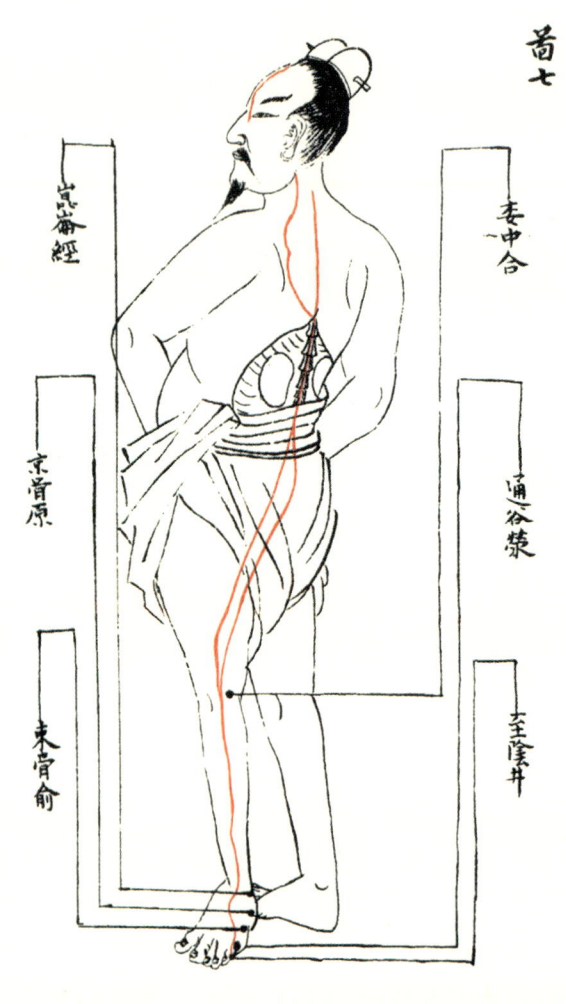

足太阳膀胱脉

起于目内眦，上额，交巅上；其支别者，从巅至耳上角；其直行者，从巅入络脑，还出别下项，循肩膊内，挟脊，抵腰中，入循膂，络肾，属膀胱；其支别者，从腰中下会于后阴，下贯臀，入腘内委中穴也；其支别者，从髆内左右别下，贯胂，挟脊内，过髀枢髀枢、环跳二穴，循髀，循足，至小指之端外侧。动则病头痛似脱，项似拔，脊痛，腰似拆，髀不可回转，咽如结，腨如裂，是为踝厥。是主筋所生病者，痔、疟、癫疾，头项痛，目黄，泪出，鼽衄，项、背、腰、尻、腘、腨、脚皆痛，小指不用。

图八（图见左）

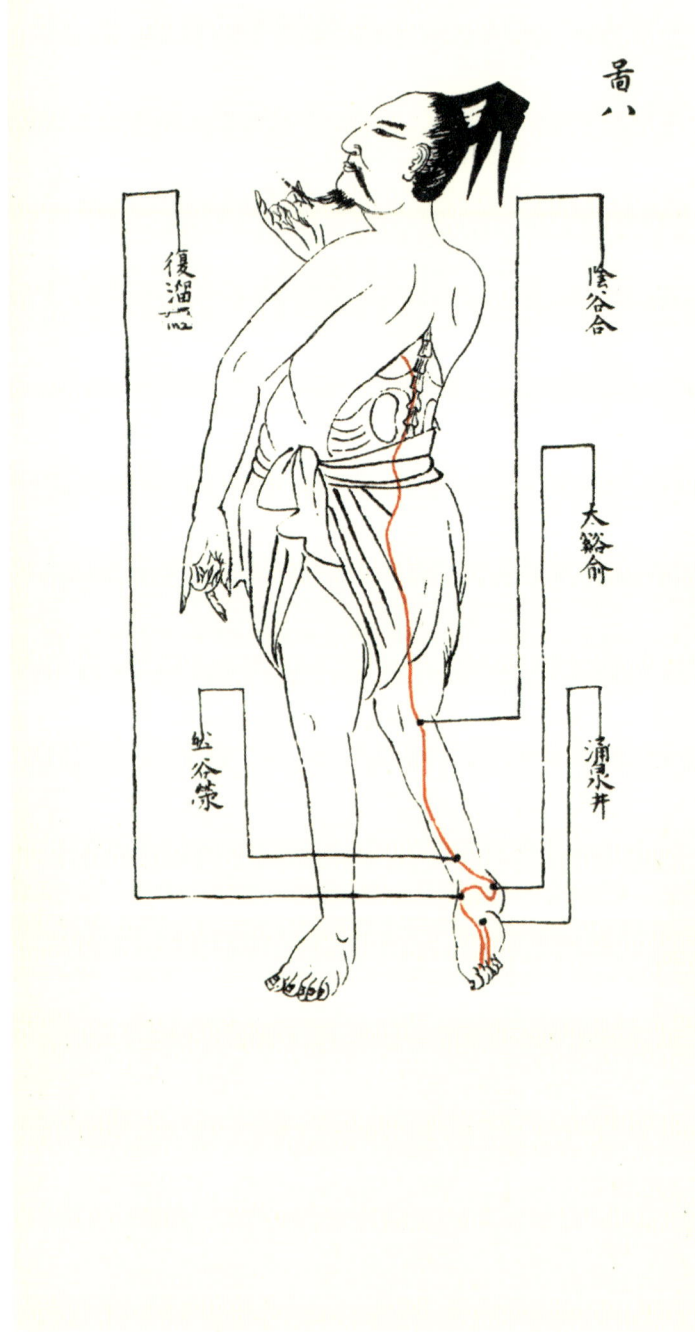

足少阴肾脉

起于足小指之下，斜走足心涌泉穴也，出于然骨然骨，在内踝前。一作然谷，循内踝之后太溪穴，别入跟中大钟穴，以上腨内，出腘内廉阴谷穴，上股内后廉，贯脊，属肾，络膀胱；其直行者，从肾上贯肝膈，入肺中，循喉咙，挟舌本；其支别者一本云：横从骨中挟脐，循腹里上行而入肺，从肺出络心，注胸中。动饥不欲食，面黑如漆柴，咳唾则有血，喝喝而喘，坐而欲起，目茫茫如无所见，心如悬若饥。气不足则善恐，心惕惕如人将捕，是为骨厥。是主肾所生病者，口热，舌干，咽肿，上气，嗌干及痛，烦心，心痛，黄疸，肠澼，脊臀股内后廉痛，痿厥，嗜卧，足下热而痛也。

图九（图见左）

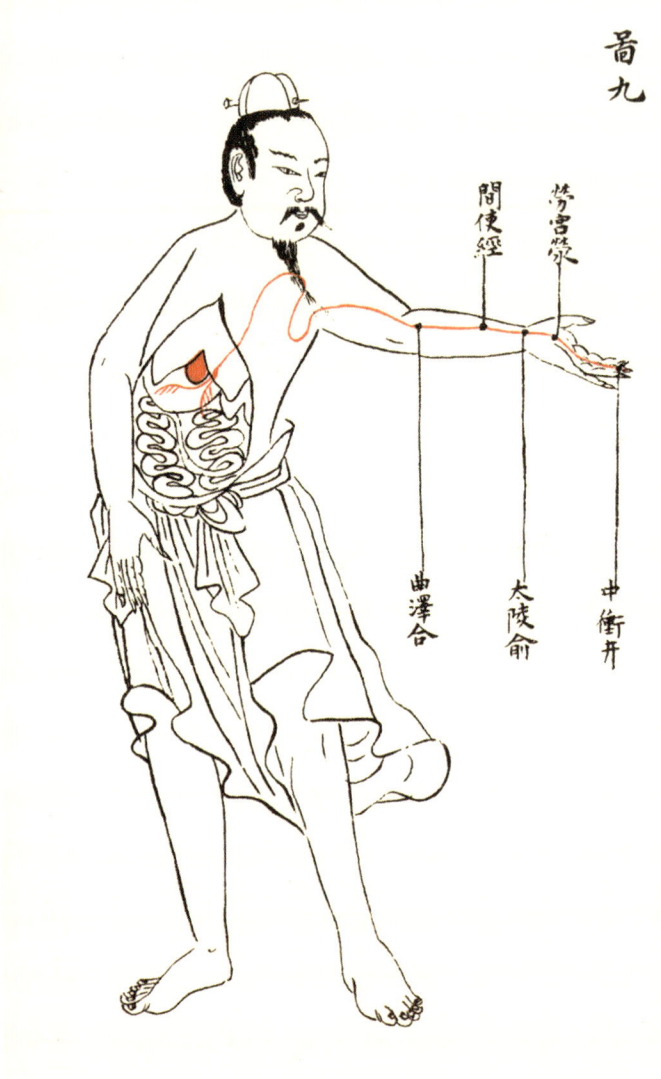

手厥陰心包脈

起于胷中出屬心包下膈歷絡三焦其支者循胷出脅下掖三寸上抵腋下循臑内行太陰少陰之間太陰在上少陰主在中入肘中穴曲澤也下循臂行兩筋之間穴太陵入掌中穴勞宫循中指出其端穴中衝其支者別掌中循小指次指出出端○陵穴也手少陽動則病手心熱臂肘攣急腋腫甚則胸脅脹滿心中憺憺大動面赤善笑不休目黃是主心包脉所生病者煩心心痛掌中熱也

手厥阴心包经

起于胸中，出属心包，下膈，历络三焦；其支者，循胸出胁，下腋三寸，上抵腋下，下循臑内，行太阴、少阴之间太阴在上，少阴主在中，入肘中曲泽穴也，下循臂，行两筋之间太凌穴，入掌中劳宫穴，循中指，出其端中冲穴；其支者，别掌中，循小指次指，出其①端交手少阳也。是动则病手心热，臂肘挛急，腋肿，甚则胸胁支满，心中憺憺大动，面赤，善笑不休，目黄。是主心包脉所生病者，烦心，心痛，掌中热也。

① 其：原作"○"，据《灵枢·经脉》改。

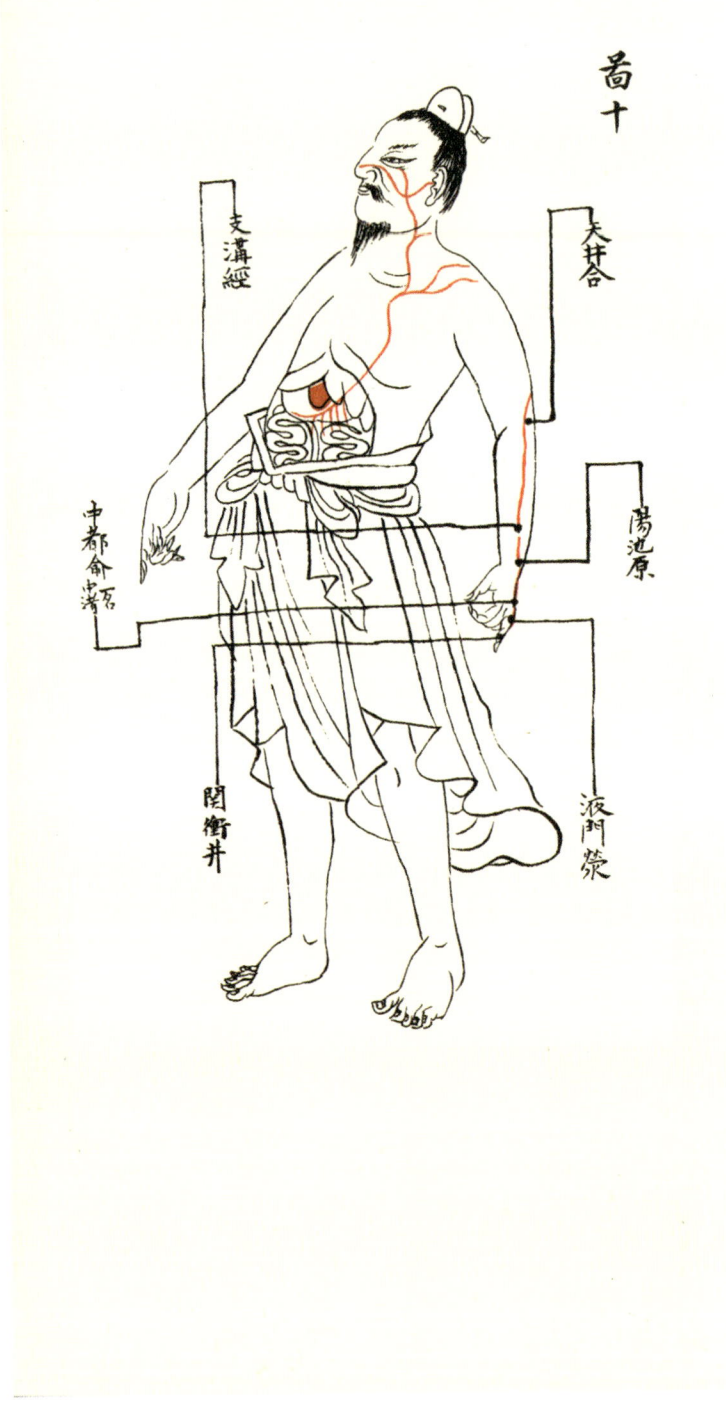

图十（图见左）

手少阳三焦脉

起于小指次指之端关冲穴，上出两指之间液门穴，循手表腕阳池穴，出臂外两骨之间支沟穴，上贯肘，循臑外，上肩，而交出足少阴之后，入缺盆，交膻中膻中，在玉堂一寸六分，两乳之中陷者是也，散落心包，下膈，循属三焦；其支者，从膻中上出缺盆，上项，挟耳后，直上出耳上角，以屈下额一作颊至䪼，其支者，从耳后入耳中，出走耳前，过客主人客主人，在耳前上廉起骨开口有空处前，交颊，至目锐眦。动则病耳聋耳鸣䁲，嗌肿，喉咙痹。是主气所生病者，汗出，目锐眦痛，颊痛，耳后、肩、臑、肘、臂外皆痛，小指次指不用也。

图十一（图见左）

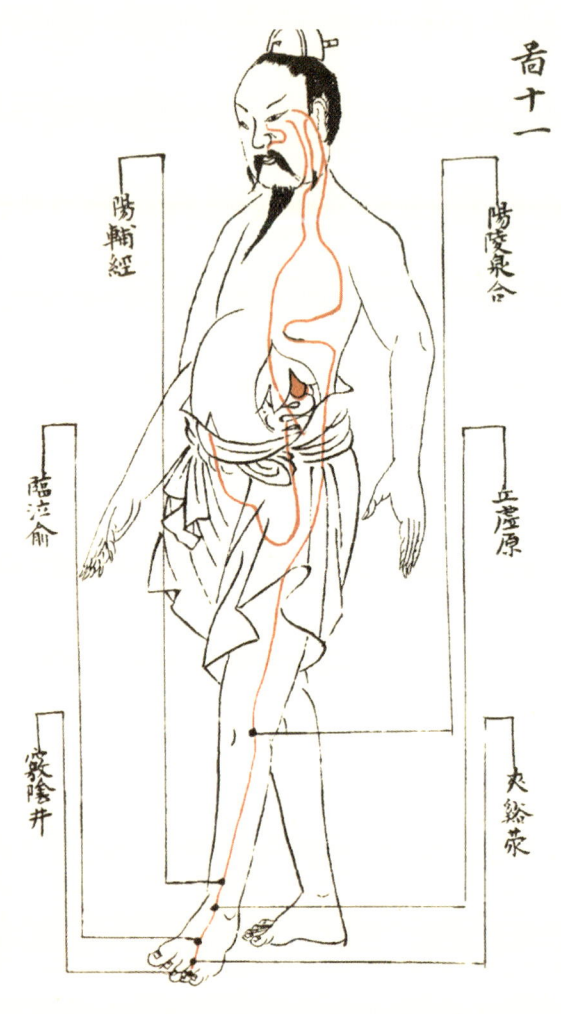

足少阳胆脉

起于目锐眦，上抵头角，下耳后，循颈，行手少阳之前，至肩上，交出手少阳之后，入缺盆；从耳后入耳中，出走耳前，至目锐眦；其支别者，目锐眦，下大人迎，合手少阳于𬱈本云：别锐眦上，迎手少阳于额，下交颊车，下颈，合缺盆，以下胸中，贯膈，络肝，属胆，循胁里，出气街，绕毛际，横入髀中厌；其直行者，从缺盆下腋，循胸中，过季胁，下合髀厌中，以下循髀阳，出膝外廉阳陵泉穴，下入外辅骨之前辅骨在胭下，直下抵绝骨之端绝骨辅易穴在外踝上骨小陷绝之端，下出外踝之前，循足跗上，出小指次指之端；其支别者，从跗上入大指，循歧骨内，出其端，还贯入爪甲，出三毛。动则病口苦，善太息，心胁痛，不能转侧，甚则面微有尘，体无膏泽，足外反热，是为阳厥。是主所生病者，头痛，目锐眦痛，缺盆中痛肿，腋下肿，马刀侠瘿，汗出振寒，疟，胁、髀、胸、膈、膝外至骭、绝骨、外踝前诸节痛，小指次指不用。

图十二（图见左）

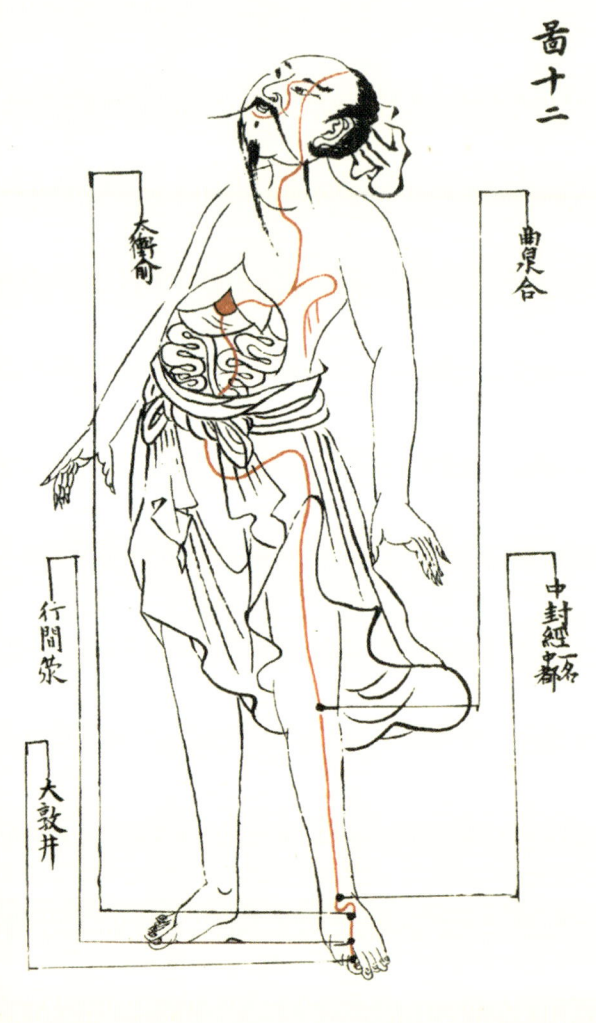

足厥阴肝脉

起于大指聚毛之际大敦穴，上循足跗上廉太冲穴，去内踝一寸中封穴，上踝八寸曲泉穴，交出太阴之后，上腘内廉，循股阴，入毛中，环阴器，抵小腹，挟胃，属肝，络胆，上贯膈，布胁肋，循喉之后络舌本，上入颃颡颃颡，悬雍两旁肉也，又《灵枢》云：颃颡者，分气之泄，出额，连目系，与督脉督脉上风府入脑故也，会于巅；其支别者，从目系下颊里，环唇内；又其支别者，复从肝，别贯膈，上注肺中。一本云从小腹与太阴少阳结于腰踝下，挟脊第三第四骨空中，其穴即中髎下髎是也。动则病腰痛不可俛仰，丈夫㿉疝，妇人小腹肿，嗌干，面脱色。是主肝所生病者，胸满，呕逆，洞泄，狐疝，遗溺，癃盛。

后序

古之神医能洞见五脏癥结，特以诊脉为名，故有神功；其次望见形神颜色而知病所在，故有异效；又其次切脉而知者，应病投药，亦不失为良。今之为医者，切脉犹不精，况于观形色，观形色犹不能，况于见五脏，惟在于求利。而人之死于庸医者多矣。泗州杨吉老为《存真环中图》，具背面左右，使学者不能待饮上池之水而能见五脏，其意岂不善乎。然按图而见之者常也，两之以九窍之变，参之以五脏之动者变也。知其常而不知其变，不知其可也，亦在夫自得之而已。余守括苍以疾，奉祠投闲以来，取医家书观之，提举适可邦若出示二图，永嘉令李处廉简伯，将取而刊行，以广慈惠，故乐书其后云。

绍兴五年六月　日
龙图阁直学士左朝奉大夫提举江州太平观耿延禧百顺序

屈指量寸法（图见左）

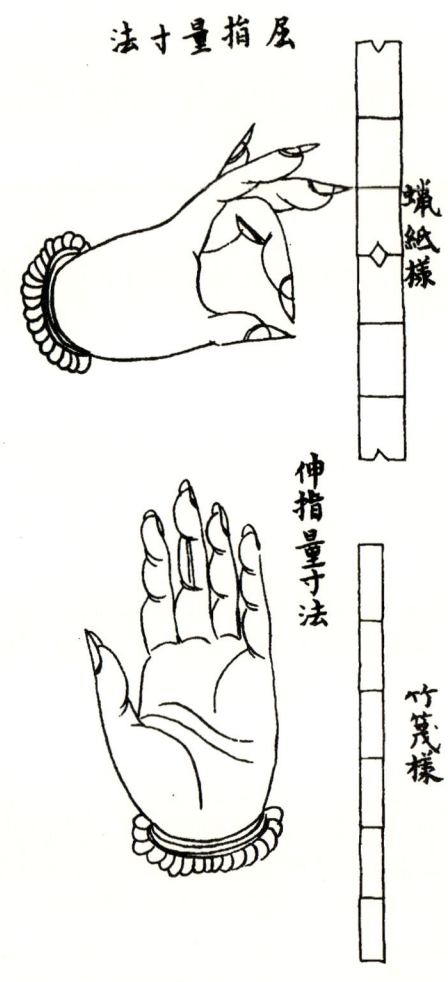

膏肓腧穴灸法

其穴灸之，无不验，此灸迄后令人阳气康盛，当消息以自补养

量同身寸法第一

《千金方》云：尺寸之法，依古者八寸为尺，仍取病者，男左女右，手中指上第一节为一寸，亦有长短不定者，即取手大拇指第一节横度为一寸，以意消息，巧拙在人。《外台方》亦同上法。又一云：三寸者，尽一中指也。《圣惠方》云：今取男左女右中指第二节，内度两横纹，相去为一寸。自依此法，疗病多愈。今以为定。此穴取寸，石藏用亦用《圣惠方》为准：以蜡纸条子或薄篾，量患人男左女右手中指中节横纹上下相去长短为一寸，谓之同身寸。若曲指节旁，取指侧中节上下两交角，相去远近为一寸；若伸指，即正取中指自上节下横纹至中节中，从上第二条横纹长者，相去远近为一寸长短，亦相符合。然人之身手指或有异者，至于指纹亦各不同，更在此意详度之也。比折纸、篾与同身寸相等为六寸，逐寸以墨界之，勿令长短，有所出入不同，截断收之，以俟比量灸穴。自脊中第四椎下停，分两旁各三寸，为膏肓俞穴，足太阳膀胱经脉气之所发也。

正坐伸臂法（图见上）

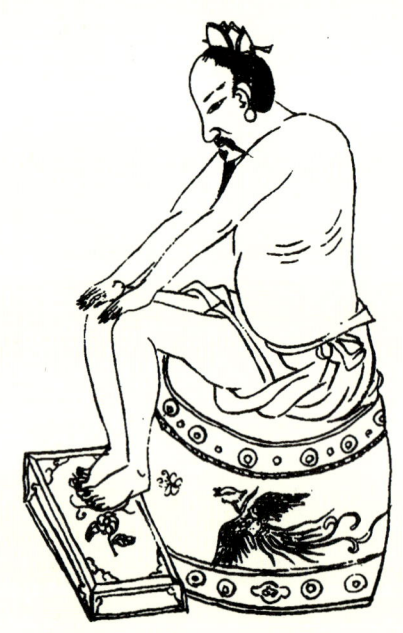

正坐伸臂法第二

令患人用墩椅正坐，两足平踏至地，膝与髀股高下俱平，两足相并，指前齐，尽脱去上体衣服若不尽脱，则衣袖束臂，不能使胛骨相离，取穴不得。若气怯畏寒，则反着衣，以臂穿袖，令领在胸前颈下，以襟交覆腰间，○点定穴。灸时更着背心，以带束近穴处，勿令与坐炷下火相碍。曲脊伸臂，以两手按膝上，令中指当膝盖中，两大指紧相并，指头与膝盖骨前齐，微用力直举。腕中勿令斜屈动摇。段彦聪仲谋大夫云：石藏用谓以左手按右膝，右手按左膝，则胛骨开。尝试用其说，则两手相交，有高下胛骨亦随之，偏侧当止，如旧法以左手按左膝为是。

揣椎骨定穴高下法（图见左）

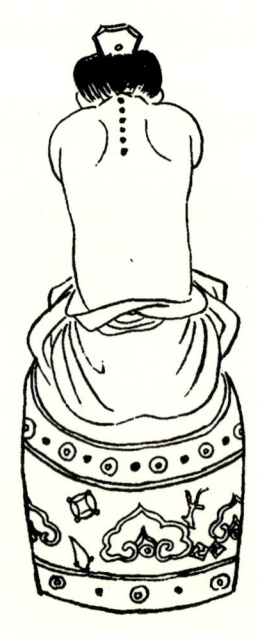

揣椎骨定穴高下法第三

令患人正坐，曲脊伸臂，以指端揣项后脊骨，自第一椎至第五椎更有大椎，在第一椎上宛宛陷中，非有骨也。有骨者即是第一椎，椎字《千金》古方并作"槌"，王唯一新定《明堂经》改木旁从隹，逐椎以墨点记之，令上下端直分明墨点讫，便以蛤粉洦，干即免有擦动。自第四椎至第五椎，更以蜡纸或篾，比量两椎上下相去远近，折为三分，亦以墨界脊上椎间，取第四椎下二分微多，第五椎上一分微少，用浓墨圈定，此是灸穴。相去六寸之中，以为两穴高下远近之准《千金方》谓穴近第五椎相准望取之，故谓椎上三分之一也。更量两椎，相去则同身寸一寸三分七厘微缩，有无大段，长短不同，以参合《甲乙经》自大椎至脊骶并二十一椎，共长三尺之法，若椎骨分明，纵有不同，亦以椎数为定。若以大椎至尾骶三尺法校之，则令其人平身正立，用劲直杖子，从地比度至脐中心截断，回杖子于背上，当脊骨中杖子尽处，即是第十四椎下，第十五椎上，当中命门穴也。又自命门穴上，以同身寸量一尺三寸五分，即是第四椎下九分七厘，第五椎上四分，其两旁各三寸，乃膏肓穴也。若自第一椎比向下，则当同身寸五寸一分有余是也。然人身上下停长短各自不同，大概当以椎骨为定也。王冰注《素问》云：脊节之谓椎，脊穷谓骶。

量脐心法（图见左）

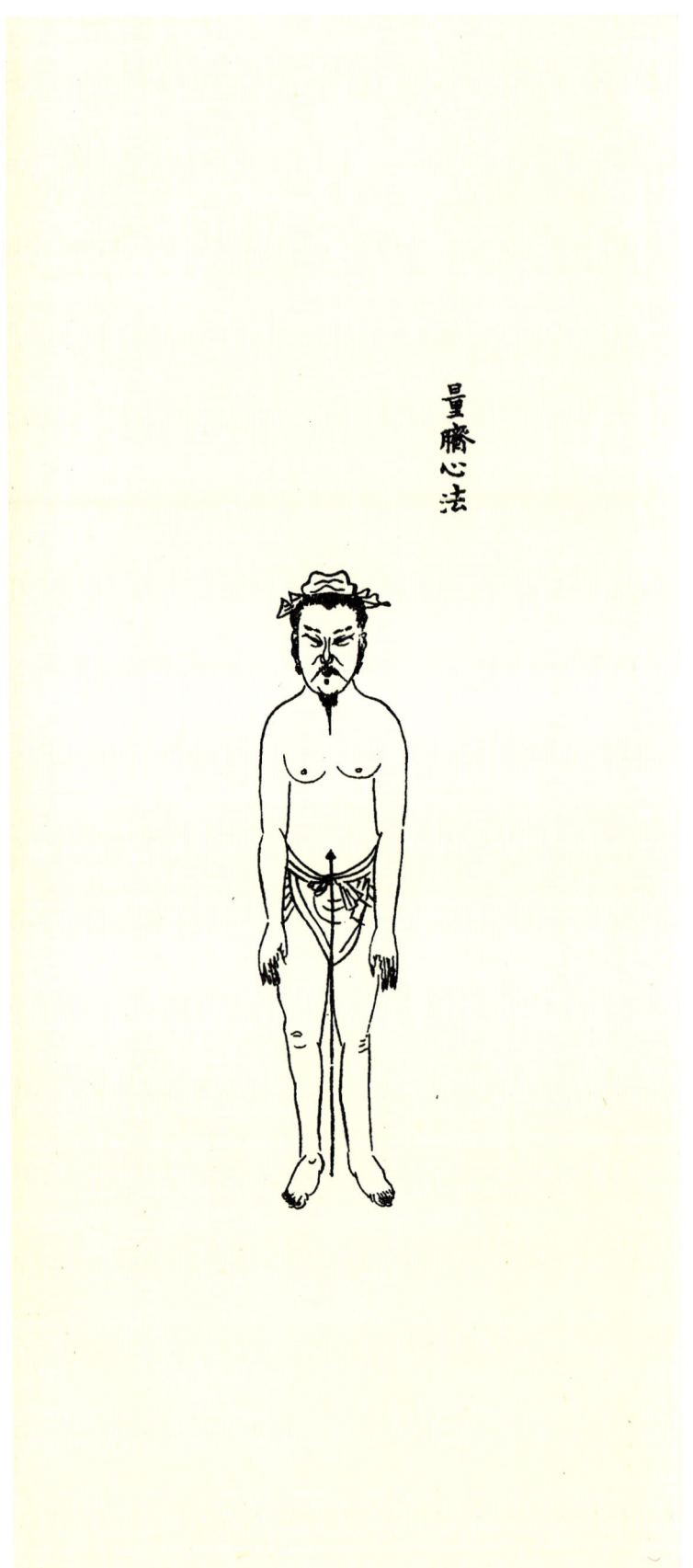

尊生图要

明彩绘本

（原题）明·文徵明 撰　王旭东 校订

　　《尊生图要》，不分卷，原题明代著名画家、书法家文徵明所撰，但书中内容多与文氏存世年庚不符，当是托名之作。据该书引用文献的刊行年代看，本书应撰于明末崇祯之后至清初康熙之前。虽为托名之作，但书中图谱绘制精美，构图准确，生动传神，图文并茂，具有相当艺术水准。全书绘图 50 幅，包括脏腑形态图和经穴分布图。文字部分则采录历代经典和医书中对脏腑、经络、穴位的研究成果。目前仅有孤本存世，现以明末彩绘本影印刊出。

序

人之所重莫如身，功名富贵皆身外物也。人不重身而耽耽劳役于身外之物，谬矣！乃亦有重视其身，而不知身之所以为身，则内伤外感，触处受病，病而望疗于庸医，医亦不知身之所以为身也，妄以药石投之，往往病者益病，而致夭其天年，不亦伤乎？

此《尊生图要》一册，余集诸书之秘而成之。内而脏腑，外而窍穴，脉络之经，补泻之方，无不具备。盖折衷《内经素问》，以及仲景、东垣诸说，而归于至当。养身者以是为长生之诀可也，学医者以是为上池之水亦可也。

嘉靖丁未九月廿又二日

徵明书于玉磬山房

① 序：原无，据体例补。

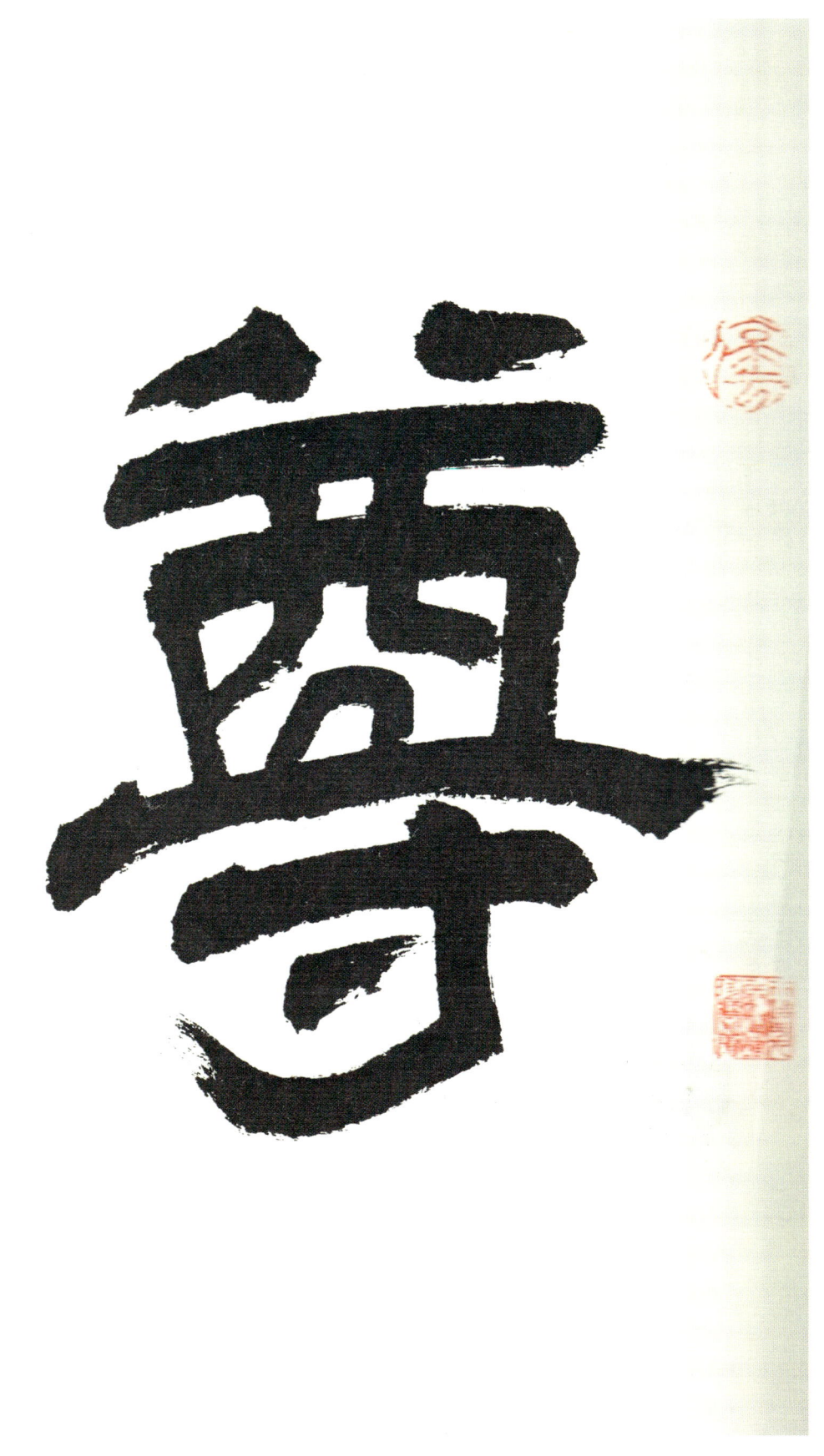

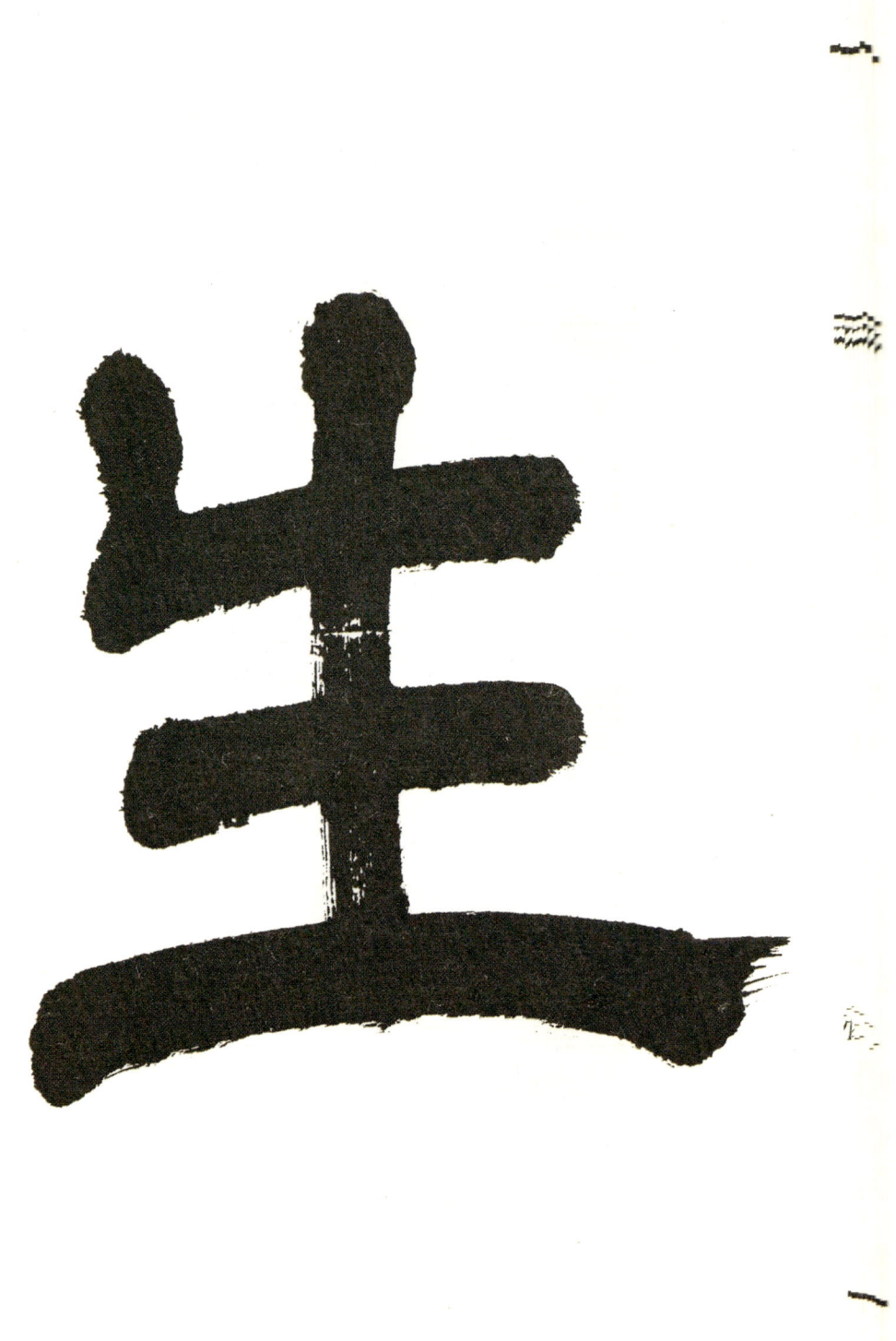

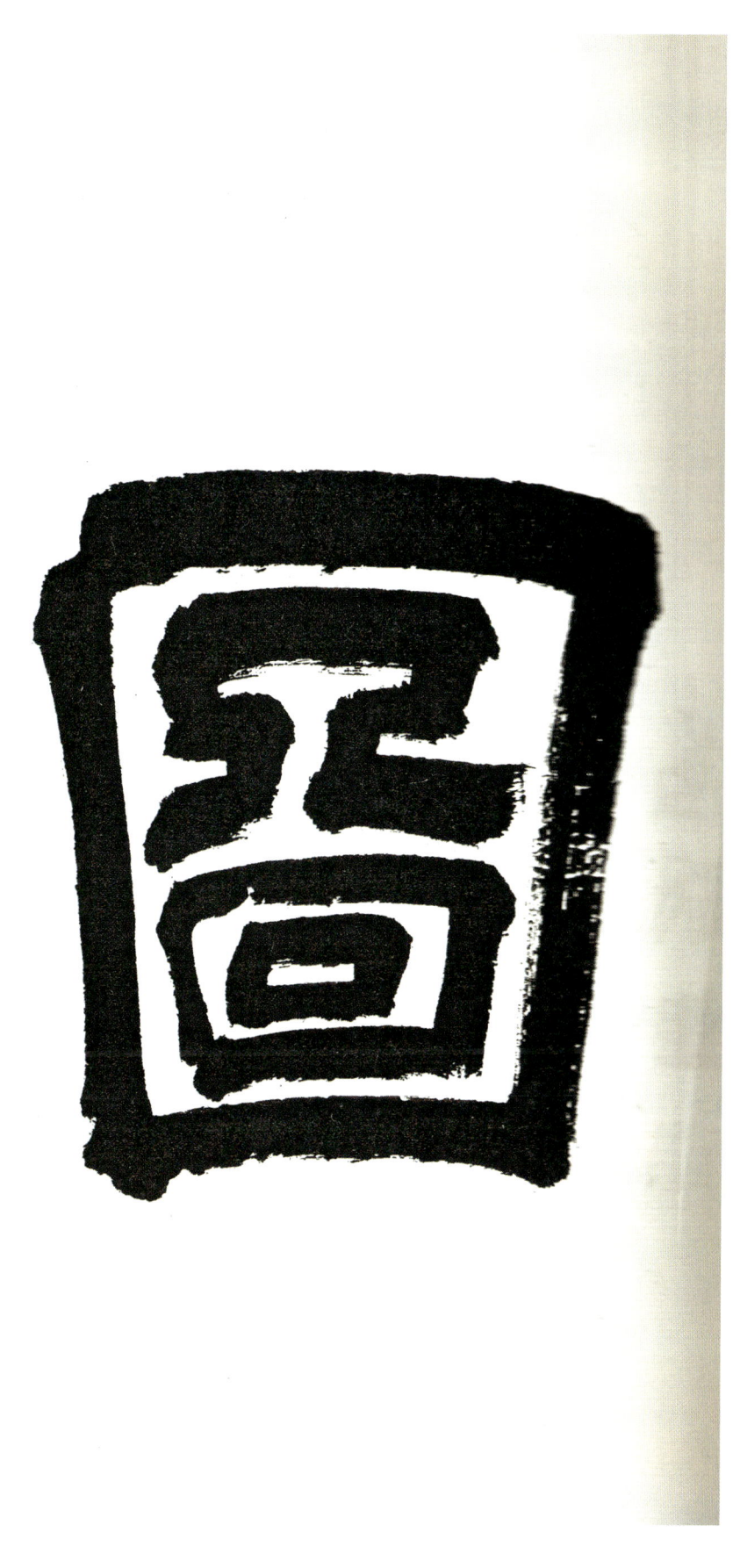

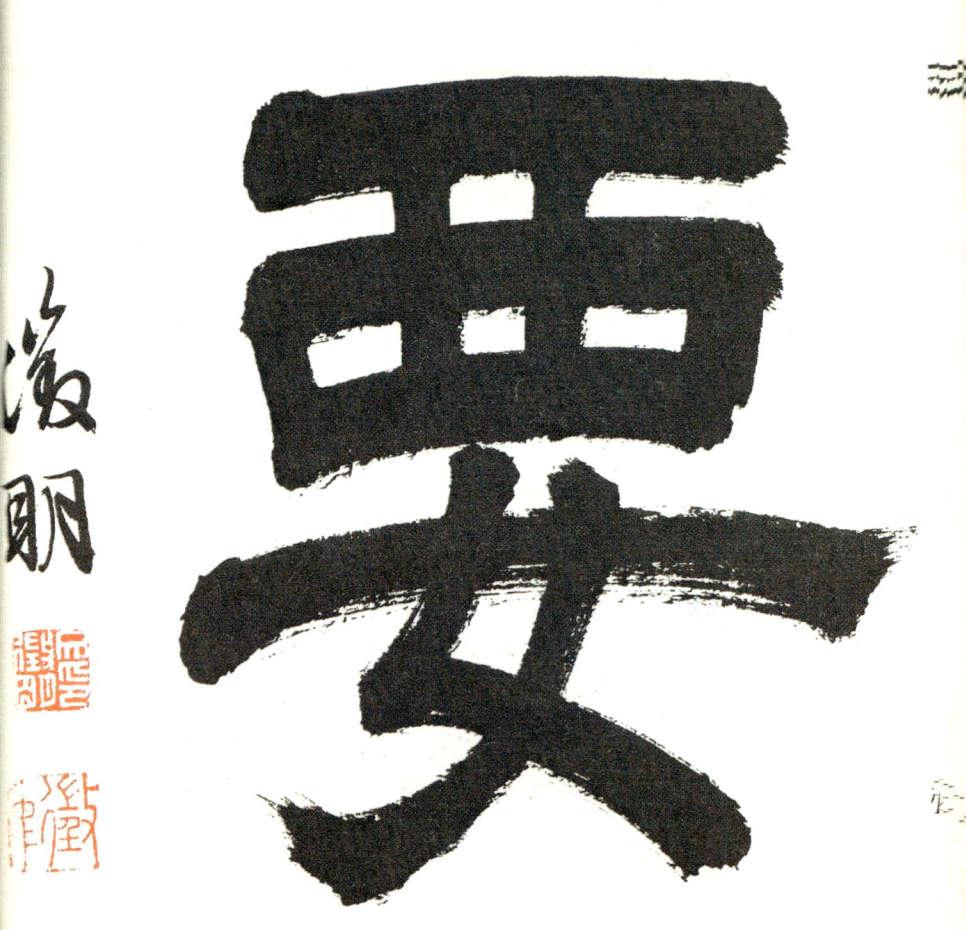

肺重三斤三两，六叶两耳，凡八叶，附脊第三椎。《卮言》曰：肺者，荚也。荚荚然居乎上，为五脏之华盖。《医旨绪余》曰：肺者，勃也。言其气勃郁也。

肺脏图[1]（图见左）

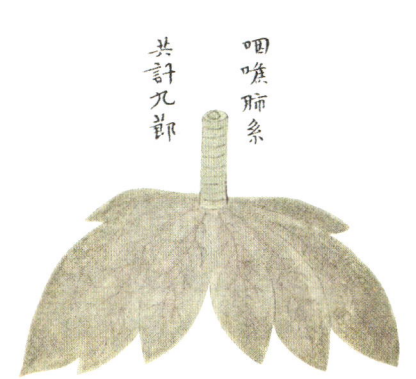

[1] 肺脏图：底本无此图题，乃校订者为方便阅读而补出，以下未标注图题者同此。

手太阴肺经 辛金

肺者，相傅之官，治节出焉。

肺者，气之本，魄之处也。为阳中之太阴，通于秋气。

肺配胸中，与大肠相表里。其母脾土，其子肾水，其克肝木，其贼心火。其象金，其藏魄，其旺秋，其绝夏。其色白，其位西，其卦乾，其恶寒。其性义，其音商，其数九。其味辛，其臭腥，其华毛，其候鼻，其充皮，其液涕，其声哭，其气呴。其不足则太息，其有余则喘嗽。其平脉浮短，其贼脉洪。其死丙丁日。其畜马，其谷稻。上为太白星。其见症也，善嚏，悲愁欲哭，洒淅寒热，缺盆中痛，腹痛，肩背痛，脐右少腹胀痛，小便数，溏泄，皮肤痛及麻木，喘，少气，颊上气见。

秋胃微毛曰平，毛多胃少曰肺病，但毛无胃曰死，毛而有弦曰春病，弦甚曰今病。

肺脉来厌厌聂聂，如落榆荚，曰肺平。脉来不上不下，如循鸡羽，曰肺病。脉来如物之浮，如风吹毛，曰肺死。

真肺脉至，大而虚，如以毛羽中人肤，色赤白不泽，毛折乃死。

手太阴气绝则皮毛焦，皮毛焦则津液去，津液去则皮节[1]伤，皮节伤则皮枯毛折，毛折者则毛先死。丙日笃，丁日死。

肺绝，三日死。

肺至悬绝，十二日死。

白欲如白璧之泽，不欲如垩。

白如豕膏者生。

白如枯骨者死。

形寒饮冷则伤肺。

实则梦兵戈竞扰，虚则梦田野平原。

---

[1] 节：原作"筋"，据下重文"皮节伤"及《灵枢·经脉》改。

忧伤肺，喜胜忧。热伤皮毛，寒胜热。辛伤皮毛，苦胜辛。

辛走气，气病毋多食辛。

多食苦，则皮肤槁而毛拔。

肺欲收，急食酸以收之，以酸补之，以辛泻之。

肺苦气上逆，急食苦以泄之。

小麦、羊肉、杏、薤皆苦。

肺手太阴之脉，起于中焦，下络大肠，还循胃口，上膈属肺。从肺系横出腋下，下循臑内，行少阴心主之前，下肘中，循臂内上骨下廉，入寸口，上鱼际，循鱼际，出大指之端。其支者，从腕后直出次指内廉，出其端。

多气少血，寅时气血注此。

补：人参　五味子　山药　百部　阿胶　黄芪　麦门冬　紫苑　茯苓

瀉　防風　葶藶　桑皮　枳殼　蘇子　澤瀉

温　乾姜　生姜　款花　白豆蔻　木香

凉　沙參　玄參　天門冬　貝毋　桔梗　兜鈴　瓜蔞　枯芩　山梔　人溺

東垣報使引經　白芷　升麻　葱白

泻：防风　桑皮　泽泻　葶苈　枳壳　苏子

温：干姜　款花　木香　生姜　白豆蔻

凉：沙参　天门冬　桔梗　瓜蒌　山栀　玄参　贝母　兜铃　枯芩　人溺

东垣报使引经：白芷　葱白　升麻

心,形如未敷莲花。重十二两,中有七孔三毛,盛精汁[1]三合。附脊第五椎。《尔雅》曰:心,纤也。灵纤细微,无物不贯。《卮言》曰:深也。深居高拱,相火代之行事也。

心脏图(图见左)

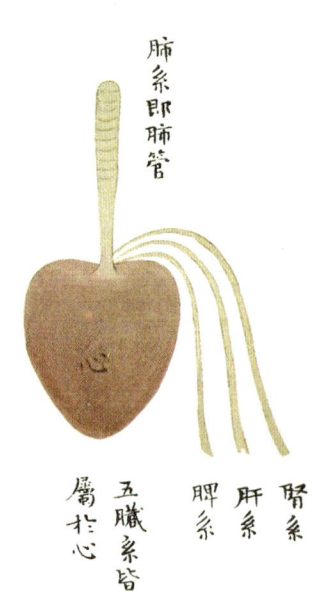

---

[1] 汁:原作"叶",据《针灸大成》卷三改。

手少阴心经 丁 火

心者,君主之官也,神明出焉。

心者,生之本,神之变也。为阳中之太阳,通于夏气。

主明则下安,以此养生则寿。主不明则十二官危,使道闭塞而不通,形乃大伤,以此养生则殃。

心以膻中为腑,与小肠为表里。其母肝木,其子脾土,其克肺金,其贼肾水。其象火,其藏神,其旺夏,其绝冬;其色赤,其位南,其卦离,其恶热;其性礼,其音徵,其数七;其味苦,其臭焦;其华面,其候舌,其充血,其液汗,其声笑,其气呼。其不足则忧,其有余则笑不休。其平脉洪,其贼脉沉。其死壬癸日。其畜羊,其谷黍。上为荧惑星。

其见症也,消渴,两肾内痛,后廉腰背痛,浸淫,善笑,善惊,善忘,上咳吐，下气泄，眩仆，身热，腹痛而悲。

夏胃微钩曰平，钩多胃少曰心病，但钩无胃曰死。胃而有石曰冬病，石甚曰今病。脉来累累，如循琅玕，曰心平；脉来喘喘连属，其中微曲，曰心病；脉来前曲后居，如操带钩，曰心死。

真心脉至，坚而持，如循薏苡子，累累然，色赤黑不泽，毛折乃死。

手少阴气绝，则脉不通；脉不通则血不流；血不流则色泽去，故面黑如黧。此血先死。壬日笃，癸日死。

心绝一日死。

心至悬绝，九日死。

赤欲如帛裹朱，不欲如赭。

赤如鸡冠者生。

赤如衃血者死。

忧愁思虑则伤心。

实则梦忧惊恐怖，虚则梦烟火焰明。

喜伤心，恐胜喜；热伤气，寒胜热；苦伤气，酸胜苦。

苦走血，血病毋多食苦。

多食咸，则脉凝涩而变色。

心欲软，急食咸以软之，以咸补之，以甘泻之。

心苦缓，急食酸以收之。

犬肉、麻仁、李、韭皆酸。

心手少阴之脉，起于心中，出属心系，下膈络小肠。其支者，从心系上侠咽，系目系。其直者，复从心系却上肺，出腋下，下循臑内后廉，行太阴心主之后，下肘内，循臂内后廉，抵掌后锐骨之端，入掌内后廉，循小指之内，出其端。

多血少氣午時氣血注此

補 棗仁 遠志 當歸 麥門冬 山藥 天竺黃

瀉 貝母 木香 黃連 玄胡索

温 石菖蒲 藿香

涼 竹葉 朱砂 犀角 牛黃 連翹

東垣報使引經 獨活 細辛

多血少气，午时气血注此。

补：枣仁　远志　当归　麦门冬　山药　天竺黄

泻：贝母　木香　黄连　玄胡索

温：石菖蒲　藿香

凉：竹叶　朱砂　犀角　牛黄　连翘

东垣报使引经：独活　细辛

脾重二斤二两，扁广三寸，长五寸，有散膏半斤。

中梓曰：脾胃属土，故俱从田字。田者，土也。胃居正中，故田字居正中。脾属于右，故田字亦偏右。

脾脏图（图见左）

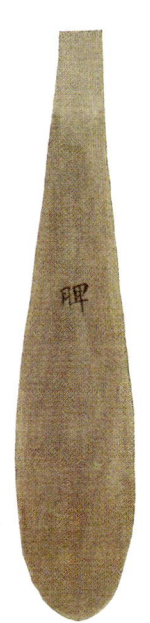

足太阴脾经 己 土

脾者，仓廪之官，五味出焉。

脾者，仓廪之本，营之居也。此至阴之类，通于土气。

脾以胃为腑。其母心火，其子肺金，其克肾水，其贼肝木，其象土，其藏意；其旺长夏及四季之末，其绝春；其色黄，其位中央；其卦坤，其恶湿；其性信，其音宫，其数五，其味甘，其臭香，其华在唇四白，其候口，其充肉，其液涎，其声歌，其气呵；其不足则少气，其有余胀满。其平脉缓，其贼脉弦；其死甲乙日。其畜牛，其谷稷。上为镇星。

其见症也，五泄注下五色，大小便不通，面黄，舌本强痛，口甘，食即吐，食不下咽；怠惰，嗜卧，抢心，善饥，善味，不嗜食，不化食。尻、阴、膝、臑、脐、足、背痛，烦闷，心下急痛，有动气，按之若牢，当脐痛，心下痞，腹胀肠鸣，飧泄不化。足不收，行善瘈，脚下痛，九窍不通。溏泄，水下，后出余气则快。饮食中满，食减，善噫形醉，皮肤润而短气，肉痛，身体不能动摇，足胻肿若水。

长夏胃微软弱曰平，弱多胃少曰脾病，但代无胃曰死，软弱有石曰冬病，弱甚曰今病。

脉来和柔相离，如鸡践地，曰脾平；脉来实而盈数，如鸡举足，曰脾病；脉来坚锐，如鸟之啄，如鸟之距，如屋之漏，如水之流，曰脾死。

真脾脉至，弱而乍疏乍数，色黄青不泽，毛折乃死。

足太阴气绝，则脉不荣其口唇。口唇者，肌肉之本也，脉不荣则肌肉不滑泽，肌肉不滑泽则肉满，肉满则唇反，唇反则肉先死。甲日笃，乙日死。

脾绝，十二日死。

脾至悬绝，四日死。

黄欲如罗裹雄黄，不欲如黄土。

黄如蟹腹者生。

黄如枳实者死。

饮食劳倦则伤脾。

实则梦欢歌快乐，虚则梦饮食相争。

思伤脾，怒胜思；湿伤肉，风胜湿；甘伤肉，酸胜甘。

甘走肉，肉病毋多食甘。

多食酸，则肉胝䐢而唇揭。

脾欲缓，急食甘以缓之，以甘补之，以苦泻之。

脾苦湿，急食咸以燥之。

大豆、豕肉、栗、藿皆咸。

脾足太阴之脉，起于大指之端，循指内侧白肉际，过核骨后，上内踝前廉，上腨内，循胫骨后，交出厥阴之前，上循膝股内前廉，入腹，属脾，络胃。上膈，挟咽，连舌本，散舌下。其支别者，复从胃别上膈，注心下。

少血多气，巳时气血注此。

补：人参　黄芪　芡实　扁豆　山药　茯苓　白术　莲子　陈皮　甘草　苍术

泻：枳实　石膏　青皮

温：丁香　胡椒　附子　吴茱萸　藿香　良姜　官桂

凉：玄明粉　滑石

东垣报使引经：白芍药　升麻

胃重二斤十四两,纡曲屈伸,长二尺六寸,大一尺五寸,径五寸。容谷二斗,水一斗五升。

《厄言》曰:胃者,汇也,号为都市,五味汇聚,何所不容,万物归土之义。

胃腑图（图见左）

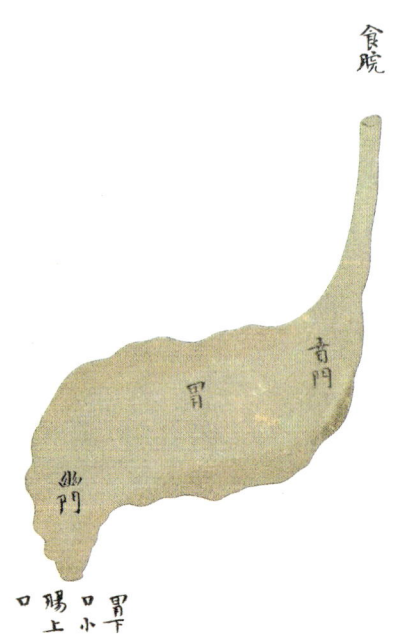

足阳明胃经 戊 土

官与脾同。

其见症也，恶烟火，闻木音则惊狂。上登而歌，弃衣而走，颜黑不能言。唇胗，呕，呵欠，消谷善饥，颈肿，膺、乳、冲、股、伏兔、骭外廉、足跗皆痛，胸旁过乳痛，口渴，腹大水肿，奔响腹胀，骭内廉跗痛，髀不可转，腘如结，胁如裂，膝髌痛，遗溺矢气，善伸数欠，癫疾，湿浸心欲动则闭户独处，惊栗，身前热，身后不热。

胃足阳明之脉，起于鼻，交頞中，旁约太阳之脉，下循鼻外，入上齿中，还出挟口环唇，下交承浆，却循颐后下廉，出大迎，循颊车，上耳前，过客主人，循发际，至额颅。其支别者，从大迎前下人迎，循喉咙入缺盆，下膈，属胃，络脾。其直者，从缺盆下乳内廉，下挟脐，入气街。其支者，起胃口，下循腹里，下至气街而合，以下髀关，抵伏兔，下入膝膑中，下循胻外廉，下足跗，入中指内间。其支者，下廉三寸而别，下入中指外间。其支者，别跗上，入大指间，出其端。

多血多气，辰时气血注此。

补：白术 莲子 芡实 陈皮 扁豆 黄芪 山药 半夏 百合 苍术

泻：枳实 硝石 大黄

温：藿香 益智 吴茱萸 白豆蔻 良姜 生姜 厚朴 丁香 草豆蔻 肉豆蔻 干姜 木香 香附 胡椒

凉：滑石 玄明粉 黄连 天花粉 升麻 干葛 石膏 石斛 黄芩 山栀子 连翘 竹茹 知母

东垣报使引经：葛根 升麻（行上）白芷 石膏（行下）

父母构精，未有形象，先结河车，中间透起一茎，如莲蕊初生，乃脐带也。蕊中一点，实生身立命之原，即命门也。自此天一生水，先结两肾，夫命处于中。两肾左右开合，正如门中枨闑，故曰命门。盖一阳处于二阴之间，所以成乎坎也。详见《辨妄篇》及八味丸方论中。

《甲乙经》曰：肾者，引也，能引气通于骨髓。《卮言》曰：肾者，神也，妙万物而为言也。

肾有两枚，形如豇豆。重一斤一两，附脊十四椎，当胃下两傍，前后与脐平直。

肾脏图（图见左）

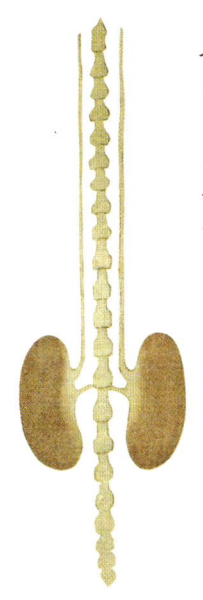

足少阴肾经 癸 水

肾者，作强之官，伎巧出焉。

肾者主蛰，封藏之本，精之处也。为阴中之少阴，通乎冬气。

肾以膀胱为腑。其母肺金，其子肝木，其克心火，其贼脾土；其象水，其藏志，其旺冬，其绝长夏及四季之末；其色黑，其位北，其卦坎；其恶燥，其性智，其音羽，其数六，其味咸，其臭腐；其华在发，其候耳，其充骨，其液津，其声呻，其气吹。其不足则厥，其有余则肠泄。其平脉沉，其贼脉缓，其死戊己日。其畜彘，其谷豆，上为辰星。

其见症也，面如漆，䯒中清，面黑如炭，口渴，咳唾多血，胸中满，大小腹痛，大便难，脐、左胁下、背、肩、髀间痛，饥不欲食，心悬如饥，腹大胫肿，咳嗽，脊、臀、股后痛，脐下气逆，小腹急痛，泄，足痿厥，下肿，足胻寒而逆，肠澼，阴下湿，四指黑，手指青厥，足下热，嗜卧，坐而欲起，冻疮，下痢，善思善恐，四肢不收，四肢不举。

冬胃微石曰平，石多胃少曰肾病，但石无胃曰死，石而有钩曰夏病，钩甚曰今病。

脉来喘喘累累如钩，按之而坚，曰肾平。脉来如引葛，按之益坚，曰肾病。脉来发如夺索，辟辟如弹石，曰肾死。

真肾脉至，搏而绝，如弹石辟辟然，色黑黄不泽，毛折乃死。

足少阴气绝，即骨枯。少阴者，冬脉也，伏行而温于骨髓，故骨髓不温，即肉不着骨；骨肉不相亲，即肉濡而却；肉濡而却，故齿老而枯发无润泽；无润泽者骨先死，戊日笃，己日死。

肾绝，四日死。

肾至悬绝，七日死。

黑欲如重漆色，不欲如炭色。

黑如乌羽者生。

黑如焰者死。

入坐湿地，强力入水，则伤肾。

实则梦腰脊解软，虚则梦涉水恐惧。

恐伤肾，思胜恐；寒伤血，燥胜寒；咸伤血，甘胜咸。

咸走骨，骨病毋多食咸。

多食甘，则骨疼痛而齿落。

肾欲坚，即食苦以坚之，以苦补之，以咸泻之。

肾苦燥，即食辛以润之。

黄黍、鸡肉、桃、葱皆辛。

肾足少阴之脉，起于足小指之下，斜走足心，出然谷之下，循内踝之后，别入跟中，上腨内，出腘内廉，上股内后廉，贯脊，属肾，络

膀胱其直者從腎上貫肝膈入肺中循喉嚨挾舌本其支者從肺出絡心注膺中

多血少氣酉時氣血注此

補 芡實 龍骨 牡蠣 龜板 五味子 牛膝 地黄 虎骨 桑螵蛸 山藥 瑣陽 枸杞 山茱萸 杜仲

瀉 澤瀉 知母

温 附子 破故紙 沉香 肉桂 鹿茸 膃肭臍

凉 黄柏 牡丹皮 知母 地骨皮

東垣報使引经 獨活 肉桂

膀胱；其直者，从肾上贯肝膈，入肺中，循喉咙，挟舌本。其支者，从肺出络心，注胸中。

多血少气，酉时气血注此。

补：芡实　龙骨　牡蛎　龟板　五味子　牛膝　地黄　虎骨　桑螵蛸　山药　锁阳　枸杞　山茱萸　杜仲

泻：泽泻　知母

温：附子　破故纸　沉香　肉桂　鹿茸　腽肭脐

凉：黄柏　牡丹皮　知母　地骨皮

东垣报使引经：独活　肉桂

大肠重二斤十二两,长二丈一尺,广四寸,径一寸。当脐右廻叠,积十六曲。盛谷一斗,水七升半。

《卮言》曰:肠者,畅也,贵通畅也。

大肠腑图（图见左）

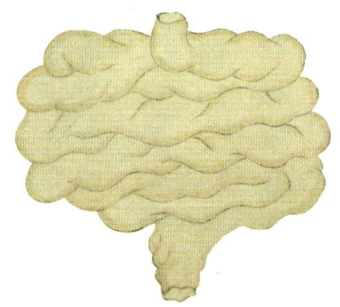

大肠上口小肠下口
大肠下接直肠
直肠下为肛门
谷道

手阳明大肠经 庚　金

大肠者，传导之官，变化出焉。

其见症也，大指次指难用，耳聋浑浑焞焞，耳鸣嘈嘈，耳后、肩、臑、肘、臂外皆痛。气满，皮肤坚而不痛。

大肠手阳明之脉，起于大指次指之端，循指上廉，出合谷两骨之间，上入两筋之中，循臂上廉，入肘外廉，上臑外前廉，上肩，出髃骨之前廉，上出柱骨之会上，下入缺盆，络肺，下膈，属大肠。其支别者，从缺盆上颈，贯颊，入下齿缝中，还从挟口，交人中，左之右，右之左，上挟鼻孔。

气血俱多，卯时气血注此。

补：牡蛎　诃黎勒　龙骨　粟壳　肉豆蔻　五倍子　莲子

泻：枳壳　麻仁　大黄　石斛　桃仁　芒硝　槟榔　葱白

温　乾姜　吴茱萸　肉桂

凉　槐花　條芩

東垣報使引經　葛根　升麻行上　白芷　石膏行下

温：干姜　吴茱萸　肉桂

凉：槐花　条芩

东垣报使引经：葛根　升麻（行上）白芷　石膏（行下）

小肠重二斤十四两,长二丈二尺,广二寸半,径八分分之少半,左廻叠积十六曲。容谷二斗四升,水六升三合合之大半。

小肠腑图（图见左）

小肠重二觔十四两长二丈二尺广二寸半径八分分之少半左廻叠积十六曲容谷二斗四升水六升三合合之大半

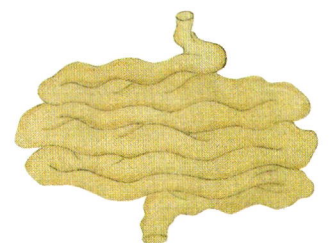

小肠　胃上口　胃下口

小肠下口　大肠上口

手太阳小肠经 泌清别浊，水液分于膀胱，滓秽分于大肠

小肠者，受盛之官，化物出焉。

其见症也，面白[1]，耳前热，苦寒，额颔肿不可转，腰似折，肩、臑、肘、臂外后廉肿痛，臑臂内前廉痛。

小肠手太阳之脉，起于小指之端，循手外侧上腕，出踝中，直上循臂骨下廉，出肘内侧两筋之间，上循臑外后廉，出肩解，绕肩胛，交肩上，入缺盆，络心，循咽下膈，抵胃，属小肠。其支别者，从缺盆循颈上颊，至目锐眦，却入耳中。其支者，别循颊，上䪼，抵鼻，至目内眦，斜络入颧。

多血少气，未时气血注此。

补：牡蛎　石斛

泻：荔枝子　紫苏　葱白　木通

---

①白：原作"目"，据《针灸大成》卷三改。

温 小茴香 烏藥 大茴香

涼 天花粉 黄芩

東垣報使引經 藁本 羌活 行上 黄栢 行下

温：小茴香　乌药　大茴香

凉：天花粉　黄芩

东垣报使引经：藁本　羌活（行上）　黄柏（行下）

膀胱重九两二铢，纵广九寸，盛溺九升九合，广二寸半。

《甲乙经》曰：膀者，横也；胱者，广也。言其体横广而短也。

膀胱上下俱有口，上口络于阑门，下口裹胞，乃胞外脂膏也，形与绵球相似。

通身虚松，可以蓄水，渐渍而渗入胞中，胞满而溺出也。

膀胱腑图（图见左）

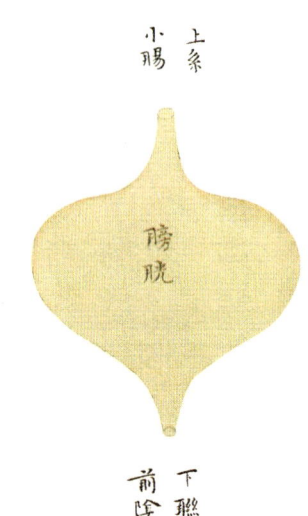

足太阳膀胱经 壬 水

膀胱者，州都之官，津液藏焉，气化则能出矣。

其见症也，头苦痛，目似脱，头两边痛，泪出，脐反出，下肿，便脓血，肌肉痿，项似拔，小腹胀痛，按之欲小便不得。

膀胱足太阳之脉，起于目内眦，上额交巅；其支别者，从巅至耳上角；其直行者，从巅入络脑，还出别下项，循肩膊内，挟脊，抵腰中，入循膂，络肾，属膀胱。其支别者，从腰中下挟脊，贯臀，入腘中；其支者，从膊内左右，别下贯胛，挟脊内，过髀枢，循髀外，从后廉下合腘中，以下贯腨内，出外踝之后，循京骨，至小指外侧端。

多血少气，申时气血注此。

补：橘核 龙骨 益智仁 菖蒲 续断

泻：芒硝 车前子 滑石 泽泻

① 腘：原作"脑"，据《针灸甲乙经》卷二第一上改。

温　茴香　烏藥

涼　生地黄　黄栢　甘草梢

東垣報使引经　藁本行上　黄栢行下　羌活行上

温：茴香　乌药

凉：生地黄　黄柏　甘草梢

东垣报使引经：藁本（行上）　黄柏（行下）　羌活（行上）

肝重四斤四两，左三叶，右四叶，附脊第九椎。

《厄言》曰：肝者，干也，属木，象木枝干也。

肝脏图（图见左）

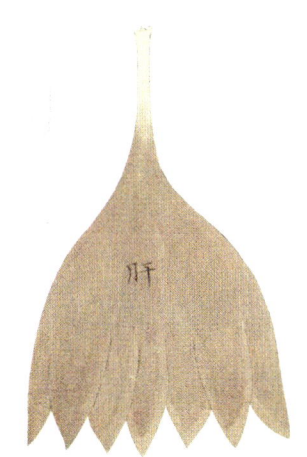

足厥阴肝经 乙 木

肝者，将军之官，谋虑出焉。

肝者，罢极之本，魂之居也。为阳中之少阳，通于春气。

肝以胆为腑。其母肾水，其子心火，其克脾土，其贼肺金。其象木，其藏魂，其旺春，其绝秋；其色青，其位东，其卦巽，其恶风；其性仁，其音角，其数八，其味酸，其臭膻；其华爪，其候目，其充筋，其液泣，其声呼，其气嘘。其不足则悲，其有余则怒。其平脉弦，其贼脉涩。其死庚辛日。其畜鸡，其谷麦，上为岁星。

其见症也，头痛，脱色，善洁，耳无闻，颊肿，肝逆，面青目赤，肿痛，两胁下痛，引小腹胸痛，胁肿，妇人小腹肿，腰痛不可俯仰，四肢满闷挺长，热呕逆，睾疝暴痒，足逆寒，胻善瘈，遗溺，淋溲便难，癃，狐疝，癫，冒眩转筋，阴缩筋挛，善恐，胸中喘，骂詈。血在胁下，喘。

春胃微弦曰平，弦多胃少曰肝病，但弦无胃曰死，胃而有毛曰秋病，毛甚曰今病。

脉来软弱招招，如揭长竿末梢，曰肝平。脉来盈实而滑，如循长竿，曰肝病。脉来急益劲，如新张弓弦，曰肝死。

真肝脉至，中外急，如循刀刃责责然，如按琴瑟弦，色青白不泽，毛折乃死。

足厥阴气绝，则筋绝缩引卵与舌卷。筋者，聚于阴器，而络于舌本，故脉不荣即筋缩急，筋缩即引卵与舌，故舌卷卵缩，此筋先死。庚日笃，辛日死。

肝绝，八日死。

肝至悬绝，十八日死。

青欲如苍璧之泽，不欲如蓝。

青如翠羽者生。

青如草兹者死。

恚怒逆气，上而不下，则伤肝。

实则梦山林大树，虚则梦细草苔藓。

怒伤肝，悲胜怒；风伤筋，燥胜风；酸伤筋，辛胜酸。

酸走筋，筋病毋多食酸。

多食辛，则筋挛急而爪枯。

肝欲散，急食辛以散之，以辛补之，以酸泻之。

肝苦急，急食甘以缓之。

粳米、牛肉、枣、葵皆甘。

肝足厥阴之脉，起于大指丛毛之际，上循足跗上廉，去内踝一寸，上踝八寸，交出太阴之后，上腘内廉，循股阴入毛中，过阴器，

抵少腹挾胃屬肝絡膽上貫膈布脇肋循喉嚨之後上入頏顙
連目系上出額與督脈會於巔其支者從目系下頰裏環唇內
其支者復從肝別貫鬲上注肺
多血少氣丑時氣血注此
補 木瓜 薏仁 阿膠 酸棗仁
瀉 青皮 柴胡 芍藥 青黛
温 木香 吴茱萸 肉桂
凉 甘菊 胡黄連 龍膽草 車前子
東垣報使引經 柴胡 本經 川芎 行上 青皮 行下

抵小腹，挟胃，属肝，络胆，上贯膈，布胁肋，循喉咙之后，上入颃颡，连目系，上出额，与督脉会于巅；其支者，从目系下颊里，环唇内；其支者，复从肝别贯膈，上注肺。

多血少气，丑时气血注此。

补：木瓜　薏仁　阿胶　酸枣仁

泻：青皮　柴胡　芍药　青黛

温：木香　吴茱萸　肉桂

凉：甘菊　胡黄连　龙胆草　车前子

东垣报使引经：柴胡（本经）川芎（行上）青皮（行下）

胆在肝之短叶间，重三两三铢，藏精汁三合，状如瓶。

《厄言》曰：肝者，澹也，清净之府，无所受输，淡淡然者也。

胆腑图（图见左）

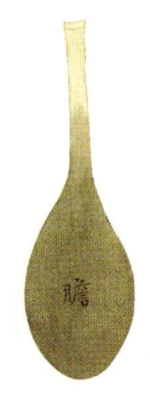

足少阳胆经 甲 木

胆者，中正之官，决断出焉。

其见症也，口苦[1]，马刀挟瘿，足外热，寝寒憎风，体无膏泽，胸中、胁肋、髀膝，外至[2]脐绝骨、外踝[3]前诸节皆痛，善太息。

胆足少阳之脉，起于目锐眦，上抵头，循肩，下耳后，循颈，行手少阳之前，至肩上，却交出少阳之后，入缺盆。其支者，从耳后，入耳中，出走耳前，至[4]目锐眦后。其支者，别目锐眦，下大迎，合手少阳，抵于𬱟下，加颊车，下颈，合缺盆，以下胸中，贯膈，络肝，属胆，循胁里，出气街，绕毛际，横入髀厌中。其直者，从缺盆下腋，循胸，过季胁，下合髀厌中，以下循髀阳[5]，出膝外廉，下外辅骨之外，直下抵绝骨之端，下出外踝之前，循足跗，上入小指次指之间[6]。其支者，

---

[1] 苦：原作"舌"，据《传悟灵济录》卷上改。
[2] 至：原作"主"，据《经络考略》改。
[3] 踝：原作"跟"，据《经络考略》改。
[4] 至：原作"主"，据《刺灸心法要诀》卷二改。
[5] 阳：原作"外"，据《刺灸心法要诀》卷二改。
[6] 间：此下重"直下抵绝骨之端，下出外踝之前，循足跗，上入小指次指之间"，删。

別跗上入大指循岐骨内出其端還貫入爪甲出三毛

多氣少血子時氣血注此

補 草龍膽 木通

瀉 青皮 柴胡

温 半夏 陳皮 生薑 川芎

凉 黄連 竹茹

東垣報使引经 川芎行上 柴胡本經 青皮行下

别跗上，入大指，循岐骨内，出其端，还贯入爪甲，出三毛。

多气少血，子时气血注此。

补：草龙胆　木通

泻：青皮　柴胡

温：半夏　陈皮　生姜　川芎

凉：黄连　竹茹

东垣报使引经：川芎（行上）　青皮（行下）　柴胡（本经）

心包一脏,《难经》言其无形。滑伯仁曰:心包,一名手心主。以脏象校之,在心下横膜之上,竖膜之下,其与横膜相粘,而黄脂裹者,心也;脂漫之外,有细筋膜如丝,与心肺相连者,心包也。此说为是,凡言无形者非。

又按《灵兰秘典论》有十二官,独少心包一官,而多"膻中者,臣使之官,喜乐出焉"一节。今考心包,脏居膈上,经始胸中,正值膻中之所,位居相火,代君行事,实臣使也。此一官者,其即此经之谓欤。

心包络图(图见上)

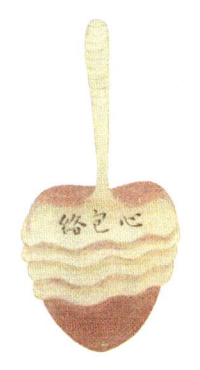

手厥阴心包络经 丙 火

胞络者，胞络其心也，即膻中也，为心之所。从来诸说不一，承讹已久。今考正之说见《辨妄篇》。

膻中者，臣使之官，喜乐出焉。

其见症也，笑不休，手心热，心中大热，面黄目赤，心中动。

手厥阴心包络之脉，起于胸中，出属心包，下膈，历络三焦。其支者，循胸，出胁，下腋三寸，上抵腋下，下循臑内，行太阴、少阴之间，入肘中，下臂，行两筋之间，入掌中，循中指，出其端。其支者，别掌中，循小指、次指，出其端。

多血少气，戌时气血注此。

补：地黄

泻：枳壳 乌药

温：桂

凉：梔子

东垣报使引经：柴胡（行上） 青皮（行下） 川芎（行上）

凉 梔子

東垣報使引経

柴胡 行上

川芎 行上

青皮 行下

《中藏经》曰：三焦者，人之三元之气也，总领五脏六腑、营卫、经络、内外、左右、上下之气。三焦通，则内外左右上下皆通，其于周身灌体，和内调外，荣左养右，导上宣下，莫大于此。

三焦腑图（图见左）

手少阳三焦经

三焦者[1],水谷之道路,气之所终始也。上焦在胃上口,其治在膻中;中焦在胃中脘,其治在脐旁;下焦当膀胱上口,治在脐下一寸。

三焦者,决渎之官,水道出焉。

其见症也,耳鸣,喉痹,肿痛,耳后连目锐眦痛,汗自出,肩臑痛,内外皆疼,小指次指如废。

三焦手少阳之脉,起于小指次指之端,上出两指之间,循手表腕,出臂外两骨之间,上贯肘,循臑外,上肩,交出足少阳之后,入缺盆,布膻中,散络心包,下膈,循属三焦。其支者,从膻中上出缺盆,上项,挟耳后直上,出耳上角,以屈下颊至䪼。其支者,从耳后入耳中,出走耳前,过客主人前,交颊,至目锐眦。

多血少气,亥时气血注此。

[1]三焦者:原无,据《针灸大成》卷三补。

五脏正图[1]

（图见左）

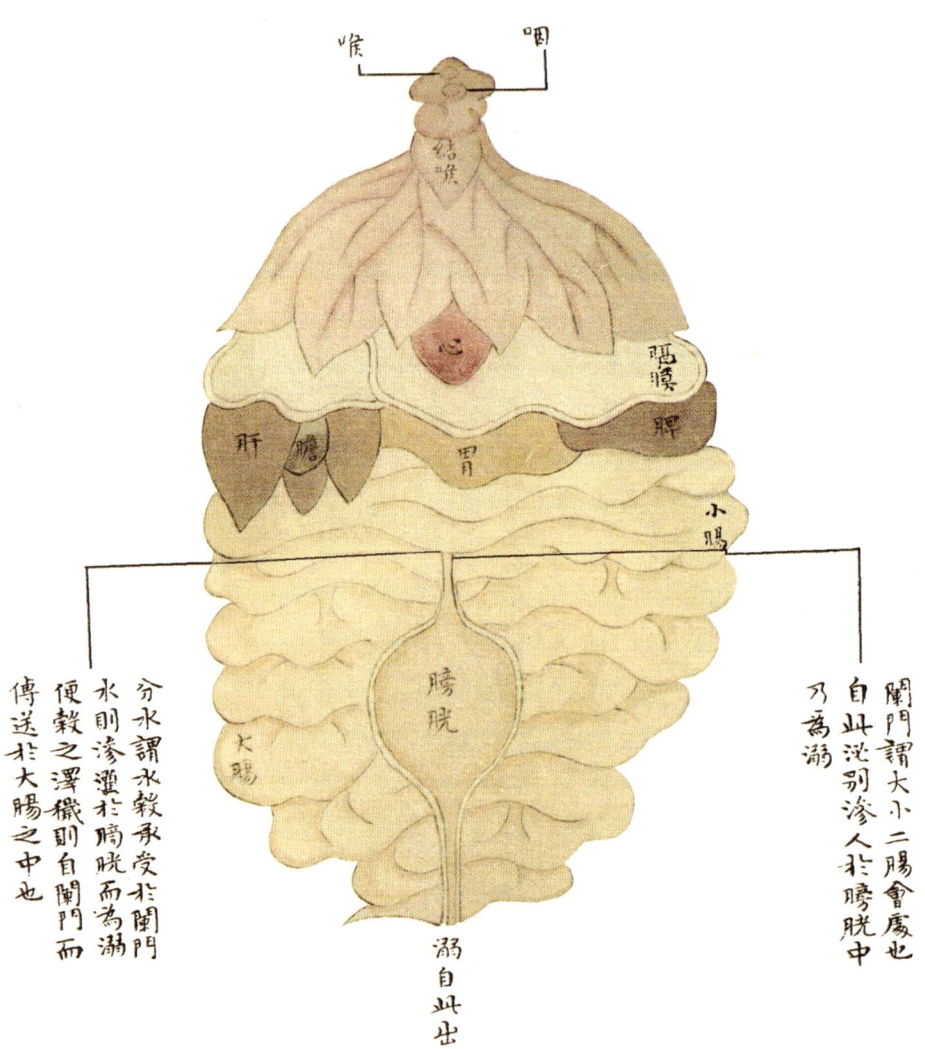

[1] 五脏正图：原无此标题，据《存真环中图》补。

五脏背图[1]

（图见左）

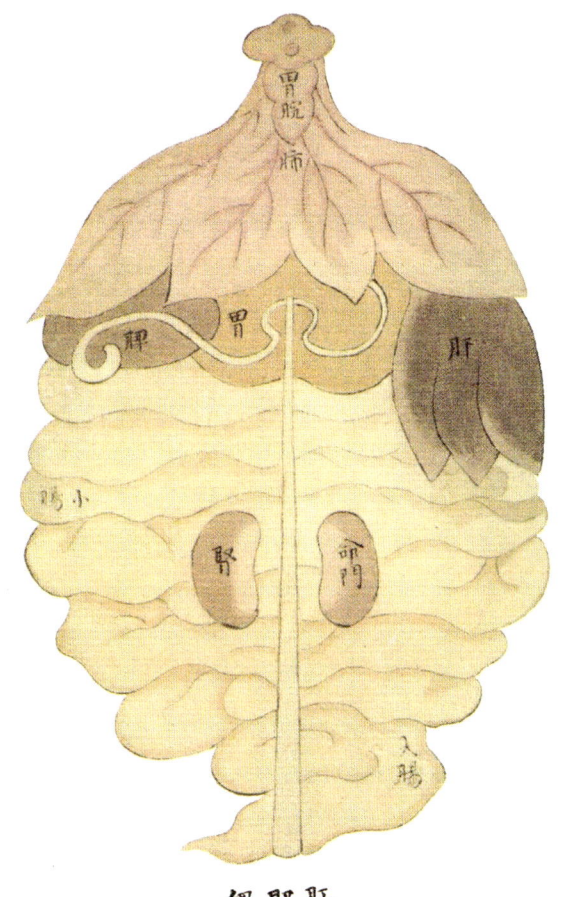

其系上贯于胃下通于肾
心肾水火相感而精气溢
泄乃化血奴精之系也

肛肠又为广肠
即肛门也一名
魄门大便出处

肛门者言其形似车缸之
形固以为名直肠脏肠洞
肠皆即此也主受大肠之
穀而道出焉

[1] 五脏背图：原无此标题，据《存真环中图》补。

内景图[①]（图见左）

唇至齿，长九分；齿至会厌，深三寸半，大容五合；舌重十两，长七寸，广二寸半；咽门重十两，广二寸半，至胃长一尺六寸。《难经》曰：重十二两。喉咙，《难经》曰：重十二两，广二寸，长一尺二寸，计九节；肠胃，自胃至肠总长五丈八尺四寸，受水谷九斗二升一合合之大半。自唇所入，至肛所出，共长六丈四寸四分，小大回肠，共三十二曲。

旧图有精道，循脊背，过肛门者，甚属非理，而且无子宫命门之象，皆大失也。今改正之。

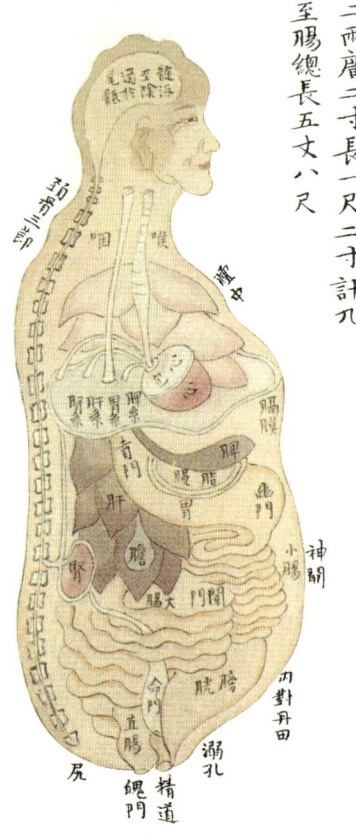

[①] 内景图：原无此标题，据《经脉图考》卷一补。

尝计夫人生根本兮由乎元气。表里阴阳兮升降沉浮。出入运行兮周而复始，神机气立兮生化无休。经络兮，行乎肌表；脏腑兮，通于咽喉。喉在前，其形坚健；咽在后，其质和柔。喉通呼吸之气，气行五脏；咽为饮食之道，六腑源头。气食兮何能不乱，主宰者会厌分流。从此兮下咽入膈，脏腑兮阴阳不侔。五脏者，肺为华盖而上连喉管；肺之下，心包所护而君主可求。此即膻中，宗气所从。膈膜周蔽，清虚上宫。脾居膈下，中州胃同。膜联胃左，运化乃功。肝叶障于脾后，胆腑附于叶东。两肾又居脊下，腰间有脉相通。主闭蛰封藏之本，为二阴天一之宗。此属喉之前窍，精神须赖气充。又如六腑，阳明胃先。熟腐水谷，胃脘通咽，上口称为贲门，谷气从而散宣。输脾经而达肺，诚脏腑之大源。历幽门之下口，联小肠而盘旋。再小肠之下际，有阑门者在焉。此泌别之关隘，分清浊于后前。大肠接其右，导渣秽于大便；膀胱无上窍，由渗泄而通泉。羡二阴之和畅，皆气化之自然。再详夫脏腑略备，三焦未言。号孤独之府，擅总司之权。体三才而定位，法六合而象天。上焦如雾兮，霭氤氲之天气；中焦如沤兮，化营血之新鲜。下焦如渎兮，主宣通乎壅滞；此所以上焦主内而不出，下焦主出而如川。又总诸脏之所居，隔高低之非类。求脉气之往来，果何如而相济。以心主之为君，朝诸经之维系。是故怒动于心，肝从而炽。欲念方萌，肾经精沸。构难释之苦思，枯脾中之生意。肺脉涩而气沉，为悲忧于心内。惟脉络有以相通，故气得从心而至。虽诸脏之归心，实上系之联肺。肺气何生？根从脾胃。赖水谷于敖仓，化精微而为气。气旺则精盈，精盈则气盛。此是化源根，坎里藏真命。虽内景之缘由，尚根苗之当究。既云两肾之前,又曰膀胱之后。出大肠之上左,居小肠之下右。其中果何所藏?蓄坎离之交。始为生气之海,为元阳之窦。辟精血于子宫,司人生之天寿。称命门者是也,号天根者非谬。使能知地下有雷声,方悟得春光弥宇宙。

右内景赋

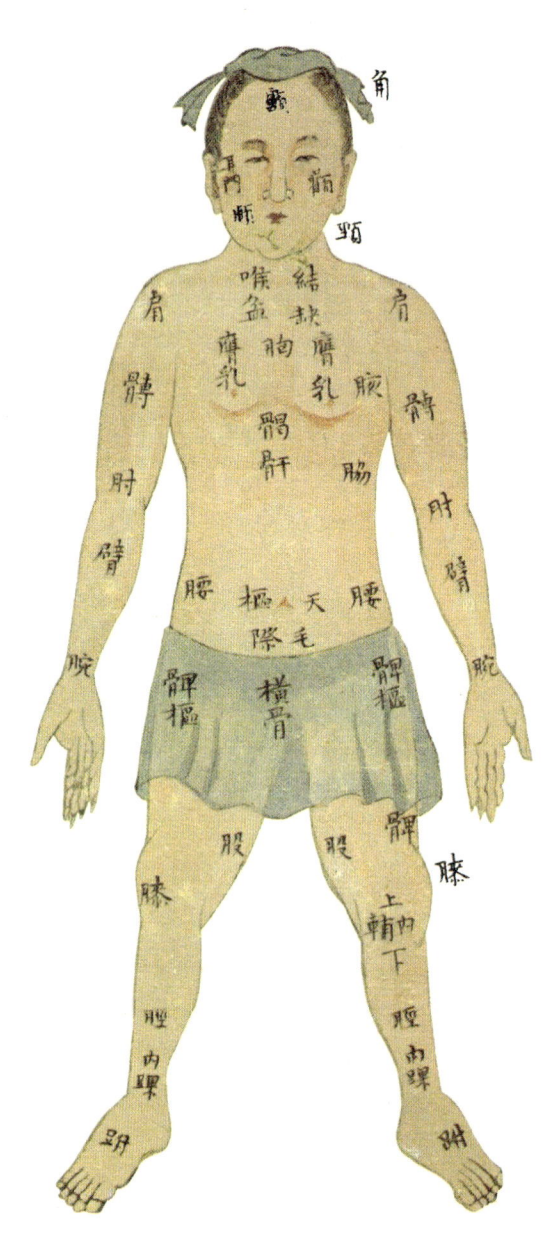

正面骨度部位图（图见左）

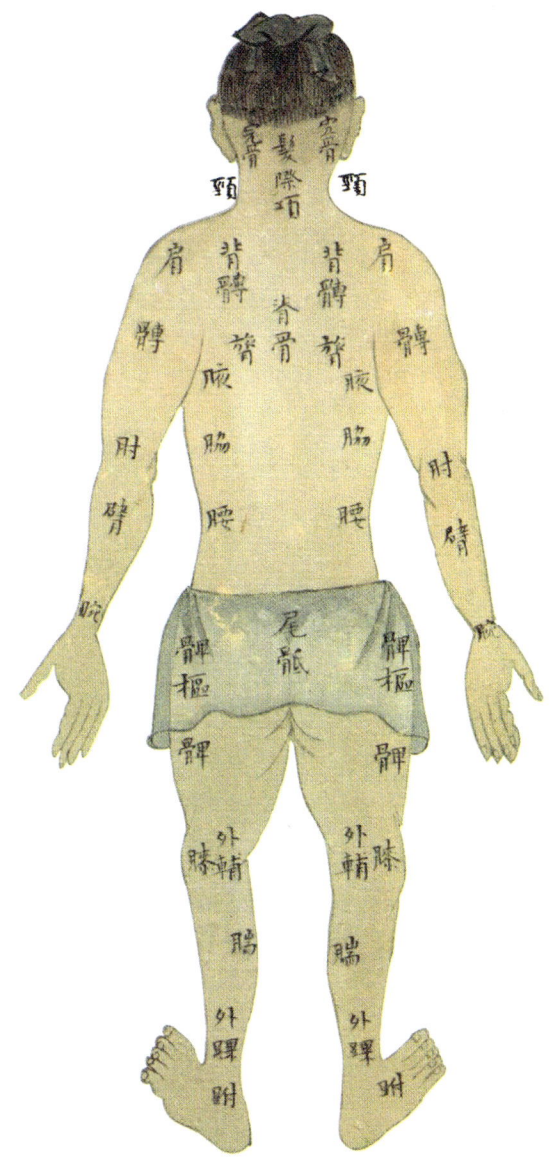

背面骨度部位图（图见左）

正面骨度尺寸图（图见左）

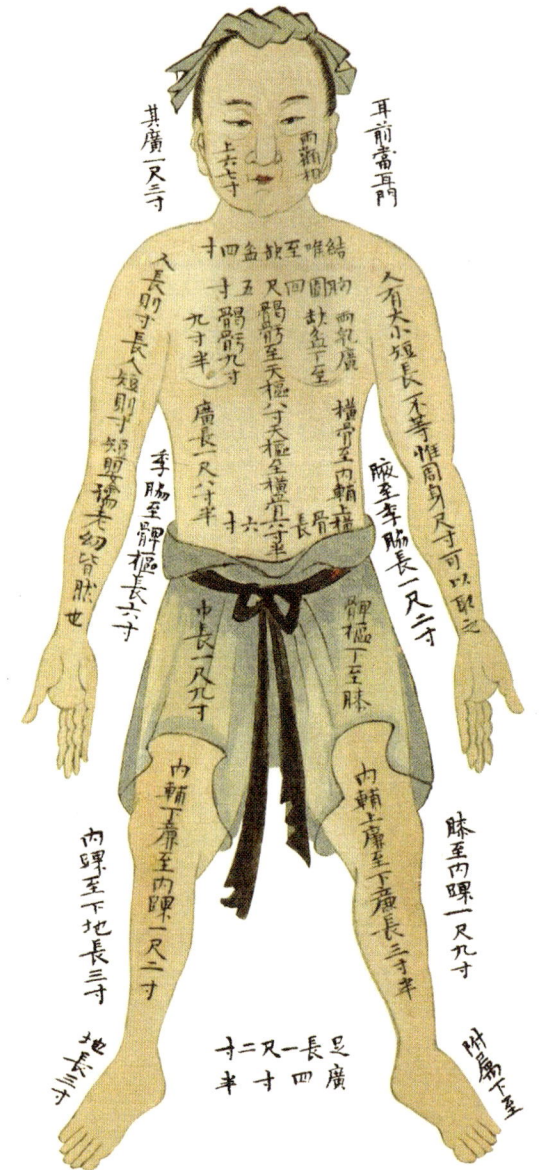

背面骨度尺寸图（图见左）

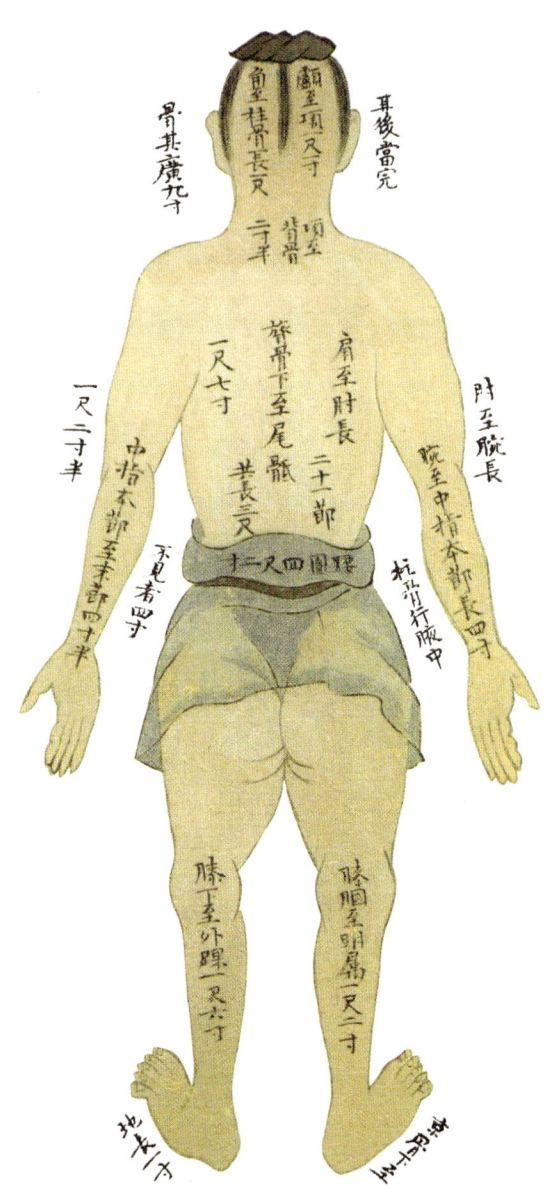

尊生图要

正面诸经起止图（图见左）

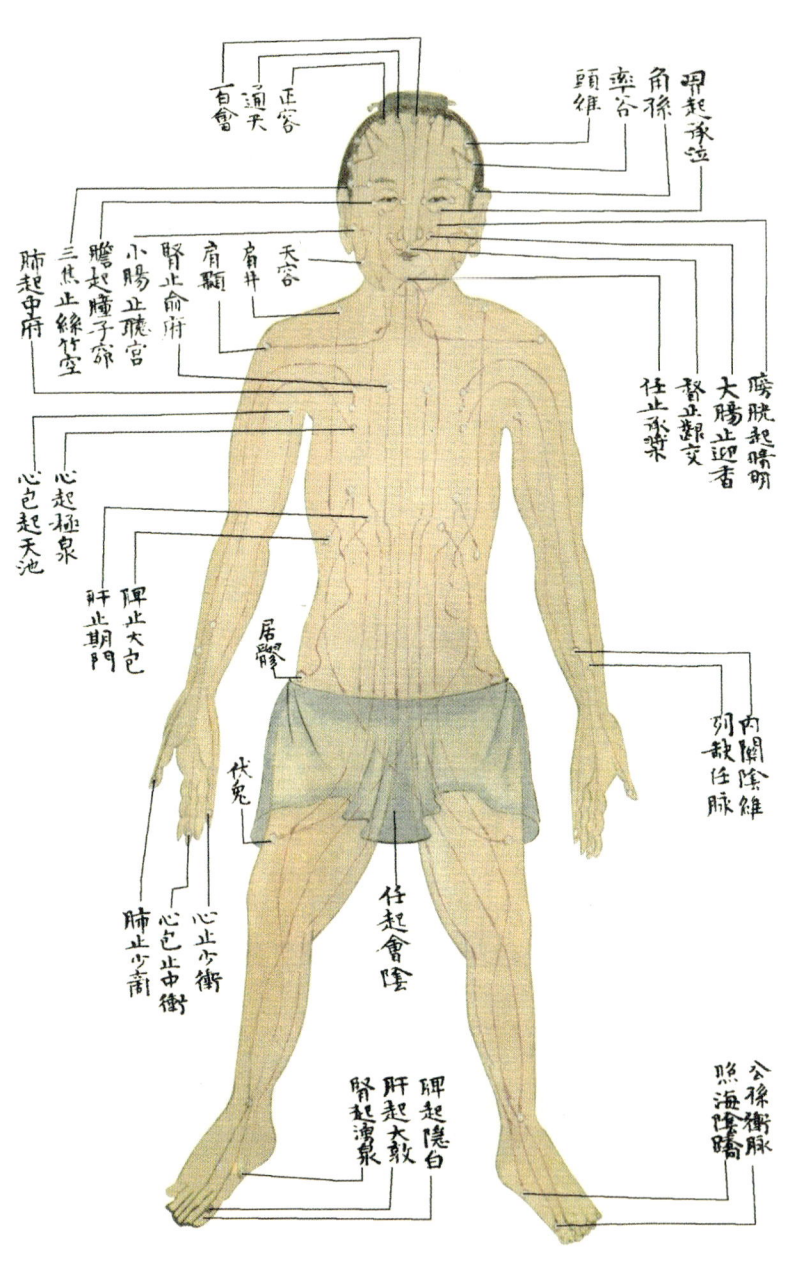

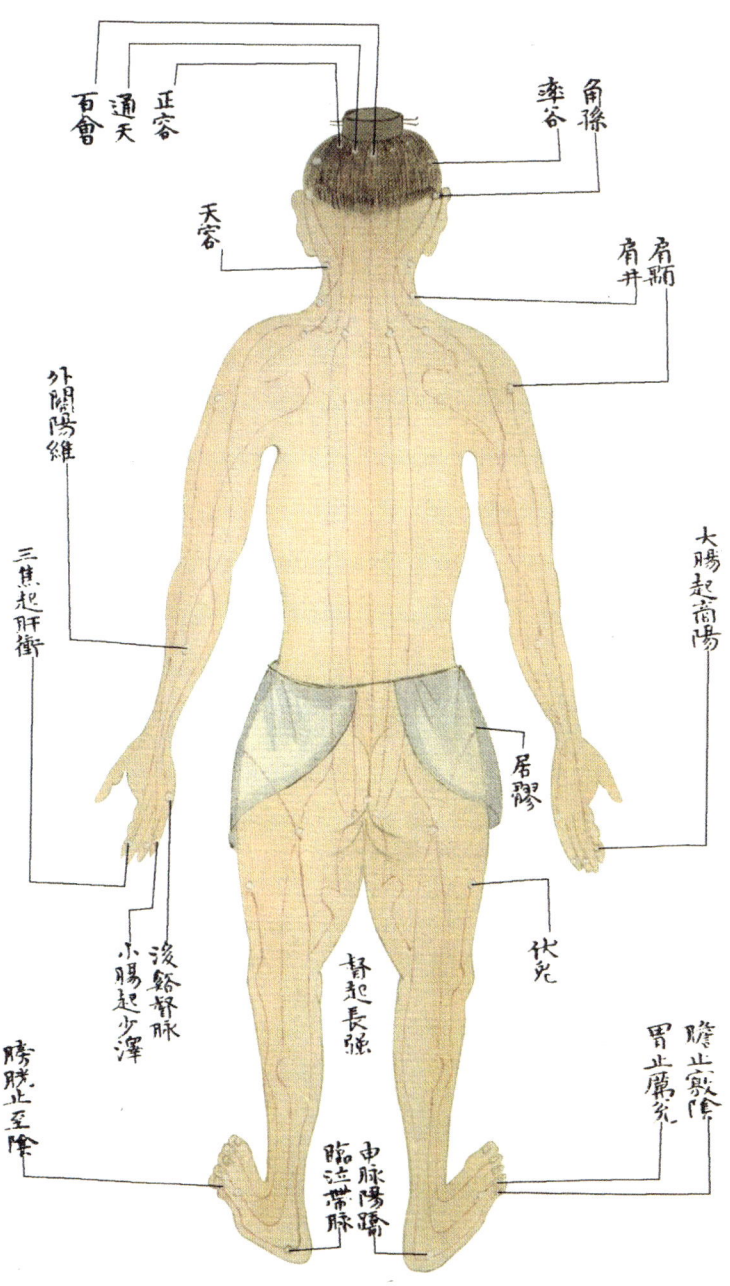

背面诸经起止图（图见左）

手太阴肺经穴图（图见左）

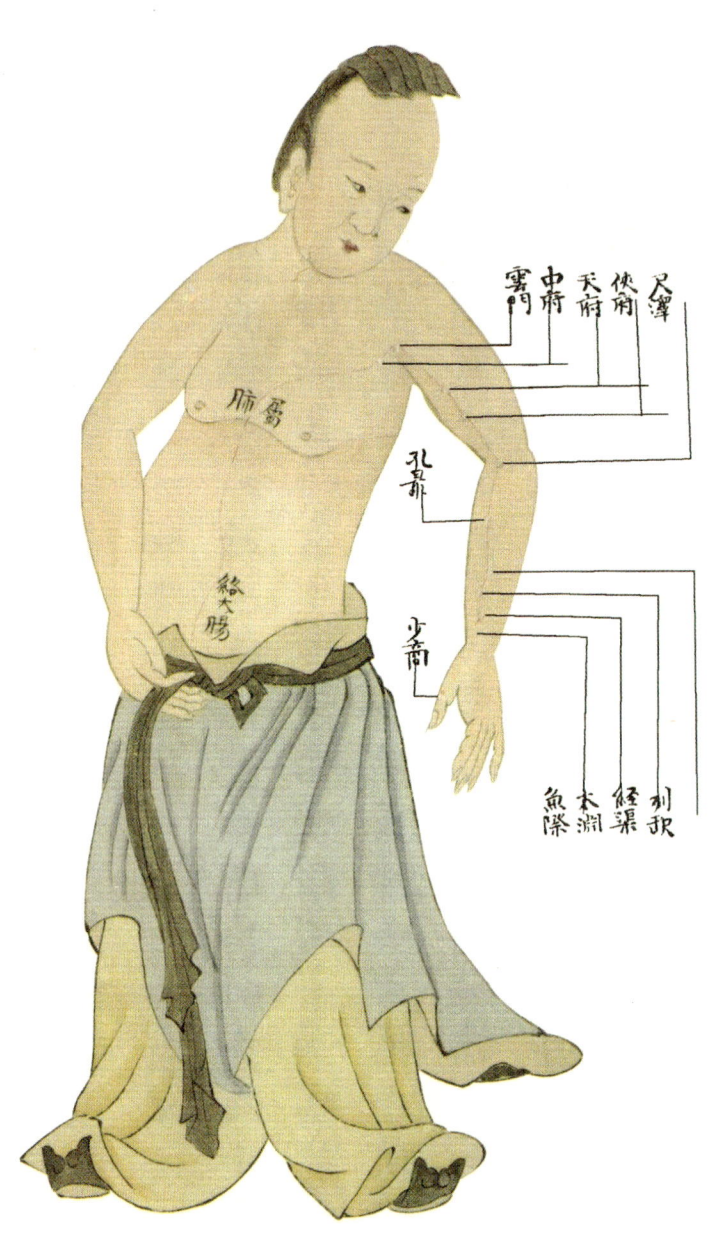

肺手太阴之脉，起于中焦，下络大肠，还循胃口，上膈属肺，从肺系横出腋下，下循臑内，行少阴心主之前，下肘中，循臂内上骨下廉，入寸口，上鱼，循鱼际，出大指之端；其支者，从腕后直出次指内廉，出其端。

是动则病肺胀满，膨膨然而喘咳，缺盆中痛，甚则交两手而瞀，此为臂厥。是主肺所生病者，咳，上气喘渴，烦①心胸满，臑臂内前廉痛，厥，掌中热。气盛有余，则肩背痛，风寒，汗出中风，小便数而欠；气虚则肩背痛寒，少气不足以息，溺色变。为此诸病。

此言肺经脉气之行，乃为第一经之经脉也。凡言手者，以其井、荥、俞、经、合等穴，皆起于手也。凡言足者，以其井、荥、俞、经、合等穴，皆自足而始也。起，发也。中焦者，中脘也，在脐上四寸。胃口，胃之上脘（脐上五寸）。络，犹②兜也，如人横线为络以兜物也。循，巡也。膈，

---

① 渴，烦：原作"咳，颊"，据《灵枢·经脉》改。
② 犹：原作"循"，据《经络考》改。

隔也。凡人心下有膈膜，前脐鸠尾，后齐十一椎（即脊骨），周围着脊，所以遮隔浊气，不使上熏心肺也。肺系者，喉咙也。喉以候气，下接于肺。肩下胁上际曰腋，腋下对胺处为臑，肩肘之间也。臑尽处为肘，肘以下为臂。廉，隅也。手掌后高骨旁动脉为关，关前动脉为寸口。曰鱼、鱼际者，谓掌骨之前、大指本节之后，其肥肉隆起处，统谓之鱼；鱼际，则其间之穴名也。端，杪也。按：本经《营卫生会》《五味》《邪客》《刺节真邪》等篇，言人身有前三焦者，宗气出于上焦，即所谓积于胸中，又谓之积于膻中也，出喉咙以司呼吸。其营气者，阴精之气也，由中焦之气阳中有阴者，随上焦之气以降于下焦，而生此阴气，故曰清者为营，又谓之营出于中焦者是也。然营气阴性精专，随宗气以运行经隧之中，故谓之营行脉中者是也。其卫气者，阳精之气也，由下焦之气阴中有阳者隨中焦之氣以升於上焦以生此陽氣故曰濁者為衛又謂之衛氣出於下焦者是也然衛氣陽性慓悍不隨宗氣而行而自行於各經皮膚分肉之間故謂之衛行脈外是也茲手太陰之脈起於中焦以至下文云云本言宗氣與營氣同行而衛氣不與焉者也即靈樞經營衛生會篇所謂與營俱行陽二十五度行陰亦二十五度為一周也故五十度而復大會於手太陰矣然此特言脈經運行之始爾起於中焦者即生會篇所謂中焦亦並胃中出上焦之後此所受氣者泌糟粕蒸津液化其精微上注於肺脈者是也言由穀氣入胃其精微之氣起於中焦下絡大腸以肺與大腸相為表裏也轉巡胃出上口屬之於肺即從肺系橫出腋下蓋由胸部第四行之中府雲門以出腋下下循臑內歷天府俠白行少陰心經手脈厥陰心包絡而經之

者，随中焦之气以升于上焦，以生此阳气，故曰浊者为卫，又谓之卫气出于下焦者是也。然卫气阳性慓悍，不随宗气而行，而自行于各经皮肤分肉之间，故谓之卫行脉外是也。兹手太阴之脉，起于中焦，以至下文云云，本言宗气与营气同行，而卫气不与焉者也。即《灵枢经·营卫生会篇》所谓：与营俱行阳二十五度，行阴亦二十五度，为一周也，故五十度而复大会于手太阴矣。然此特言脉经运行之始尔。起于中焦者，即《生会篇》所谓：中焦亦并胃中，出上焦之后，此所受气者，泌糟粕，蒸津液，化其精微，上注于肺脉者是也。言由谷气入胃，其精微之气，起于中焦，下络大肠，以肺与大肠相为表里也。转巡胃出上口，属之于肺。即从肺系横出腋下，盖由胸部第四行之中府、云门以出腋下，下循臑内，历天府、侠白，行少阴心经、手厥阴[①]心包络两经之

[①] 厥阴：此上原衍"脉"字，据《经络考》删。

前，下入肘内，抵尺泽穴。即《生会篇》所谓：上焦出于胃上口，并咽以上，贯膈而布胸中，走腋，循太阴之分而行者也。既下肘中，乃循臂内上骨之下廉，历孔最、列缺，入寸口之经渠、太渊，以上鱼，循鱼际，出大指之端，至少商而止也。

其支者，如木之有枝，以其自直行之脉而旁行之也。臂骨尽处为腕，脉之大隧为经，交经者为络。盖本经脉虽终于大指，而络脉之行，从腕后之列缺穴，交于手之阳明经，而由合谷、二间、三间以至于商阳穴，又商阳而上行也。

是动则为肺胀等症者，是经变动则有此等。《难经》以是动为气，马玄台引经断为非，最是。

肺经诸穴歌

手太阴，十一穴，中府云门天府列；侠白下尺泽，孔最见列缺，经渠太渊下鱼际，抵指少商如韭叶。

分寸歌

太阴肺兮出中府，云门之下一寸许，云门璇玑旁六寸，巨骨之下二骨数，天府腋下三寸求，侠白肘上五寸主，尺泽肘中约文论，孔最腕上七寸取，列缺腕上一寸半，经渠寸口陷中是，太渊掌后横纹头，鱼际节后散脉举，少商大指端内侧，鼻衄刺之立见止。

云门，巨骨下侠气户旁二寸陷中，去中行任脉六寸。

气户，巨骨下俞府两旁各二寸陷中，去中行任脉四寸，去膺窗四寸八分。

俞府，巨骨下，璇玑旁二寸陷中。

璇玑，天突下一寸。

天突，结喉下四寸宛中。

右挨穴之法由天突起至璇玑，由璇玑至云门，其法甚简，后仿此。

手阳明大肠经穴图（图见左）

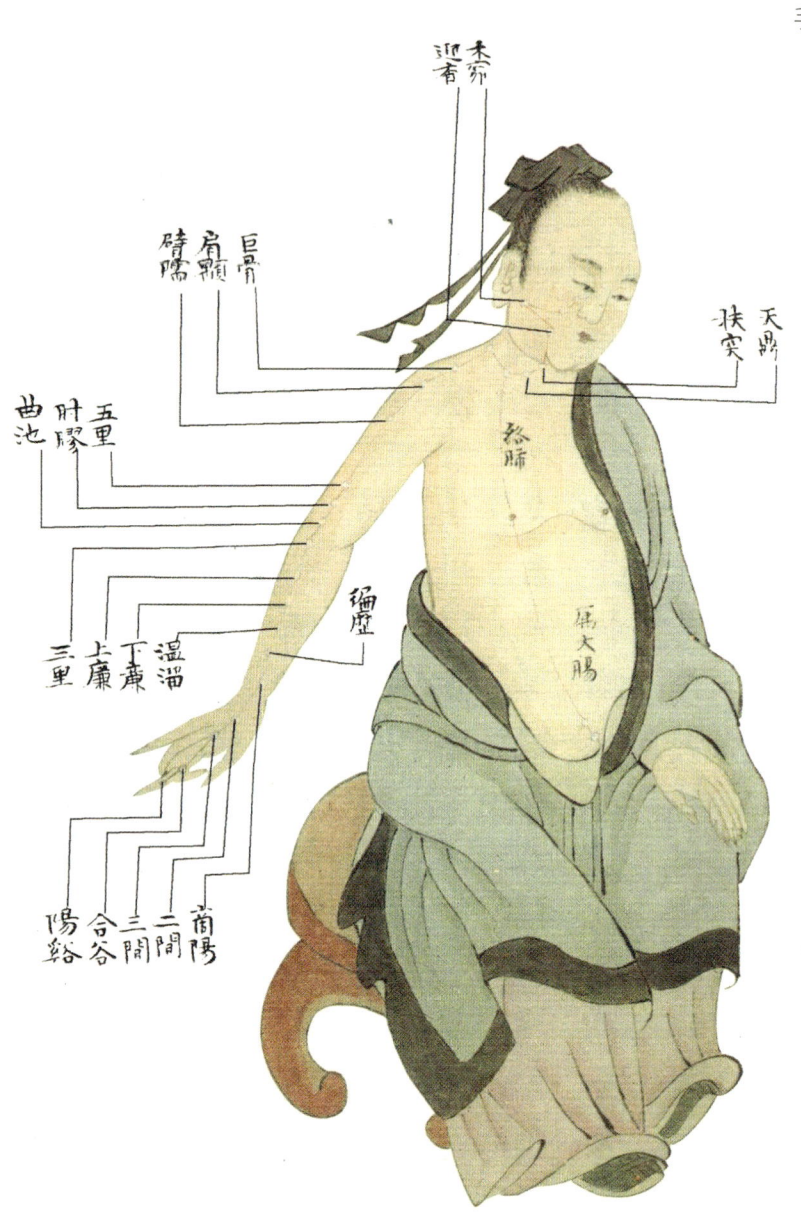

大肠手阳明之脉，起于大指次指之端，循指上廉，出合谷两骨之间，上入两筋之间，循臂上廉，入肘外廉，上臑外前廉，上肩，出髃骨之前廉，出乎柱骨之会上，下入缺盆，络肺，下膈，属大肠；其支者，从缺盆上颈，贯颊，入下齿中，还出挟口，交人中，左之右，右之左，上挟鼻孔。是动则病齿痛颈肿。是主津液所生病者，目黄口干，鼽衄，喉痹，肩前臑痛，大指次指痛不用。气有余，则当脉所过者热肿；虚则寒栗①不复。为此诸病。

此言大肠经脉气之行，乃为第二经也。大指次指者，手大指之次指，即第二指，名食指是也。肺经本出于大指，而大肠经则出于次指，兹言大指次指者，乃大指之次指，非言既出于大指，而又出于次指也。合谷②者，本经穴也（俗名虎口）。肩端两骨间为髃骨。肩胛上际处为天柱骨。缺盆，足阳明胃经穴也。

① 栗：原作"燥"，据《灵枢·经脉》改。
② 谷：原为"骨"，底本"合谷""合骨"互用，今律齐，下同，不再出注。

头茎为颈，耳以下曲处为颊。

言大肠者，乃手阳明经之脉，受手太阴之交，遂起于次指之端，循此次指之商阳、二间、三间之上廉，出合谷穴，在两骨之间，又上阳溪穴，即两筋间，又循臂之上廉、偏历、温溜、下廉、上廉、三里，入肘外廉之曲池穴，上循臑外之前廉，历肘髎、五里、臂臑，以上肩之肩髃穴，又出髃骨之前廉，循巨骨穴，上出天柱骨之会上，会于大椎，自大椎而下，入缺盆，循足阳明经脉外，络绕肺脏，复下膈，当天枢之外，会属于大肠。

其支别者，虽由偏历而入，又自缺盆上行于颈，循天鼎、扶突，上贯于颊，入下齿缝中，复出夹口两①吻，相交于人中之内，左脉往右，右脉往左，上挟鼻孔，循禾髎、迎香而终，以交②于足阳明胃经也。此经有病，则见目黄鼻衄等症。

①两：原作"函"，据《经络考》改。
②交：原作"支"，据《经络考》改。

大肠经诸穴歌

手阳明廿穴名，循商阳、二间、三间而行，历合谷、阳溪之俞，过偏历、温溜之滨，下廉、上廉、三里而近，曲池、肘髎、五里之程，臂臑、肩髃上于巨骨，天鼎纡乎扶突，禾髎唇连迎香鼻迫。

分寸歌

商阳盐指内侧边，二间来寻本节前，三间节后陷中取，合谷虎口岐骨间，阳溪上侧腕中是，偏历腕后三寸安，温溜腕后去五寸，池前五寸下廉看，池前三寸上廉中，池前二寸三里逢，曲池曲骨纹头尽，肘髎大骨外廉近，大筋中央寻五里，肘上三寸行肉里，臂臑肘上七寸量，肩髃肩端举臂取，巨骨肩尖端上行，天鼎喉旁四寸真，扶突天突旁三寸，禾髎水沟旁五分，迎香禾①髎上一寸，大肠经穴自分明。左右共四十穴。

①禾：原作"水"，据《经络考》改。

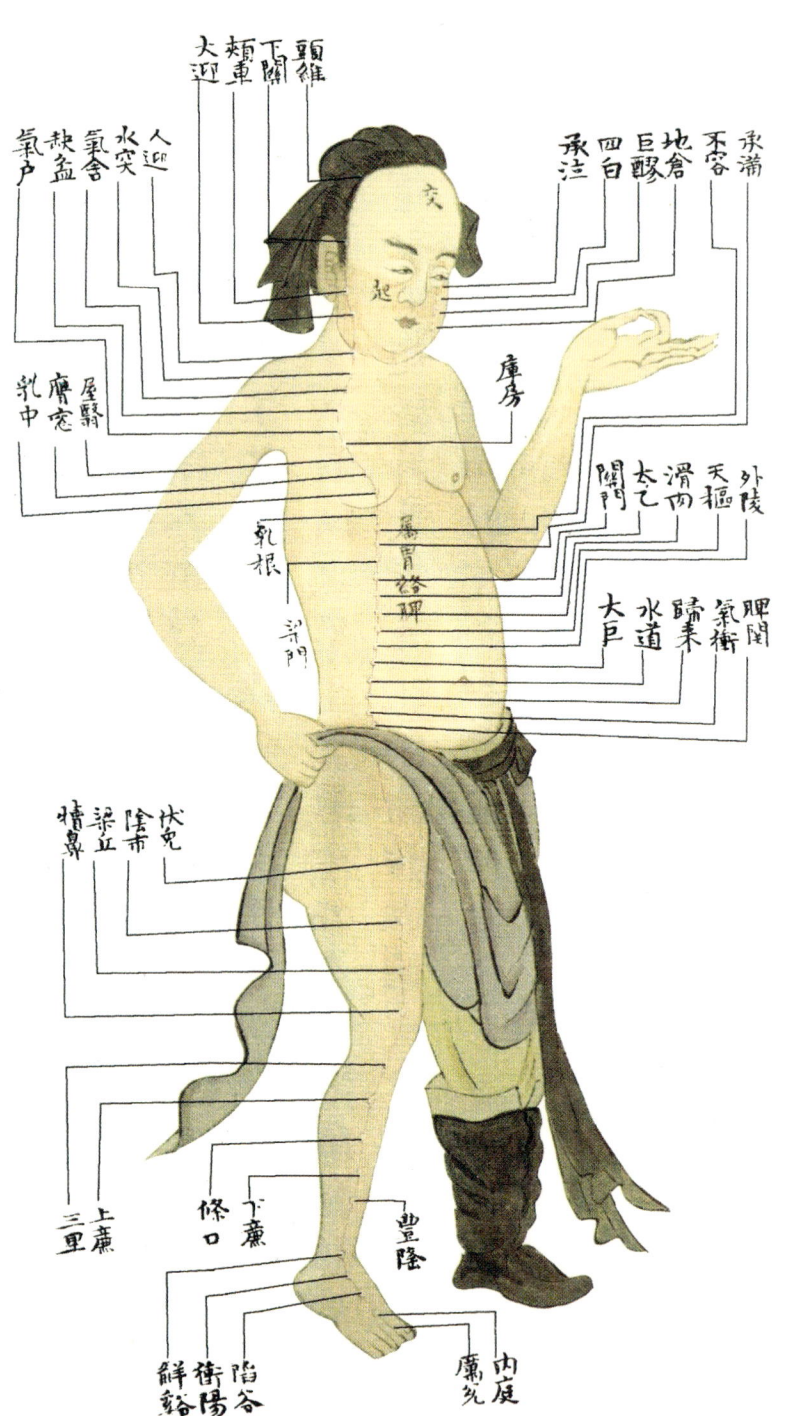

足阳明胃经穴图（图见左）

胃足阳明之脉，起于鼻之交頞中，旁约太阳之脉，下循鼻外，入上齿中，还出挟口环唇，下交承浆，却循颐后下廉，出大迎，循颊车，上耳前，过客主人，循发际，至额颅。

其支者，从人迎前下人迎，循喉咙，入缺盆，下膈，属胃，络脾。

其直者，从缺盆下乳内廉，下挟脐，入气街中。

其支者，起于胃口，下循腹里，下至气冲中而合，以下髀关，抵伏兔，下膝膑中，下循胫外廉，下足跗，入中指内间。

其支者，下膝①三寸而别，下入中指外间。

其支者，别跗上，入大指间，出其端。

是动则病洒洒振寒，善呻，数欠，颜黑，病至则恶人与火，闻木音则惕然而惊，心欲动，独闭户塞牖而处，甚则欲上高而歌，弃衣而走，贲响腹胀，是为骭厥。是主血所生病者，狂疟，温淫汗出，鼽

① 膝：原作"廉"，据《针灸甲乙经》卷二第一改。

衄，口喎唇胗，颈肿喉痹，大腹水肿，膝膑肿痛，循膺、乳、气街、股、伏兔、骭外廉、足跗上皆痛，中指不用。气盛则身以前皆热，其有余于胃，则消谷善饥，溺色黄。气不足则身[1]以前皆寒栗，胃中寒则胀满。

此言胃经脉气之行，乃为第三经也。额，鼻茎也，山根为頞；郄、却同。腮下为颔，颔中为颐。腮前为发际，发际前为额颅。股内为髀，髀前膝上起肉处为伏兔，伏兔后为髀关。挟膝筋中为膑，胫骨为骭，足面为跗。

足阳明受手阳明之交，起于鼻之两旁迎香穴，上行而左右相交于頞中，过睛明之分，下循鼻外，历承泣、四白、巨髎，上入齿中，还出挟口两吻地仓，环绕唇下，左右相交于承浆，却循颐后下廉，出大迎，循颊车，上耳前，历下关，过客主人，循发际

[1] 身：原作"色"，据《灵枢·经脉》改。

行悬厘、颔厌之分，经头维，会于额颅之神庭。

其支别者，从大迎前下人迎，循喉咙，历水突、气舍，入缺盆，行足少阴俞府之外，下膈，当上脘、中脘之分属胃络脾。

其直行者，从缺盆而下，下乳内廉，循气户、库房、屋翳、膺窗、乳中、乳根、不容、承满、梁门、关门，下挟脐，历天枢、外陵、大巨、水道、归来诸穴，而入气冲中（即气街）。

其支者，自属胃处，起胃下口，循腹里，过足少阴肓俞之外，本经之里，下至气街中，与前入气冲者合，既相合于气冲中，乃下髀关，抵伏兔，历阴市、梁丘，下入膝膑中，经犊鼻，下循足面，日跗上冲阳、陷谷，入中指外间之内庭，至厉兑穴而终也。

其络脉之支别者，自膝下三寸，循三里穴之外，别下历上廉、条口、下廉、丰隆、解溪、冲阳、陷谷，以至内庭、厉兑而合也。

又其支者，别跗上冲阳穴，别行入大指间，出足厥阴行间穴之外，循大指，下出其端，以交于足太阴也。

及其动穴验病，则随虚实寒热而见以上诸经于部分也。胃者土也，闻木音则惕然而惊者，土畏木也。

胃经诸穴歌

足阳明四十五，自承泣四白而数，巨髎有地仓之积，大迎来颊车之伙，下关头维以人迎，水突气舍与缺盆。气户兮库房屋翳，膺窗兮乳中乳根，不容承满，梁门关门，太乙滑肉，天枢外陵。大巨从水道归来，气冲入髀关之境，伏兔至阴市梁丘，犊鼻自三里而行。上巨虚即上廉兮条口，下巨虚即下廉兮丰隆，解溪冲阳入陷谷，下内庭厉兑而终。

分寸歌

胃之经兮足阳明，承泣目下七分寻，四白目下方一寸，巨髎鼻孔旁八分；地仓夹吻四分近，大迎颔下寸三中，颊车耳下八分穴，下关耳前动脉行。头维神庭旁四五神庭，督脉穴，在中行发际上五分；头维，去神庭四寸五分。人迎喉旁寸五真，水突筋前迎下在，气舍突下穴相乘气舍在水突下。缺盆舍下横骨内，各去中行寸半明，气户璇玑旁四寸，至乳六寸又四分，库房屋翳膺窗近，乳中正在乳头心。次有乳根出乳下，各一寸六不相侵自气户至乳根六穴，上下相去各一寸六分，去中行任脉各四寸，却去中行须四寸，以前穴道与君陈。不容巨阙旁三寸巨阙，任脉穴。脐上六寸五分，却行幽门寸五新幽门，肾经穴，巨阙旁一寸五分，在胃经、任脉二脉之中，其中承满与梁门，关门太一滑肉门，上下一寸无多少，共去中行三寸中。天枢脐旁二寸间，枢下一寸外陵安，枢下二寸大巨穴，枢下四寸水道金，枢下六寸归来好，共去中行二寸边，气冲鼠鼷上一寸鼠鼷横骨尽处，又去中行四寸专。髀关膝上有尺二，伏兔膝上六寸是，阴市膝上方三寸，梁丘膝上二寸记，膝膑①陷中犊鼻存，膝下三寸三里至，膝下六寸上廉穴，膝下七寸条口味，膝下八寸下廉看，膝下九寸丰隆系，却是踝上八寸量，以那下廉外边缀。解溪去庭六寸半庭，内庭也，冲阳庭后五寸换，陷谷庭后二寸间，内庭次指外间现足大指次指外间陷中，厉兑大指次指端，去爪如韭胃井判。

按：马玄台曰：足阳明胃经穴，自缺盆、气户、库房、屋翳、膺窗、乳中、乳根，去中行各四寸。上下相去各一寸六分，自不容、承满、梁门、关门、太乙、滑肉门，去中行各三寸，上下相去各一寸，自天枢、外陵、大巨、水道、归来，去中行各二寸，上下相去不等。其气冲一穴，则又去中行二寸，鼠鼷上一寸。其屈曲有如此者，《徐氏针灸书》皆以二行言之误矣。左右各四十五穴，共九②十穴。

①膑：原作"循"，据《经络考》改。
②九：原作"七"，据《经络考》改。

足太阳脾经穴图（图见左）

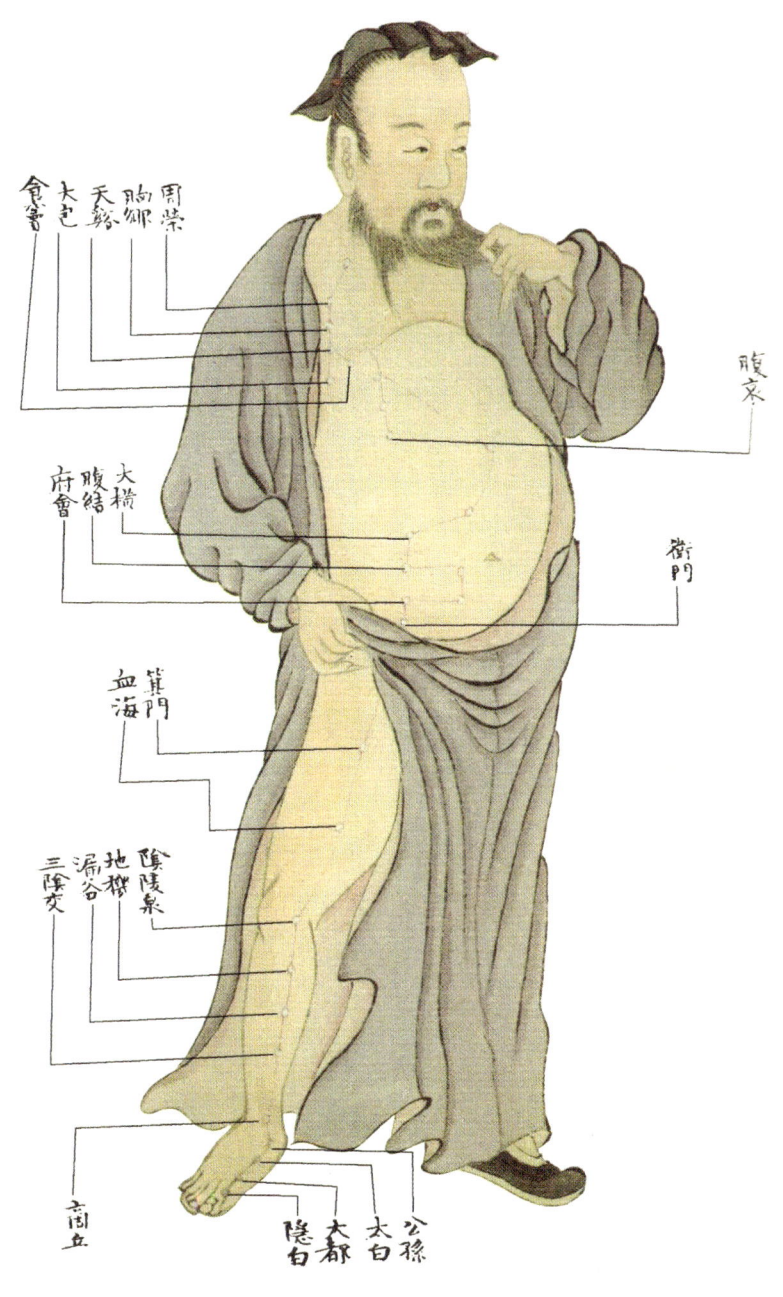

脾足太阴之脉，起于大指之端，循指内侧白肉际，过核骨后，上内踝前廉，上踹[1]内，循胫骨后，交出厥阴之前，上膝股内前廉，入腹，属脾，络胃。上膈，挟咽，连舌本，散舌下。

其支者，复从胃别上膈，注心中。是动则病，舌本强，食则呕，胃脘痛，腹胀善噫，得后与气则快然如衰，身体皆重。是主脾所生病者，舌本痛，体不能动摇，食不下，烦心，心下急痛，溏，瘕泄，水闭，黄疸[2]，不能卧，强立股膝内肿厥，足大指不用。为此诸病。

此言脾经脉之行，乃为第四经也。核骨，一作覈骨（俗之孤拐）。足根后两旁起骨为踝骨，腓腹为踹，髀内为股，脐上为腹。咽以咽物，居喉之前，至胃长一尺六寸，为胃之系。舌本，舌根也。足太阴起大指端之隐白穴，受足阳明之交也，循大指内侧白肉际大都穴，过核骨后，历太白、公孙、商丘，上内踝前廉之三阴

---

①踹：原作"踹"，据《素问·厥论》王注改。
②疸：原作"症"，据《灵枢·经脉》改。

交，又上腨内，循骭骨后之漏谷，上行二寸，交出足厥阴之前，至地机、阴陵泉，上循膝股前廉之血海、箕门，迤逦入腹，经冲门、府舍、中极、关元；复循腹结、大横，会下脘，历腹哀，过日月、期门之分，循本经之里，下至中脘之际，以属脾络胃，又由腹哀上膈，循食窦、天溪、胸乡、周荣曲折而下至大包，又自大包外曲折向上会中府，上行人迎之里，挟喉，连舌本，散舌下而终。其支行者，由腹哀别行，再从胃部中脘穴之外，上膈，注于膻中之里，心之分，以交于手少阴心经也。

及其动穴验病，则为舌本强等症者，随其部分而应之也。

脾经诸穴歌

足太阴脾中洲，二十一穴隐白游，赴大都兮瞻太白，访公孙兮至商丘，越三阴之交而漏谷地机可即，步阴凌之泉而血海箕门是求，入冲门兮府舍轩豁，解腹结兮大横优游，腹哀食窦兮接天溪而同派，胸乡周荣兮缀大包而如钩。

分寸歌

大指端内侧隐白，节后陷中求大都，太白内侧核骨下，节后一寸公孙呼。商丘内踝微前陷，踝上三寸三阴交，踝上六寸漏谷是，踝上[1]五寸地机朝。膝下内侧阴陵泉与阳陵泉相对，血海膝膑上内廉，箕门穴在鱼腹取，动脉应手越筋间。冲门期下尺五分期门，肝经穴，巨阙旁四寸五分。巨阙，任脉穴，脐上六寸五分，府舍期下九寸看，腹结期下六寸入，大横期下五寸半。腹哀期下方二寸，期门肝经穴道现，巨阙之旁四寸五，却连脾穴休胡乱。自此以上食窦穴，天溪胸乡周荣贯，相去寸六无多寡，又上寸六中府换肺穴，大包腋下有六寸，渊腋腋下三寸半渊腋，胆经穴，腋下三寸，与脾大包穴相连。

---

[1] 踝上：《黄帝内经灵枢注证发微》卷二十三作"膝下"。

愚按：马玄台曰：中府，肺穴也。周荣、胸乡、天溪、食窦，脾经穴也。期门，肝经穴也。肝经之下有脾经之腹哀、大横、腹结、府舍、冲门诸穴，则中行开四寸五分。三经之穴，上下相连，左右共四十二穴。

手少阴心经穴图（图见左）

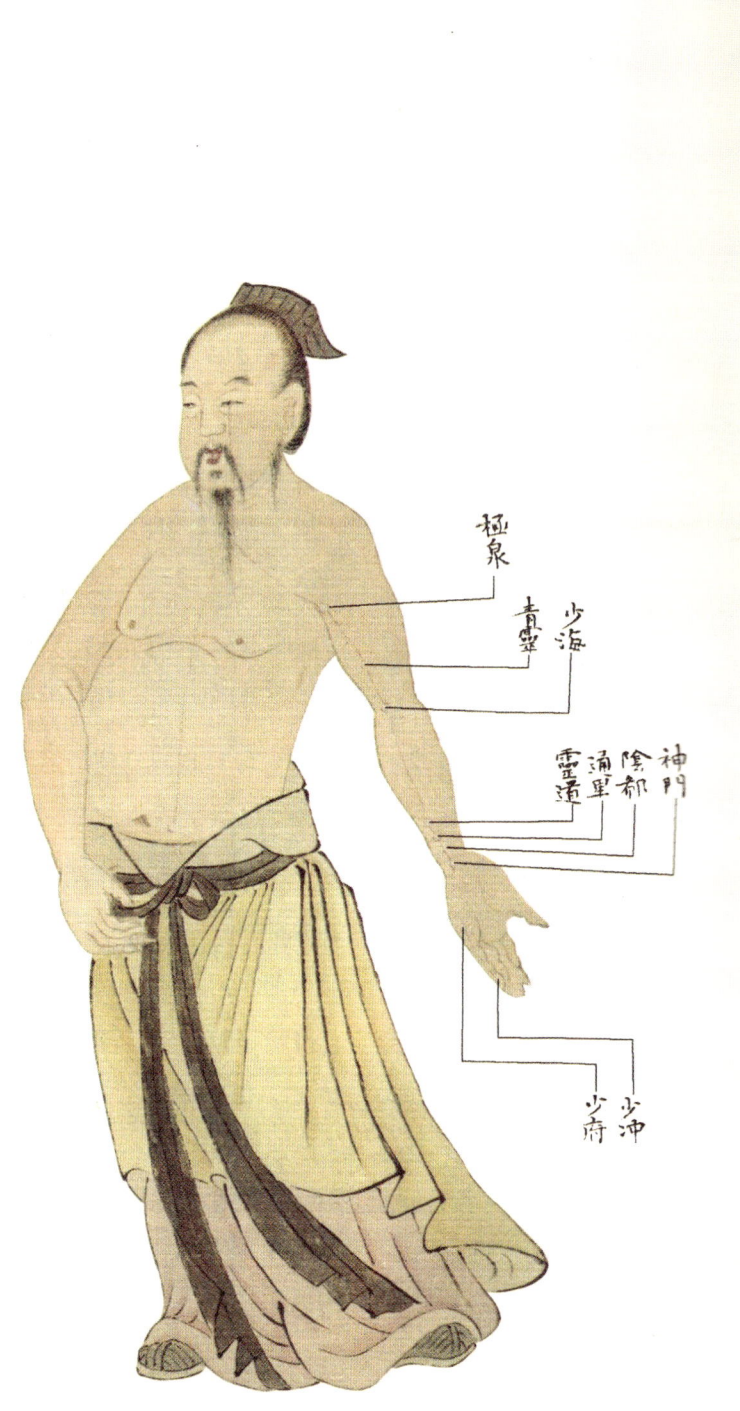

心手少阴之脉，起于心中，出属心系，下膈络小肠。

其支者，从心系上挟咽，系目系。

其直者，复从心系却上肺，下出腋下，下循臑内后廉，行手太阴心主之后，下肘内，循臂内后廉，抵掌后锐骨之端，入掌内后廉，循小指之内出其端。是动则病嗌干心痛，渴而欲饮，是为臂厥。是主心所生病者，目黄胁痛，臑臂内后廉痛厥，掌中热痛。为此诸病。

此言心经脉气之行，乃为第五经也。心系有二，一则上与肺相通，而入肺大叶间；一则由肺叶而下，曲折向后，并脊里，细络相连，贯脊髓，与肾相通，正当七节之间。盖五脏系皆通于心，而心通五脏系也。手少阴经，起于心，循任脉之外，属心系，下膈，当脐上二寸之分络小肠。

其支者，从心系出任脉之外，上行而挟咽，系目也。

其直者，复从心系，直上至肺脏之分，出循腋下，抵极泉也（穴在臂内腋下筋间，动脉入胸）。自极泉下循臑内后廉，行手太阴、心主两经之后，历青灵穴，下肘内廉，抵少海，手腕下踝为兑骨，自少海而下，循臂内后廉，历灵道、通里，至掌后兑骨之端，经阴郄、神门入掌内廉，至少府，循小指端之少冲而终，以交于手太阳也。故其发病，有嗌干心痛等症。

心经诸穴歌

手少阴九穴成，极泉青灵少海深，自灵道通里而达，过阴郄神门而迎，抵于少府少冲可寻。

分寸歌

少阴心起极泉中，腋下筋间脉入胸 臂内腋下，筋间动脉，入胸。青灵肘上三寸[1]取伸肘，举臂取之，少海肘后端五分肘内廉节[2]后，大骨外，去肘端五分，屈肘向头得之。灵道掌后一寸半，通里腕后一寸同。阴郄腕后方半寸，神门掌后兑骨隆。少府节后劳宫直，小指内侧取少冲。凡九穴，左右各一十八穴。

---

[1] 寸：原作"分"，据《徐氏针灸大全》卷三改。
[2] 节：原作"筋"，据《经络考》改。

手太阳小肠经穴图（图见左）

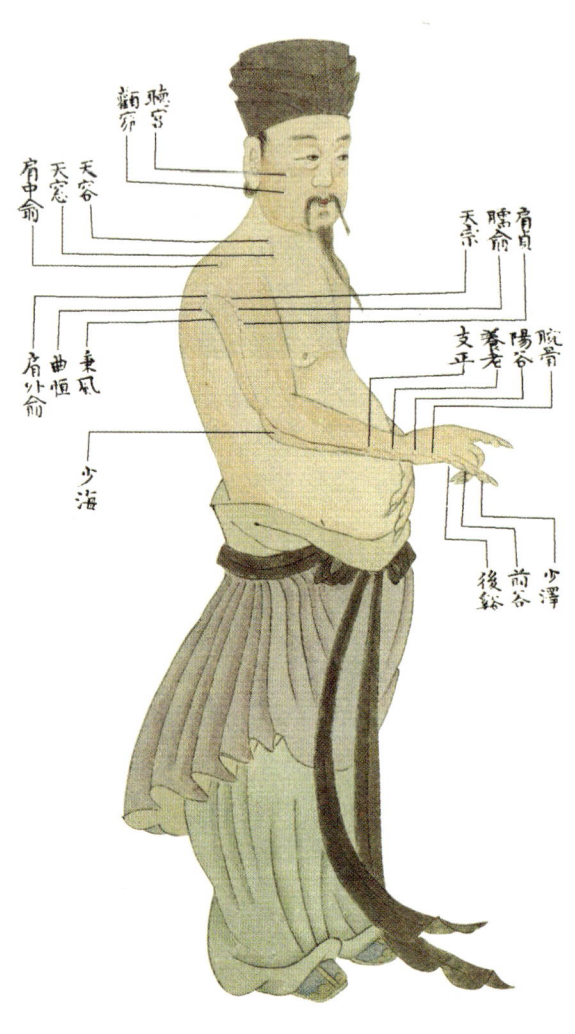

小肠手太阳之脉，起于小指之端，循手外侧上腕，出踝中，直上循[1]臂骨下廉，出肘内侧两筋[2]之间，上循臑外后廉，出肩解，绕肩胛，交肩上，入缺盆络心，循咽下膈，抵胃属小肠。

其支者，从缺盆循颈上颊，至目锐眦，却入耳中。

其支者，别颊上䪼抵鼻，至目内眦，斜络于颧。是动则病嗌痛颔肿，不可以顾，肩似拔，臑似折。是主液所生病者，耳聋目黄颊肿，颈颔肩臑肘臂外后廉痛。为此诸病。

此言小肠经脉气之行，乃为第六经也。臂骨尽处为腕，腕下兑骨为踝，脊两旁为膂，膂上两骨为肩解，肩解片骨为肩胛，目外角为锐眦，目下为䪼，目内角为内眦。

手太阳起小指少泽穴，受手少阴心经之交也，由是循外侧之前谷、后溪，上腕出踝中，历腕骨、阳谷、养[3]老穴，直上循臂骨

①直上循：原作"直指"，据《灵枢·经脉》改。
②筋：《甲乙经》卷二第一作"骨"。
③养：原作"阳"，据《针灸甲乙经》卷三改。

下廉支正，出肘内侧两筋之间，历小海穴，上循臑外廉，行手阳明、少阳之外，上肩，循肩贞、臑俞、天宗、秉风、曲垣、肩外俞、肩中俞诸穴，乃上会大椎，左右相交于两肩之上，自交肩上入缺盆，循肩向腋下行，当膻中之分，络心，循胃系下膈，过上脘抵胃，下行任脉之外，当脐上二寸之分，属小肠。

其支者，从缺盆循颈之天窗、天容，上颊抵颧髎，上至目锐眦，过瞳子髎，却入耳中，循听宫而终。

其支别者，别循颊，上䪼抵鼻，至目内眦睛明穴，以斜络于颧而交于足太阳经也。故变动则有嗌痛颔肿等症。

小肠诸穴歌

小肠穴十九中，路从少泽，步前谷后溪之隆；道遵腕骨，观阳谷养老之崇。得支正于少海，逐肩贞以相从；值臑俞兮遇天宗，乘秉风兮曲垣中。肩外俞兮肩中俞，启天窗兮见天容。匪由颧髎，易造听宫。

分寸歌

小指端外为少泽，前谷外侧节前觅，节后捏拳取后溪，腕骨腕前骨陷侧，兑谷下陷阳谷讨[1]，腕上一寸名养老，支正腕后量五寸，少海肘端五分好，肩贞胛下两骨解，臑俞大骨下陷者大骨下，胛上廉，举臂取之，天宗秉风后骨陷，秉风髎外举有空天髎外，肩上髃后，举臂有空，曲垣肩中曲胛陷。外俞胛后一寸从即外肩俞，肩胛上廉，去脊三寸，肩中二寸大杼旁，天窗扶突后陷详颈大筋间前曲颊下，扶突后动脉应手陷中，天容耳下曲颊后，颧髎面頄锐端量面頄骨下廉，锐骨端陷中，听宫耳端大如菽耳中珠子大如赤小豆，此为小肠手太阳。左右共三十八穴。

---

[1] 讨：原作"计"，据《脏腑证治图说人镜经》卷三、《经络汇编》改。

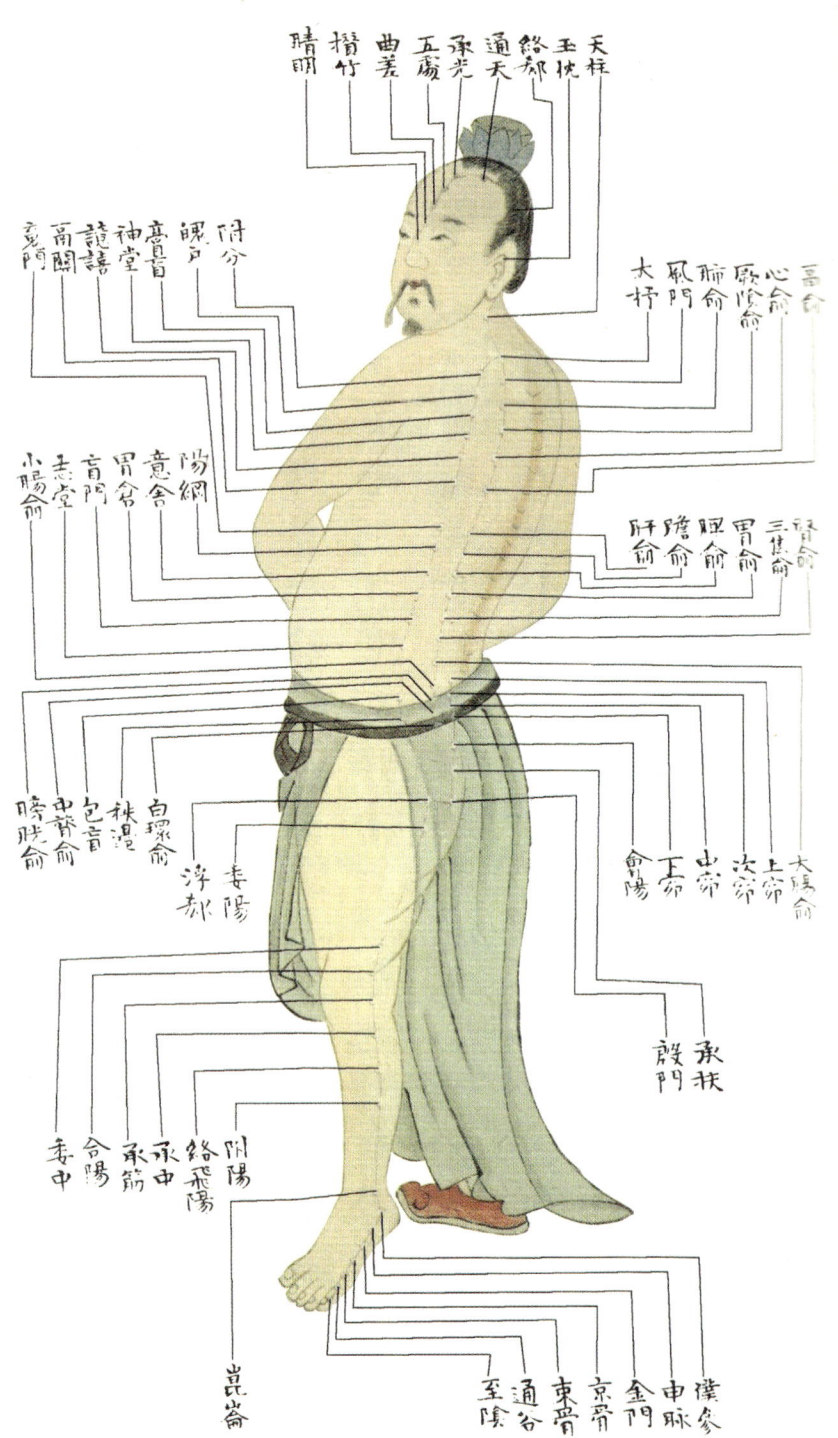

足太阳膀胱经穴图

（图见左）

膀胱足太阳之脉，起于目内眦，上额交巅。

其支者，从巅至耳上角。

其直者，从巅入络脑，还出别下项，循肩膊内，挟脊抵腰中，入循膂，络肾，属膀胱。

其支者，从腰中下挟脊贯臀[1]，入腘中。

其支者，从膊内左右，别下贯胛，挟脊内，过髀枢，循髀外从后廉下合腘中，以下贯踹内，出外踝之后[2]，循京骨，至小指外侧。是动则病冲头痛，目似脱，项如拔，脊痛腰似折，髀不可以曲。腘如结，踹如裂，是为踝厥。是主筋所生病者，痔疟狂癫疾，头囟项痛，目黄泪出鼽衄，项背[3]腰尻腘踹脚皆痛，小指不用。为此诸病。腘即俗云腿腕。

此言膀胱经脉之行，乃为第七经也。目大角为内眦，发际前

① 贯臀：此上原衍"内挟背"三字，据《灵枢·经脉》删。
② 出外踝之后：原作"腾外踝后"，据《灵枢·经脉》改。
③ 背：原作"臀"，据《灵枢·经脉》改。

为额，脑上为巅顶也。脑，头髓也。脑后为项，肩后之下为肩膊，椎骨为脊，尻上横骨为腰，挟脊为膂。臀，尻也。挟腰髋骨两旁为机，机后为臀，腓腹上、膝后曲处为腘，膂内为胂，即挟脊肉也。股外为髀，捷骨之下为髀挥，腓肠为腨。

足太阳之脉起于目内眦睛明穴，受手太阳之交也，上额，循攒竹，过神庭，历曲池、五处、承光、通天，自通天斜行左右交于顶上之百会。

其支行者，从巅至百会抵耳上角，过率谷、浮白、窍阴穴，所以散养于筋脉也。

其直行者，由通天、络郄、玉枕入络脑①，复出下项，以抵天柱；又由天柱而下，过大椎、陶道，却循肩膊内、挟脊两旁，相去各一寸半，下行历大杼、风门、肺俞、厥阴俞、心俞、膈俞、肝俞、胆俞、脾

①脑：原作"膈"，据《针灸甲乙经》卷二改。

俞、胃俞、三焦俞、肾俞、大肠俞、小肠俞、膀胱俞、中膂内俞、白环俞，由是抵腰中，入循膂，络肾，下属膀胱。

其支别者，从腰中，循腰髁，下挟脊，历上髎、次髎、中髎、下髎、会阳，下贯臀，至承扶、殷门、浮郄、委阳，入腘中之委中穴。

其支别者，为挟脊两旁第三行相去各三寸之诸穴，自天柱而下，从膊内左右别行，下贯胛膂，历附分、魄户、膏肓、神堂、譩譆、膈关、魂门、阳纲、意舍、胃仓、肓门、志室、胞肓、秩边，下历尻臀，过髀枢也，又循髀枢之里、承扶之外一寸五分之间，而下与前之入中者相合，下循合阳，下贯腨内，历承筋、承山、飞扬、附阳，出外踝后之昆仑、仆参、申脉、冲门，循京骨、束骨、通谷，至小指外侧之至阴穴，以交于足少阴肾经也。

故其变动，则有邪气冲头而痛等症。

膀胱诸穴歌

足太阳六十三。睛明攒竹诣曲差五处之乡,承光通天见络郄玉枕之行。天柱高兮大杼抵,风门开兮肺俞当;厥阴心膈之会,肝胆脾胃之藏。三焦肾兮大肠小肠,膀胱俞兮中膂白环。自从大杼至此,去脊中寸半之间。又有上次中下四髎,在腰四空以和调,会阳居尻尾之旁,吾背二行始了,仍上二椎旁附分_{二椎下两旁,去脊中三寸},三椎旁魄户膏肓,并四椎而过神堂。譩嘻兮膈关魂门阳纲,意舍兮胃仓肓门志室,胞肓背以秩边而分,承扶浮郄与委阳,殷门委中而合阳。至承筋与承山,到飞扬与附阳,会昆仑仆参申脉,探金门京骨之场,由束骨而通谷,抵小指外至阴之间。

分寸歌

足太阳，膀胱经，目内眦角始睛明，眉头陷中攒竹取，曲差发际上五分。五处发上一寸是，承光发上二寸半，通天络郄玉枕穴，相去寸五调匀看。玉枕夹脑一寸三，入发二寸枕①骨现，天柱项后发际中，大筋外廉陷中献。自此夹脊开寸五，第一大柱二风门，三椎肺俞厥阴四，心俞五椎之下论，膈七肝九十胆俞，十一脾俞十二胃，十三三焦十四肾，魄户对肺俞，神堂则对心俞，魂门对肝俞，意舍对脾俞，志室对肾俞。盖以肺藏魄、心藏神、肝藏魂、脾藏意、肾藏志，是谓五神藏也，大肠十六之下椎，小肠十八膀十九，中膂内俞二十椎，白环二十椎下当白环俞即腰俞，以上诸穴可排之。更有上次中下髎，一二三四腰空好，会阳阴尾尻骨旁，背部二行诸穴了。又从脊上开三寸，第二椎下为附分，三椎魄户四膏肓，第五椎下神堂尊，第六噫嘻膈关七，第九魂门阳纲十，十一意舍之穴存，十二胃仓穴已分，十三肓门端正存，十四

①枕：原作"腕"，据《经络汇编》改。

志室不须论，十九胞盲廿秩边，背部三行诸穴匀。又从臀下阴攻取，承扶居于陷中主，浮郄扶下方六分，委阳扶下寸六数。殷门扶下六寸长，腘中外廉两筋乡，委中膝腘约纹里，此下三寸寻合阳，承筋脚裙上七寸，穴在腨肠之中央，承山腨下分肉间，外踝七寸上飞扬，辅阳外踝上三寸，昆仑外跟陷中央，仆参亦在踝骨下，申脉踝下五分张，金门申脉下一寸，京骨外侧骨际量，束脉本节后陷中，通谷节前陷中计，至阴却在小指侧，以上诸穴属膀胱。计六十三穴，左右一百二十六。

足少阴肾经穴图（图见左）

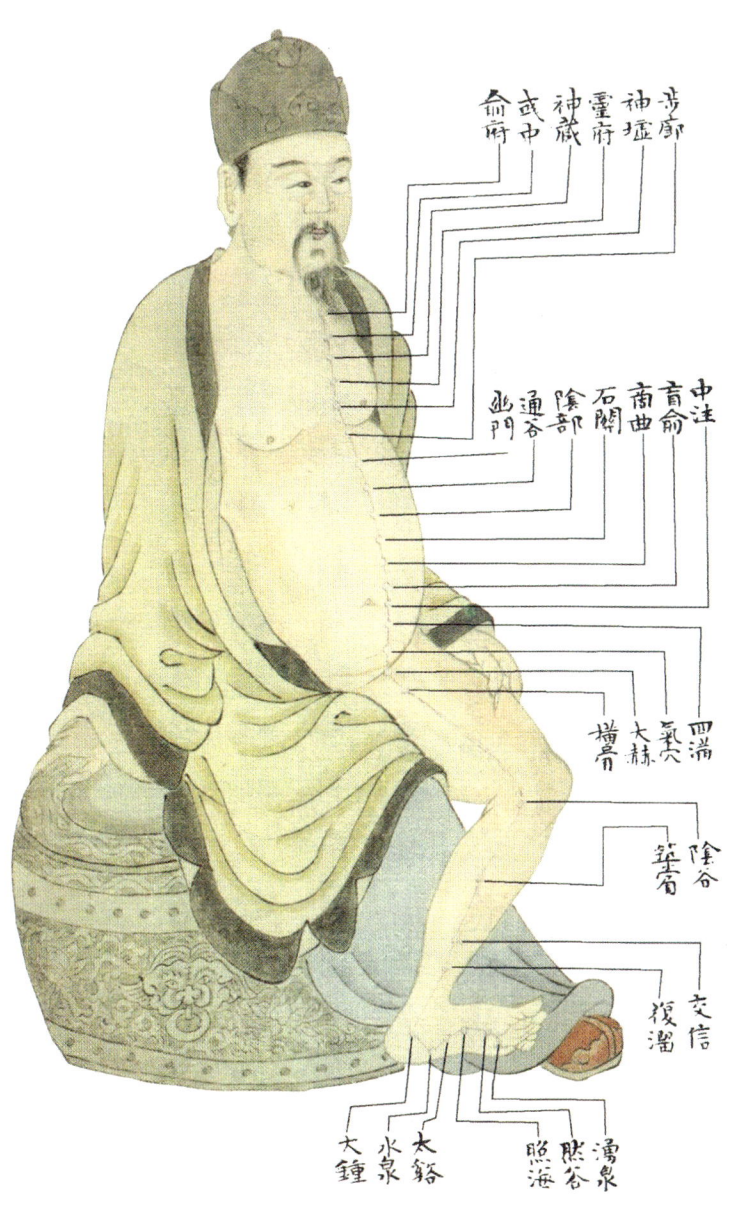

肾足少阴之脉，起于小指之下，邪趋足心，出于然谷之下，循内踝后，别入跟中，以上踹内，出腘内廉，上股内后廉，贯脊属肾络膀胱。

其直者，从肾上贯肝膈，入肺中，循喉咙，挟舌本。

其支者，从肺出络心，注胸中。是动则病饥不欲食，面如漆柴，咳唾则有血，喝喝而喘，坐而欲起，目䀮䀮如无所见，心如悬若饥状，气不足则善恐，心惕惕如人将捕之，是为骨厥。是主肾所生病者，口热舌干，咽肿上气，嗌干及痛，烦心心痛，黄疸肠澼，脊股内后廉痛，痿厥嗜卧，足下热而痛。为此诸病。

此言肾经脉气之行，乃为第八经也。趋，向也。跟，足根也。足少阴起足小指之下，斜趋足之涌泉，转出内踝前，起大骨下之然谷，下循内踝后之太溪，别入跟中之大钟、照海、水泉；乃折自大钟之外，上循内踝，行厥阴、太阴两经之后，经本经复溜、交信穴，过脾经之三阴交，上腨内，循筑宾，出腘内廉抵阴谷，上股内后廉，贯脊，会于督之长强，还出于前，循横骨、大赫、气穴、四满、中注、肓俞，当肓俞之所，脐之左右属肾，下脐过任脉之关元、中极而络膀胱焉。

其直行者，从肓俞属肾处上行，循商曲、石关、阴都、通谷诸穴，贯肝，上循幽门上膈，历步廊入肺中，循神封、灵墟、神藏、彧中、俞府而上循喉咙，并人迎，挟舌本而终。

其支者，自神藏别出，绕心，注胸之膻中，以交于手厥阴心包络经也。

其动穴验病，则有面如漆柴、骨瘦等症。

肾经诸穴歌

足少阴兮廿七，涌泉流于然谷，太溪大钟[1]兮水泉缘，照海复溜兮交信续，从筑宾兮上阴谷，掩横骨兮大赫麓，气穴四满兮中注，肓俞上通乎商曲，守石关兮阴都宁，闭通谷兮幽门肃，步郎神封而灵墟存，神藏或中而腧府足。

分寸歌

足掌心中是涌泉，然谷踝下一寸前内踝前一寸，太溪踝后跟骨上，大钟跟后踵中边足踝后踵中，大骨上两筋门也。水泉溪下一寸觅，照海踝下四寸真，复溜踝上前二寸，交信踝上二寸联，二穴止隔筋前后，太阴之后少阴前前旁骨是复溜，后旁骨是交信，二穴止隔一条筋。筑宾内踝上腨分，阴谷膝下曲膝间，横骨大赫并气穴，四满中注亦相连，各开中行止寸半，上下相去一寸便。上腨肓俞亦一寸，肓俞脐旁半寸边，肓俞商曲石关来，阴都通谷幽门开，各开中行五分侠，六穴

[1] 太溪大钟：原作"太溪太冲"，据《徐氏针灸大全》卷一改。

上下一寸裁。步郎神封灵墟存，神藏彧中俞府尊，各开中行计二寸，上下寸六六穴同，俞府璇玑旁二寸，取之得法有成功。

马玄台曰：阴都，中脘旁五分。通谷，上脘旁五分。幽门、巨阙，又按：下自横骨、气穴、四满、中注，上下各去一寸。所谓横骨在肓俞下五寸，有以也，但自横骨至中注各开中行一寸半，肓俞、商曲、石关、阴都、通谷、幽门各开中行五分，自步郎、神封、灵墟、神藏、彧中、俞府去中行各二寸。其屈曲有如此，《徐氏针灸书》皆以二行，言误矣。

计二十七穴，左右等五十四穴。

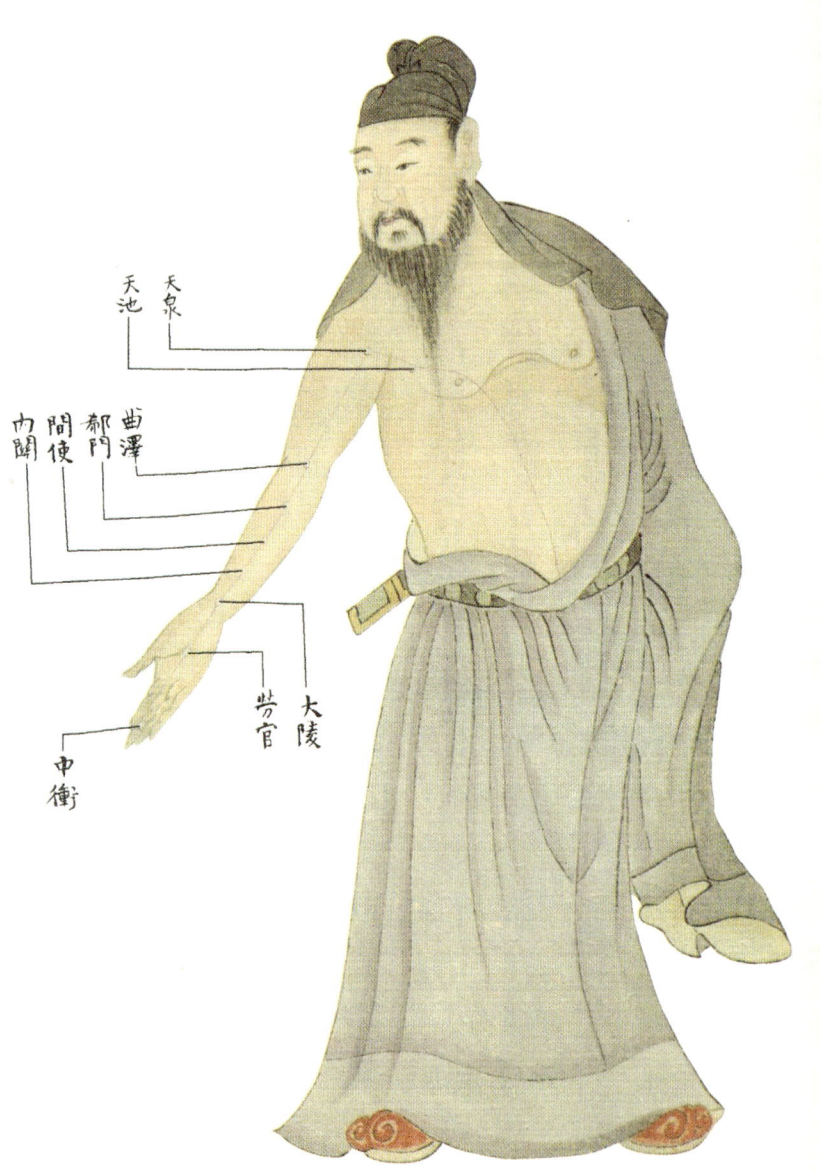

手厥阴心包络经穴图

（图见左）

心主手厥阴心包络之脉，起于胸中，出属心包络，下膈，历络三焦。

其支者，循胸中出胁，下腋三寸，上抵腋，下循臑内，行太阴少阴之间，入肘中，下臂行两筋之间，入掌中，循中指，出其端。

其支者，别掌中，循小指次指，出其端。是动则病手心热，臂肘挛急，腋肿，甚则胸胁支满，心中憺憺大动，面赤目黄，喜笑不休。是主脉所生病者，烦心，心痛，掌中热。为此诸病。

此言心包络经脉气之行，乃为第九经也，胁上际为腋。小指次指，即手小指之次指，乃无名指也，盖自小指而逆数之故云然。

手厥阴心包络经之脉，起于胸中，出属心下之包络，受足少阴肾经之交也，由是下膈，历络于膻中、中脘及阴交之三焦

① 内：原作"口"，据《灵枢·经脉》改。

脐下一寸为阴交。

其支者，自属心包，上循胸出胁，下腋三寸天池穴，上行抵腋下，上循臑内之天泉，以界手太阴肺经、手少阴心经两经之中间，入肘中之曲泽穴，又由肘中下臂，行臂两筋之间，循郄门、间使、内关、大陵入掌中劳宫，循中指出其端之中冲。

其支别者，从掌中循无名指，出其端，而交于手少阳三焦经也。故其变动则有掌热等症。

心包络经诸穴歌

手厥阴心包之络，计有九穴之奇，自天池天泉而始，逐曲泽郄门而驰，间使通乎内关，大陵近于劳宫，既由掌握，乃抵中冲。

分寸歌

心络起自天池间，乳后一寸腋下三腋下三寸，乳后一寸，天泉曲腋下三寸，曲泽屈肘陷中央，郄门去腕方五寸掌后去腕五寸，间使腕后三寸量，内关去腕止二寸，大陵掌后两筋间，劳宫屈中名指取屈中指无名指取之，中指之末中冲详。

手少阳三焦经穴图（图见左）

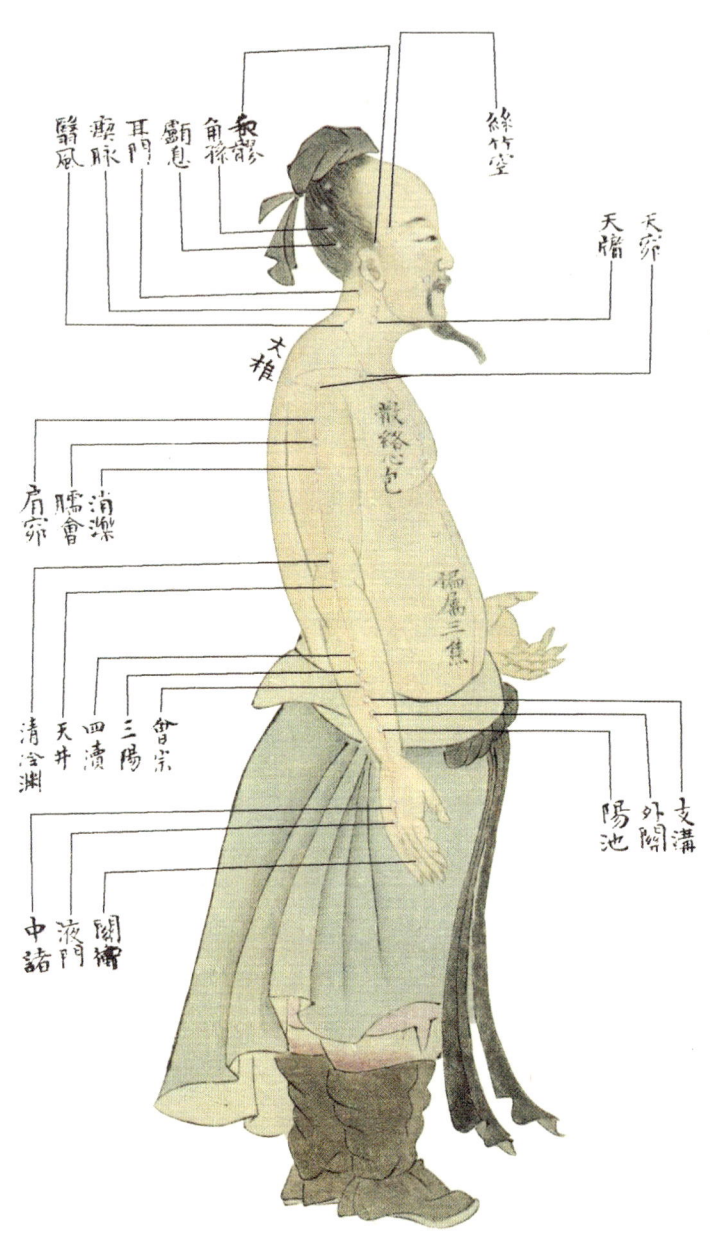

三焦手[1]少阳之脉，起于小指次指之端，上出两指之间，循手表腕，出臂外两骨之间，上贯肘[2]，循臑外上肩，而交出足少阳之后，入缺盆，布膻中，散落心包，下膈，循属三焦。

其支者，从膻中上出缺盆，上项，系耳后直上，出耳上角，以屈下颊至䪼。

其支者，从耳后入耳中，出走耳前，过客主人前，交颊，至目锐眦。是动则病耳聋浑浑焞焞，嗌肿喉痹。是主气所生病者，汗出，目锐眦痛，颊痛，耳后、肩、臑、肘、臂外皆痛，小指次指不用。为此诸病。

此言三焦经脉之行，乃为第十经也。臂骨尽处为腕，臑尽处为肘，髆下对腋处为臑，目下为䪼。

手少阳起小指次指之端关冲穴（即第一指也），上出，历液门、中渚、四指之间，循手表腕之阳池，出臂外两骨[3]之间至天井穴，从

---

① 手：原脱，据《灵枢·经脉》补。
② 肘：原作"府"，据《灵枢·经脉》改。下一个"肘"字同。
③ 骨：原作"肾"，据以上正文改。

天井上行，循臂臑之外，历清冷渊、消泺，行手太阳之里、手阳明之外，上肩，循臂会肩髎、天髎，交出足少阳之后，过秉风、肩井，下入缺盆，复由足阳明之外，而交会于膻中之上焦。

散布络绕于心包络，乃下膈，入络膀胱，以约下焦，附右肾而生。

其支行者，从膻中，而上出缺盆之外，上项，过大椎，循天牖，上耳后，经翳风、瘈脉、颅息，直上出耳上角，至角孙，过悬厘、颔厌，及过阳白、睛明，屈曲耳颊至顒，会颧髎之分。

其又支者，从耳后翳风穴入耳中，过听宫，历耳门、禾髎，却出至目锐眦，会瞳子髎，循丝竹空①，而交于足少阳胆经也。随其经之所在，而虚实变动，乃见耳聋浑浑焞焞等症也。

三焦诸穴歌

①空：原作"宫"，据《十四经发挥》卷中改。

手少阳三焦之脉，二十三穴之中，关冲连开液门，中渚阳池外关，支沟会宗三阳络，四渎天井清冷渊，消泺臑会肩髎相联，天髎处天牖之下，翳风让瘛脉居先，颅囟定而角孙近耳，丝竹空而禾髎倒悬，耳门既辟夏蚋闻焉。

分寸歌

无名之外端关冲，液门小次指陷中，中渚腋下去一寸，阳池腕上之陷中。外关腕后方二寸，腕从三寸开支沟臂外三寸两骨间，腕后三寸内会宗，空中有穴细心求。腕后四寸三阳络，四渎肘前五寸着，天井肘外大骨后，骨罅中间一寸摸。肘后二寸清冷渊，消泺对腋臂外[1]看。臑会肩前三寸中肩前廉，去肩头三寸宛宛中，肩髎臑上陷中央，天髎天容之后存天牖，颈大筋外，缺盆上，天容后，天柱前，完骨下，发际上，翳风耳后尖角陷耳后尖角陷中，按之引耳中。瘛脉耳后青脉现，颅囟亦在青络脉，

①对腋臂外：原作"臑节腋臂下"，义不通，亦不合七字韵文，据《十四经穴歌》改。

角孙耳郭中间上，耳门耳前起肉中耳前起肉，当耳缺陷中，禾髎耳前动脉张，欲丝竹空何在？眉后陷中仔细量。马玄台曰：周身之穴，头部最难，徐氏以行分之，误矣。计共二十三穴，左右共四十六穴。

足少阳胆经穴图（图见左）

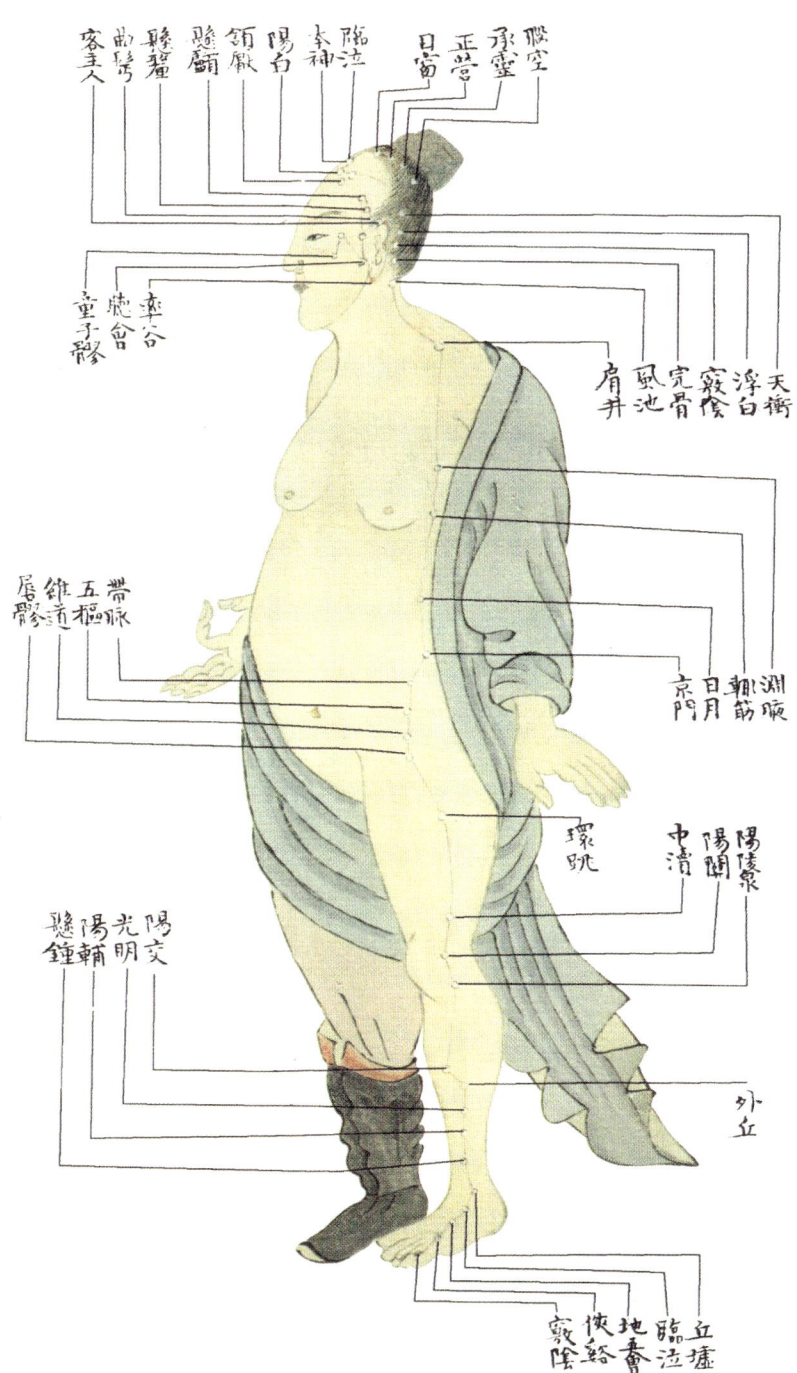

尊生图要

胆足少阳之脉，起于目锐眦，上抵头角，下耳后，循颈行手少阳之前，至肩上，却交出手少阳之后，入缺盆。

其支者，从耳后入耳中，出走耳前，至目锐眦后。

其支者，别锐眦，下大迎，合于手少阳，抵于䪼，下加颊车，下颈，合缺盆，以下胸中，贯膈，络肝，属胆，循胁里，出气街，绕毛际，横入髀厌中。

其直者，从缺盆下腋，循胸过季胁，下合髀厌中，以下循髀阳，出膝外廉，下外辅骨之前，直下抵绝骨之端，下出外踝之前，循足跗上，入小指次指之间[1]。

其支者，别跗上，入大指之间，循大指岐骨内，出其端，还贯爪甲，出三毛。是动则病口苦，善太息，心胁痛不能转侧，甚则面微有尘，体无膏泽，足外反热，是为阳厥。是主骨所生病者，头痛颔痛，

---

[1] 入小指次指之间：《素问·厥论》王注作"出小指次指之端"。

目锐眦痛，缺盆中肿痛，腋下肿，马刀侠瘿，汗出振寒，疟，胸胁肋髀膝外至胫绝骨外踝前及诸节皆痛，小指次指不用。为此诸病[1]。

此言胆经脉气之行，乃为第十一经也。腋下为胁，胁又名胠。曲骨之外为毛际，两旁[2]动脉为气冲，捷骨之下为髀厌，即髀枢也。胁骨之下为季胁属肝经，穴名章门，胻骨为辅骨，外踝以上为绝骨，足面为跗，足大指本节后为岐骨，大指爪甲后为三毛。

足少阳胆经，起目锐眦之瞳子髎，由听会、客主人上抵头角，循颔厌，下悬颅、悬厘，出悬厘外循耳，上发际，至曲宾、率谷外折，下耳后，循天冲、浮白、窍阴、完骨。又自完骨外折，循本神，过曲差，下至阳白，会睛明，复从睛明上行，循临泣、目窗、正营、承

---

① 病：原作"痛"，据体例及《灵枢·经脉》改。
② 两旁：此上原衍"七际"二字，据上文经文文理删。

灵、脑空、风池，至颈，过天牖，行手少阳之脉前，下至肩，上循肩井，却左右交出手少阳之后，从耳后颞颥间过翳风之分，入耳中，过听宫，复自锐眦瞳子髎之分。

其支者，别自目外瞳子髎而下大迎，合手少阳于䪼，当颧髎之分，下临颊车，下车下颈，循本经之前，与前之入缺盆者相合，下胸中天池之外，贯膈，即期门之所络肝，下至日月之分，属于胆也，自属胆处，循胁内章门之里至气冲，绕毛际，遂横入髀厌中之环跳穴。

其直行者，从缺盆下腋，循胸，历渊液、辄筋、日月，过季胁，循京门、带脉、五枢、维道、居髎，入上髎、中髎、长强而下，与前之入髀厌者相合，乃下循髀外，行太阳、阳明之间，历中渎、阳关、出膝外廉，抵阳陵泉，又自阳陵泉下于辅骨前，历阳交、外丘、光明，直下抵绝骨之端，循阳辅、悬钟而下，出外踝之前，至丘墟，循足面之临泣、五会、侠溪，乃上入于小指次指之端，至窍阴而终。

其支别者，自足跗面临泣，别行入大指，循岐骨内，出大指端，还贯入爪甲，出三毛，以交于足厥阴肝也。

及其动穴验病，则为口苦者，以胆汁苦也，善太息者，胆气不舒也，为胁痛等症者，随其经而现也。

胆经诸穴歌

足少阳兮四十三，瞳子髎近听会间，客主人在颔厌集，悬颅悬厘曲鬓前，由率谷天冲而下，见浮白窍阴之妍，完骨露兮本神阳白，临泣见兮目窗与连；正营承居其后，脑空穴继灵而安，风池肩井兮渊液，辄筋日月兮京门，辟带脉五枢，由维道居髎而续，环跳风市抵中渎，饮阳关之阳陵泉，至阳交之外丘间，光明阳辅悬钟可瞻，丘墟临泣地五会，侠溪窍阴而胆经全。

分寸歌

足少阳兮四十三，头上廿穴分三折，起自瞳子至风池，积数陈之依次第，瞳子髎近眦五分，耳前陷中寻听会耳微前陷中，上关下一寸。客主人名上关同，耳前起骨开口空，颔厌悬颅之二穴，脑空上廉曲角下脑空即颞颥、颔厌、悬颅二穴，在曲角之下，脑空之上①，悬厘之穴异于兹，脑空下廉曲角上，曲鬓耳上发际隅耳上发际曲隅陷中，率谷耳上寸半安此穴在耳上些，天冲耳后入发二耳后发际二寸，浮白入发一寸间亦耳后些，窍阴即是枕骨穴，完骨之上有空连在完骨上，枕骨下，动摇有空。完骨耳后入发际，量得四分须用记，本神神庭旁三寸，入发一寸耳上系。阳白眉上方一寸，发上五分临泣用目上，直入发际五分陷中，发上一寸当阳穴，发上

---

① 曲角之下，脑空之上：原作"曲角之上，脑空之"，据《经络考》改。

寸半目窗贡[1]，正营发上二寸半，承灵发上四寸拥，脑空发上五寸半，风池耳后发陷中耳后，颞颥后，脑空下，发际陷中。至此计二十穴，分作三折向外而行，始自瞳子髎至完骨是一折；又是完骨外折，上至阳白会睛明是一折；又是睛明上行循临泣、风池是一折。缘其穴曲外多，难以科率，故此作至二十次第言之。歌曰：一瞳子髎二听会，三主人分颔厌四，五悬颅兮六悬厘，第七数兮曲鬓随。八率谷兮九天冲，十浮白分之穴从，十一窍阴亦相继，十二完骨一折终。又自十三本神始，十四阳白二折随，十五临泣目下穴，十六目窗之穴宜，十七正营十八灵，十九脑户廿风池，依次细心量取之，胆经头上穴吾知。肩井肩上陷中求，大骨之前一寸半肩上陷中，缺盆上，大骨前一寸半，以三指按取，当中指陷中，渊腋腋下方三寸，辄筋期下五分判。期门却是肝经穴，相去巨阙四寸半，日月期门下五分，京门监骨下腰绊监骨下，腰中季胁本夹脊，肾之募。带脉章门下寸八，五枢章下四八贯五枢，去带脉三寸，季胁下四寸八分，维道章下五寸三，居髎章下八寸三。章门缘是肝经穴，下脘之旁九寸含[2]，环跳髀枢宛宛中髀枢中，侧卧，屈上足，伸下足，以右手摸穴，左摇撼取之，屈上伸下取穴同。风市垂手

①贡：原作"贵"，据《经络考》《经络汇编》改。
②含：原作"舍"，据《经络考》改。

中指尽，膝上五寸中渎论髀外，膝上五寸，肉间陷中，阳关阳陵上三寸，阳陵膝下一寸从。阳交外踝上七寸，踝上六寸外丘用，踝上五寸光明穴，踝上四寸阳辅分，踝上三寸悬钟在，丘墟踝前之陷中。此去侠溪四寸五，却是胆经原穴功，临泣侠溪后寸半，地五会去溪一寸，侠溪在指岐骨间，窍阴四五二指端。按：足少阳之穴，在头者最难；觅若不知慎，祸不旋踵。计四十三穴，左右共八十六穴。

足厥阴肝经穴图（图见左）

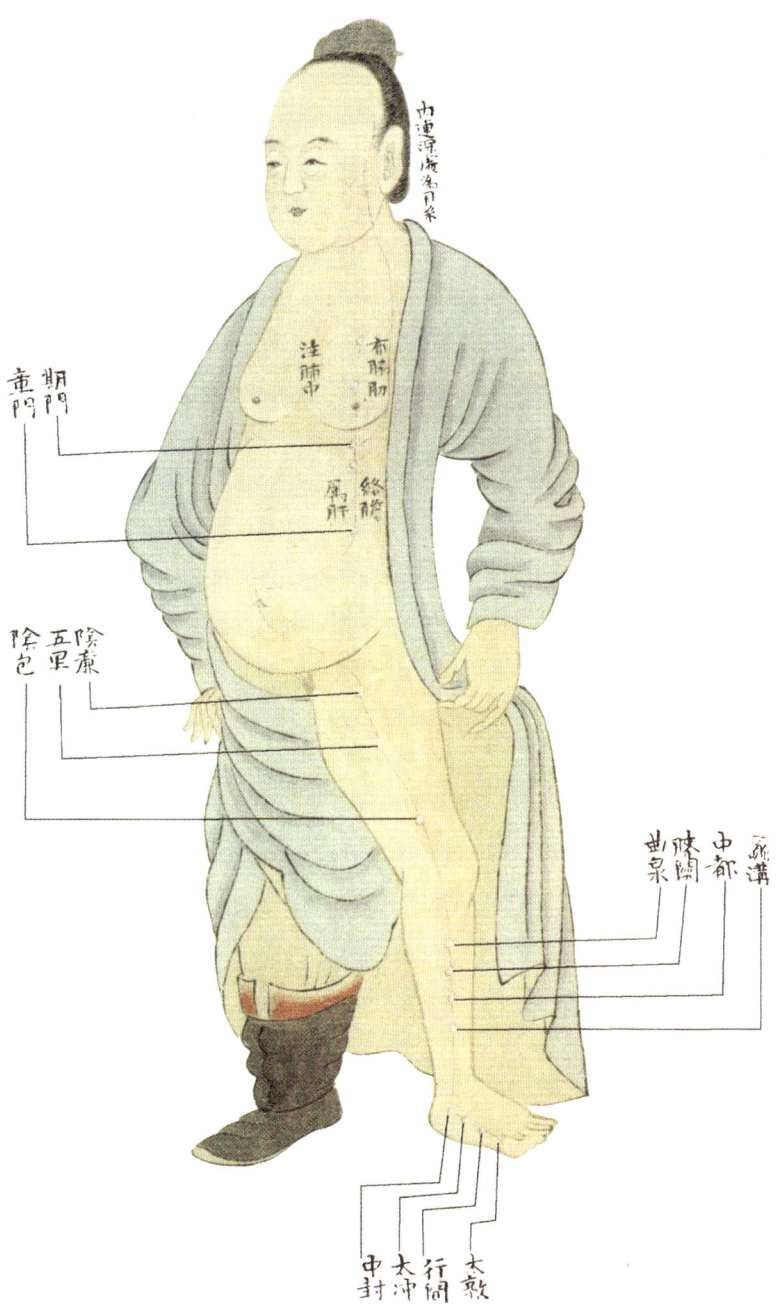

肝足厥阴之脉，起于大指丛毛之际，上循足跗上廉，去内踝一寸，上踝八寸，交出太阴之后，上腘内廉，循股阴，入毛中，过阴器，抵小腹，挟胃，属肝，络胆，上贯膈，布胁肋，循喉咙之后，上入颃颡，连目系，上出额，与督脉会于巅。

其支者，从目系下颊里，环唇内。

其支者，复从肝别贯膈，上注肺。是动则病腰痛不可以俯仰，丈夫㿉疝，妇人少腹肿，甚则嗌干，面尘脱色。是肝所生病者，胸满，呕逆，飧泄，狐疝，遗溺，闭癃。为此诸病。

此言肝经脉气之行，乃为第十二经也。三毛后横纹为聚毛，髀内为股，脐下为小腹，目内深处为系。颃颡，咽颡也。

足厥阴起于大指聚毛之大敦，循足跗上廉，历行间、太冲，抵内踝前一寸之中封，自中封上踝，过三阴交，历蠡沟、中都，复上一寸，交出太阴之后，上腘内廉，至膝关、曲泉，循股内之阴包、五里、阴廉，遂当冲门、府舍之分，入阴毛中，左右相交，环绕阴器，抵小腹，而上会曲骨、中极、关元，复循章门，至期门之所挟胃属肝，下日月之分络于胆也，又自期门上贯膈，行食窦之外。大包之里，散布胁肋。上云门、渊腋之间，人迎之外，循喉咙之后，上入颃颡，行大迎、地仓、四白、阳白之外，连目系，上出额，行临泣之里，与督脉相会于巅顶之百会。

其支行者，从目系，下行任脉之外、本经之里，下颊里，交环于唇口之内。

其又支者，从期门属肝处，别贯膈，行食窦之外、本经之里，上注肺，下行至中焦，挟中脘之分，以交于手太阴肺经也。及其动穴验病者，有癞疝等症，随其经而见也，肝与肾通，故多腰痛。

肝经诸穴歌

足厥阴一十三穴终,起大敦于行间,循太冲于中封。蠡沟中都之会,膝关曲泉之宫。袭阴包于五里,阴廉乃发。寻羊矢于章门,期门可攻。

分寸歌

足大指端名大敦内侧为隐白,外侧为大敦,行间大指缝中存,太冲本节后二寸,踝前一寸号中封足内踝骨前一寸,筋里宛宛中,蠡沟踝上五寸是内踝骨前上五寸,中都踝上七寸中内踝上七寸前骨中,膝关犊鼻下二寸,曲泉曲膝尽横纹。阴包膝上方四寸股内廉两筋间,蜷足取之,看膝内侧必有槽中,气冲三寸下五里气冲下三寸,阴股中动脉应手,阴廉冲下有二寸,羊矢冲下一寸许,气冲却是胃经穴,鼠鼷之上一寸主[1],鼠鼷横骨端尽处,相去中行四寸止,章门下脘旁九寸,肘尖尽处侧卧取,期门又在巨阙旁,四

---

[1] 主:原作"至",据《经络考》改。

寸五分无差矣。巨阙，任脉穴，脐上六寸五分。计十三穴，左右共二十六穴。

督脉经穴图（图见左）

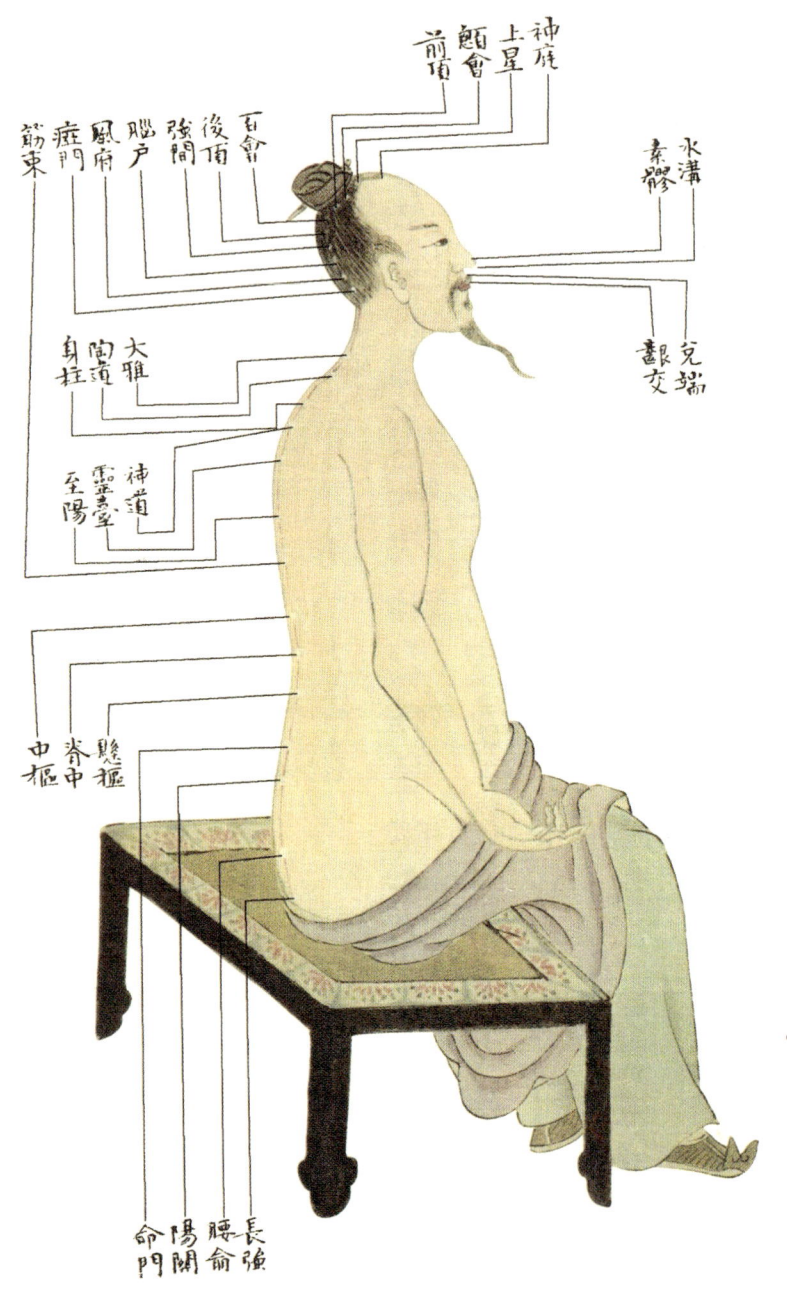

督脉者，起于下极之腧屏翳穴，而上历长强，并脊里，上行循腰腧、阳关、命门、悬枢、脊中、中枢[1]、筋缩、至阳、灵台、神道、身柱，绕过风门，回循陶道、大椎，上至喑门、风府，入脑户，历强间、后顶，而上巅至百会，下前顶、囟会、上星、神庭，循额，下印堂，至鼻柱端，经素髎、水沟、兑端，至龈交而终。周流诸阳之分，故曰属阳脉之海也。

督脉诸穴歌

督脉在背之中行，二十七穴始长强，舞腰俞兮歌阳关，入命门兮悬枢间，脊中筋束，乃造至阳灵台上。神道身柱，陶道以大椎而驻。哑门风府兮，脑户强间。后顶百会兮，前顶在前。囟会近上星之照，神庭见素髎之妙。水沟至兑端而无差，龈交居唇内而病疗。

分寸歌

---

[1] 中枢：此上原衍"腧"字，据《经络汇编》删。

督脉龈交唇内乡，兑端正在唇端央，水沟鼻下沟中索，素髎宜向鼻端详，头形北高面南下，先以前后发际量，分为一尺有二寸，发上五分神庭当，发上一寸上星位，发上二寸囟会良，发上前顶三寸半，发上百会五寸央在顶中央旋毛中，可容豆，两耳尖。性理北溪陈氏曰：略近些子犹天之极星，居北。会后寸半即后顶，会后三寸强间明，会后脑户四寸半，后发入寸风府行项后发际入一寸，大筋内宛宛中，发上五分哑门在后发际上五分，项中央宛宛中，仰头取之，入系舌本，神庭至此十穴真。自此项骨下脊骶，分为二十有四椎，大椎上有项骨在，约有三椎莫算之，尾有长强亦不算，中间廿一可排椎，大椎大骨为第一，二椎节内陶道知，第三椎间身柱在，第五神道不须疑，第六灵台至阳七，第九身内筋缩思，十一脊中之穴在，十二悬枢之穴奇，十四命门肾俞并，十六阳关自可知，二十一椎即腰俞，脊尾骨端长强随。共二十七穴。

任脉经穴图（图见左）

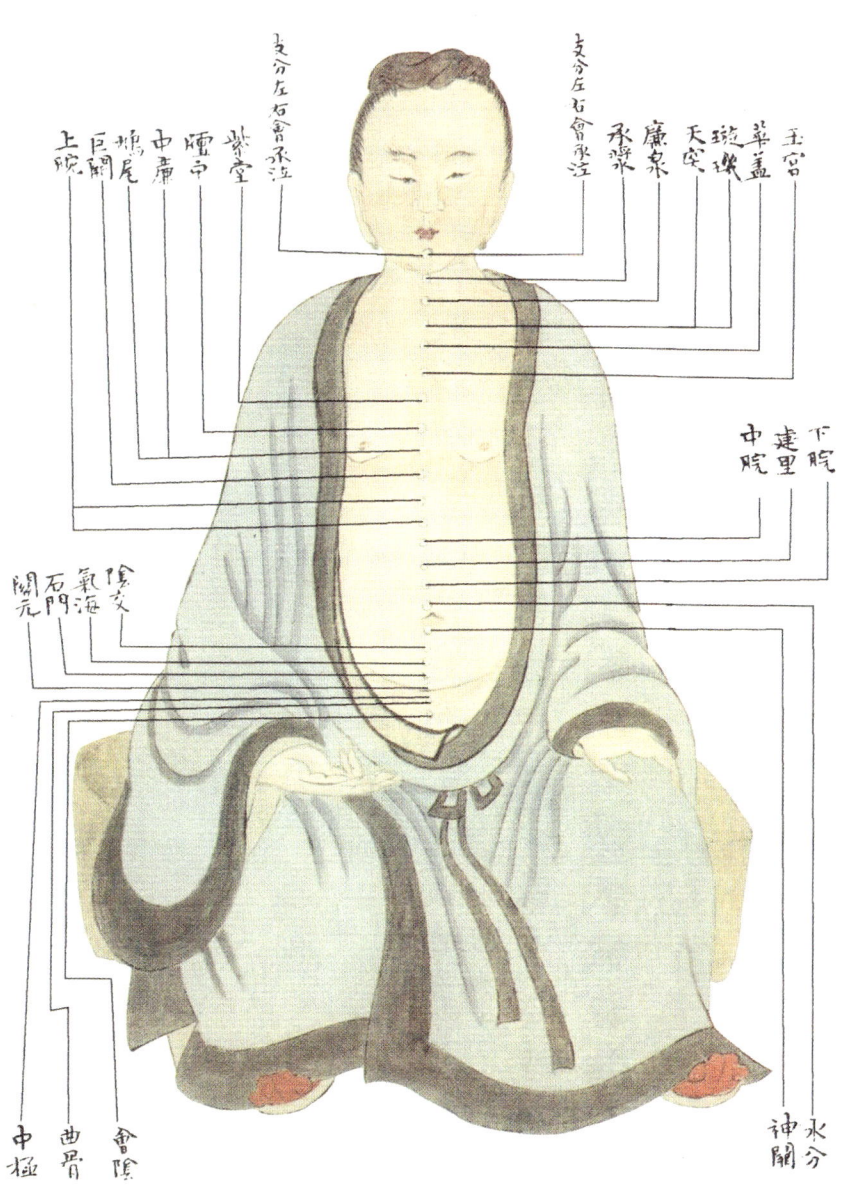

任脉者，起于中极之下，出循会阴，至玉泉而上毛际，循曲骨、中极，行腹里，而上循关元、石门、气海，历阴交、神阙、水分、下脘、建里、中脘、上脘、巨阙、鸠尾、中庭、膻中、玉堂、紫宫、华盖、璇玑、天突，上喉咙，抵廉泉，上颐，循承浆，环唇，上至龈交，左右分行，上系两目，下会承泣而终。周流诸阴之分，故曰属阴脉之海也。

任脉诸穴歌

任脉二十四穴行腹与胸，会阴始兮曲骨从；中极关元，石门可通气海阴交神阙水分。下脘建里兮中脘上脘，巨阙鸠尾兮中庭膻中，玉堂上紫宫华盖，璇玑上天突之尊；饮彼廉泉，承浆味融。

分寸歌

任脉会阴两阴间，曲骨毛际陷中安，中极脐下四寸取，关元脐下三寸连。脐下二寸名石门，脐下寸半气海全，脐下一寸阴交穴，脐之中央即神阙。脐上一寸为水分，脐上二寸下脘列。脐上三寸名建里，脐上四寸中脘许。脐上五寸上脘在，巨阙脐上六寸五，鸠尾蔽骨下五分，中庭膻下寸六取；膻中却在两乳间，膻上寸六玉堂主，膻上紫宫三寸二，膻上华盖四八举四寸八分，膻上璇玑五寸八，玑上一寸天突起，天突喉下约四寸，廉泉颔下骨尖已。承浆颐前唇棱下，任脉中央行腹里。计二十四穴。

冲脉经穴图（图见左）

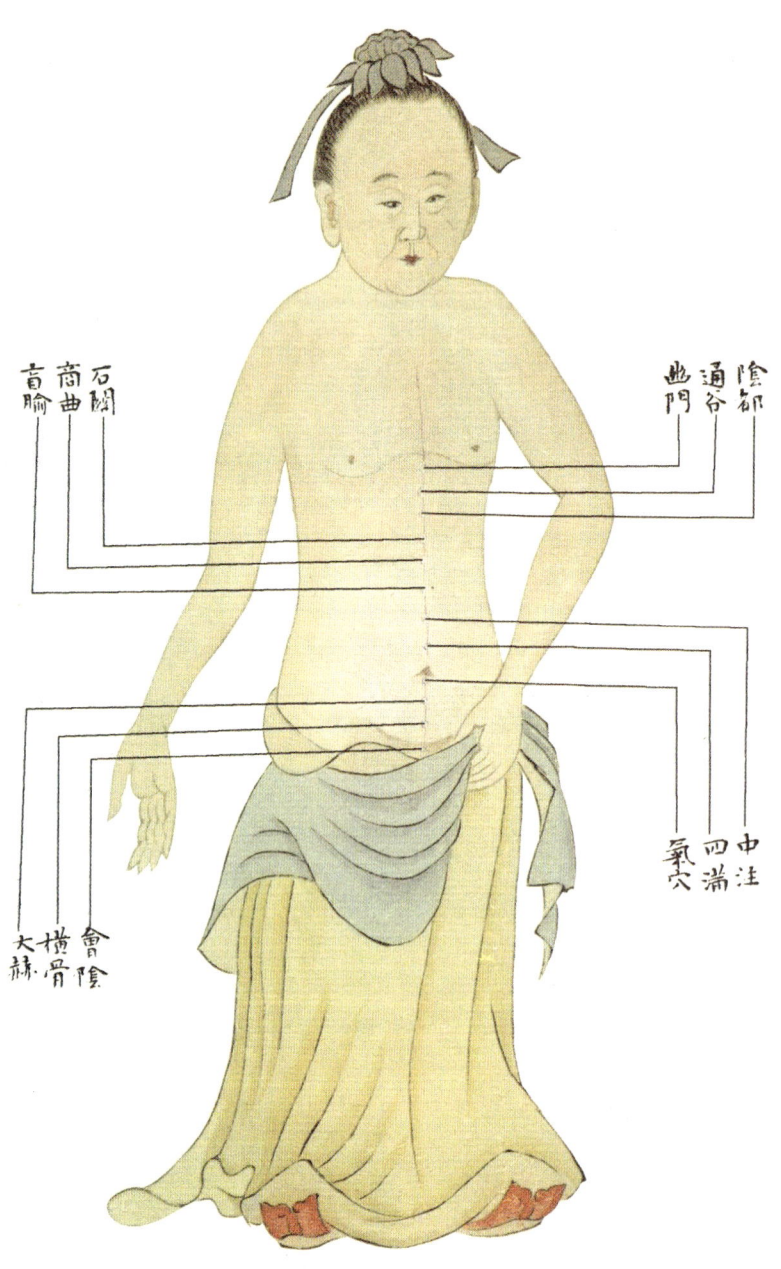

冲脉者，与任、督二脉皆起于胞中，出分三支。本脉上循脊里，而为经络之海；其浮游于外者，出循于会阴，左右上行，栖足少阴肾经，历会阴、横骨、大赫、气穴、四满、中注、肓腧、商曲、石关、阴都、通谷、幽门而上，循胸，女子至胸而散，故无髯；男子上循，会于咽喉，别络于唇而终。

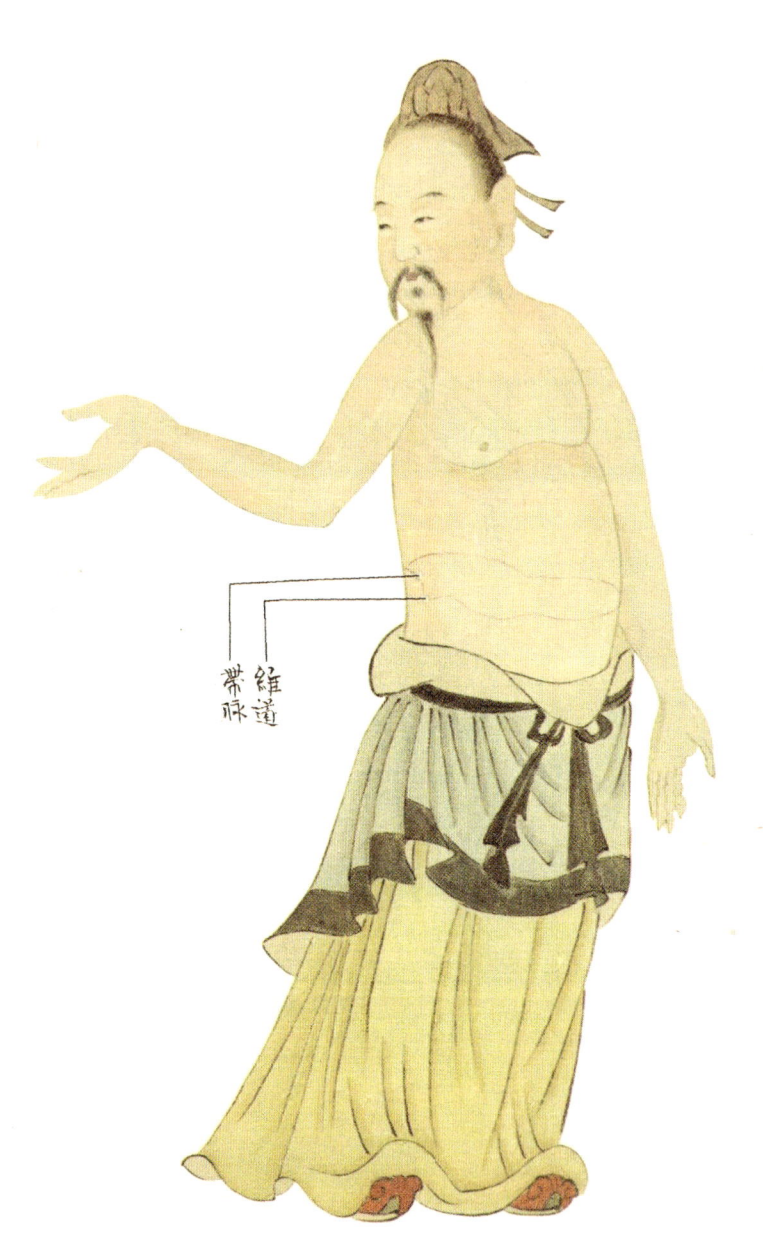

带脉经穴图（图见左）

带脉者,起于季胁端下一寸八分带脉穴,回身一周,会于维道穴,如带之束,拘管诸经。带脉、维道,足少阳经穴也。

阴跷脉经穴图（图见左）

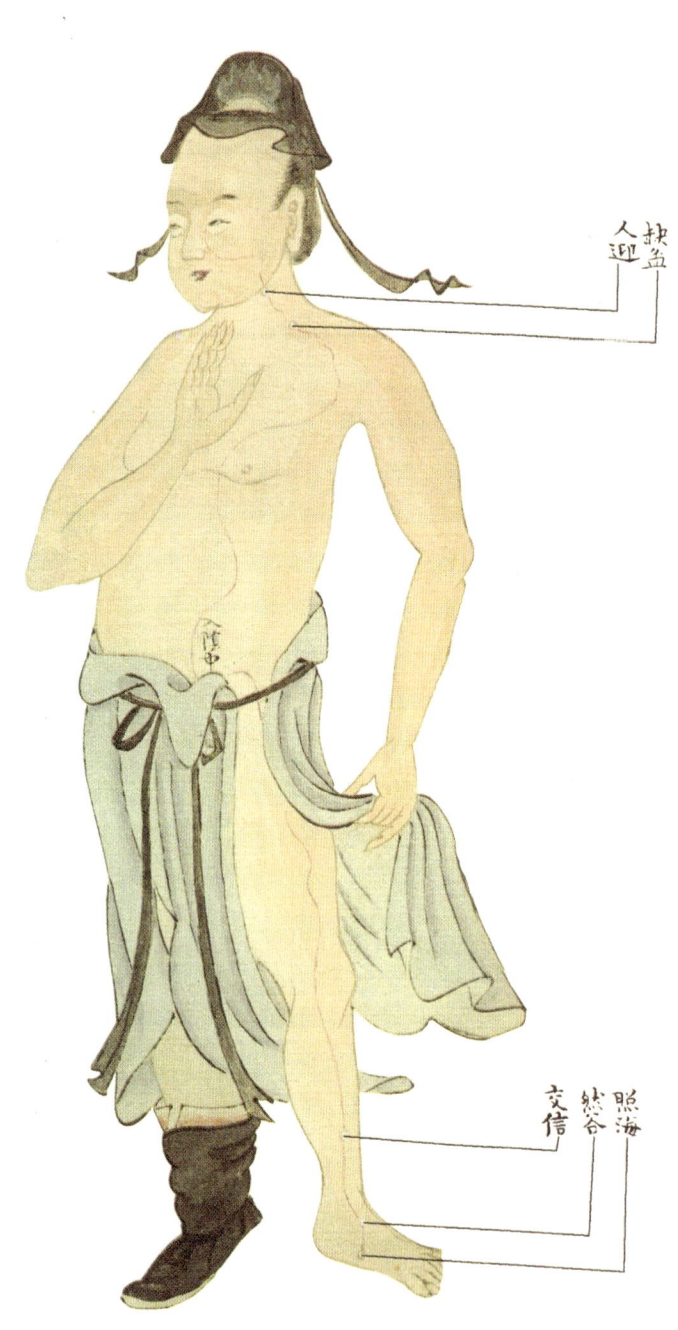

阴跷之脉，起于跟中照海穴，而出行会于然谷穴内，循内踝[1]，上腨内廉，会于交信穴，依诸阴脉，上入阴，而上循于胸里，入缺盆，出人迎之前，上入鼻，属目内眦，合于太阳而终。

[1] 踝：原作"缺"，据《难经·八十一难》改。

阳跷脉经穴图（图见左）

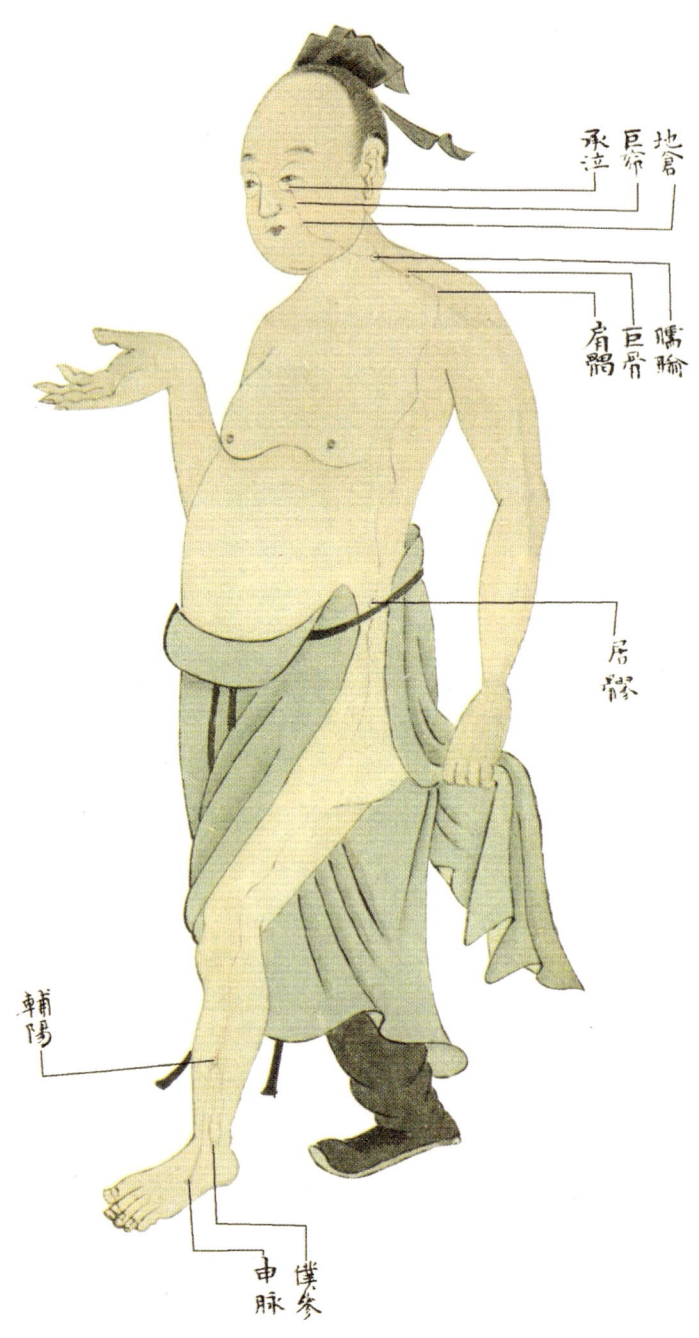

阳跷之脉，起于足跟外踝，下申脉穴，出循外踝，上历跗[1]阳，环循下会于仆参，上行与足少阳会于居髎，而上循与手阳明会于肩髃、巨骨，又与手太阳会于臑腧而上行，又与手足阳明会于地仓、巨髎、承泣诸穴而终。

[1] 跗：原作"辅"，据《针灸甲乙经》卷三改。

阴维脉经穴图（图见左）

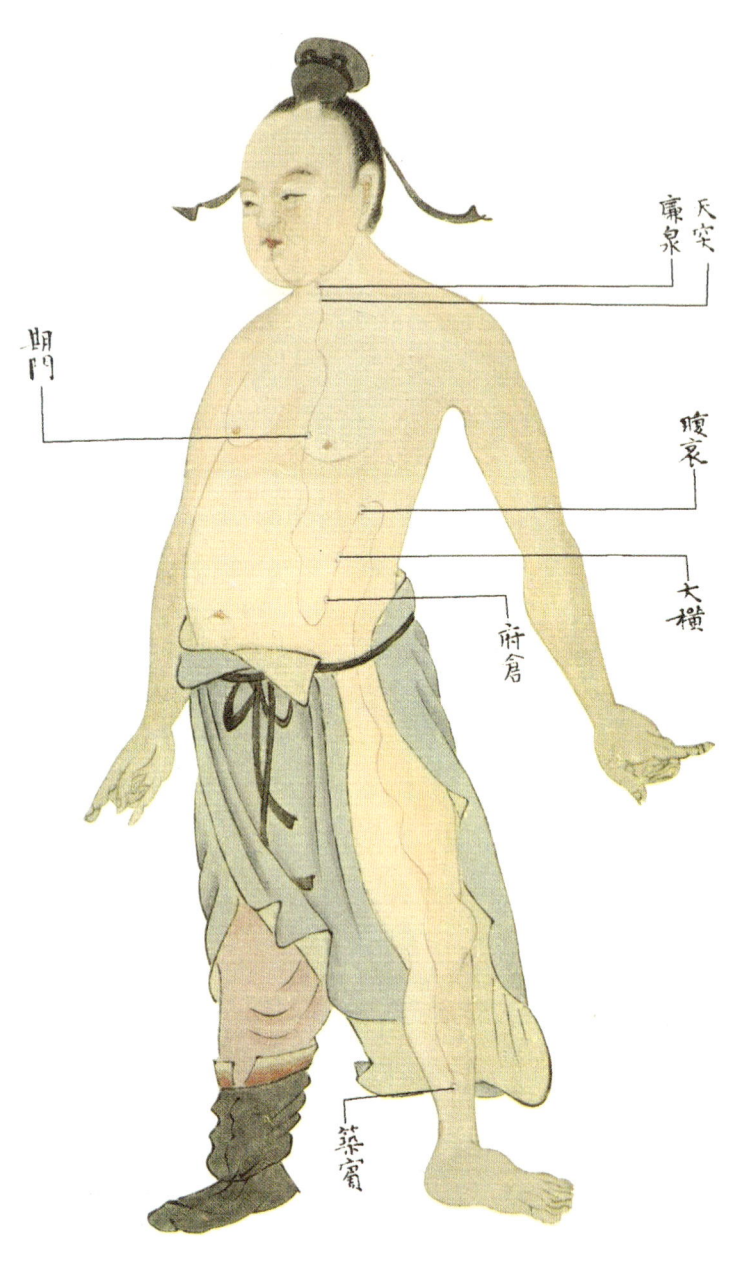

阴维之脉，起于诸阴交筑宾穴，上行，与足太阴会于腹哀、大横，又与足太阴、厥阴会于府舍、期门，又与任脉会于天突、廉泉而终。

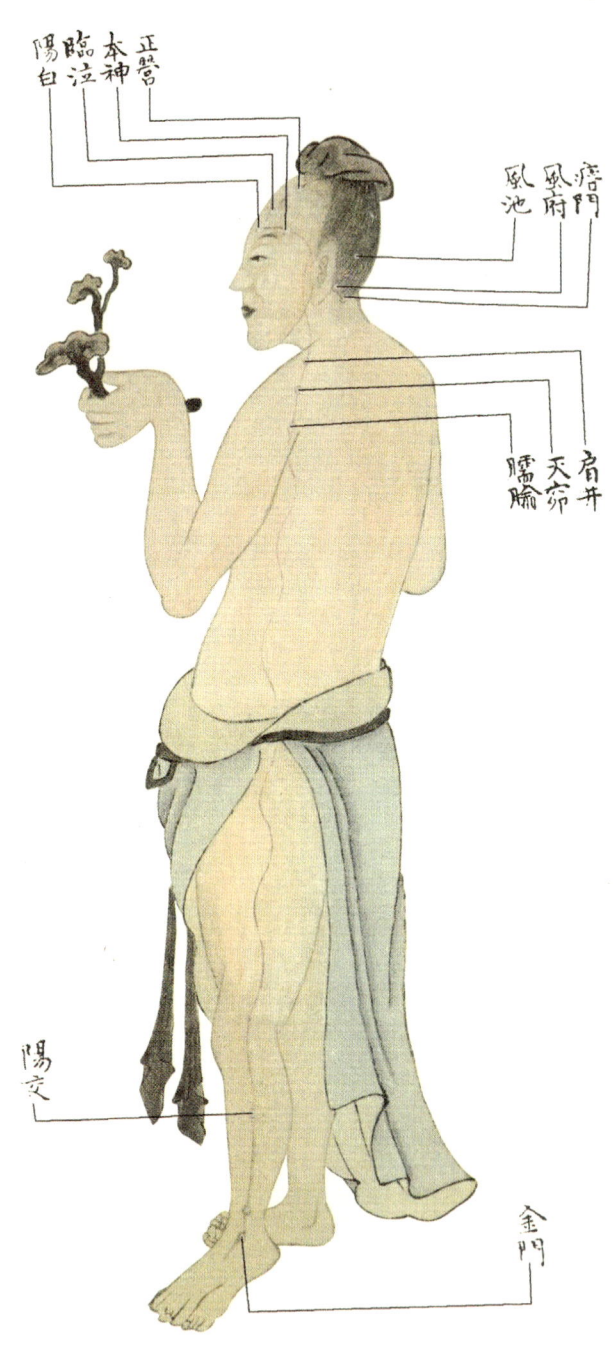

阳维脉经穴图（图见左）

阳维之脉，起于诸阳之会足太阳外踝下金门穴，上行，会于足少阳阳交，而逡上循[1]腹，至肩，与手足太阳及跷脉会于臑腧，又与手足少阳会于天髎、肩井，而上头，会于阳白、本神、临泣，至正营，循脑空，下风池，与督脉会于风府、喑门而终。

[1] 循：原作"捌"，据《人体经穴脏腑图》改。

前头颈穴总图（图见左）

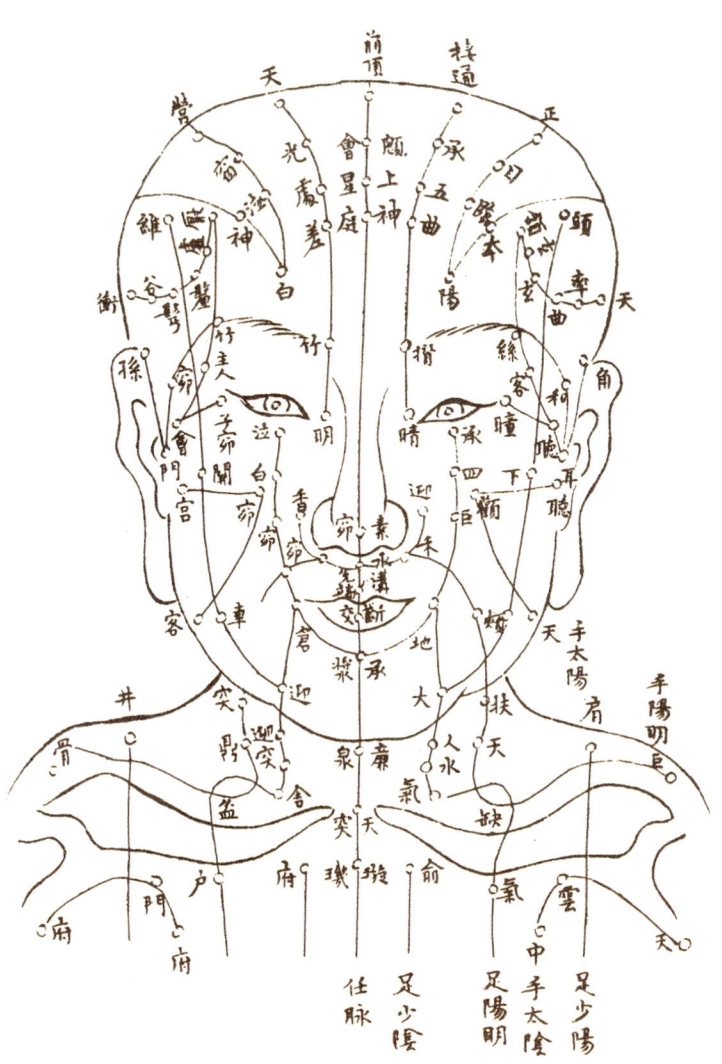

胸腹总图（图见左）

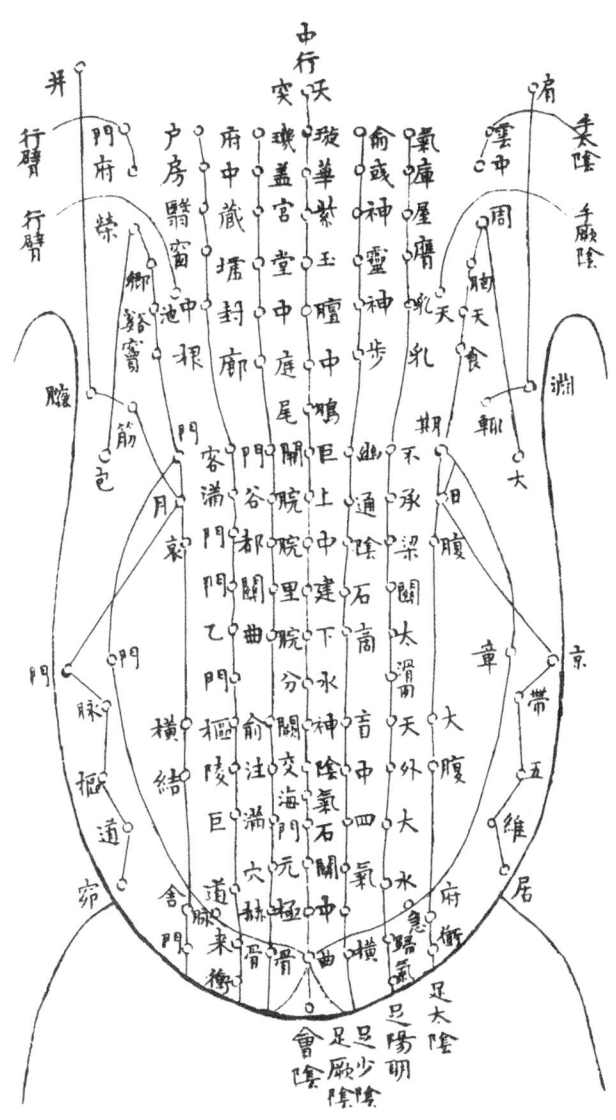

尊生图要

后头颈总图（图见左）

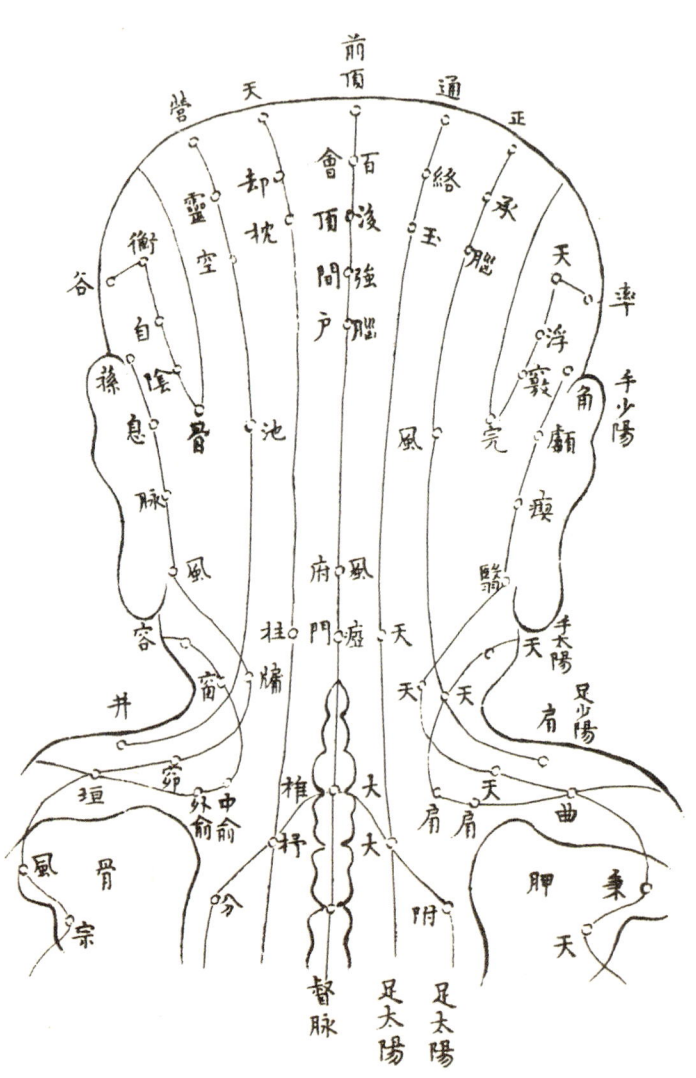

背部总图（图见左）

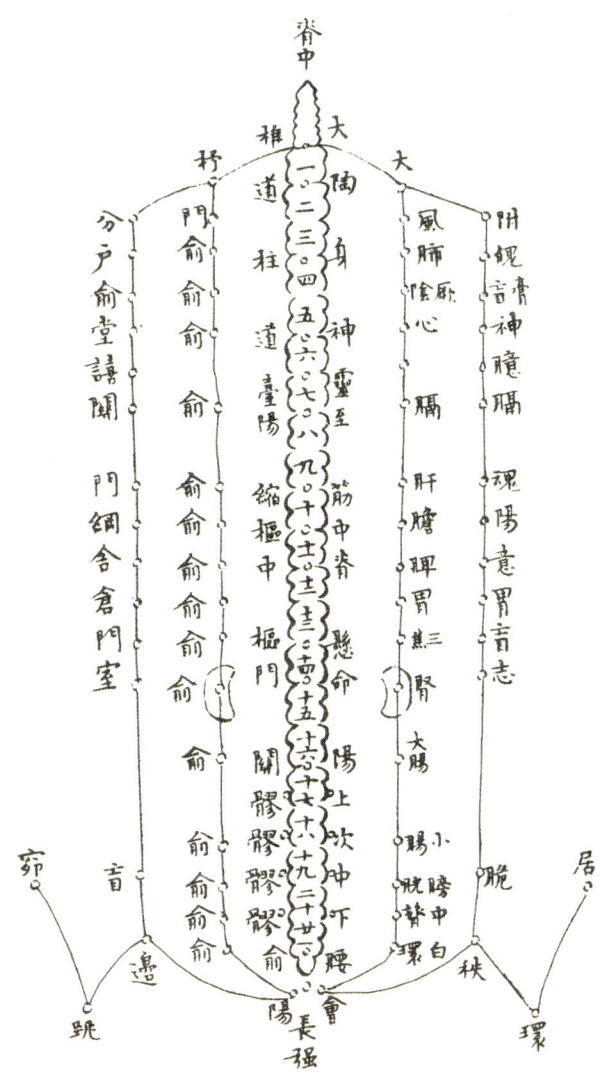

尊生图要

侧头肩项总图（图见左）

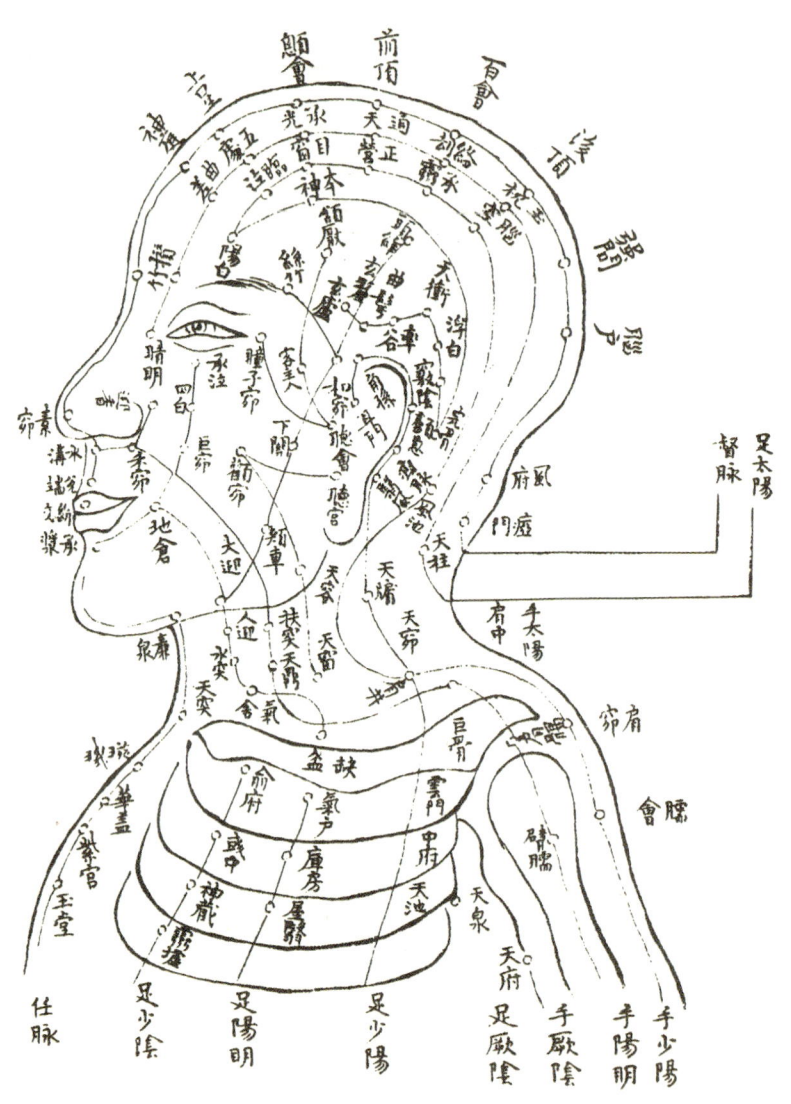

侧胁肋总图（图见左）

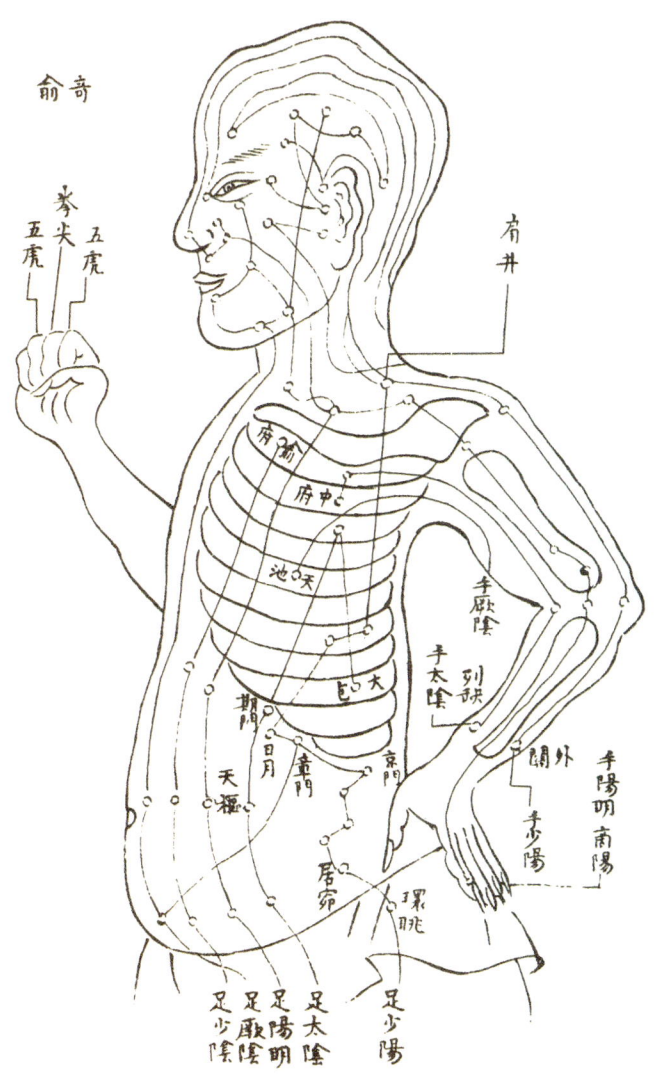

阴手总图（图见左）

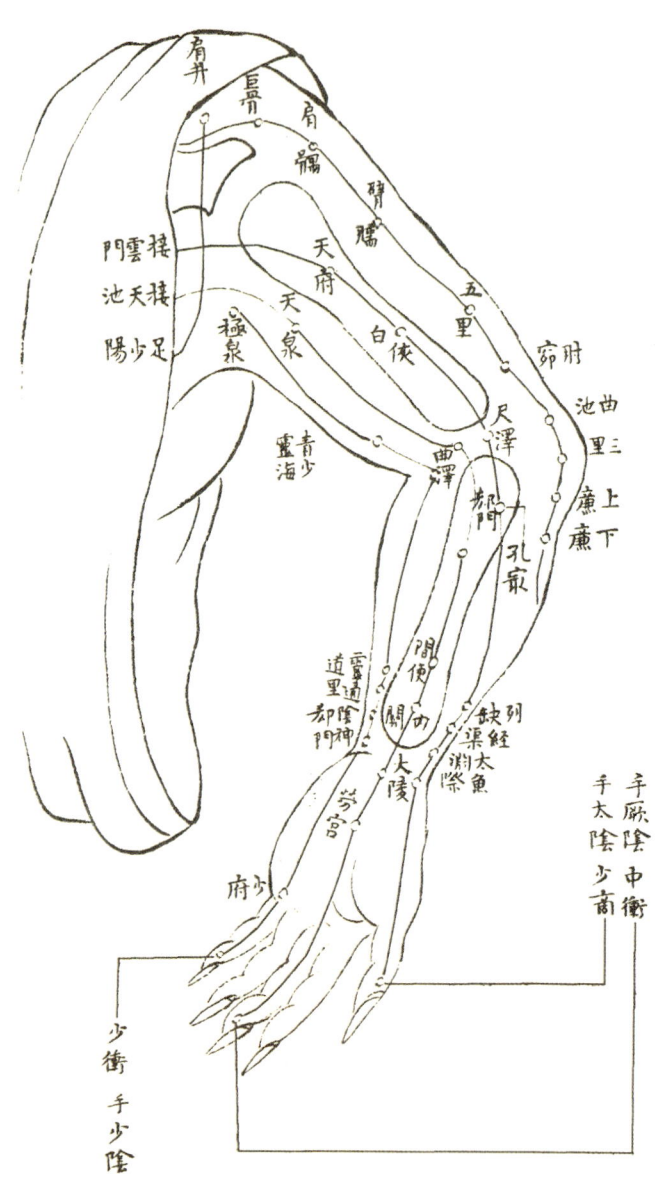

阳手总图（图见左）

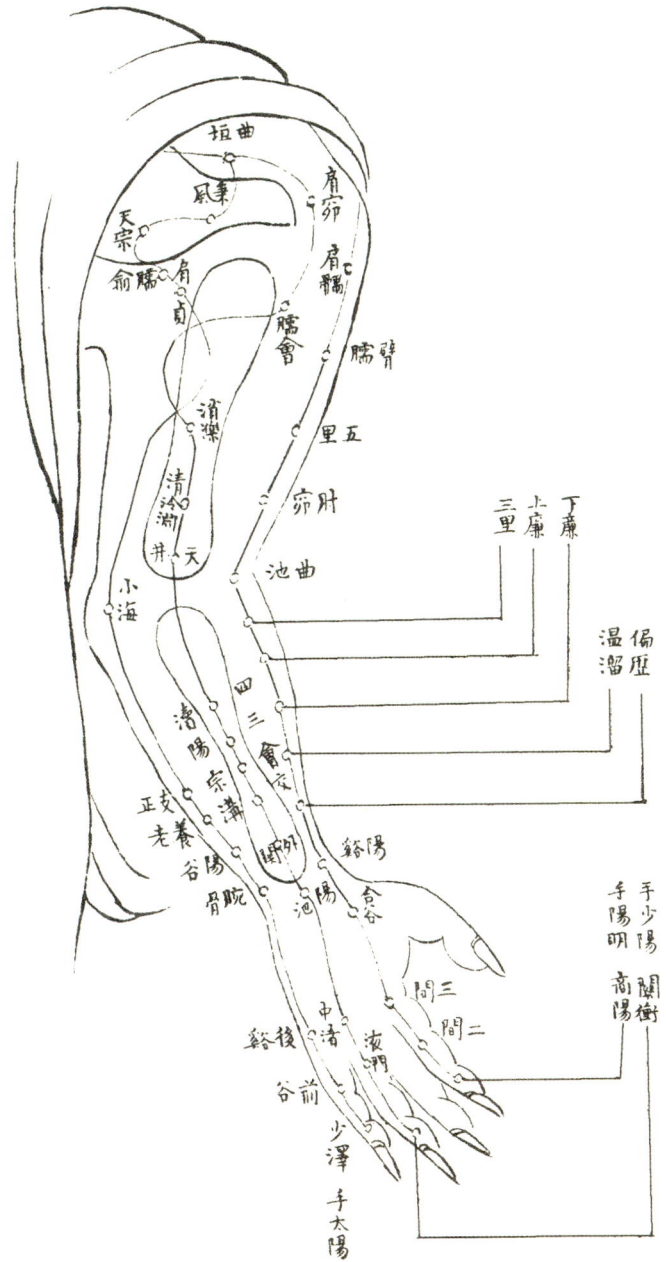

尊生图要

阴足总图（图见左）

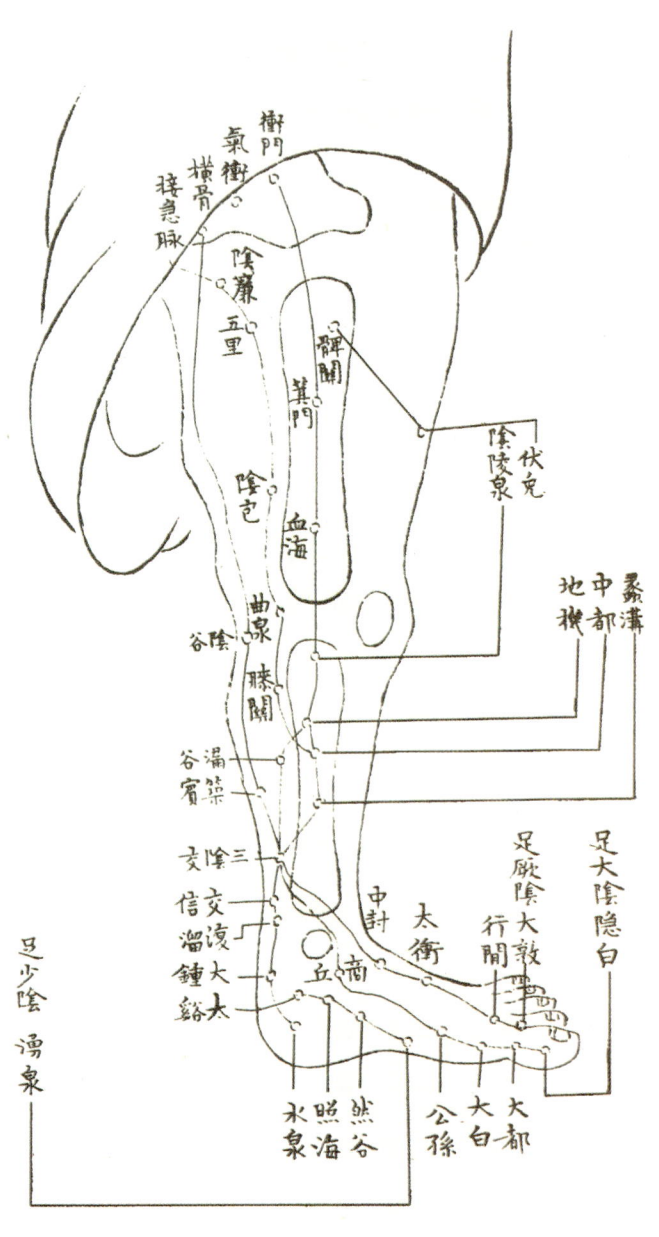

阳足总图（图见左）

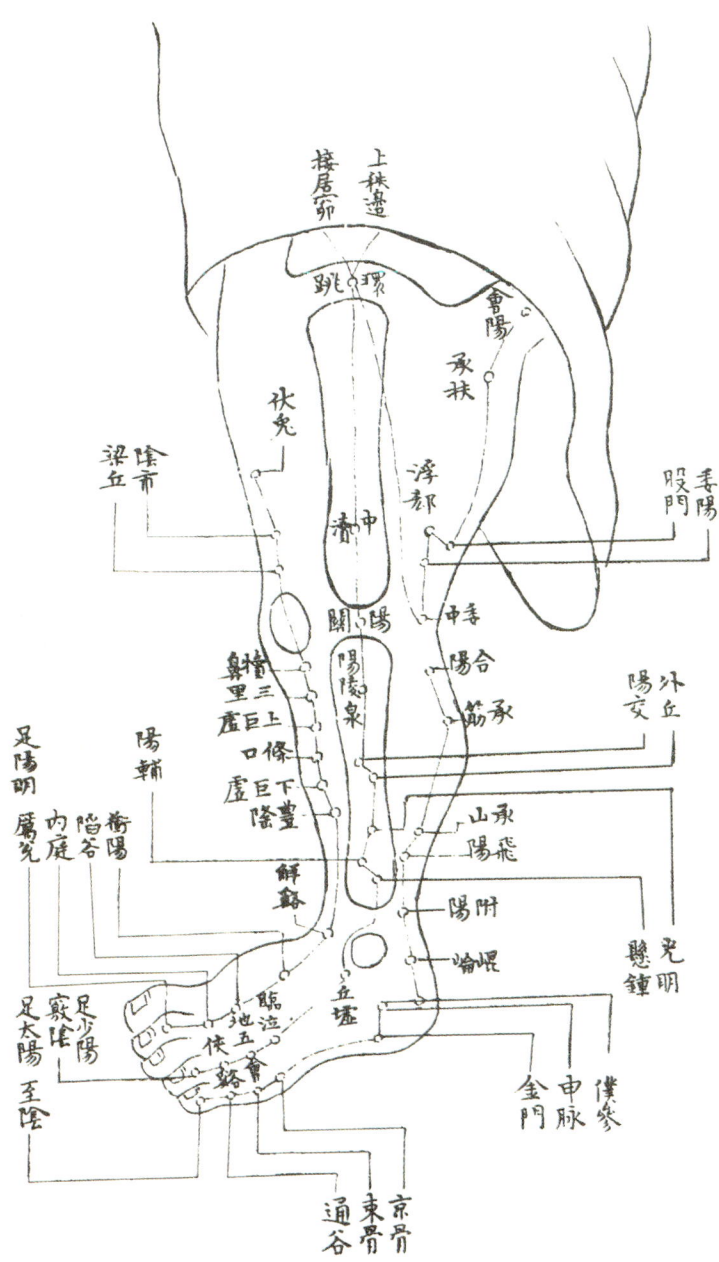

尊生图要

右《尊生图要》一册，衡山先生手图而书之者也。内而脏腑，外而脉穴，纤悉具备，而又备载补泻诸方，学者观此，如饮上池水矣。先生晚岁，极意珍摄，宜乎克享上寿也。

后学　周天球　跋

脏腑证治图说人镜经

著者佚名　明·王宗泉　传　卞雅丽　校订

明万历三十四年刻本

　　《脏腑证治图说人镜经》八卷，续录二卷，又名《人镜经附录全书》，简称《人镜经》，经脉学专著。刊行于明万历三十四年（1606）。原书作者无考，传至明代御医王宗泉，王再传于弟子钱雷（宋代名医钱乙后人），由钱氏在原书基础上增加两卷续录，经由两浙按察使洪启睿刊行于世。此书论述十二经络、奇经八脉之生理，每经主之以脏，配之以腑，继以图说。腧脉步穴，各有所处，各有所象，各有所主，各有所验，《内经》《甲乙》诸经之义，于此书提纲挈领，可据以辨证，可依此处方。今据美国国会图书馆所藏明万历三十四年（1606）汤阴洪启睿刻本影印，该本为初刻，雕工精准，字型方正，为珍稀版本；又以简体汉字录出，加以点校，以飨读者。

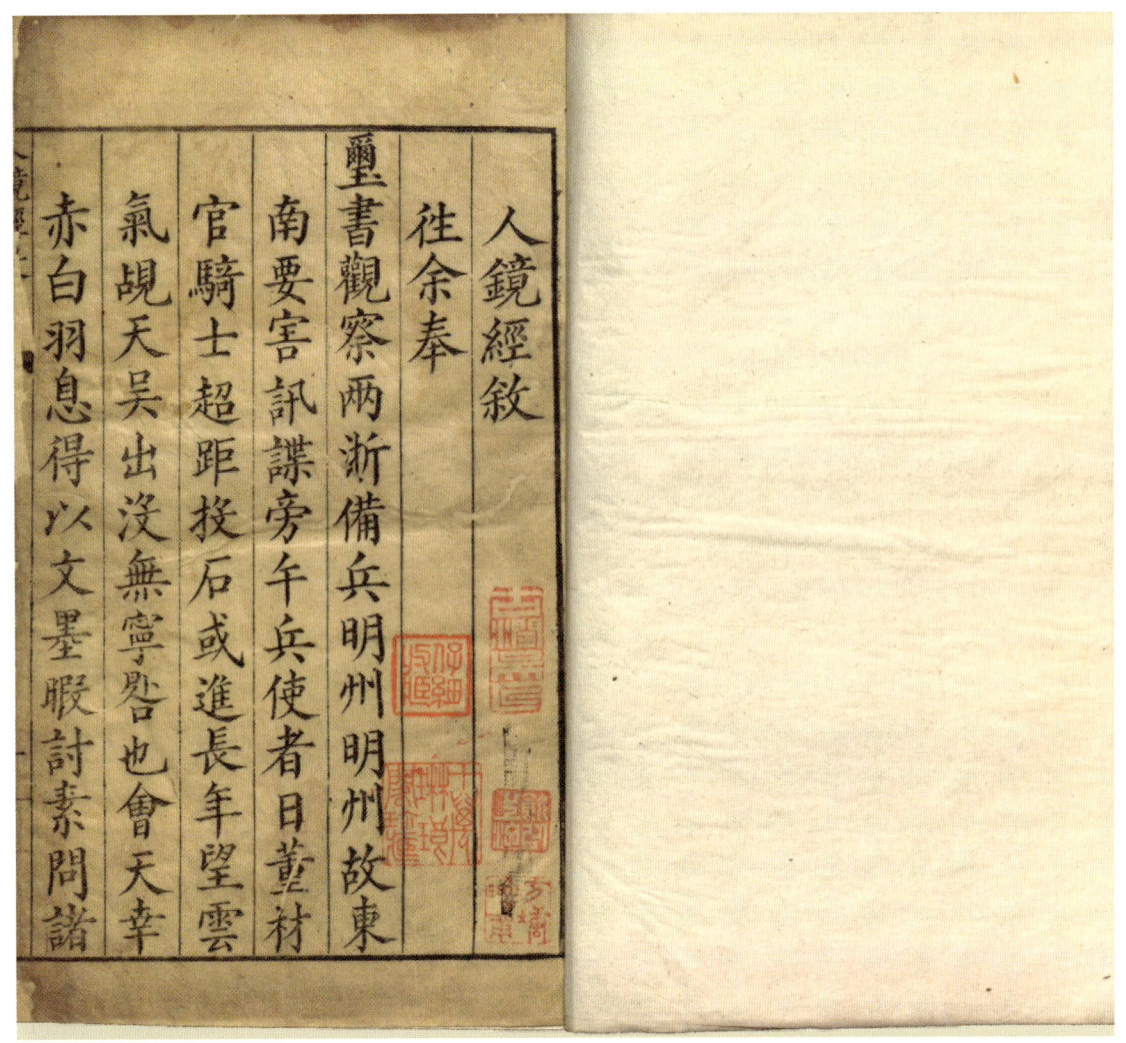

人镜经叙

往余奉玺书观察两浙，备兵明州。明州故东南要害，讯谍旁午兵使者日董材官骑士超距投石，或进长年望云气觇天吴，出没无宁晷也。会天幸赤白羽息，得以文墨暇讨《素问》诸方书读之,间治参苓为摄生计,庶几无风露忧,以当县官一日之用。所习医叟钱雷,番番然,暇辄诣余,望其容老而加晬,与之谈方脉,辄有当也,尝手一编名《人镜经》以上。余惟经之为义綦尊且重,自轩岐嘉惠冯生,更设问难,以牗来学。虽云方术,亦得称经,叟操何义而侈名若是?乃受而阅之,则自人身关节脉络悉肖为图,图各系以说,穷源极委,灿然明备。即隔垣而视,弗洞于此。复有附录,以衍未尽,则又直溯人道伊始,以究极十二经之变化,靡不凿有依据。余卒业始悚然流汗,谓生人受病万端,攻亦万变。治者徒切指下决情形,死生之命悬于呼吸,孰是匪亲所遗而屑越,不讲于医效哉?既又为之喜曰:得是编而广惠宇内,即庸夫少习岐黄家言,亦能按图详说,审候寻原,何至取人七尺,玩弄掌股间者而折肱称良犹后已。叟老矣,为德于乡,不欲近名。余惟医自叟而中兴,若之何秘弗传,乃捐大官钱,授之剞劂而告成事。凡卷八,附录二,精而核,简而括,一开卷了然,真人镜哉!即以经名,奚而不可?抑有要焉叟之说,曰:不治已病治未病。昔扁鹊朝三见齐王，而三进之曰：君疾渐矣，不治不起。王怒叱之，扁鹊惧而走。王疾而求扁鹊，晚矣。余往治兵海上，廪廪防未然，斯其指与叟合。然则，此亦鱼之筌也夫？客曰：子之言似矣，而不思天子昔以瀚海车师畀尔，方叔壮猷之寄兹，且岳岳藩宣，与古大国诸侯等，将一邦痿痹凋瘵，子大夫实诊视之，顾安用此方伎为？余唯唯否否，闻之医犹相也，天下如人一身，然阴阳燥湿不一，其宜宽猛刚柔不一，其用平则致养，疾则摽攻，梁肉药石，自古喻之。世有神明经

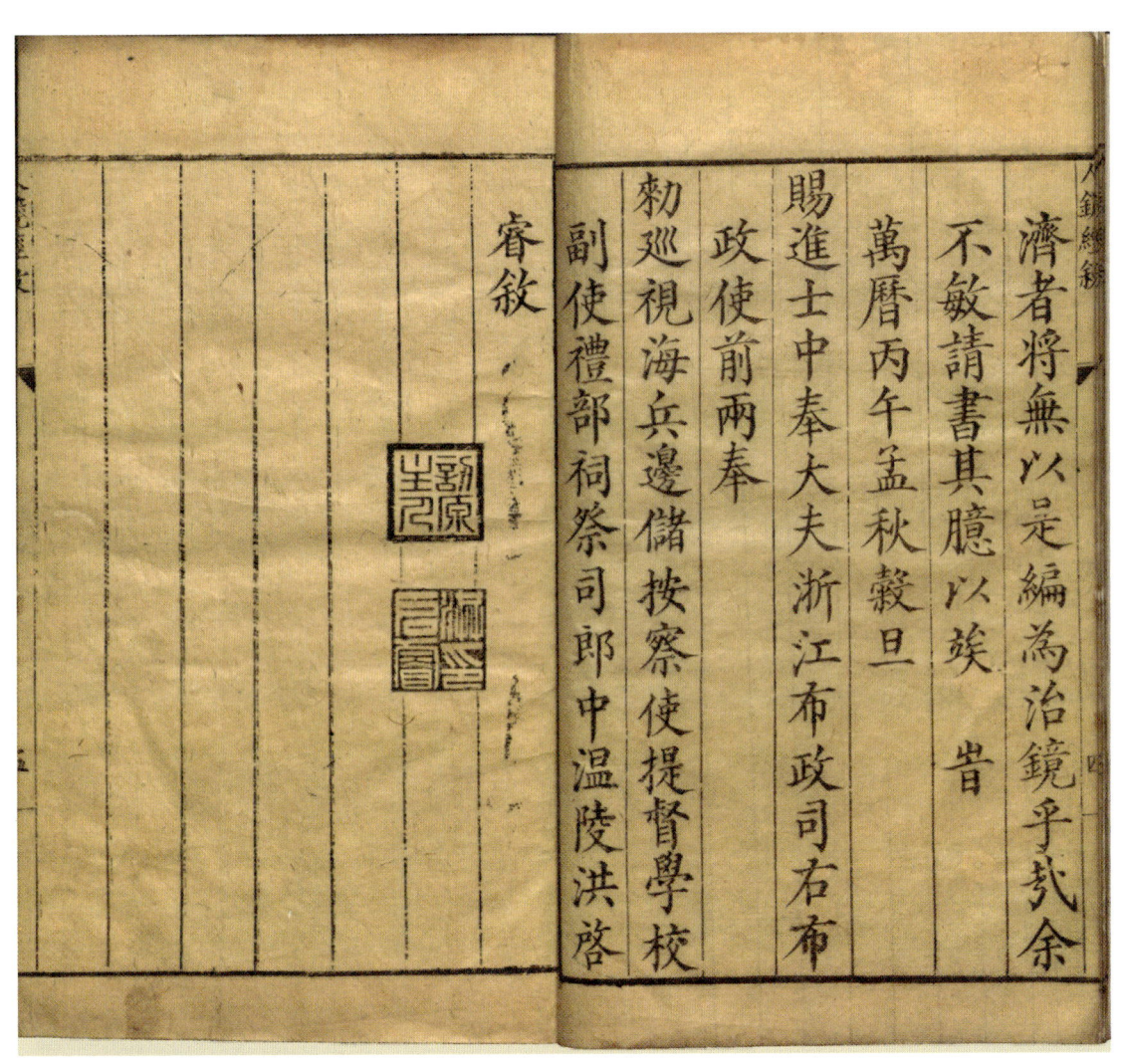

济者，将无以是编为治镜乎哉！余不敏，请书其臆以矣。

时万历丙午孟秋谷旦

赐进士中奉大夫浙江布政司右布政使前两奉敕巡视海兵边储按察使

提督学校副使礼部祠祭司郎中温陵洪启睿叙

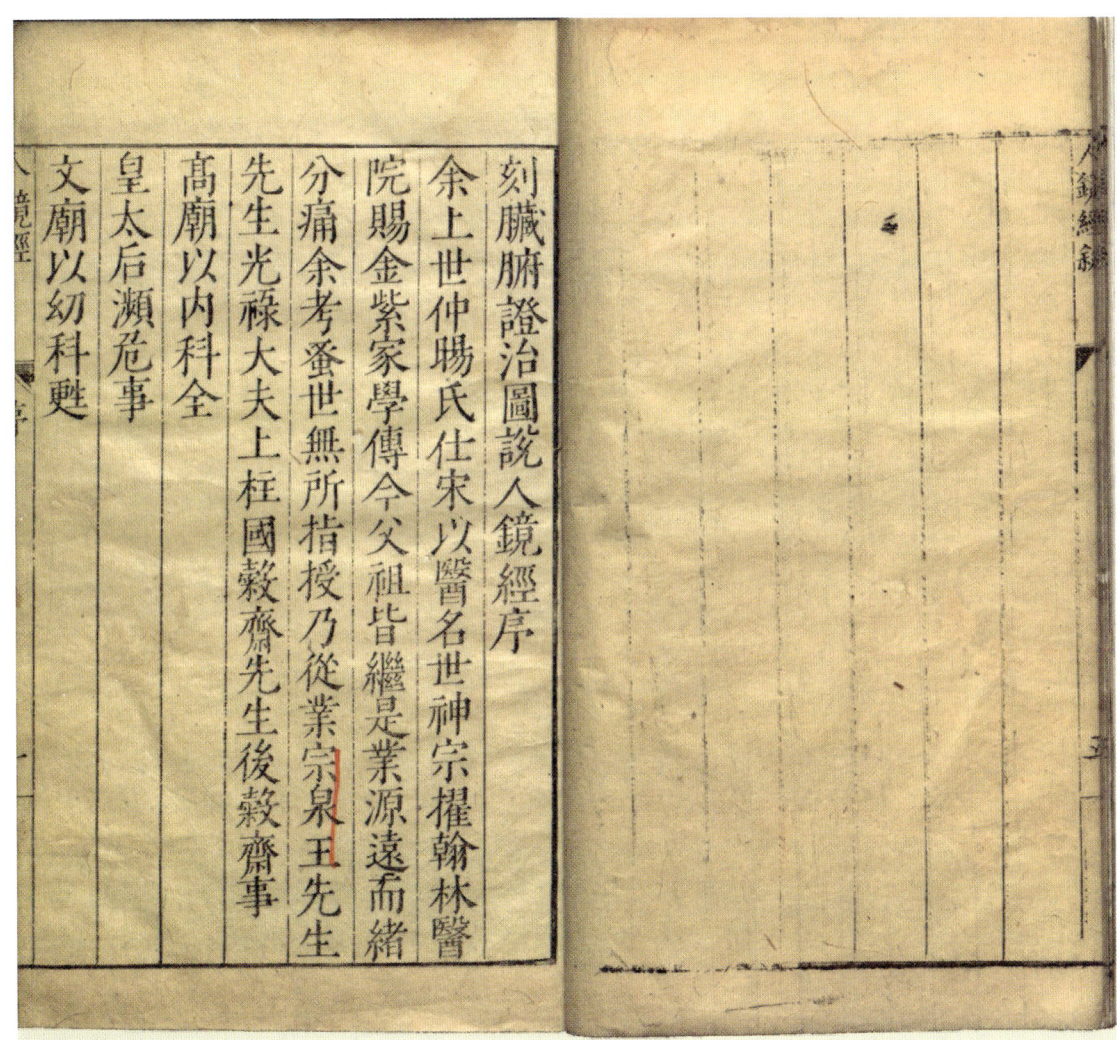

刻脏腑证治图说人镜经序

余上世仲阳氏仕宋，以医名世，神宗擢翰林医院，赐金紫，家学传今。父祖皆继是业，源远而绪分，痛余考蚤世，无所指授，乃从业宗泉王先生。先生，光禄大夫上柱国谷斋先生后。谷斋事高庙，以内科全皇太后濒危，事文庙，以幼科苏皇太子风厥，立殊勋，征进御院，加授太保谨身殿大学士，名震朝野。诸撰撷补偏拾遗，剔歧彰隐，先生出其后，学迈凡伦。余传其秘奥，道遂行。爰售知抚院藩臬郡邑诸公，岁辛未代巡虬峰，谢公罹重疾，进方饵得异效，嗣后疗巡醢浒西孙公亦效。公改巡江右，征往讲医论道，历三时以归，归则先生即世矣。不获启手足，心犹痛焉。人亡，书亦散亡矣。购其遗，得一书，曰《脏腑证治图说人镜经》，尽采《素》《灵》十二经、奇经八脉次第旧编，每经主之以脏，配之以腑，继以图说，腧脉步穴所在。五运有太过不及，平气而先后之不齐，六气有司天在泉，淫胜厥复之不一。气运主客所临，胥为民病。而又别是动所生之见证，脉诊四时顺逆，而推阴阳表里寒热，血气虚实之所因，详五邪十变，而断乎病，死生之有定。各经投以药饵，正逆引导，随其气味厚薄升降所宜，相虚实，垂子母补泻之法。内景别喉咽分气食，揭七冲、四海、八会，而知荣卫经脉之流行。外景列正背侧图，著头面胸背、腹胁腰脊、足股骨节，而举形体之悉备，手足虽分十二经，而周流交接，条贯互根，至简至妙。譬之探奇武库，张乐洞庭，其义备，挈裘于领，提网于纲，其要举，不必皓首穷研，丹铅椠录而包括无遗也。深得轩岐心法，而高出于诸贤之纂辑，会而通之，可以辨证，可以处方，可以拯疲癃，可以寿国脉，如运之掌矣。忆昔统观《素》《灵》若探瀚海，屡欲抽思捷径，限于蠡测之未宏。兹得是编，三复隽永，先得余心之同。然求其人，惜无序引赞跋可稽考之。《医鉴》有徐仲融者，得异人授以葫芦，启视乃《扁鹊人镜经》。史言长桑君饮以上池之水，尽见脏腑症结，是经岂扁鹊所遗耶？何以又有后贤之绪论在也？谛疑之。必有豪杰之士，神符心悟，探赜钩玄，著为济世之典，用以指画后人。若泛舟以适波斯，蹑蹬以登岱华。引之以入俞跗雷公之域而不止也。先生之书，尽为人取去而独留以遗我，是未识为黄石之秘，只以覆瓿目之而已。余惟丰城之宝，必有鉴别者识之，而道必待人以行，书必得人以传，于以垂不朽事业。天下或有得其序，引以观而知作者姓名，未可知也。余侍先生纂述，协力著有《脉经本旨》《药性统宗》《病源纲目》《体仁拔萃》《灵素枢机》，非不微有发明，未暇镂梓，而汲汲是编，不敢隐秘自私，不特为吾辈筌蹄，虽以呈缙绅巨公一纵目焉，必能知证疗之概，断不为粗工所误矣。是书扶济之功，岂谓浅耶，而余之附骥，岂不远哉。

万历岁在丙午季夏上浣吉旦四明后学豫斋　钱　雷谨序
男　太医院医士　钱　选
孙　钱世忠　同辑

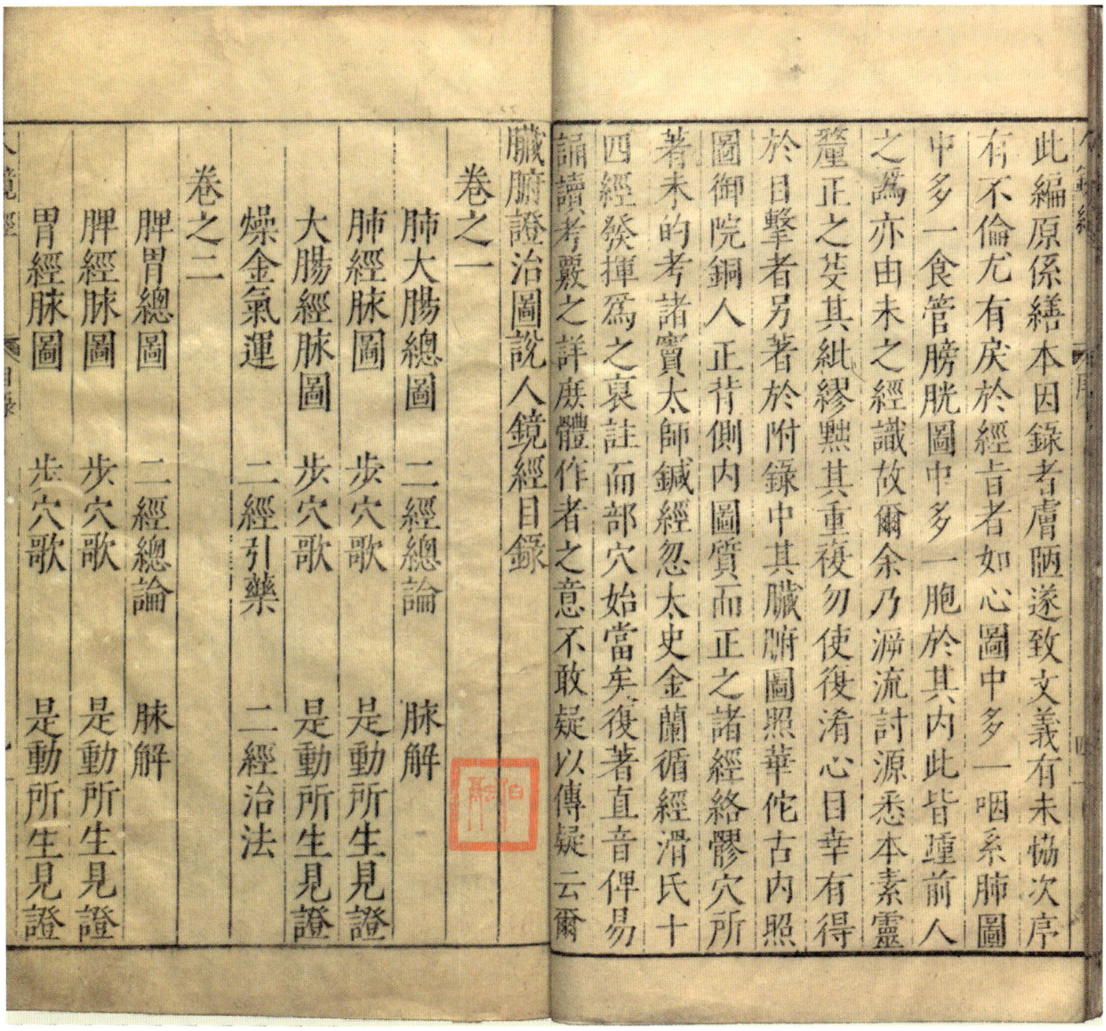

此编原系缮本，因录者肤陋，遂致文义有未协，次序有不伦，尤有戾于经旨者，如心图中多一咽系，肺图中多一食管，膀胱图中多一胞于其内，此皆踵前人之伪，亦由未之经识故尔。余乃逆流讨源，悉本《素》《灵》厘正之，芟其纰缪，黜其重复，勿使复淆心目。幸有得于目击者，另著于附录中。其脏腑图照《华佗古内照图》《御院铜人正背侧内图》质而正之，诸经络腧穴所著未的，考诸《窦太师针经》、忽太史《金兰循经》、滑氏《十四经发挥》为之衰注而步穴始当矣，复著直音，俾易诵读，考窍之详，庶体作者之意，不敢疑以传疑云尔。

脏腑证治图说人镜经目录

卷之一

肺大肠总图　二经总论　脉解
肺经脉图　步穴歌　是动所生见证
大肠经脉图　步穴歌　是动所生见证
燥金气运　二经引药　二经治法

卷之二

脾胃总图　二经总论　脉解
脾经脉图　步穴歌　是动所生见证
胃经脉图　步穴歌　是动所生见证

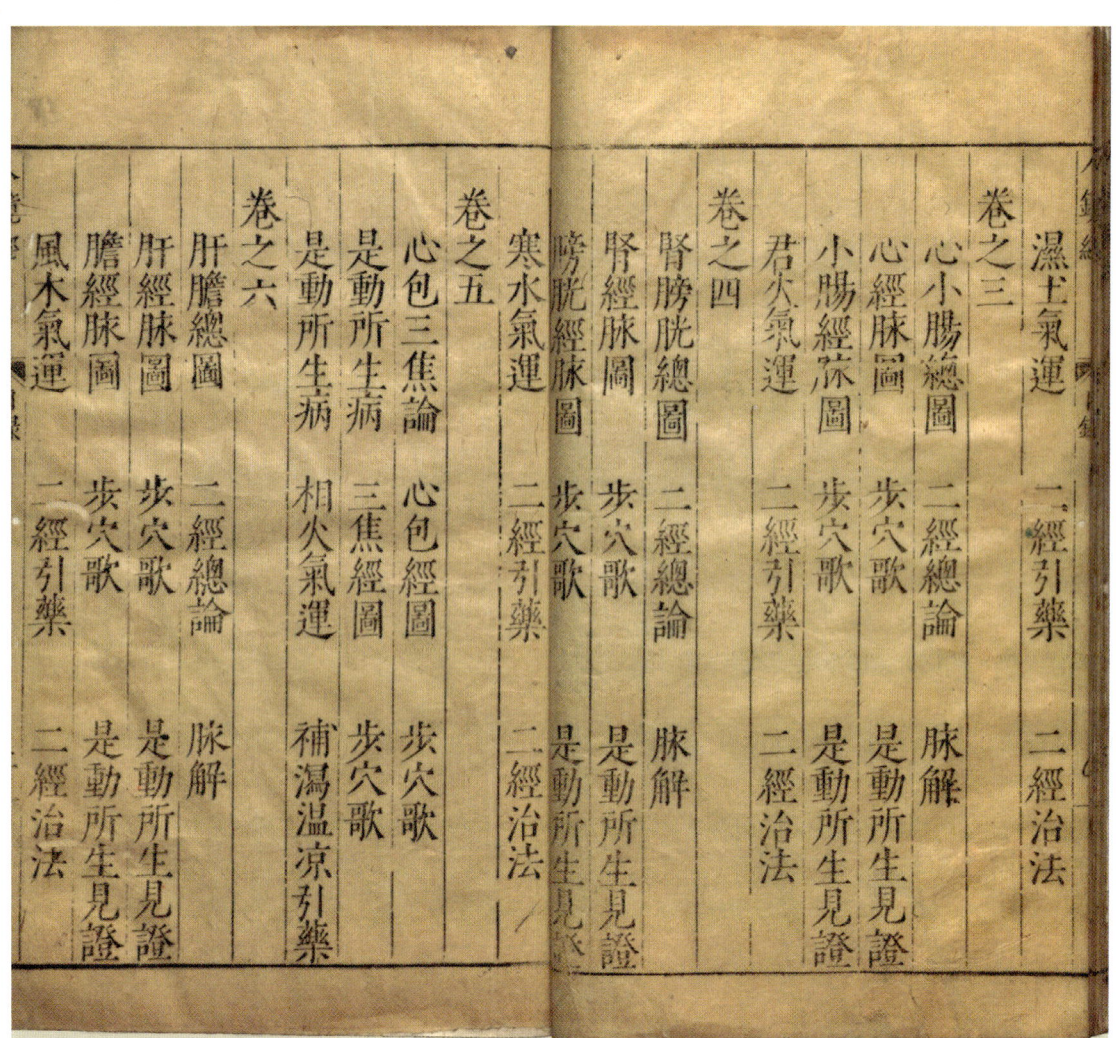

湿土气运　二经引药　二经治法

卷之三

心小肠总图　二经总论　脉解

心经脉图　步穴歌　是动所生见证

小肠经脉图　步穴歌　是动所生见证

君火气运　二经引药　二经治法

卷之四

肾膀胱总论　二经总论　脉解

肾经脉图　步穴歌　是动所生见证

膀胱经脉图　步穴歌　是动所生见证

寒水气运　二经引药　二经治法

卷之五

心包三焦论　心包经图　步穴歌

是动所生病　三焦经图　步穴歌

是动所生病

相火气运　补泻温凉引药

卷之六

肝胆总图　二经总论　脉解

肝经脉图　步穴歌　是动所生见证

胆经脉图　步穴歌　是动所生见证

风木气运　二经引药　二经治法

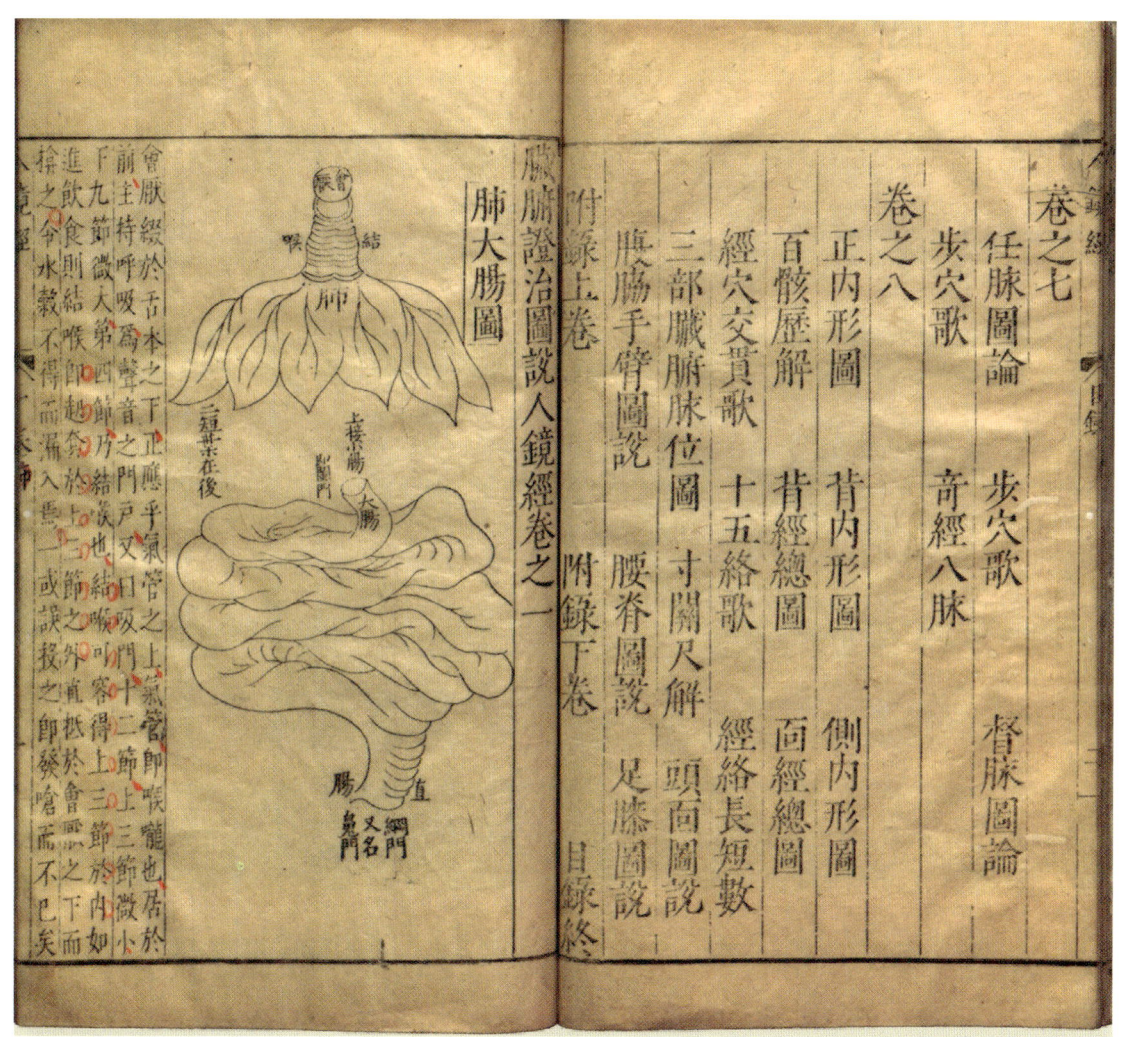

卷之七

任脉图论　步穴歌

督脉图论　步穴歌

奇经八脉

卷之八

正内形图　背内形图　侧内形图

百骸历解　背经总图　面经总图

经穴交贯歌　十五络歌　经络长短数

三部脏腑脉位图　寸关尺解　头面图说

腹胁手臂图说　腰脊图说　足膝图说

附录上卷

附录下卷

脏腑证治图说人镜经卷之一

肺大肠总图　二经总论　脉解[1]

肺大肠图（图见上）

会厌缀于舌本之下，正应乎气管之上，气管即喉咙也，居于前，主持呼吸，为声音之门户。又曰：吸门十二节，上三节微小，下九节微大，第四节乃结喉也，结喉可容得上三节于内。如进饮食，则结喉即起套于上三节之外，直抵于会厌之下而掩之，令水谷不得而漏入焉，一或误投之，即发呛而不已矣。

---

[1] 肺大肠总图……脉解：本级标题全书均无，据本书目录补，下同，不另出注。

寅肺金主手太阴经，卯大肠主手阳明经，此二经为表里。肺位居高，为诸脏之华盖。《经》云：脏真通于肺，以行荣卫阴阳。又云：肺者，相傅之官相宰、相傅、保傅，治节出焉。《难经》云：肺重三斤三两，六叶两耳，凡八叶，主藏魄。

肺白象金，肺得水而浮，金得水而沉，何也？然肺者非为纯金也，辛商也，丙之柔，大言阴与阳，小言夫与妇。释其征阴婚而就火。其意乐火，又行阳道多，故令肺得水而浮也，肺熟而复沉，是辛归庚也。始由从化，终则归元。

五脏俱等，而心肺独在膈上者，何也？然心者血，肺者气，血为荣，气为卫，相随上下，谓之荣卫，通行经络营周于身，故令心肺在膈上也。

肺形如人肩，二布大叶，四垂如盖，附着于脊之第三椎，中有二十零四孔，以分布诸脏清浊之气。椎，音捶，颠同。《经》云：肺色白，其嗅腥，其味辛，其声哭，其液涕。

肺属金，干为天。干者，金也。故曰天气通于肺，故应天，上连于会厌。会厌者，声音之门户。肺属金，律应黄钟，象金石之有声也。厌，音掩。

金王于秋，相于季夏，发于冬，困于春，死于夏。其王日庚辛，王时日晡，其困日甲乙，困时平旦，其死日丙丁，死时禺中。晡音逋，申时也。禺中，日中也

《经》曰：肺者，气之本，魄之处也。其华在毛，其充在皮，为阳中之太阴，通于秋气。又云：西方白色，入通于肺，开窍于鼻。又云：五气入鼻，藏于肺，肺有病，鼻为之不利，故曰肺不和，则鼻不闻香臭。又曰：背为阳，阳中之阴，肺也。又云：精气并于肺则悲。

肺恶寒，形寒饮冷则伤肺。

肺主气，气病无多食辛。

久卧伤气，劳伤于肺。

损其肺者益其气。

脾胃一虚，肺气先绝。

白欲如鹅羽，不欲如盐。又云：白如豕膏者生，如枯骨者死。

肺热病，右颊先赤。

肺俞在背第三椎，其募在胸旁中府。俞为阳，《扁鹊传》作输，犹委输之输，经气由此而输于彼也。募为阴，犹募结之募，经气聚于此也。

肺气虚，则鼻息不利，少气实喘喝音褐，胸盈仰息。

邪在肺，则皮肤痛，发寒热，上气气喘，汗出咳动肩。

肺热病者，先淅然厥起，毫毛恶风寒，舌上黄，身热。热争则喘咳，痛走胸膺，背不得太息，头痛不堪，汗出而寒。丙丁甚，庚辛大汗，气逆，则丙丁死。刺手太阴阳明出血如大豆，立已。渐音昔，洒，渐也，厥冷也，邪气也，即伤寒伤风类。

肺疟者，令人心寒，寒甚热，热间善惊，如有所见者，刺手太阴阳明。列缺穴。

心移热于肺，传为膈消。

肺咳之状，咳而喘息有音，甚则唾血，肺咳不已，则大肠受之，大肠咳状，咳而遗矢。矢，屎也。

肺风之状，多汗恶风。骿然白，时咳短气，昼日则瘥，暮则甚。诊在眉上，其色白。骿音聘，膶白貌。

肺胀者，虚而满，喘咳倚息，目如脱状。○肺水者，身重，而小便难，时溏泄。

肺中寒者，吐浊涕。　　　　　　　　○肺痹者，烦满喘而呕。

肺热叶焦，发为痿躄。音壁，跛也。　　○肺之积名息贲，在右胁下。贲音奔，平声。

右寸肺大肠脉所出。浮短而涩，肺也。浮短而疾，大肠也。

肺合皮毛，肺脉循皮毛而行，持脉指法，如三菽之重。按在皮毛而得者为浮，稍稍加力，脉道不利为濇，又稍加力不及本位曰短也。濇音穑，涩也，菽，豆也。

帝曰：秋脉何如而浮？歧伯曰：秋脉者肺也。西方金也。万物所以收成也，故其气来，轻虚以浮，来急去散，故曰浮，反此者病。曰：何如而反？答曰：其气来，毛而中央坚，两傍虚，此谓太过，病在外，其气来，毛而微，此谓不及，病在中。曰：秋脉太过与不及，其病皆何如？答曰：太过则令人逆气而背痛，愠愠然，其不及则令人喘，呼吸少气而咳，上气见血，下闻病音。

肺脉来厌厌聂聂，如落榆荚，曰肺平。秋以胃气为本，脉来不上不下，如循鸡羽曰肺病。脉来如物之浮，如风吹毛曰肺死。厌，淹入声，聂音摄。

肺病身有热，咳嗽短气，吐出脓血，其脉当短濇，今反浮大，色当白而反赤死，是火克金也。

真肺脉至，大而虚，如以毛羽中人肤，色白赤不泽，毛折乃死。

肺脉搏坚而长，当病吐血。其耎而散者，当病灌汗。至令不复散发也。血汗者禁再汗，至今谓至盛暑之令也。耎音软。

秋肺脉欲浮而短涩，肾脉欲微而伏，命门脉欲微而滑，肝脉欲浮而弦细，心脉欲浮而洪，脾脉欲浮而微缓。

扁鹊曰，假令得肺脉，其外证面白善嚏，悲愁不乐，欲哭。其内证，脐右有动气，按之牢若痛，其病喘咳，洒淅寒热。有是者肺也，无是者非也。又云：手太阴气绝则皮毛焦。太阴者，肺也，行气温于皮毛者也。气弗营则皮毛焦，皮毛焦则津液去，津液去则皮节伤，皮节伤则皮毛枯折，毛折者则毛先死。丙日笃，丁日死。

肺实梦兵戈，虚梦见白物，见人斩血籍籍，或行水田。肺气盛则梦恐惧哭泣。厥气客于肺，则梦飞扬金器。大肠一名回肠，以其回屈而受小肠之谷，故名之也。经云大肠者，传道之官，变化出焉。

大肠重二斤十二两，长二丈一尺，广四寸，径一寸五分。当脐右回叠积十六曲，盛谷一斗，水七升半。广肠一名肛门，言其处如车缸形，故曰肛门，即广肠也。一名直肠，受大肠之谷而道出焉，又曰：魄门亦为五脏使，水谷不得久藏。

大肠俞在脊十六椎旁，募在脐旁天枢。俞为阳在背，募为阴在腹。

大肠为白肠。

大肠病者，肠中切痛，而鸣濯濯，寒则鹜溏，热则垢腻。厥气客大肠，则梦田野。

大肠有宿食，寒栗发热，有时如疟状。

大肠胀者，肠鸣而痛濯濯，冬日重感于寒，则飧泄不化。

水气客于大肠，疾行则鸣濯濯，如囊裹浆。

小肠移热于大肠，为虙瘕为沉。虙即伏字，瘕音假。

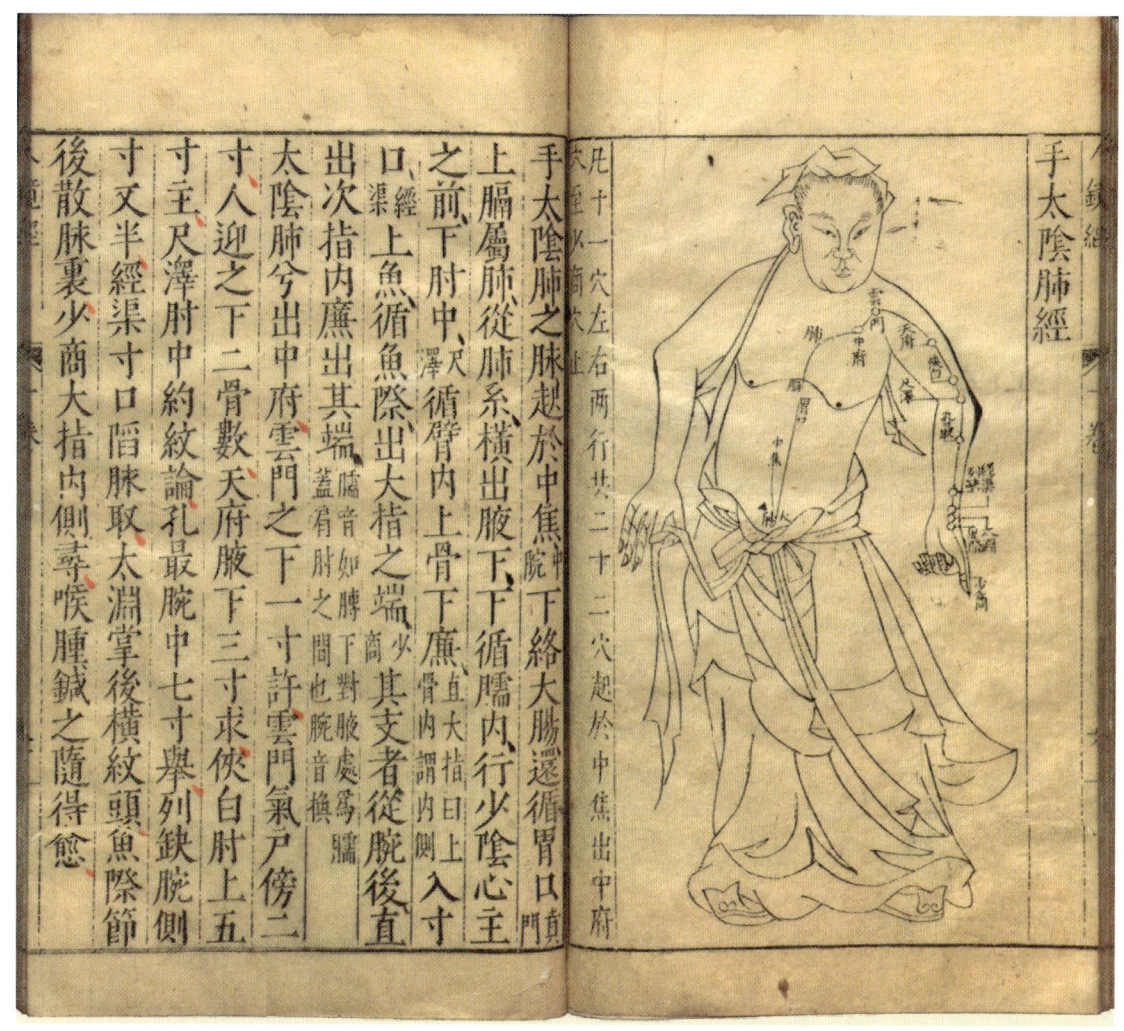

肺经脉图　步穴歌　是动所生见证

手太阴肺经（图见上）

凡十一穴，左右两行，共二十二穴。起于中焦，出中府穴，至少商穴止。

手太阴肺之脉起于中焦中脘，下络大肠，还循胃口贲门，上膈属肺，从肺系横出腋下，下循臑内，行少阴心主之前，下肘中尺泽，循臂内上骨下廉，直大指曰上骨，内谓内侧。入寸口经渠，上鱼，循鱼际出大指之端少商。其支者，从腕后直出次指内廉出其端。臑音如臂，下对腋处为臑，盖肩肘之间也。腕音换。

太阴肺兮出中府，云门之下一寸许。云门气户旁二寸，人迎之下二骨数。

天府腋下三寸求，侠白肘上五寸主。尺泽肘中约纹论，孔最腕中七寸举。

列缺腕侧寸又半，经渠寸口陷脉取。太渊掌后横纹头，鱼际节后散脉裹。

少商大指内侧寻，喉肿针之随得愈。

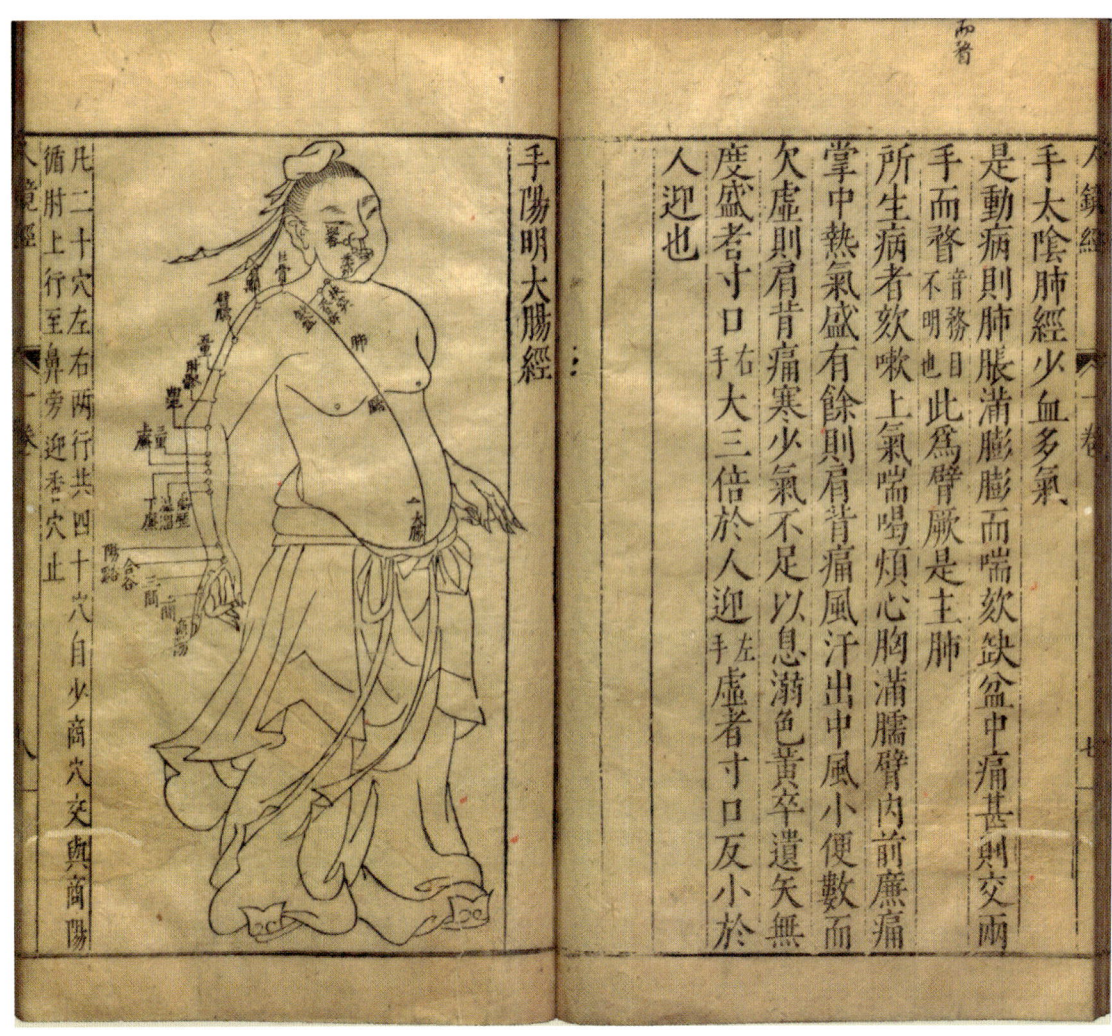

手太阴肺经，少血多气。

是动病，则肺胀，满膨膨而喘咳，缺盆中痛，甚则交两手而瞀音务，目不明也。此为臂厥，是主肺。

所生病者，咳嗽、上气、喘喝、烦心、胸满。臑臂内前廉痛，掌中热。气盛有余则肩背痛风，汗出、中风，小便数而欠。虚则肩背痛寒，少气不足以息，溺色黄，卒遗矢无度，盛者寸口右手大三倍于人迎左手，虚者寸口反小于人迎也。

大肠经脉图　步穴歌　是动所生见证

手阳明大肠经（图见上）

凡二十穴，左右两行，共四十穴。自少商穴交与商阳，循肘上行至鼻旁迎香穴止。

手阳明大肠之脉起于大指次指之端商阳，循指上廉出合谷两骨之间，上入两筋之中，循臂上廉入肘外廉曲池，循臑外前廉，上肩出髃音隔骨之前廉，上出柱骨之会，上下入缺盆，络肺下膈属大肠。其支别者，从缺盆上颈，贯颊入下齿缝中，还出挟口交人中水沟，左之右、右之左，上挟鼻孔迎香。

手阳明兮属大肠，食指内侧号商阳。本节前取二间定，本节后寻三间强。

岐骨陷中寻合谷，阳溪腕中上侧详。腕后三寸是偏历，五寸之中温溜乡。

下廉上廉下一寸，上廉里下一寸方。屈肘曲中曲池得，池下二寸三里场。

肘髎大骨外廉陷，五里肘上三寸量。臂臑髃下一寸取，肩髃肩端两骨当。

巨骨肩端叉骨内，天鼎缺盆之上藏。扶突曲颊下一寸，禾窌五分水沟傍。

鼻孔两傍各五分，左右二穴皆迎香。髎音髎，溜去声，窌音教。

手阳明大肠经，多血多气。

是动病，则齿痛䪼肿䪼音拙，是主津液。

所生病者，目黄口干，鼽衄喉痹，肩前臑痛，大指次指痛不用。气有余则当脉所过者热肿，虚则寒栗不复。盛者人迎左手大三倍于寸口右手，虚者人迎反小于寸口也。鼽音求，衄女六切，痹音弊。

燥金气运　二经引药　二经治法

阳明司天，燥淫所胜，平以苦温，佐以酸辛，以苦下之。在泉，燥淫于内，治以苦温，佐以甘辛，以苦下之。

六气阳明之胜，治以酸温，佐以甘辛，以苦泄之。

阳明之复，治以辛温，佐以甘苦，以苦泄之，以苦下之，以酸补之。

金位之主，其泻以辛，其补以酸，五气阳明位也。

阳明之客，以酸补之，以辛泻之，以苦泄之。

乙庚化金，其音曰商，庚阳为太商，乙阴为少商，平运曰正商。

西方属金而生燥，阳气已降，阴气复升，风气劲切，故生燥也。夫岩谷青埃，川原苍翠，烟浮草树，远望氤氲，此金气燥之化也。夜起白朦，轻如微雾，遐迩一色，星月皎然，此万物成阴，亦金精白露之气也。太虚埃昏，气郁黄黑，视不见远，无风自行，从阴之阳，如云如雾，此亦为金精霜肃之气也。

金运太过，坚成之纪，其政肃杀凋零，肝木受邪，民病少腹两胁痛，目赤眦疡，耳聋，上应太白星。眦音恣，疡音阳。

金运不及，从革之纪，其政燥烁音削躁切，金衰火行生气，民病肩背瞀重，鼽衄嚏血，便注下，上应荧惑星。荧音营。

金运平气，审平之纪，收而不争，杀而无犯，五化宣明，

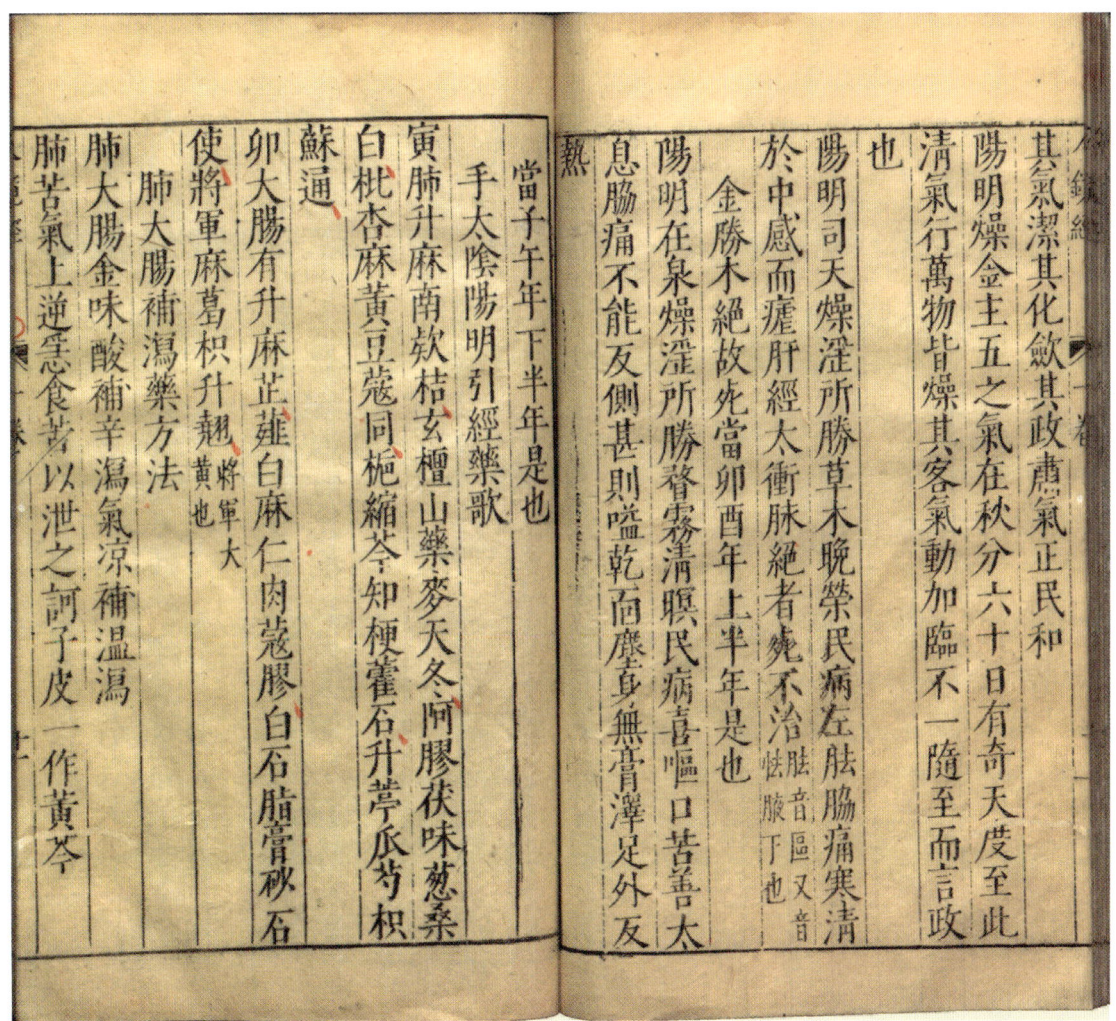

其气洁，其化敛，其政肃，气正民和。

阳明燥金，主五之气，在秋分六十日有奇，天度至此，清气行，万物皆燥，其客气动，加临不一，随至而言政也。

阳明司天，燥淫所胜，草木晚荣，民病左胠胁痛，寒清于中，感而疟，肝经太冲脉绝者，死不治。胠音区，又音怯，腋下也。

金胜木绝，故死，当卯酉年上半年是也。

阳明在泉，燥淫所胜，瞀雾清瞑，民病喜呕口苦，善太息，胁痛，不能反侧，甚则嗌干，面尘，身无膏泽，足外反热。

当子午年下半年是也。

手太阴阳明引经药歌

寅肺升麻南款桔，玄檀山药麦天冬。阿胶茯味葱桑白，枇杏麻黄豆蔻同。

栀缩芩知梗藿石，升葶瓜芍枳苏通。

卯大肠有升麻芷，薤白麻仁肉蔻胶。

白石脂膏砂石使，将军麻葛枳升翘。将军，大黄也。

肺大肠补泻药方法

肺大肠金味酸补辛泻，气凉补温泻。

肺苦气上逆，急食苦以泄之，诃子皮，一作黄芩。

肺欲收，急食酸以收之。以酸补之，五味子；以辛泻之，桑白皮。

肺气盛，则苦气上逆，泄则不逆，苦性宣泄，急食苦以泄其气逆。

肺金受病制于火，收则不受火克而自宁，故欲收，酸能收，急食酸以收之。酸益肺，故用以补，辛性散逆，故以辛泻之。

辛先入肺。

肺宜食苦。

肺虚，五味子补之。如无他证，阿胶散补之。补母脾土，以甘草。

肺实，桑白皮泻之。如无他证，以泻白散泻之。若曰实则泻其子，肾水无实不可泻。

肺主燥，自病则喘嗽，必须润之。

实则喘而气盛，泻白散。虚则喘而少气，阿胶散。

心乘肺，贼邪，热而喘嗽，先地黄丸，中导赤散，后阿胶散。

肝乘肺，微邪，恶风眩目昏愦而嗽，羌活膏。

脾乘肺，虚邪，体重吐痰，泄泻嗽，人参白术散。

肾乘肺，实邪，憎寒嗽清利，百部丸。

凡肺之得病，先观心之虚实。若心火炎盛烁金，即当先抑心气，后服肺药。若心气和，更看脾脉虚实。若脾气虚实冷，不能相生，而肺家不足，则风邪易感，故患肺恶寒者，由脾虚得之。若脾气盛实，则亦痞满中焦，而大肠与肺表里不能相通。夫中焦热膈则肺大肠不通，其热毒气必上蒸于肺，故患肺热者，多脾实得之。心气盛者泻之，脾气虚者益之，脾气实者通之，须随其气之寒热以治之。故有益心气脾气之药，当诊其脉，若心脾俱和，肺自生疾，则察肺之虚实而治之。

治心气实热烁金，肺受心邪而生疾，若心脉洪大，于肺部微见心脉，宜先服此抑心气方。

茯苓　黄芩　玄参　甘草　麦门冬去心　升麻　桔梗　贝母去心　牡丹皮去骨　犀角镑, 各一钱　沉香　木香各一钱二分

右为细末，每服三钱，水一盏，煎八分。不拘时，和渣服。

治脾气乏不能生肺，而肺气不足多感风邪，益脾方

厚朴制,一两　草豆蔻　人参各五钱　甘草一钱　干姜一钱六分

上为细末，每服三钱，水一盏，煎八分。空心和渣服。

治脾气盛实，痞隔中焦，大肠与肺不能相通则热气

蒸于肺，因而生疾。若诊得脾脉洪大，宜通脾气方。

桔梗　大黄　麻黄　枳壳　柴胡　杏仁　羌活　木香　大腹皮各一钱

上为细末，每服三钱，水一盏，姜五片，煎八分。温服。

阿胶散，又名补肺散。

阿胶一两半，麸炒　马兜铃五钱，焙　鼠黏子二钱半，炒香　甘草炙二钱半　糯米一两　杏仁七粒，去皮尖炒

上为末，每服三钱，水一盏，煎六分。食后温服。海藏云，杏仁本泻肺，非若人参天麦门冬之补也。宜审之。

泻白散，又名泻肺散。

桑白皮细锉，炒香　地骨皮洗，去骨，炒，一两　甘草炙，五钱

上为末，每服一二钱，水一盅，入粳米百粒同煎至六分。食后温服。海藏用此泻肺热骨蒸自汗证，栀子、黄芩亦能泻肺热，当以血、气药分之。

治肺热言喑，喘息短气，好睡，下脓血方。

生地黄三钱　石膏四钱　麻黄二钱　杏仁一钱八分　升麻　羚羊角　芒硝各钱二分　赤蜜一小盏　淡竹茹弹大

上㕮咀，水二盅，煎八分。去渣下蜜煮二沸，温服。

橘皮汤，治肺热气上，咳息喘急方。

陈皮　麻黄各一钱　紫苏　柴胡各八分　宿姜　杏仁去皮尖炒，各一钱半　石膏四钱

水二盅，先煮麻黄，去沫，下诸药煎八分。温服。沫音涗。

治肺热喘息鼻衄方。

羚羊角　玄参　射干射音夜　鸡苏　芍药　升麻　黄柏各一钱　生地黄三钱　栀子仁　淡竹茹弹大

水二盅，煎八分。要利者加芒硝一钱。

治肺与大肠俱实，令人气凭满煮散方。

茯苓　麻黄各六分　黄芩　大青　桂心各三分　石膏五钱　丹参一钱　五味子　甘草　贝母　橘皮　芎劳各二钱　枳实二枚

上粗散。帛裹方寸匕，井花水一盏，煮五分。温服。匕匙也，四方一寸。

麻子汤，治肺气不足，咳唾脓血气，短不得卧。

麻子一升　桑白皮三两　桂心　人参各二两　饴糖大酒盏，饴音仍　阿胶　紫苑各一两　干地黄三两

上㕮咀，水十二盅，煎至五盅。分五服。

小建中汤，治肺与大肠俱虚寒。乏气，小腹拘急，瘦瘠。

大枣四枚　生姜　桂心各三钱　甘草二钱　芍药五钱

上㕮咀，水二盅，煎一盅，去渣，内饴一两半，煎八分。温

服。

生姜泄肠汤，治大肠实热，腹胀不通，口内生疮。

生姜　陈皮　竹茹　黄芩　栀子　白术　桂心二钱　茯苓　芒硝各二钱　生地捣汁，二两　大枣二枚

上㕮咀，水二盅，煎八分。温服。

黄连补肠汤，治大肠虚冷，利下清白，肠鸣逐痛。

黄连五钱　川芎　茯苓各三钱　地榆五钱半　酸榴皮　伏龙肝弹大

上㕮咀，水二盅，煎八分。临服下伏龙肝，再煎二沸。

治肺有风热，头目昏眩，皮肤瘙痒如虫行。

麻黄　羌活　川芎　射干　荆芥　山栀　紫苏　牡丹皮　杏仁去皮尖，各一钱　黑丑五钱　细辛　僵蚕炒去丝，各一钱二分

上为细末，每服三钱半，水一盅，姜一片，煎二三沸。食后和渣服。

治肺感风寒而嗽，服凉药愈多清涕方。

陈皮三钱　麻黄　羌活　川芎　紫菀　桔梗各一钱　细辛一钱二分　甘草一钱六分

上末每服二钱，水一盏，姜二片，煎七分。食远服。

治肺热面生疮，胸中滞塞，不时口有胶涎。

紫苏　桔梗　麻黄　羌活　丹皮　连翘各等分

上细末，每服二钱。食后熟汤送下。

治一切远近肺气微感寒时即便打嚏，渐加喘急，必初感寒打嚏时，即宜此方止之。

陈皮三钱　麻黄　桔梗　防风　川芎　紫苑　羌活　杏仁　甘草　细辛各一钱

上末，每二钱，水一盏，姜二片，煎八分。空心服。

治大肠秘热大便难，烦燥头疼，腹胁满口苦方。

大黄炮　牵牛半生半熟，各三钱　桔梗　枳壳　川芎　羌活　木香　柴胡　独活各一钱

上细末，熟煮莱菔入药末，于内木臼同捣，令可丸，如梧桐子大。食后熟汤下三十粒。

治大肠虚冷，食少，非时飧泄方。

吴茱萸　诃子炮　丁香　草豆蔻　川芎　防风各等分　舶上硫黄六钱

上末，炼蜜为丸，如梧桐子大。每服三十丸，食前米饮下。

肺有风气，四肢痿，胸胀喘逆，宜灸肺腧穴。

肠中胪胀不消，灸大肠腧。胪音闾，腹前皮也。

大肠有热，肠鸣腹满食不化，喘不能久立，巨虚、上廉

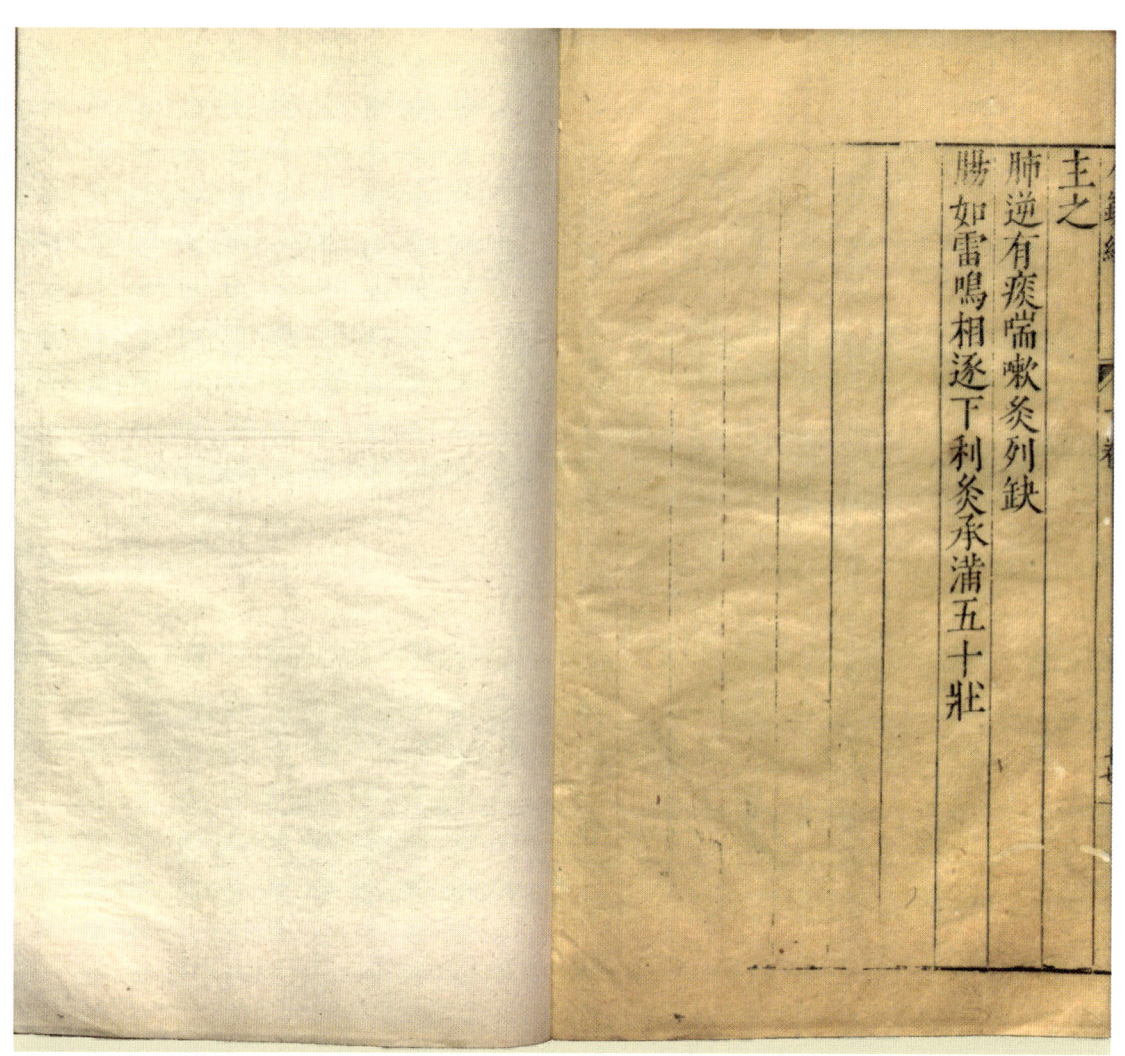

主之。

肺逆有痰喘嗽，灸列缺。

肠如雷鸣相逐，下利，灸承满五十壮。

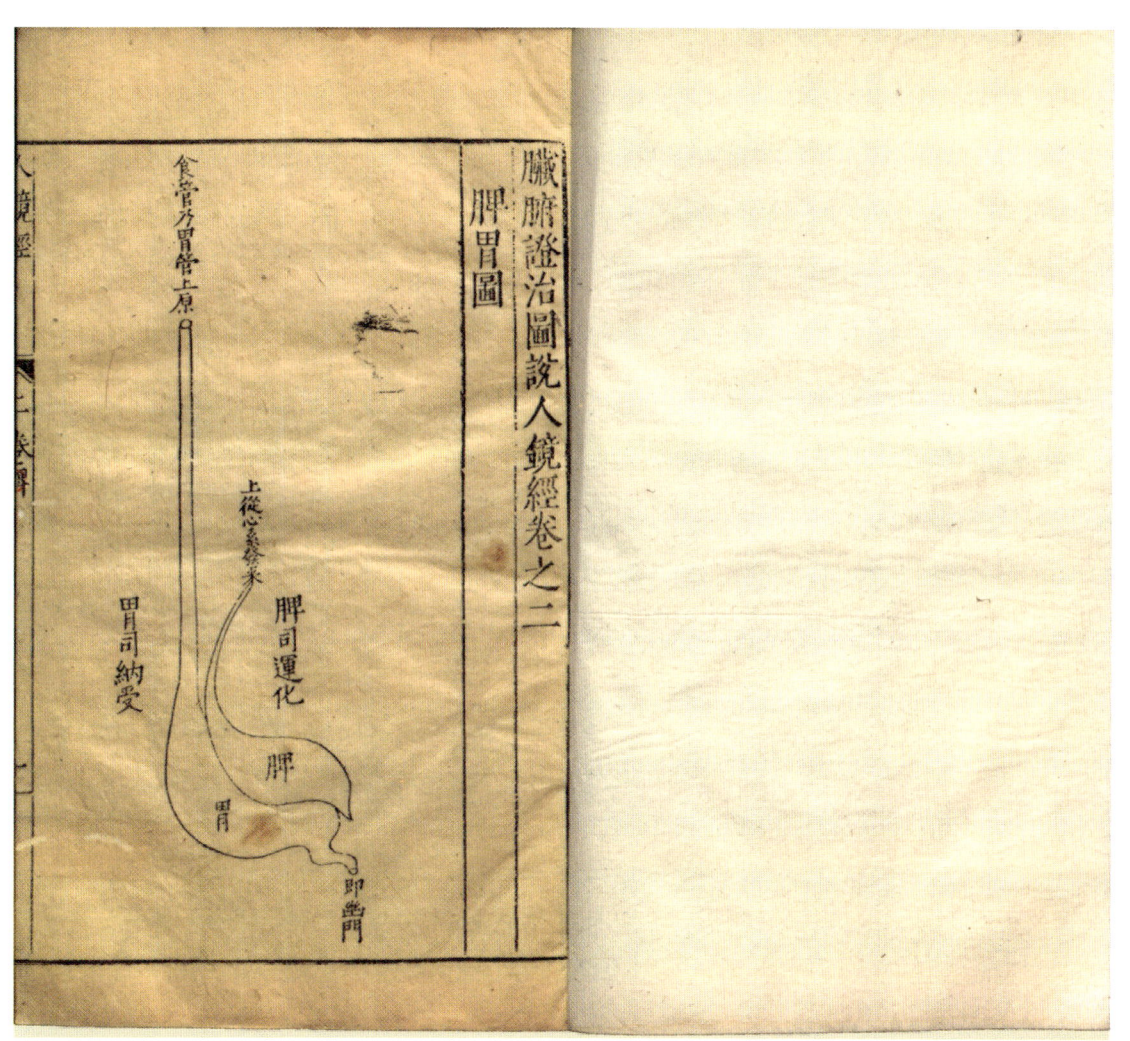

脏腑证治图说人镜经卷之二

脾胃总图　二经总论　脉解

脾胃图（图见上）

巳脾土主足太阴经，辰胃主足阳明经。此二经为表里，位居中央，谓之孤脏，其形如马蹄，内包胃脘，象土形也，诸经之气，交归于中，以营运真灵之气，意之舍也。又云：脾为阴脏，位处中焦，主养四脏，故呼吸以受谷气，以其上有心肺，下有肾肝，故曰在中。又云：脾掩乎太仓，脂膜相连，附着于脊之第十一椎。脘音管。

《经》云：脾胃者，仓廪之官，五味出焉。又云：腹为阴，阴中之至阴，脾也。

《灵枢》云：脾重三斤三两，扁广三寸，长五寸，有散膏半斤。主裹血，主藏荣。又云：脾藏意与智。

《难经》云：脾色黄，其臭香，其味甘，其声歌，其液涎。

土寄王于四季，尤王于长夏长夏六月，相于夏，发于秋，囚于冬，死于春。其王日戊巳，王时食时日昳。食时，侵晨至食时也。昳，日仄也。困日壬癸。困时人定夜半。死日甲乙，死时平旦日出，皆本时也。

《经》曰：脾胃、大小肠、三焦、膀胱者，仓廪之本，营之居也，名曰器，能化糟粕，转味而出入者也。其华在唇四白，其充在肌，此至阴之类，通于土气。

中央黄色入通于脾，开窍于口，藏精于脾，故病在舌本。

脾气通于口，口和则知谷味矣。

谷气通于脾。

精气并于脾则畏。

脾恶湿。

甘走肉，肉病无多食甘。

久坐伤肉，劳于脾也。

饮食劳倦，则伤脾。

损其脾者，调其饮食，适其寒温。

帝曰：脾病而四肢不用何也？岐伯曰：四肢皆禀气于胃，而不得径至，必因于脾，乃得禀也。令脾病不能为胃行其津液，四肢不得禀水谷气，气日以衰，脉道不利，筋骨肌肉，皆无气以生，故不用焉。帝曰：脾不主时何也？曰：脾者土也。治中央，常以四时长四脏，各十八日寄治，不得独主于时也。

脾脏者常著胃土之精也。土者生万物而法天地，故上不至头，下不至足，不得主时也。

帝曰：脾与胃以膜相连耳，而能为之行其津液何也？答曰：足太阴者三阴也。其脉贯胃属脾络嗌，故太阴为之行气于三阳，脏腑各因其经而受气于阳明。

足太阴气绝，则脉不荣其口唇。口唇者，肌肉之本也。

脉不荣，则肌肉不滑泽，肌肉不滑泽，则肉满，肉满则唇反，唇反则肉先死。甲日笃，乙日死。

假令得脾脉，其外证，面黄善噫，善思善味。其内证，当脐有动气，按之牢若痛。其病腹胀满，食不消，体重节痛，怠惰嗜卧，四肢不收，有是者脾也，无是者非也。

脾俞在背十一椎傍，募在腹傍章门。胃俞在十二椎傍，募在太仓。

黄欲如罗裹雄黄，不欲如黄土。又云：如缟裹栝蒌实者生。又曰：黄如蟹腹者生，如枳实者死。栝蒌，即瓜蒌也。

脾热病，鼻先赤。

脾热病者，先头重颊痛，烦心欲呕，身热热争则腰痛，不可俯仰，腹满泄，两颔痛。甲乙甚，戊巳大汗，气逆则甲乙死。刺足太阴阳明。

脾气虚则四肢不用，五脏不安。实则腹胀泾溲不利。脾气虚则梦饮食不足，气盛则梦歌乐，体重肢不举，厥气客于脾，则梦丘陵大泽，坏屋风雨。

脾弱病下利，白肠垢，大便坚，不更衣，汗出不止，或五液注下五色。不更衣，不大便也。贵者入厕必更衣，故云。

脾胀者善哕，四肢急，体重不能胜衣，哕，苑入声。卧不安。

脾水者，腹大四肢重，津液不生，但苦少气，小便难。

脾约者，大便坚，小便利，而反不渴。

脾疟者，令人寒，腹中痛。热则肠中鸣，鸣已汗出。刺足太阴。

肾移热于脾，传为虚肠澼，死不可治。

脾咳之状，咳则右胠下痛，阴阴引肩背，甚则不可以动，动则咳剧。

脾风之状，多汗恶风，身体怠惰，四肢不欲动，色薄微黄，不嗜食。诊在鼻上其色黄。诊色，诊视也。

脾痹者，四肢懈惰，发咳呕汁，上为大塞。

脾气热则胃干而渴，肌肉不仁，发为肉痿。

脾病者，必身重，善饥，唇黄肉痿，足不收，善瘈音气脚下痛。虚则腹胀肠鸣，飧泄食不化。取其经足太阴阳明脾之积，名曰痞气。

右关脾胃脉所出。浮而迟，脾也；浮缓而稍疾，胃也。

脾脉大而缓，脾合肌肉，脾脉循肌肉而行，持脉指法如九菽之重，按至肌肉而得者，如微风轻飐音闪，柳梢之状为缓，又稍加力，脉道敦实为大也。

帝曰：四时之序，逆从之变异也，然脾脉独何主？岐伯曰：脾脉者土也，孤脏以灌四傍者也。帝曰：然则脾善恶，可得见之乎？曰：善者不可得见，恶者可见。曰：恶者何如可见？曰：其来如水之流者，此谓太过。病在外；如鸟之喙者，喙音熙，鸟嘴也。此谓不及，病在中。太过则令人四肢不举，不及则令人九窍不通，名曰重强。

脉来实而盈数，如鸡举足，曰脾病。

脉来坚锐，如鸟之喙，如鸟之距，如屋之漏，如水之流，曰脾死。

真脾脉至，弱而乍疏乍数，色青黄不泽，毛折乃死。

脾脉坚搏而长，其色黄。当病少气，其耎音软而散，色不泽者，当足胻音杭，胫骨也。肿，若水状也。

胃重二斤一两，纡曲屈伸长二尺六寸，大一尺五寸，径五寸，容谷二斗，水一斗五升。

胃者，仓廪之官，布养四脏。故五脏皆禀气于胃，乃五脏之本。故食气入胃，散精于肝，淫气于筋，食气入胃，浊气归心，淫精于脉，脉气流经，经气归于肺，肺朝百脉，输精于皮毛，毛脉合精，行气于腑，腑精神明，留于四脏，气归于权衡，权衡以平，气口成寸，以决生死。

饮入于胃，游溢精气，上输于脾。脾气散精，上归于肺，通调水道，下输膀胱。水精四布，五经并行，合于四时五脏阴阳，揆度以为常也。

帝曰：气口何以独为五脏主？岐伯曰：胃者，水谷之海，六腑之大源也。五味入口藏于胃，以养五脏，气口太阴也。是以五脏六腑之气，皆出于胃，变见于气口。

东垣治内伤主于脾胃，其谓脾胃司转运之职。胃为受纳之腑，运纳无穷，故能运化精微，以分清浊，生长血气，营养于身，是平人也。若饮食失节，脾胃乃伤，脾胃则不能运化，胃伤则不能容纳，而诸病生矣。

丹溪云：百病先观胃气，何如？

胃病者，腹胀，胃脘当心而痛，上支两胁，咽膈不通。饮食不下，取三里。三里，穴也。

厥气客于胃则梦饮食。

胃胀者，腹满胃脘痛，鼻闻焦臭，妨于食，大便难。

胃疟者令人疸病也，善饥而不能食，食而支满腹大。刺足阳明太阴横脉出血。

胃风之状，颈多汗，恶风，食饮不下，膈塞不通，腹善满，失衣则䐜胀，食寒则泄膌形瘦而腹大。膌，唇也。按孙真人云，新食竟取风为胃风。

谷入于胃，脉道乃行。

大肠移热于胃，善食而瘦，又谓之食㑊。音积。

人以水谷为本，故人绝水谷则死，脉无胃气亦死，所谓无胃气者，但得真脏脉，不得胃气也。

胃者，水谷之海。主禀四时，皆以胃气为，本是谓四时之变病，死生之要会也。

胃脉实则胀，虚则泄。

帝曰：见真脏脉者死，何也？岐伯曰：五脏者皆禀气于胃，胃者五脏之本也。藏气者，不能自致于手太阴，必因于胃气，乃至于手太阴也，故五脏各以其时，自为而至于手太阴也。故邪气胜者，精气衰也。故病其者，胃气不能与之俱至于手太阴，故真脏之气独见，病胜脏，故曰死。

胃之大络，名曰虚里，贯膈络肺，出于左乳下，其动应衣，脉宗气也。

胃为之市，水谷所归，五味所入，如市之杂也。《太素》云：胃者，太仓也。胃之五窍，谓咽、胃、大肠、小肠、膀胱也。闾里门户也。

脾之大络名曰大包。其系自膈下正中，微着左胁于胃之上，与胃包络相附矣。其胃之包在脾之上与胃相并，结络周回，漫脂遍布上下有二系，上者贯膈入肺中，与肺系相并，而在肺系之后，其上即咽门也。咽下胃脘也胃脘下，即胃上口贲门是也。水谷自此而入，以胃出谷气传之于肺，肺在膈上，因曰贲门，其门处膈膜相贴之间，亦漫脂相包，若胃中腐熟水谷，则自幽门而传入小肠，故曰太仓之下口为幽门，其位幽隐，故名之也。

胃脉搏坚而长，其色赤，当病折髀音陛，其耎而散者，当病食㾷。

跗音夫阳脉浮者，胃气虚也。数者，胃有热，即消谷引食。涩者，胃中有寒，水谷不化。粗而浮者其病难治，浮迟者久病。

饮食自倍，肠胃乃伤。

脾应肉，肉䐃菌同，音窘，腹内脂也。坚大者，胃厚。肉䐃么者，胃薄。肉䐃小而么者，胃不坚。肉䐃不称身者，胃下。胃下者，下脘约不利也。肉䐃不坚者，胃缓。肉䐃无小裹累者，胃急。肉䐃多小裹累者，胃结。胃结者，上脘约不利也。胃脉若沉濇者，气逆。气逆者，人迎甚盛。人迎者，胃脉也，逆则盛而热，聚于胃口而不行，故胃脘为癰也。

脾脉急甚为瘈疭音讼，微急为膈满不食。

缓甚为痿厥，微缓为风痿，四肢不用。

大甚为击仆，微大为痞气，裹大脓血在肠胃之外。小甚为寒热，微小为消瘅音疸。

滑甚为㿉癃，㿉，下坠也。微滑为虫毒、肠鸣热。

涩甚为肠㿉，微涩为内㿉，多下脓血也。

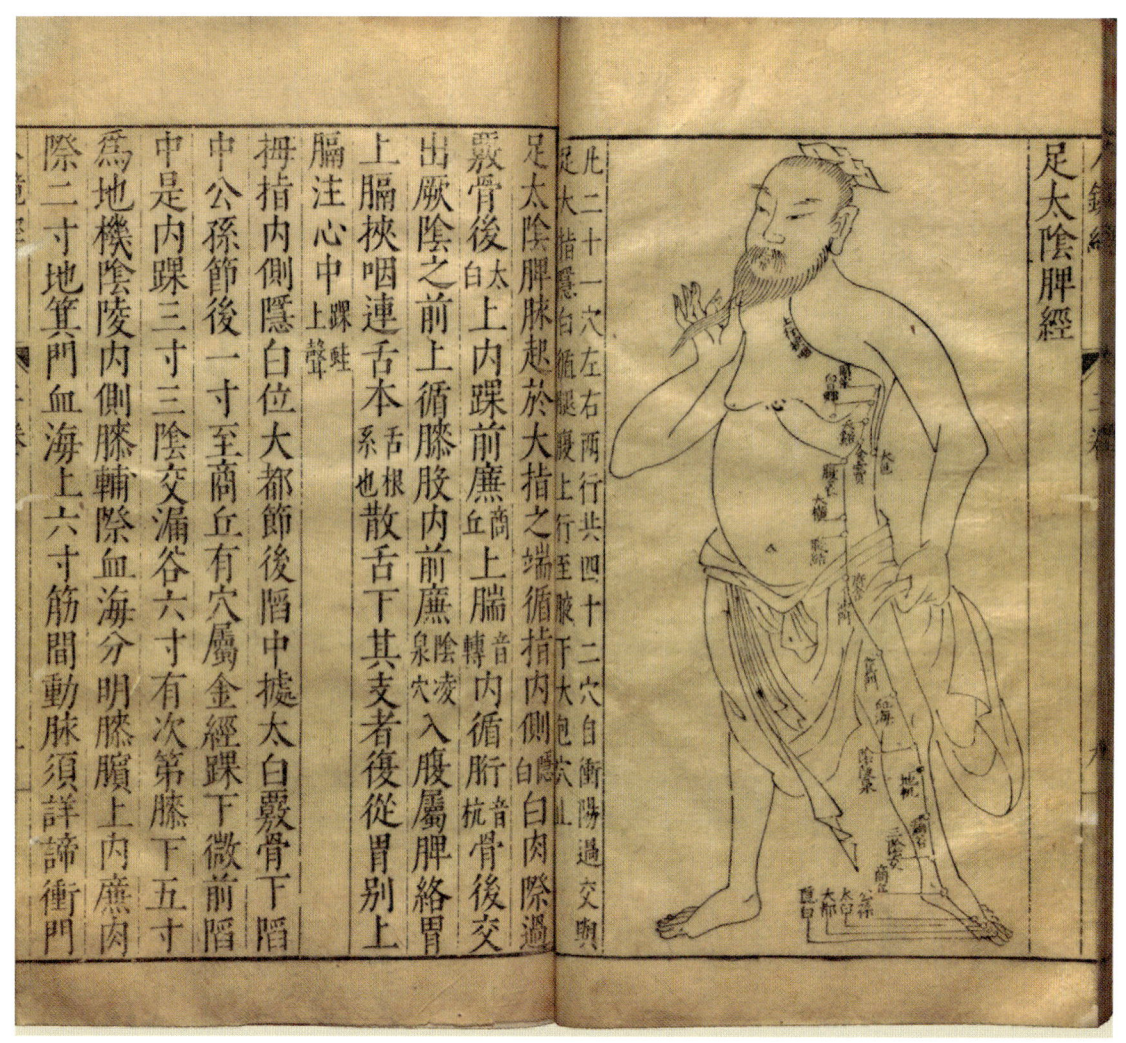

脾经脉图　步穴歌　是动所生见证

足太阴脾经（图见上）

凡二十一穴，左右两行，共四十二穴，自冲阳过，交与足大指隐白，循腿腹上行至腋干大包穴止。

足太阴脾经脉起于大指之端，循指内侧隐白白肉际，过覈骨后太白，上内踝前廉商丘上腨音转，内循胻音杭骨后，交出厥阴之前，上循膝股内前廉阴陵泉穴，入腹属脾，络胃上膈挟咽连舌本舌根系也，散舌下。其支者，复从胃别上膈注心中。踝，蛙上声。

拇指内侧隐白位，大都节后陷中处。太白覈骨下陷中，公孙节后一寸至。

商丘有穴属金经，踝下微前陷中是。内踝三寸三阴交，漏谷六寸有次第。

膝下五寸为地机，阴陵内侧膝辅际。血海分明膝膑上，内廉肉际二寸地。

箕门血海上六寸，筋间动脉须详谛。冲门

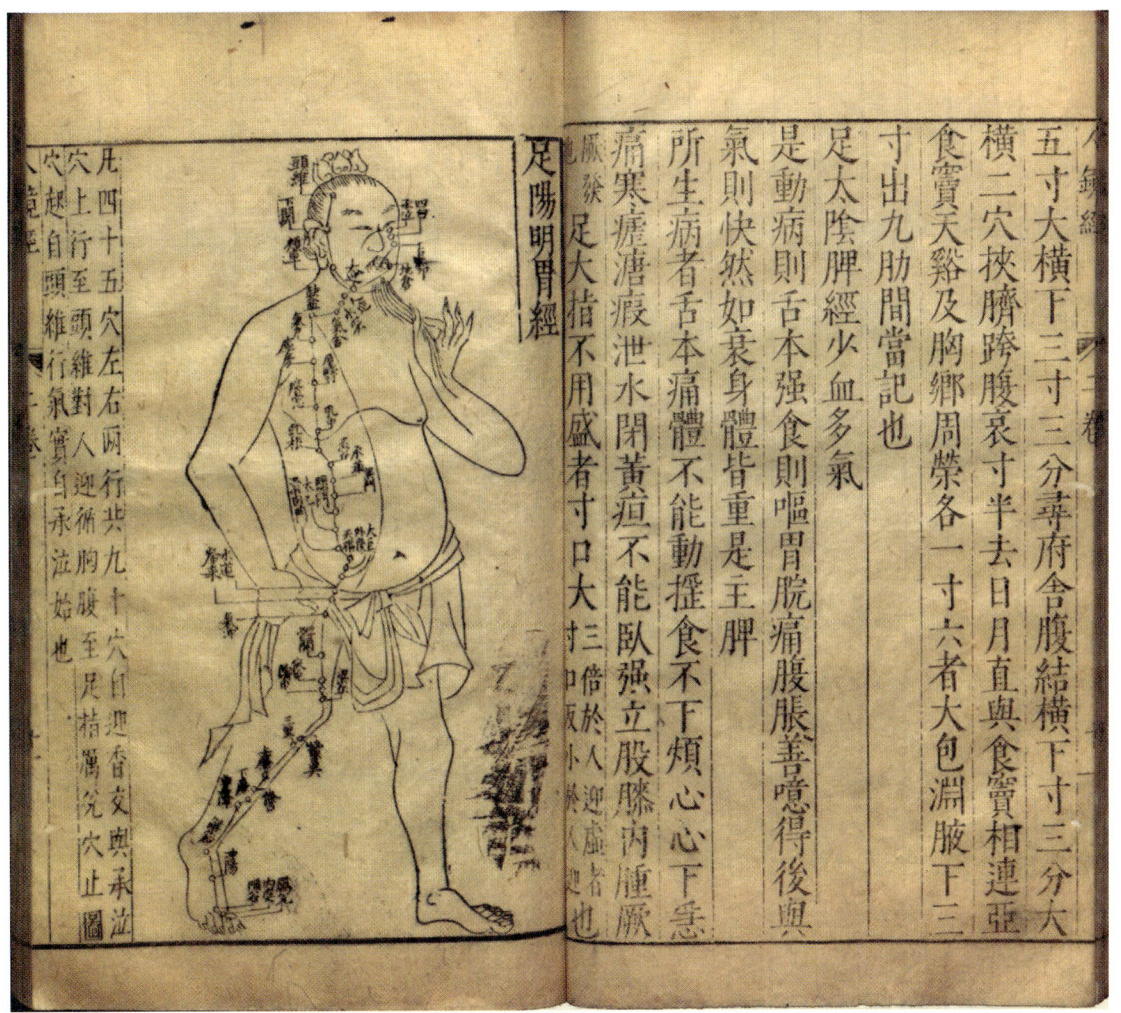

五寸大横下，三寸三分寻府舍。

腹结横下寸三分，大横二穴挟脐跨。腹哀寸半去日月，直与食窦相连亚。

食窦天溪及胸乡，周荣各一寸六者。大包渊腋下三寸，出九肋间当记也。

足太阴脾经少血多气

是动病，则舌本强。食则呕，胃脘痛，腹胀善噫，得后与气则快然如衰，身体皆重，是主脾。

所生病者，舌本痛，体不能动摇，食不下，烦心，心下急痛，寒疟溏，瘕泄水闭，黄疸不能卧，强立股膝内肿厥厥，发也，足大指不用。盛者寸口大三倍于人迎，虚者寸口反小于人迎也。

胃经脉图　步穴歌　是动所生见证

足阳明胃经（图见上）

凡四十五穴，左右两行，共九十穴，自迎香交与承泣穴，上行至头维对人迎，循胸腹至足指厉兑穴止。图穴起自头维，行气实自承泣始也。

足阳明胃之脉起于鼻，交頞中頞音遏，鼻根也，旁约太阳之脉，下循鼻外，入上齿中，还出挟口环唇，下交承浆，却循颐后下廉，出大迎，循颊车，上耳前，过客主人，循发际，至额颅腮。其支别者，从大迎前下人迎，循喉咙入缺盆，下膈属胃络脾。其直行者，从缺盆下乳内廉，下挟脐，入气冲中。其支者，起胃下口幽门之处，循腹里，下至气冲中而合，以下髀关，抵伏兔，下膝膑音批中，下循胻外廉下足跗音夫，入中指外间。其支者，下膝三寸而别以下入中指外间。其支者，别跗上，入大指间出其端。

胃之经兮足阳明，头维本神寸五寻。下关耳前动脉处，颊车耳下八分针。

承泣目下七分取，四白一寸不可深。巨髎孔傍八分定，地仓挟吻音刎四分临。

大迎颔前寸三分，人迎结傍大脉真。水突在颈大筋下，直居气上下于人。

气舍迎下挟天突，缺盆横骨陷中亲。气户俞府傍二寸，至乳六寸四分陈。

库房屋翳膺窗近，两乳中心名乳中。次有乳根出乳下，各寸六分相去同。

穴挟幽门一寸五，是穴不容依法数。其下承满至梁门，关门太乙从头举。

节次挨排滑肉门，门各一寸为定理。天枢正在挟脐旁，外陵枢下一寸当。

二寸大巨五水道，归来二寸已相将。气冲曲骨傍三寸，来下气冲脉中央。

髀关伏兔后交分，伏兔市上三寸强。阴市膝上三寸许，梁丘二寸得共量。

膝膑骭音汗，胻骨下寻犊鼻，膝眼二穴在两傍。膝下三寸三里位，里下三寸上廉地。

条口上廉下一寸，下廉条下一寸系。丰隆下廉外一寸，上踝八寸分明记。

解溪冲阳后寸半，冲阳陷上二寸处。陷谷内庭后二寸，内庭次指外间是。

历兑大指次指端，去爪韭叶胃起处。

足阳明胃经，多血多气。

是动病，则洒洒然振寒，善伸数次颜黑，病至则恶人与火，闻木声则惕然而惊，心欲动，独闭户牖而处。甚则欲上高而歌，弃衣而走，贲响腹胀，是为骭厥，是主血。

所生病者，狂疟，湿淫汗出，鼽衄，口喎唇胗音疹，唇疮，颈肿喉痹，大腹水肿，膝膑肿痛，循膺乳气街股伏兔骭外廉，足跗上皆痛，中指不用，气盛则身以前皆热，其有余于胃，则消谷善饥，溺色黄，气不足，则身以前皆寒慄，胃中寒则胀满。盛者人迎左手大三倍于寸口右手，虚者人迎反小于寸口也。

湿土气运　二经引药　二经治法

太阴司天，湿淫所胜，平以苦热佐，以酸辛，以苦燥之，以淡泄之，湿土甚而热，治以苦温，佐以甘辛，以汗为故而止。主上半年。

在泉，湿淫于内，治以苦热，佐以酸淡，以苦燥之，以淡泄之 主下半年

六气太阴之胜，治以咸热，佐以辛甘，以苦泻之。

太阴之复，治以苦热，佐以辛酸，以苦泻之，燥之泄之，土位之主，其泻以苦，其补以甘。

太阴之客，以甘补之，以苦泻之，以甘缓之。

甲巳化土，土运之音曰宫。甲为阳，太宫。乙为阴，少宫 平运正宫

中央属土而生湿，高山土湿，泉出地中，水源山隈，云生岩谷，则其象也。夫性内蕴，动而为用，则雨降云腾，中央生湿，不远信矣。故历候记，土润溽暑于六月。

土运太过，敦阜之纪，其政阴雨湿润，肾水受邪。民病腹痛，清厥，意不乐，体重烦冤，上应镇星。

土运不及，卑监之纪，其政雨水愆期，土衰风行，草木茂荣，飘扬而甚，秀而不实。民病飧泄霍乱，体重腹痛筋骨繇 即由，复肌肉瞤酸，善怒藏气举事，蛰虫早附，咸病寒中，上应岁星。

土运平气备化之纪，气协天休，德流四政，五化齐修。其气平，其性顺，其化丰，其政静，其候溽蒸。其脏脾，其

畏风，其主口，其实肉，其虫倮，其畜牛，其病痞。

太阴湿土，主四之气。在大暑后六十日有奇，天度至此，云雨大行，湿蒸乃作。

太阴司天，湿淫所胜，则阴沉旦布，雨变枯槁。民病胕肿骨痛，阴痹腰脊头项痛，时大便难，阴气不用，饥不欲食，咳唾则有血，心悬如饥，病本于肾，太溪脉绝者死不治。

太阴在泉，湿淫所胜，则埃昏岩谷，黄反见黑，至阴之交。民病饮积心痛，耳聋浑浑焞焞，浑，浊也；焞，音敦，火郁也，嗌肿喉痹，阴病血见，小腹痛肿，不得小便，病冲头痛，目似脱，项似拔，腰似折，髀不可以回，腘如结，腨如别，病在膀胱。

足太阴阳明引经药歌

巳脾归缩芪防智，代赭茱萸赤茯苓。苍白蔻草麻饴半，玄胡白芍缩砂行。

辰胃丁防砂蔻术，半知葱葛曲苍乌。石膏白芷升檀木，下治相宜效不辜。

脾胃补泻药方

脾胃土味，甘补苦泻，气温凉寒热，补泻各从其宜，逆顺互换，入求责法。责法，言必求病化有无盛虚真假，以施治法。

脾苦湿，急食苦以燥之。脾欲缓，急食甘以缓之，以甘补之，以苦泻之。

脾气郁则苦湿，燥与湿反，苦性干燥，故急食苦味燥之。脾土病受制于木，缓土性也，缓则木不求制而土自旺，故脾欲缓也。甘能缓急，食甘以缓之。苦则坚燥，故用苦泻之。逆土性也，甘益于脾，故以甘补之。

脾苦湿，急食苦以燥之白术。

脾欲缓，急食甘以缓之甘草，以甘补之人参，以苦泻之黄连。

脾虚以甘草大枣之类补之，如无他证，益黄散补之。心乃脾之母，以炒盐补之。

脾实以枳实泻之，如无他证，以黄连泻之。

肺乃脾之子，以桑白皮泻之。

脾主湿，自病则泄泻多睡，体重倦怠，急以苦燥之。

实则泻赤黄，睡不露睛，泻黄散。

虚则泄泻白色，睡则露睛，白术散。

肝乘脾贼邪，风胜泻而呕，茯苓半夏汤。

心乘脾虚邪，壮热体重而泻，羌活黄芩苍术甘草汤。肺乘脾实邪，能食不大便而呕嗽，煎槟榔大黄汤下

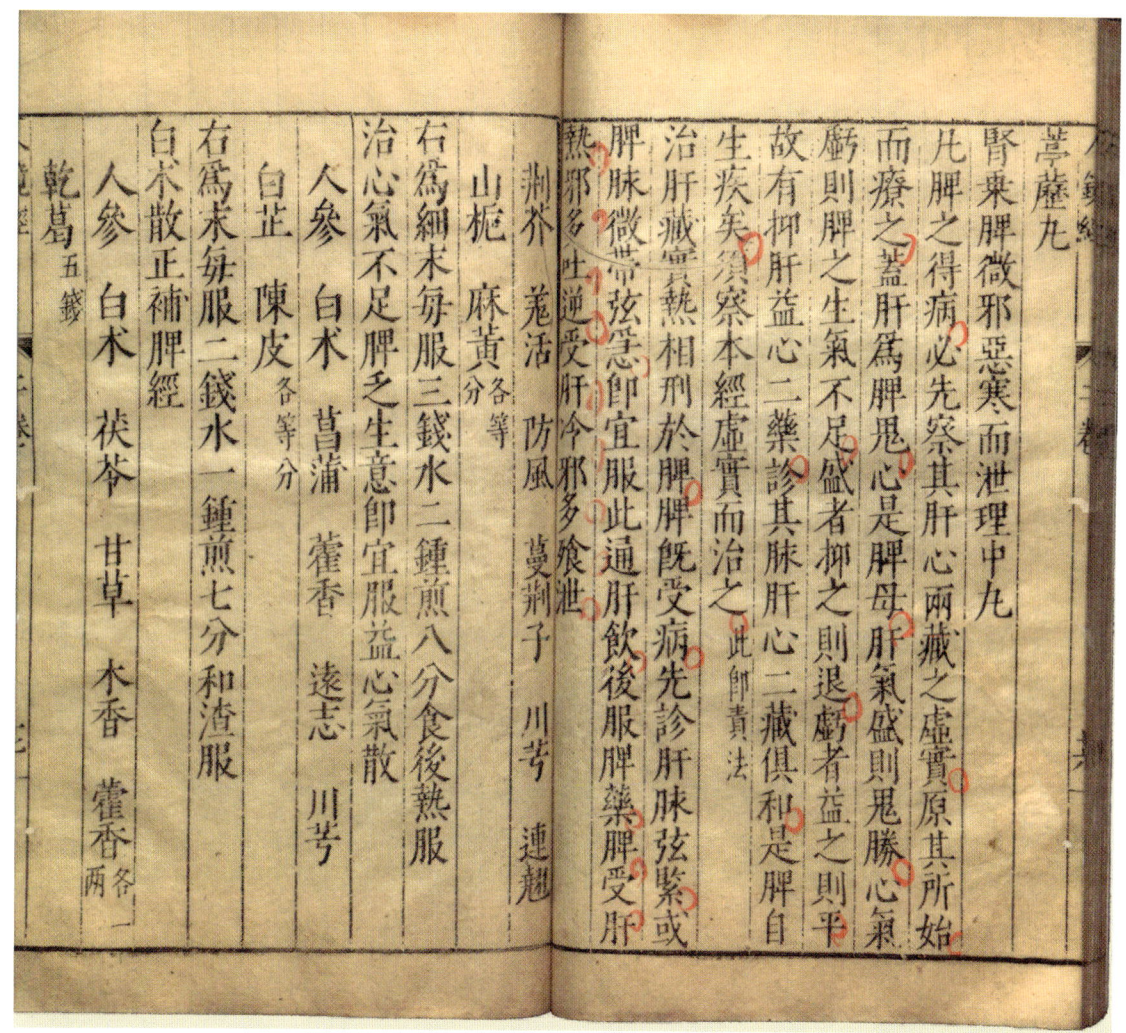

葶苈丸。

肾乘脾微邪，恶寒而泄，理中丸。

凡脾之得病，必先察其肝心两脏之虚实，原其所始而疗之。盖肝为脾鬼，心是脾母。肝气盛则鬼胜，心气亏则脾之生气不足。盛者抑之则退，亏者益之则平。故有抑肝益心二药。诊其脉肝心二脏俱和，是脾自生疾矣，须察本经虚实而治之。此即责法。

治肝脏实热，相刑于脾。脾既受病，先诊肝脉弦紧或脾脉微带弦急，即宜服此通肝饮，后服脾药，脾受肝热邪多吐逆，受肝冷邪多飧泄。

荆芥　羌活　防风　蔓荆子　川芎　连翘　山栀　麻黄各等分

上为细末。每服三钱，水二盅，煎八分。食后热服。

治心气不足，脾乏生意，即宜服益心气散。

人参　白术　菖蒲　藿香　远志　川芎　白芷　陈皮各等分

上为末。每服二钱，水一盅，煎七分。和渣服。

白术散，正补脾经。

人参　白术　茯苓　甘草　木香　藿香各一两　干葛五钱

上为末。每用二钱，水一盏，煎五分，温服。
四君子汤
人参　白术　茯苓　甘草　加橘红　半夏
上为末，熟汤调下二钱，或作汤亦可。
平胃散
陈皮　厚朴制　甘草　苍术制
上为末，每用二钱，熟汤下或作汤，加姜枣煎。
益黄散，又名补脾散。
陈皮　青皮各一两　诃子去核　甘草各五钱　丁香二钱
上为末。每用二钱，水一盏，煎六分。食前温服。
泻黄散，又名泻脾散。
藿香七钱　栀子五两　石膏五钱　甘草三两半　防风四两
上剉，同蜜酒炒香为末。每用二钱，水一盏，煎五分。
安胃散
黄芪二钱　人参一钱　甘草生炙，各五分　白芍药七分　陈皮一钱　白茯苓一钱　黄连三分
上粗末。每服二钱，水一盏，煎五沸。去渣热服。
治脾热胁痛腹满，目赤不止，口干唇裂方。
石膏　生地黄汁　赤蜜各一斤　淡竹叶五升
水一斗二升，先煮竹叶取七升，去渣澄清，煮石膏取

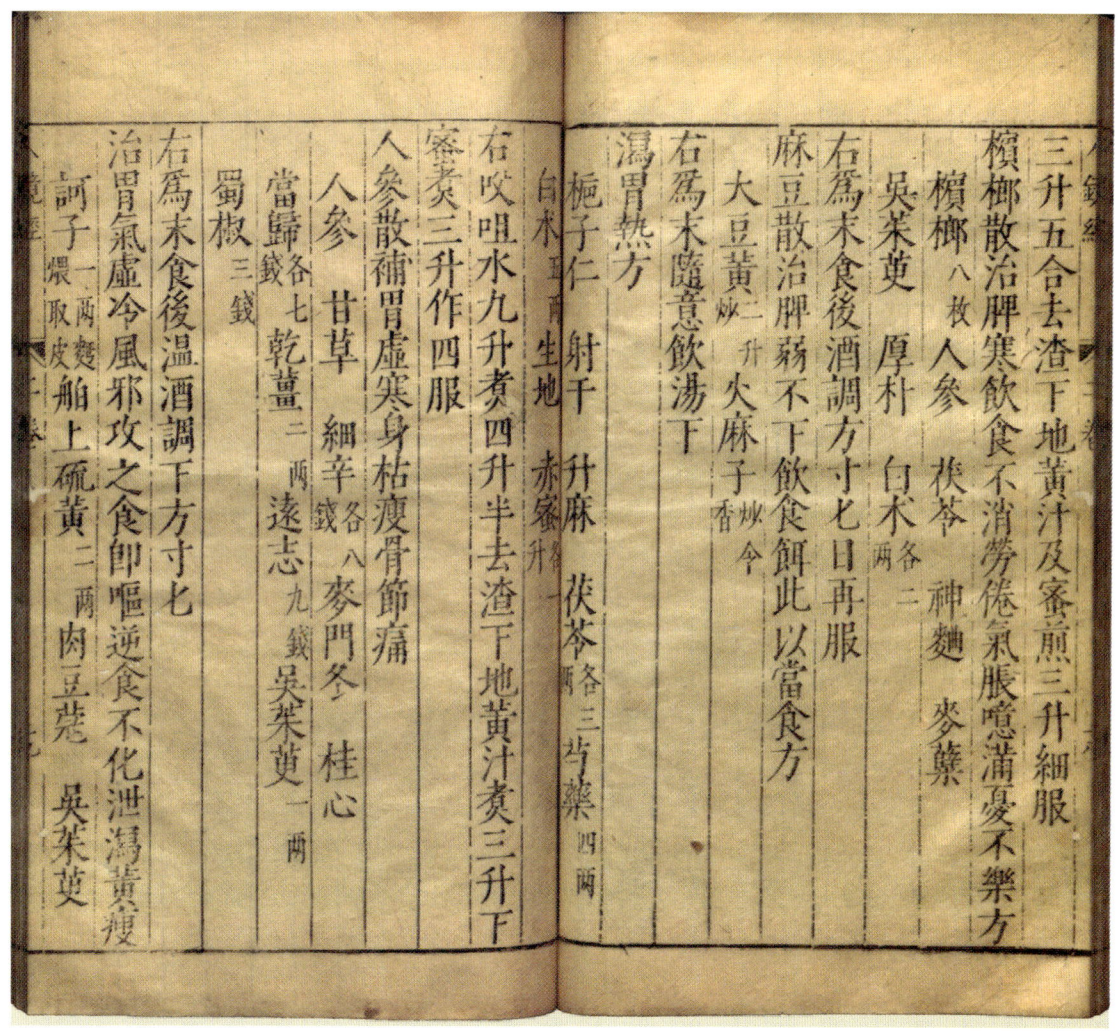

三升五合，去渣，下地黄汁及蜜，煎三升。细服。

槟榔散，治脾寒饮食不消，劳倦气胀，噫满，忧不乐方。

槟榔八枚　人参　茯苓　神曲　麦芽　吴茱萸　厚朴　白术各二两

上为末。食后酒调方寸七，日再服。

麻豆散，治脾弱不下饮食，饵此以当食方。

大豆黄二升，炒　火麻子炒令香

上为末。随意饮汤下。

泻胃热方。

栀子仁　射干　升麻　茯苓各三两　芍药四两　白术五两　生地　赤蜜各一升

上㕮咀，水九升，煮四升半，去渣，下地黄汁，煮三升，下蜜煮三升。作四服。

人参散，补胃虚寒，身枯瘦，骨节痛。

人参　甘草　细辛各八钱　麦门冬　桂心　当归各七钱　干姜二两　远志九钱　吴茱萸一两　蜀椒三钱

上为末。食后温酒调下，方寸七。

治胃气虚冷，风邪攻之，食即呕逆，食不化，泄泻黄瘦。

诃子一两，面煨取皮　舶上硫黄二两　肉豆蔻　吴茱萸

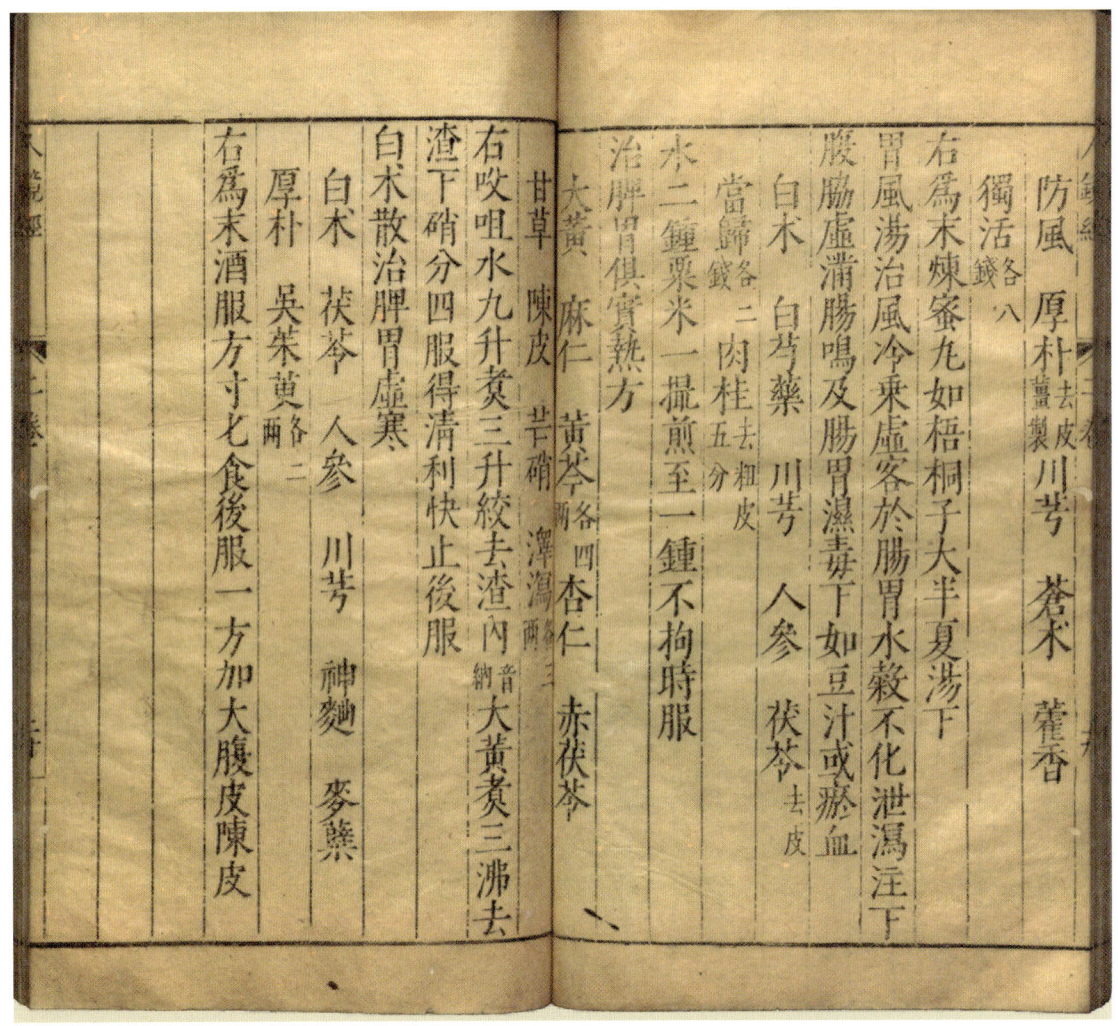

防风　厚朴去皮姜制　川芎　苍术　藿香　独活各八钱

上为末。炼蜜丸，如梧桐子大。半夏汤下。

胃风汤，治风冷乘虚，客于肠胃，水谷不化，泄泻注下，腹胁虚满肠鸣，及肠胃湿毒，下如豆汁或瘀血。

白术　白芍药　川芎　人参　茯苓去皮　当归各二钱　肉桂去粗皮，五分

水二盏，粟米一撮，煎至一盏。不拘时服。

治胃俱实热方。

大黄　麻仁　黄芩各四两　杏仁　赤茯苓　甘草　陈皮　芒硝　泽泻各三两

上㕮咀，水九升，煮三升，绞去渣，内音纳大黄，煮三沸，去渣下硝四分服。得清利快止后服。

白术散，治脾胃虚寒。

白术　茯苓　人参　川芎　神曲　麦芽　厚朴　吴茱萸各二两

上为末，酒服方寸匕，食后服一方。加大腹皮、陈皮。

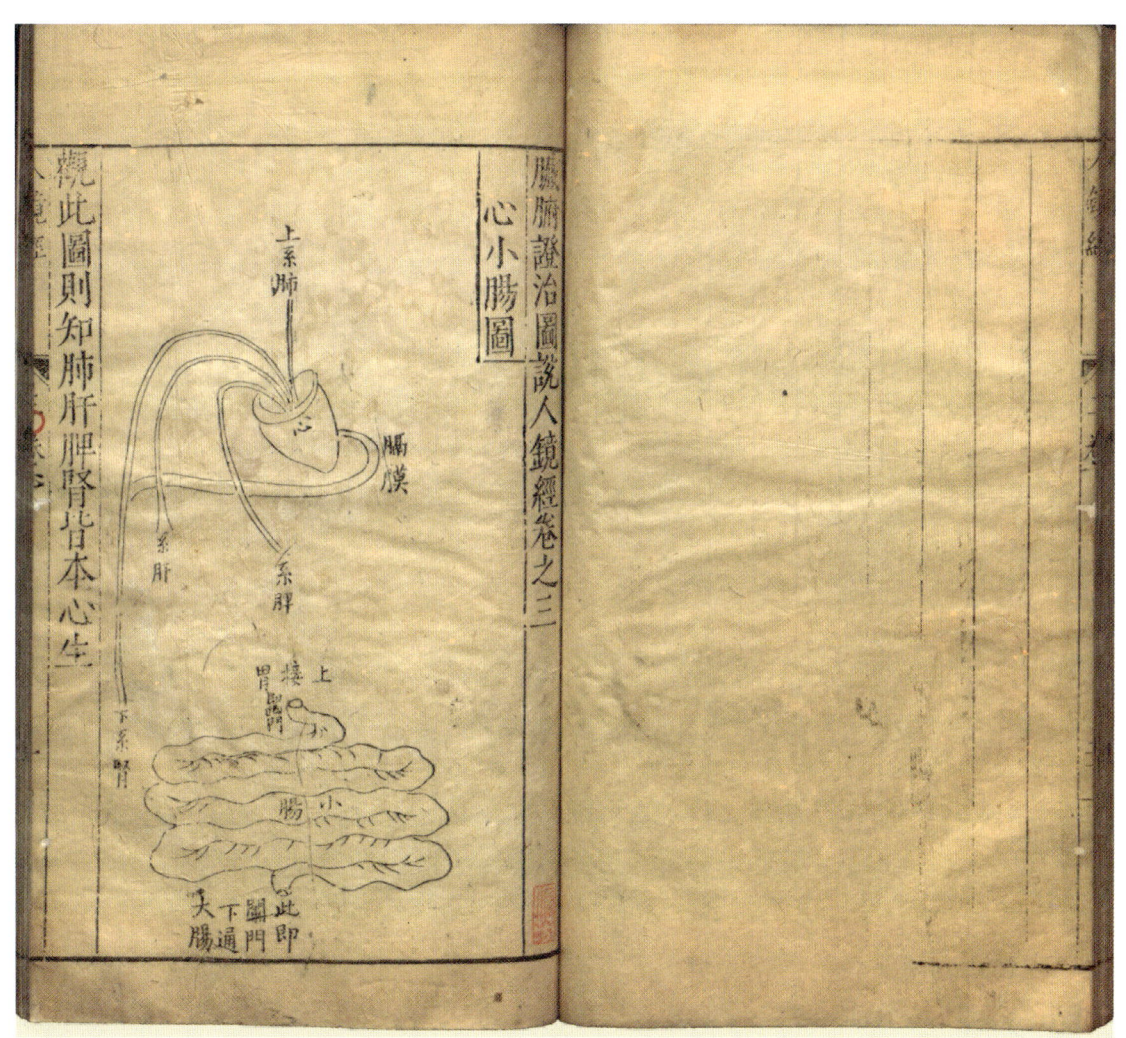

脏腑证治图说人镜经卷之三

心小肠总图　二经总论　脉解

心小肠图（图见上）

观此图则知肺、肝、脾、肾皆本心生。

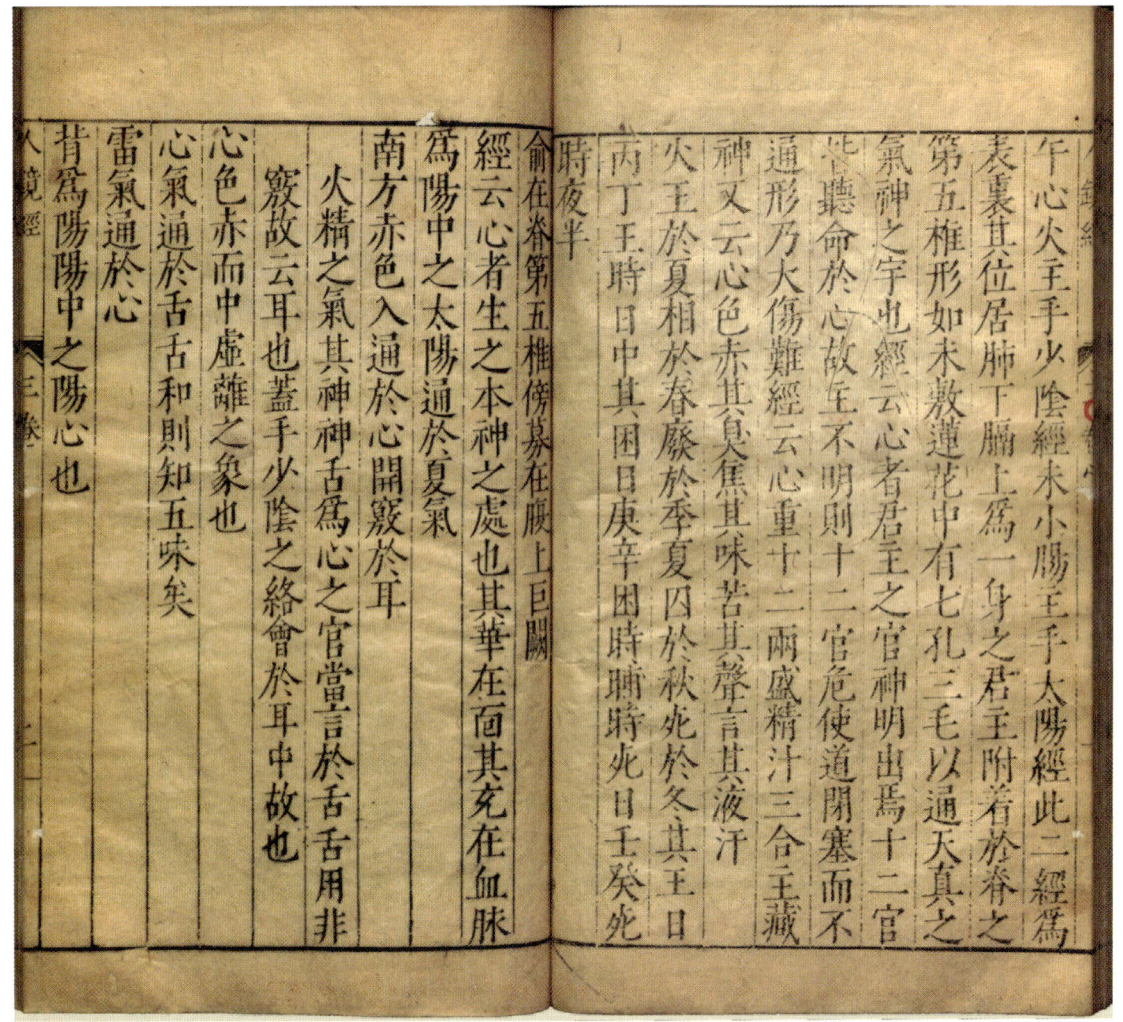

午心火，主手少阴经。未小肠，主手太阳经。此二经为表里，其位居肺下膈，上为一身之君，主附着于脊之第五椎，形如未敷莲花，中有七孔三毛，以通天真之气神之宇也。《经》云：心者，君主之官，神明出焉。十二官皆听命于心，故主不明，则十二官危，使道闭塞而不通，形乃大伤。《难经》云：心重十二两，盛精汁三合，主藏神。又云：心色赤，其臭焦，其味苦，其声言，其液汗。

火王于夏，相于春，发于季夏，囚于秋，死于冬。其王日丙丁，王时日中。其困日庚辛，困时晡时。死日壬癸，死时夜半。

俞在脊第五椎傍，募在腹上巨阙。

经云心者生之本，神之处也。其华在面，其充在血脉，为阳中之太阳，通于夏气。

南方赤色入通于心，开窍于耳。

火精之气，其藏①神，舌为心之官，当言于舌，舌用非窍，故云耳也。盖手少阴之络会于耳中故也。

心色赤而中虚，离之象也。

心气通于舌，舌和则知五味矣。

雷气通于心。

背为阳，阳中之阳，心也。

①藏：原作"神"，据明崇祯十三年张俊英刻本，简称"张本"改。

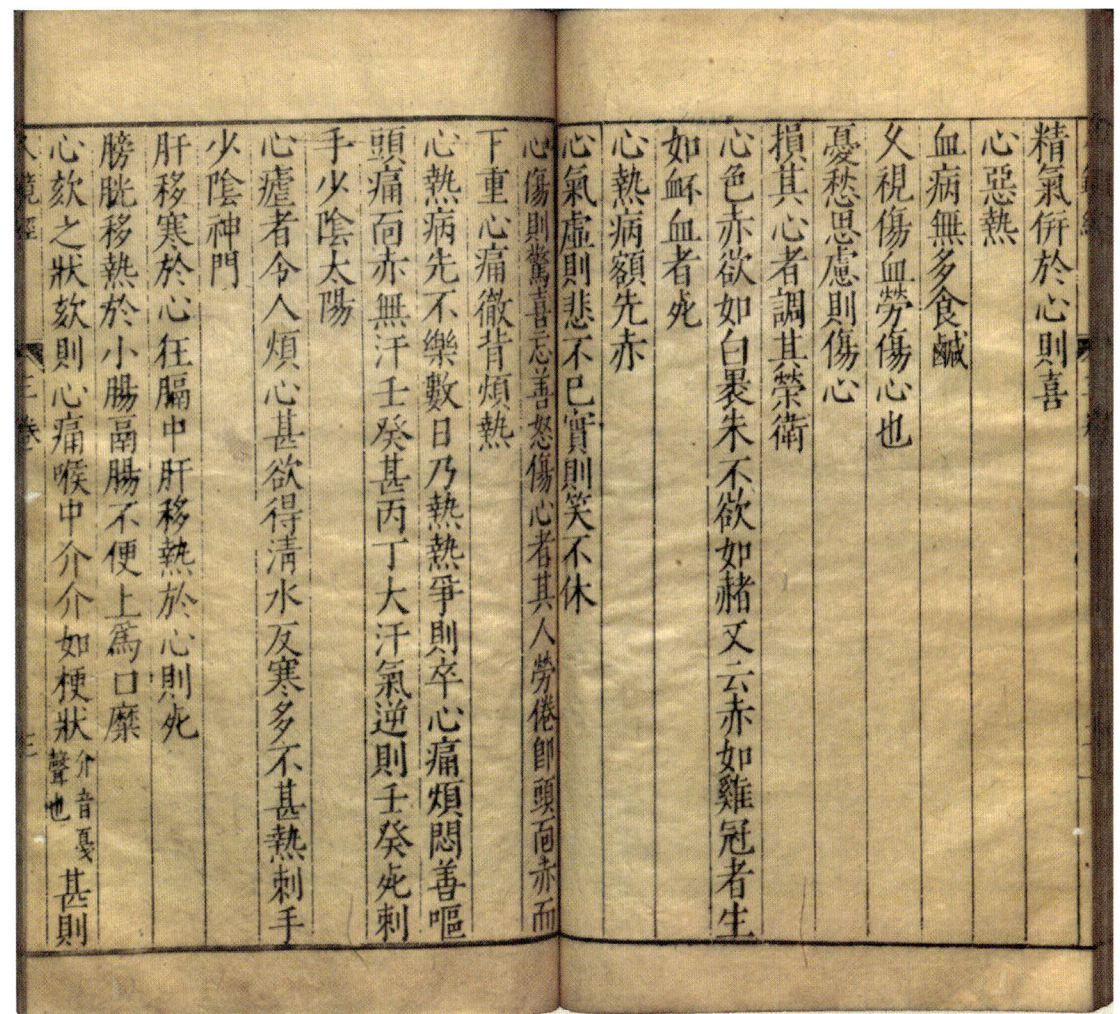

精气并于心则喜。心恶热。

血病无多食咸。

久视伤血，劳伤心也。

忧愁思虑则伤心。

损其心者调其荣卫。

心色赤欲如白裹朱，不欲如赭。又云：赤如鸡冠者生，如衃血者死。

心热病，额先赤。

心气虚则悲不已，实则笑不休。

心伤则惊，喜忘善怒。伤心者其人劳倦，即头面赤而下重。心痛彻背烦热。

心热病，先不乐数日乃热，热争则卒心痛，烦闷善呕头痛，面赤无汗，壬癸甚，丙丁大汗，气逆则壬癸死。刺手少阴太阳。

心疟者，令人烦心，甚欲得清水，反寒多不甚热。刺手少阴神门。

肝移寒于心，在膈中。肝移热于心则死。

膀胱移热于小肠，膈肠不便，上为口糜。

心咳之状，咳则心痛，喉中介介如梗状，介，音戛，声也，甚则咽肿喉痹。

心咳不已，小肠受之，其状咳而失气，气与咳俱失。

心风之状，多汗恶风，焦绝善怒吓，赤色病，甚则不可言快，诊在口，其色赤。

心痹者脉不通，烦者心下鼓，暴上气而喘，嗌干善噫，厥气上则恐。

心气热则下脉厥而上，上则下脉虚，虚则生脉痿，枢柝音托挈胫纵而不任地也。

心之积名曰伏梁，在脐上。

心实梦受惊怪异，虚梦烟火飞明。又云：心气盛则梦笑、恐畏。

厥气客于小肠，则梦聚邑街衢。

左寸心小肠脉所出。浮大而散者心也，浮滑而长者小肠也。

心脉浮大而散，心合血脉，循血脉而行。持脉指法，如六菽之重，按至血脉而得者为浮，稍稍加力脉道粗者为大，又稍加力脉道阔软者为散也。

帝曰：夏脉何如而钩？岐伯曰：夏脉者心也。南方火也，万物之所以盛长也，故其气来盛去衰，故曰钩。反此者病。

曰：何如而反？曰：其气来盛去亦盛，此谓太过，病在外。其气来不盛去反盛，此谓不及，病在中。又曰：夏脉太过与不及，其病皆何如？曰：太过则令人身热而肤痛，为浸淫。不及则令人烦心，上见咳唾，下为气泄。平心脉来，累累如连珠，如循琅玕，曰平。夏以胃气为本，脉来喘喘，连属其中，微曲，曰心病。脉来前曲后居，居，不动也，如操带钩，曰心死。

真心脉至，坚而搏，如循薏苡子累累然，其色赤黑，不泽毛折乃死。

心病烦闷少气，大热。热上荡心，呕吐咳逆，狂语，汗出如珠多厥，其脉当浮，今反沉而滑，其色当赤而反黑者死，此水克火也。

心脉搏坚而长，当病舌卷不能言，其耎而散者，当消渴自已。

夏心脉欲洪大而散。脾脉欲洪而迟缓。肺脉欲洪而浮濡。肾脉欲洪而沉滑。命门脉与肾同。肝脉欲洪而弦长。

《难经》云：假令得心脉，其外证面赤口干喜笑，其内证脐上有动气，按之牢若痛，其病烦心心痛，掌中热而哕音拙，干呕也。有是者心也，无是者非也。

手少阴气绝则脉不通，脉不通则血不流，血不流则色泽去。故面色黑如黧，此血先死，壬日笃，癸日死。

华佗云：肺下右侧可见心系，系于脊髓下，通于肾，其心系有二，一则上与肺通，一则自心入肺两大叶间，曲折向后，并脊膂，细络相连，贯通脉髓，而与肾系相通。愚谓四脏之系皆通于心，心则通于四脏之系也，交相连输，其血气渗灌骨髓。故五脏有病先干于心，其系上连于肺，其别自肺两叶向后贯脊下肾，又自肾而之膀胱，与膀胱膜络并行之于溲溺处也。肺之系者上通气喉，其中与心系相通。脾之系者，自膈中微近左胁，居胃之上，并胃胞络及胃脘相连贯膈，与心肺相通，与膈膜相缀也。肝之系自膈下着右胁肋上贯膈入肺中，与膈膜相连肾之系，贴脊膂脂膜中，两肾二系相通而下行，其上与心系通也。

《经》云：小肠，受盛之官，化物出焉。

小肠重二斤十四两，长三丈二尺，广二寸半，径八分分之少半，左回叠积十六曲，容谷二斗四升，水六升三合合之大半。

凡胃中腐熟水谷，其滓秽，自胃之下口传入小肠上口，自小肠下口，阑门之际，泌别水液，泌音秘，渗入膀胱，其糟粕传入大肠上口矣。

小肠为赤肠。

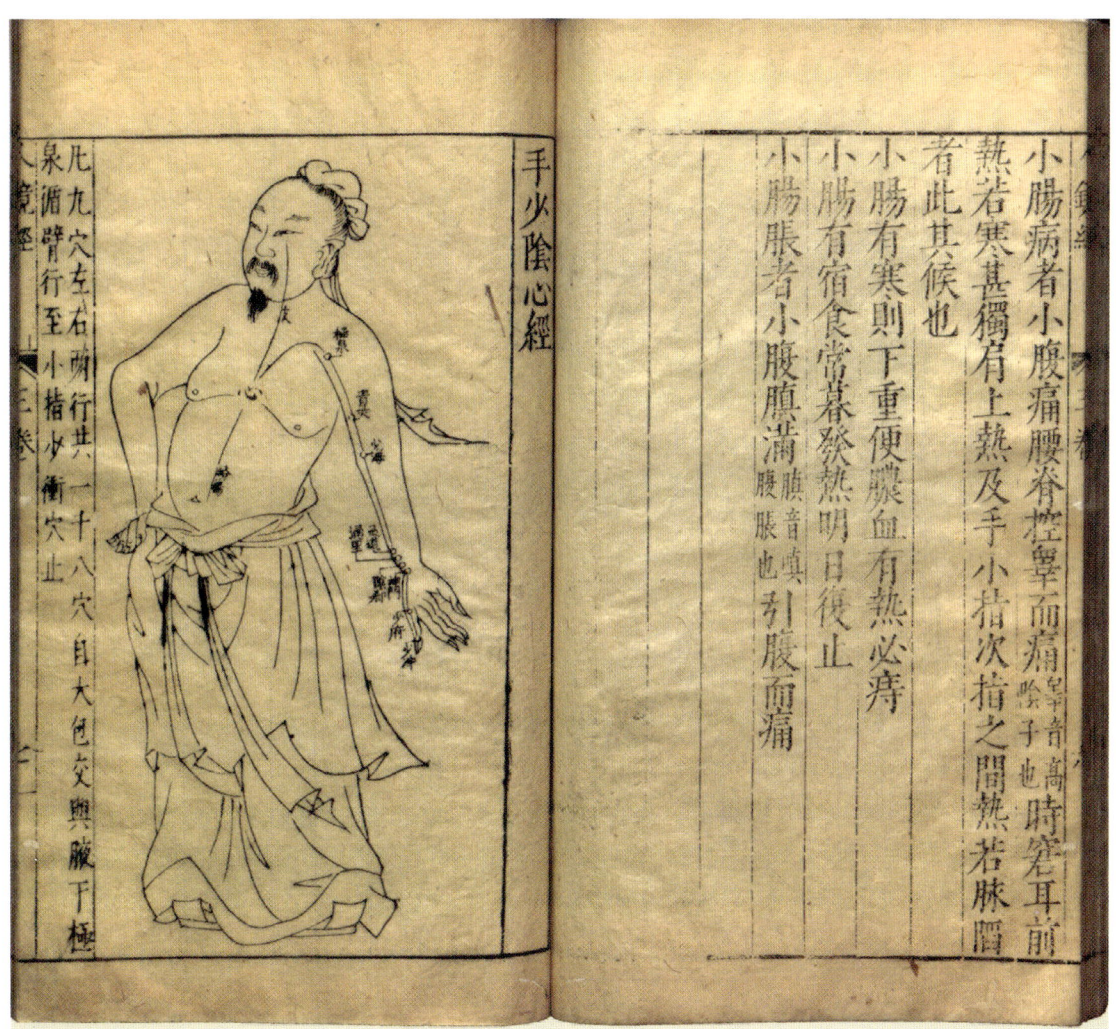

小肠病者，小腹痛，腰脊控睾而痛，睾音高，阴子也，时窘耳前热，若寒甚，独肩上热，及手小指次指之间热，若脉陷者，其候也。

小肠有寒，则下重，便脓血，有热必痔。

小肠有宿食，常暮发热，明日复止。

小肠胀者，小腹䐜满䐜音嗔，腹胀也，引腹而痛。

心经脉图　步穴歌　是动所生见证

手少阴心经（图见上）

凡九穴，左右两行，共一十八穴。自大包交与腋下极泉，循臂行至小指少冲穴止。

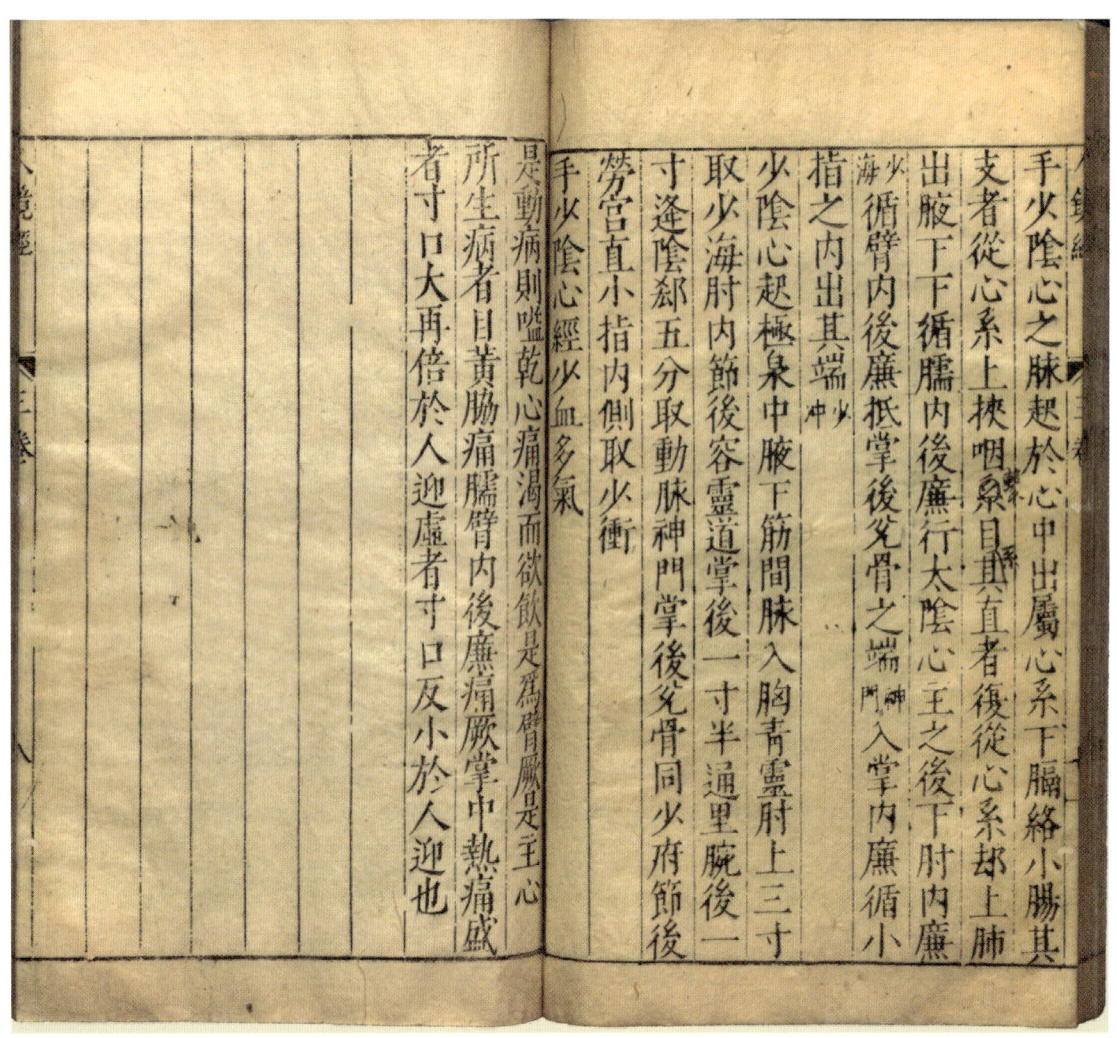

手少阴心之脉，起于心中，出属心系，下膈络小肠，其支者，从心系，上挟咽，系目，其直者，复从心系，却上肺出腋下，下循臑内后廉，行太阴心主之后，下肘内廉少海循臂内后廉，抵掌后兑骨之端神门，入掌内廉，循小指之内出其端少冲。

少阴心起极泉中，腋下筋间脉入胸。青灵肘上三寸取，少海肘内节后容。

灵道掌后一寸半，通里腕后一寸逢。阴郄五分取动脉，神门掌后兑骨同。

少府节后劳宫直，小指内侧取少冲。

手少阴心经，少血多气。

是动病，则嗌干心痛，渴而欲饮，是为臂厥，是主心。

所生病者，目黄胁痛，臑臂内后廉痛，厥掌中热，痛盛者寸口大再倍于人迎，虚者寸口反小于人迎也。

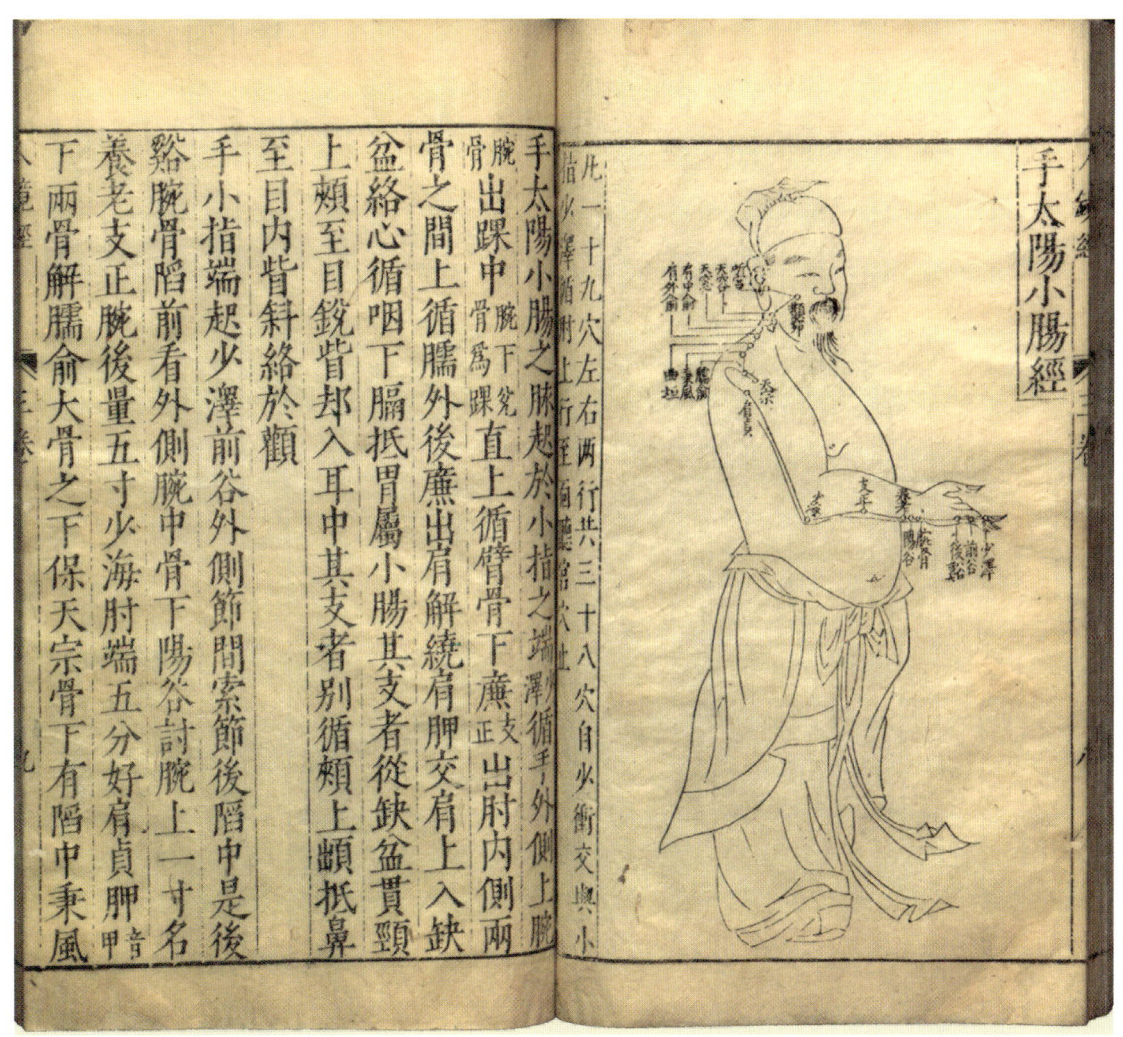

小肠经脉图　步穴歌　是动所生见证

手太阳小肠经（图见上）

凡一十九穴，左右两行，共三十八穴。自少冲交与小指少泽，循肘上行至面听宫穴止。

手太阳小肠之脉起于小指之端少泽，循手外侧上腕腕骨，出踝中腕下兑骨为踝，直上循臂骨下廉支正，出肘内侧两骨之间，上循臑外后廉，出肩解，绕肩胛交肩上入缺盆，络心，循咽，下膈，抵胃，属小肠。其支者，从缺盆贯颈上颊，至目锐眦，却入耳中，其支者，别循颊上䪼，抵鼻至目内眦，斜络于颧。

手小指端起少泽，前谷外侧节间索。节后陷中是后溪，腕骨陷前看外侧。

腕中骨下阳谷讨，腕上一寸名养老。支正腕后量五寸，少海肘端五分好。

肩贞胛音甲下两骨解，臑俞大骨之下保。天宗骨下有陷中，秉风髎后举有空即孔字。

曲垣肩中曲胛里，外俞胛上一寸从。肩中二寸大椎旁，天窗颊下动脉详。

天容耳下曲颊后，颧髎面端兑骨当。听宫耳珠大如菽，此一经为手太阳。

手太阳小肠经，多血少气。是动病则嗌痛颔肿，不可回顾，肩似拔，臑似折，是主液。

所生病者，耳聋目黄颊肿，颈颔肩臑肘臂外后廉痛，盛者人迎大再倍于寸口，虚者人迎反小于寸口也。

君火气运　二经引药　二经治法

少阴司天，热淫所胜，平以咸寒，佐以苦甘，以酸收之，在泉热淫于内，治以咸寒，佐以苦甘，以酸收之，以苦发之。主下半年

六气少阴之胜，治以辛寒，佐以苦咸，以甘泻之。

少阴之复，治以咸寒，佐以苦辛，以甘泻之，以酸收之，以苦发之，以咸耎之。

火位之主，其泻以甘，其补以咸。

少阴之客以咸补之，以甘泻之，以咸收之。收，当作耎。

戊癸化火，其音曰徵，戊为阳，太徵，癸为阴，少徵，平运正徵。

南方属火而生热，阳盛所主，君火之政也。太虚昏翳，

其若轻尘，山川悉然，热之气也。火明不彰，其色如丹，郁热之气也。若彤云暴升，炂音宗然叶积，乍盈乍缩，崖谷之热也。

火运太过，赫曦之纪，其政暑热炎灼，肺金受邪。民病疟少气，咳喘血溢，血泄注下，嗌燥耳聋中热，肩背热上，应荧惑星。

火运不及，伏明之纪，其政热寒雨，火衰寒行。民病胸中痛，胁支满，两胁痛，膺背肩胛间及两臂内痛，郁冒蒙昧，心痛暴瘖，胸腹胁下与腰背相引而痛，上应辰星。

火运平气，升明之纪，正阳专治，德施周普，五化均衡，其气高，其性速，其化蕃，其政明曜，其养血，其病瞤瘛，少阴君火，主二气，在春分后六十日有奇，天度至此，暄淑乃行，不行炎暑，君之德也。

少阴司天，热淫所胜，怫热至，火行其政，金气受克。民病胸中烦热，嗌干，右胠满，病集于右，皮肤痛热寒喘咳，肺经尺泽不至死者死，当子午上半年之政。

君火在泉，热淫所胜，则焰浮川泽，阴处反明。民病腹中常鸣，气上冲胸，喘不能久立，寒热皮肤痛，目瞑齿颊肿，恶痛，发热如疟，小腹中痛腹大，当卯酉下半年之政。

手少阴太阳引经药歌

午心麻桂独栀芩，生地归连代石英。更有细辛并半夏，熟地五味泽同成。

未小肠砂使赤脂，术羌生地赤芩宜。防茴藁蔓羌黄柏，六味功能上下移。

心小肠补泻药方法

心小肠火，味甘补苦泻，气热补寒泻。

心苦缓，急食酸以收之五味子。

心欲软，急食咸以软之芒硝，以咸补之泽泻，以甘泻之。人参、甘草、黄芪。

心脉虚，则苦于缓，缓则不收，酸性收敛，急食酸以收其缓焉。心属火，心病受制于水，则水不制火，而火自盛，是以心欲耎也。咸能耎，急食咸以耎之。咸益于心，故用咸以补之。甘缓其心，故用甘泻之。

苦先入心。心宜食酸。

心虚以炒盐补之，虚则补其母，木能生火。肝乃心之母，以生姜补肝，如无他证，用安神丸主之。

心实以甘草泻之，如无他证，用泻心汤，轻则导赤散。

又心实则烦热，黄连泻心汤。虚则惊悸音异，生犀散。

肺乘心微邪，喘而热，泻白散。

肝乘心虚邪，风热，煎大羌活汤，下大青丸。

脾乘心实邪，泄泻身热，泻黄散。

肾乘心贼邪，恐怖恶寒，安神丸。

凡心脏得病，必先调其肝肾二脏，肾者心之鬼，肝气通则心气和肝，气滞则心气乏，故心病先求于肝，是澄源也。五脏有病，必先传其所胜，水能制火，则肾邪必传于心，故先制其肾，逐其邪，诊其肝肾俱和，而心自生疾，则随其本经虚实而治之。

治肾邪相刑于心，心既受病，先诊肾脉，观其病症，若肾邪干心，宜先服此退肾邪散。

萆薢　牛膝　茯苓　石斛　续断各五钱　羌活　独活　木香　川芎各一钱　天灵盖酥炙，三钱

上为末，以小便少许，化麝香三铢，入蜜同炼，为丸梧桐子大。每服三十丸。空心盐汤下。

治肝气亏损致心乏生气，遂生虚冷，心既受病，当诊见心肝脉俱弱，即先服此方。

五味　白术　干熟地黄　川芎　甘草　山茱萸　黄芪　当归　防风　白石英

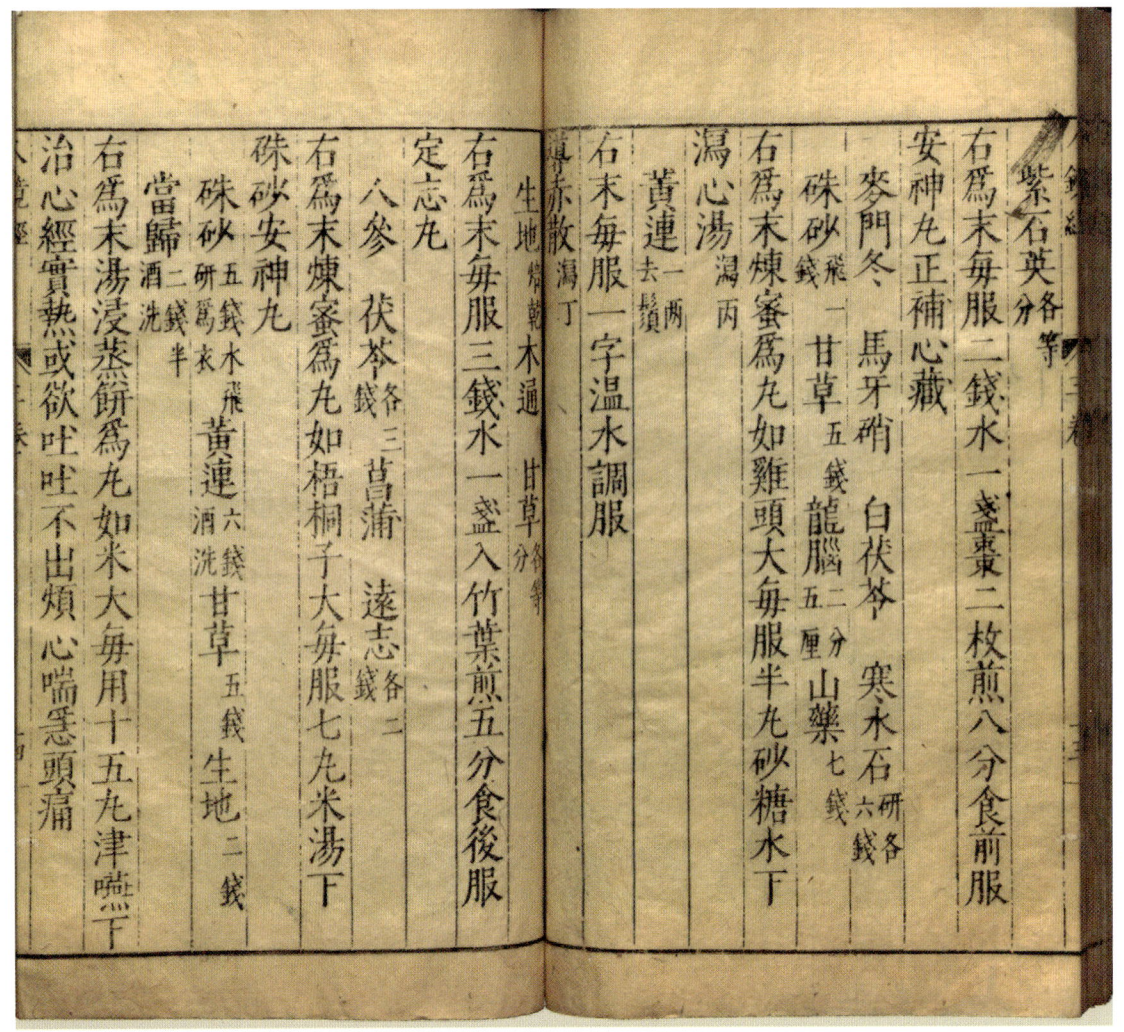

紫石英各等分

上为末，每服二钱，水一盏，枣二枚，煎八分。食前服。

安神丸，正补心脏。

麦门冬　马牙硝　白茯苓　寒水石研，各六钱　朱砂飞一钱　甘草五钱　龙脑二分五厘　山药七钱

上为末，炼蜜为丸，如鸡头大。每服半丸，砂糖水下。

泻心汤泻丙

黄连一两，去须

上末。每服一字，温水调服。

导赤散泻丁

生地焙干　木通　甘草各等分

上为末，每服三钱，水一盏，入竹叶，煎五分。食后服。

定志丸

人参　茯苓各三钱　菖蒲　远志各二钱

上为末，炼蜜为丸，如梧桐子大。每服七丸，米汤下。

硃砂安神丸

硃砂五钱，水飞研为衣　黄连六钱，酒洗　甘草五钱　生地二钱　当归二钱半，酒洗

上为末，汤浸蒸饼为丸，如米大。每用十五丸，津咽下。

治心经实热或欲吐，吐不出，烦心喘急头痛。

石膏二两　淡竹叶七钱　香豉一两　小麦二合　地骨皮九钱　茯苓五钱　栀子五枚

上水二盏，煎至一盏。去渣温服。

甘草泻心汤，治利下，水谷不消，肠鸣，心下痞满，干呕。

甘草　半夏八钱　黄芩　干姜　人参各一两　黄连三钱三分　大枣十二枚

水三升三合煮，取二升，去渣再煮，取一升。分三服。治寒霍乱，加附子，渴加栝蒌根，呕加陈皮，痛加当归，客热以生姜代干姜。

竹沥汤，治心实热，惊梦喜笑，恐畏不安。

生地汁一升　淡竹沥一升　石膏八两　芍药　白术　人参　栀仁各一两　赤石脂　紫菀　知母　茯神各二两

上咀。水九升，煮十味，取二升七合，去渣，下竹沥更煮，取三升，欲利加入芒硝二两，去芍。分三服。

大补心汤，治虚损心弱，惊惑妄语，力衰色枯。

黄芩　附子各五分　甘草　茯苓　熟地　桂心　阿胶各一钱　半夏　远志　石膏各二钱　生姜五钱　饴糖一两　枣二枚

水二盅，煎一盅，下糖温服。

柴胡泽泻汤，治小肠热胀，有口疮。

柴胡　泽泻　黄芩　陈皮　旋覆花　枳实　升麻各一钱半　生地黄五钱

水三盅，煮盅半。入芒硝服。

大黄丸，治小肠热结，满不通。

大黄一两　芍药一两半　巴豆五粒　大戟一两半　葶苈一两　杏仁二十五粒　朴硝一两半

上为末，炼蜜为丸，梧桐子大。大人七丸，小儿二丸。

治小肠虚寒，痛下赤白，肠滑用此补之。

当归　黄柏　地榆各二钱　黄连　阿胶各一钱　石榴皮二钱

水二盅，煎至八分，去渣。下胶烊服。

治小肠冷气，非时刺痛。

蓬术　茴香　川芎　牛膝各五钱　桂心一分

上末。每服二钱，磁器内，葱汤下。

治小肠虚热，忽因酒后频吃冷水并蘑汁梨子之类，冷气裹热结于小肠，其病伏，脐下结硬块不通，连外肾俱肿，宜此方。诊其小肠脉短，此阴中有伏阳也。

吴茱萸一钱　川芎五钱　木通五钱　半夏八分

上为末，每服三钱，水一盏，葱三茎同煎八分。空心和渣服。俟觉得肿处痒，续进一盏。其肿痒后散满，一服即效。

椒附丸，治小肠虚冷，小便频多。

川椒炒去汗　桑螵蛸酒炙　龙骨　山茱萸　附子炮，去皮脐　鹿茸酒蒸焙。各等分

上为末，酒糊为丸，如梧桐子大。每服七十丸，盐汤下。

赤茯苓汤，治小肠实热，面赤多汗，小便不利。

槟榔　生地　黄芩各二钱　赤茯苓　麦门冬去心，各二钱　赤芍药　甘草各一钱半

水一盏，半姜三片，煎八分。去渣温服。

三卷终

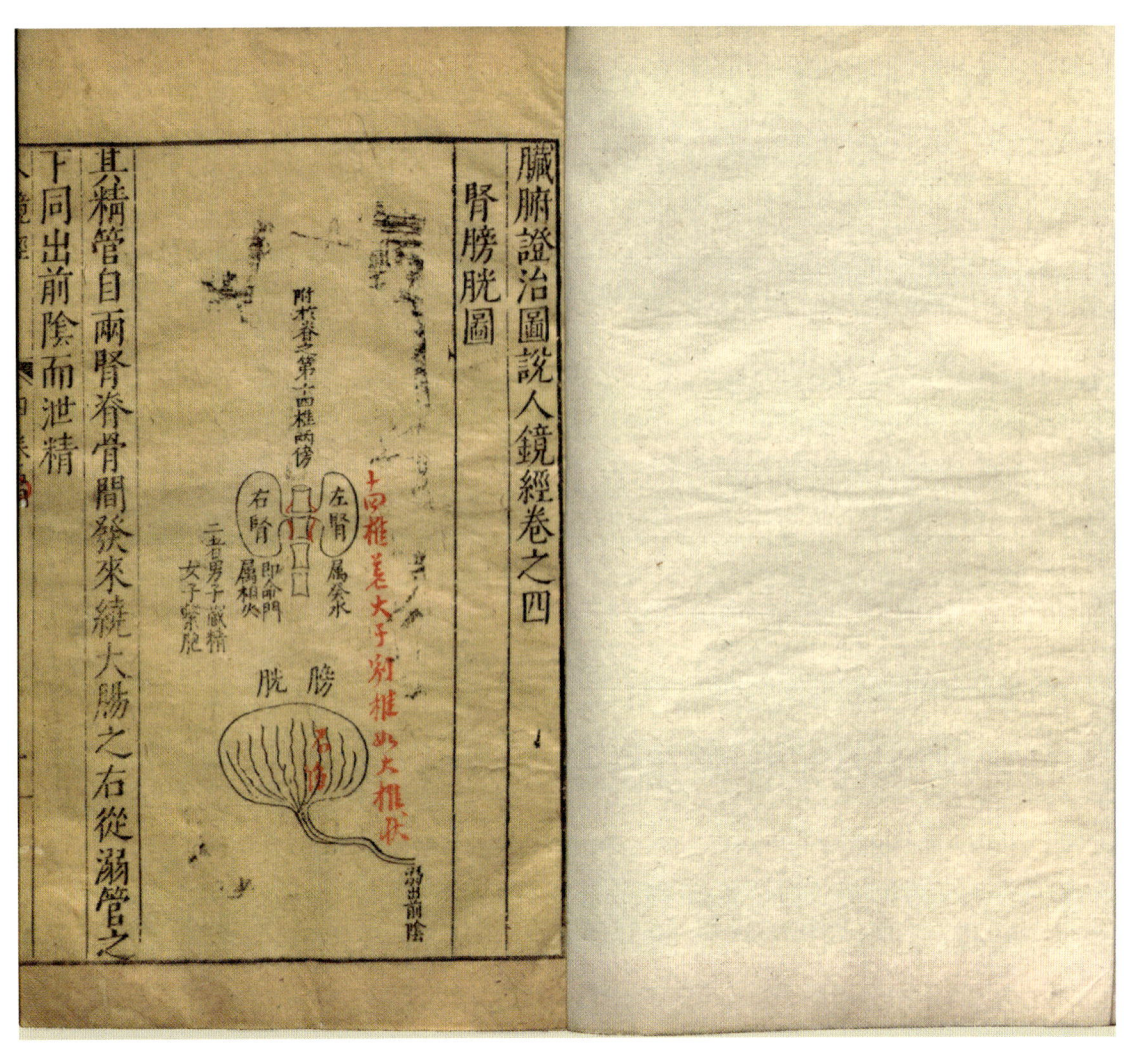

脏腑证治图说人镜经卷之四

肾膀胱总论　二经总论　脉解

肾膀胱图（图见上）

其精管自两肾脊骨间发来，绕大肠之右，从溺管之下同出前阴而泄精。

酉肾水，主足少阴经。申膀胱，主足太阳经。此二经为表里，位处下焦，其脏有二，形如豇豆，相并色紫黑，而曲附于脊之十四椎两傍膂筋间，其外有脂裹，内色淡白主藏精水，大约与前脐平。故《经》云：脏精下于肾，是肾藏骨髓之气也。又云：肾者主水，受五脏六腑之精而藏之，故五脏盛，乃能泄。又腰者，肾之府，转摇不能，肾将败也。《经》云：肾者，作强之官，伎巧出焉。《难经》云：肾有两枚，重一斤二两，主藏志。又云：肾藏精与志。又云：脏各有一耳，肾独有两者，何也？然：肾两者，非皆肾也，左为肾，右为命门。命门者，诸神精之所舍原气之所系也。男子以藏精，女子以系胞，故知肾有二也。

肾有两者，以左为肾，右为命门也。男子以此而藏精，受诸脏腑之精而藏之，女子于此而系胞，是得精而能施化，胞则受胎之所也。原气谓脐下肾间动气，人之生命十二经之根本。故言非皆肾也。三十九难亦言左肾，右命门，而又言其气与肾通其实一也。故项氏家说引沙随程氏曰，北方常配二物，故惟坎加习于物为龟为蛇，于方为朔为北为太玄为冈为冥。习，重也。朔，北方。冈音罔，罔，两也。冥，昏也。

肾色黑，其臭腐，其味咸，其声呻，其液唾。

水旺于冬，相于秋，发于春，囚于夏，死于季夏。其王日壬癸，王时人定夜半，困日丙丁，困时禺中，死日戊巳，死时日昳。

肾腧在十四椎旁，募在京门腰间季胁。

《经》云：肾者，主蛰，封藏之本，精之处也。其华在发，其兑在骨，为阴中之少阴，通于冬气。

北方黑色入遍于肾，开窍于二阴，藏精于肾。二阴，前阴后阴。肾气通于耳，耳和则知五音矣。

雨气通于肾。精气并于肾则恐。

肾恶燥。咸走血，血病无多食咸。

久立伤骨，劳于肾也。

久坐湿地，强力入水则伤肾。

损其肾者益其精。

肾色黑，欲如重漆色，不欲如地苍。又黑如乌羽者生，如炲者死。炲音苔。

肾热病，颐先赤。

肾热病者，先腰痛胻痠苦渴，数饮身热，热争则项痛而强，胠寒且酸，足下热，不欲言，其逆则项痛员员澹澹然。员员谓似急也；澹澹谓似欲不定也。戊已甚，壬癸大汗气逆，则戊已死。刺足少阴太阳。

肾气虚则厥逆，实则胀满。

肾著之病，其人从腰以下冷，腰重如带五千钱。

肾胀者，腹满引背央央然腰髀痛。

肾水者，腹大脐肿腰重痛不得溺，阴下湿如牛鼻头汗，其人足逆寒，大便反坚。

肾积，名曰奔豚，发于小腹，上至心下。

肾病者色黑，气弱吸吸少气，两耳苦聋腰痛，时时失精，食减，膝以下清，其脉沉迟为可治，宜补。

邪在肾则骨痛，阴痹者，按之而不得，腹胀腰痛，大便难，肩背颈项强痛，时眩，取涌泉、昆仑，视有血者，尽取之。

肾疟者，令人洒洒腰脊痛，宛转大便难，目眴眴然，手足寒。刺足太阳少阴。眴音绚，目动也。

肺移寒于肾为涌水，涌水者，按腹不坚，水气客于大肠，疾行则鸣濯濯，如囊裹浆，治主于肺肺移热于肾传为柔痓痓音次，恶也。

肾咳之状，咳则腰背相引而痛，甚则咳涎。

肾风之状，多汗恶风面胕然浮肿，胕音苻，丰厚貌，脊痛不能正立，其色炲，隐曲不利，诊在肌上其色黑。

肾痹者，善胀，尻以代踵，脊以代头。此证如人垂首，向地寻物貌。

肾气盛，则梦腰脊两解，不相属。虚则梦见舟船溺人。厥气客于肾，则梦临渊没居水中。

左尺肾膀胱脉所出。沉而迟，肾也。沉实而稍疾，膀胱也。

肾脉沉而软滑，肾合骨。肾脉循骨而行，持脉指法，按在骨上而得者为沉，次重以按之脉道无力而濡，举指来疾流利者为滑。

《难经》曰：冬脉石。

帝曰：冬脉何如而营？

脉沉而深，如营动也。滑氏曰营如营垒之营，所屯聚处也。冬月万物合藏，故曰营。

岐伯曰：冬脉者肾也，北方水也，万物之所以合藏也，故其气来沉以搏，故曰营。反此病者。曰：何如而反？曰：其气来如弹石者，此谓太过，病在外；其去如数者，此谓不及，病在中。曰：冬脉太过与不及，其病皆何如？曰，太过则令人解㑊，脊脉痛而少气不欲言。

解㑊者，倦怠之极，强不强、弱不弱、寒不寒、热不热，解解㑊㑊，不可名言之也。

不及则令人心悬，如病饥，眇中清，脊中痛，小腹满小便变。眇，音蒸。

眇，季胁之下挟脊两傍空软处也，肾外当眇，故眇中清冷也

脉来喘喘累累如钩。喘喘，端也，又疾息貌。累累，叠也，增也。按之而坚，曰肾平。

《难经》曰：其来上大下兑，濡滑如雀之啄，曰平。吕广云：上大者足太阳，下兑者，足少阴，阴阳得所为肾气强，故曰平。

冬以胃气为本。

脉来如引葛，按之益坚，曰肾病。

脉来发如夺索，辟辟如弹石，曰肾死。辟辟，急促也。

脉至搏而绝，如指弹石，辟辟然，色黑黄，不泽，毛折乃死。

肾脉搏坚而长，其色黄而赤者当病折腰，其耎而散者当病少血，至令不复也。

冬肾脉，欲沉而滑，命门脉与肾同。肝脉欲沉而弦，心脉欲沉而洪，脾脉欲沉而缓，肺脉欲沉而濇。

《难经》曰：假令得肾脉，其外证面黑善恐欠，其内证脐下有动气，按之牢若痛，其病逆气，小腹急痛，泄如下

重，足胫寒而逆。有是者肾也，无是者非也。

足少阴气绝即骨枯，少阴者冬脉也，伏行而温于骨髓，故骨髓不温，即肉不着，骨骨肉不相亲，即肉濡而却，肉濡而却，故齿长而枯发无润泽。无润泽者骨先死，戊日笃，己日死。

膀胱者，州都之官，津液藏焉，气化则能出矣。

膀胱重九两二铢，纵广九寸，盛溺九升九合，居肾下之前，大肠之侧，当脐上一寸水分穴之处，小肠之下乃膀胱际也。水液由此渗入焉。

水泉不止者，膀胱不藏也，得守者生，失守者死。

《甲乙经》曰：膀者横也，胱者广也。言其体横广而短也。

膀胱病者，小腹偏肿而痛，以手按之，则欲小便而不得，肩上热，若脉陷足小指外侧，及胫踝后皆热，若脉陷者，取委中。

膀胱胀者，小腹满而气癃。

厥气客于膀胱，则梦游行

膀胱有热，则淋闭。膀胱不约，为遗溺。

谓睡中遗尿也。经云，膀胱津液之府，水注由之然，足三焦脉实，约下焦而不通。足三焦脉虚，不约下焦则遗溺也。膀胱又名足三焦也。

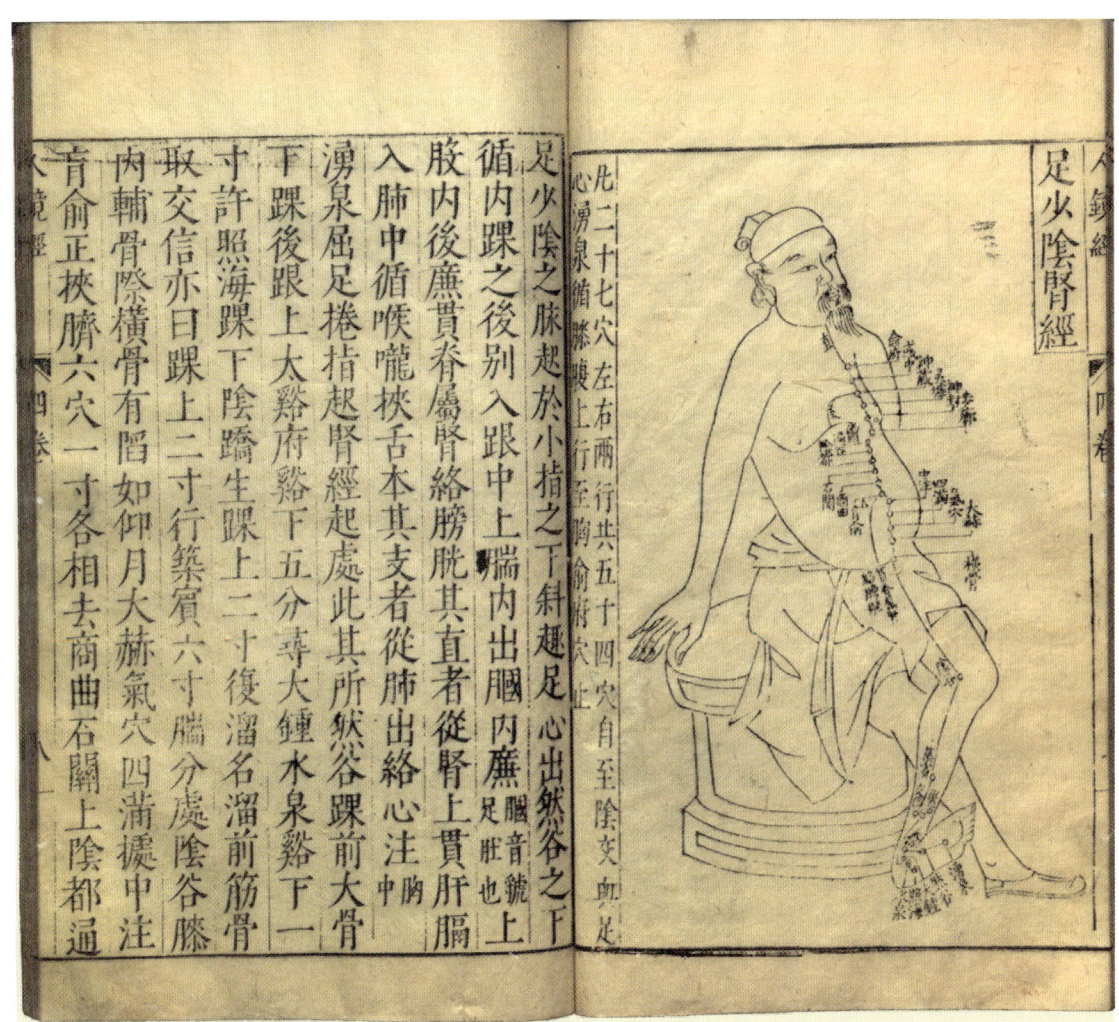

肾经脉图　步穴歌　是动所生见证

足少阴肾经（图见上）

凡二十七穴，左右两行，共五十四穴。自至阴交与足心涌泉，循膝腹上行至胸俞府穴止。

足少阴之脉，起于小指之下，斜趣足心，出然谷之下，循内踝之后，别入跟中，上腨内，出腘内廉，腘音號，足肚也，上股内后廉贯脊属肾。络膀胱，其支者，从肾上贯肝膈入肺中，循喉咙，挟舌本，其支者，从肺出，络心，注胸中。

涌泉屈足卷指起，肾经起处此其所。然谷踝前大骨下，踝后跟上太溪府。

溪下五分寻大钟，水泉溪下一寸许。照海踝下阴跷生，踝上二寸复溜名。

溜前筋骨取交信，亦曰踝上二寸行。筑宾六寸腨分处，阴谷膝内辅骨际。

横骨有陷如仰月，大赫气穴四满处。中注肓俞正挟脐，六穴一寸各相去。

商曲石关上阴都，通

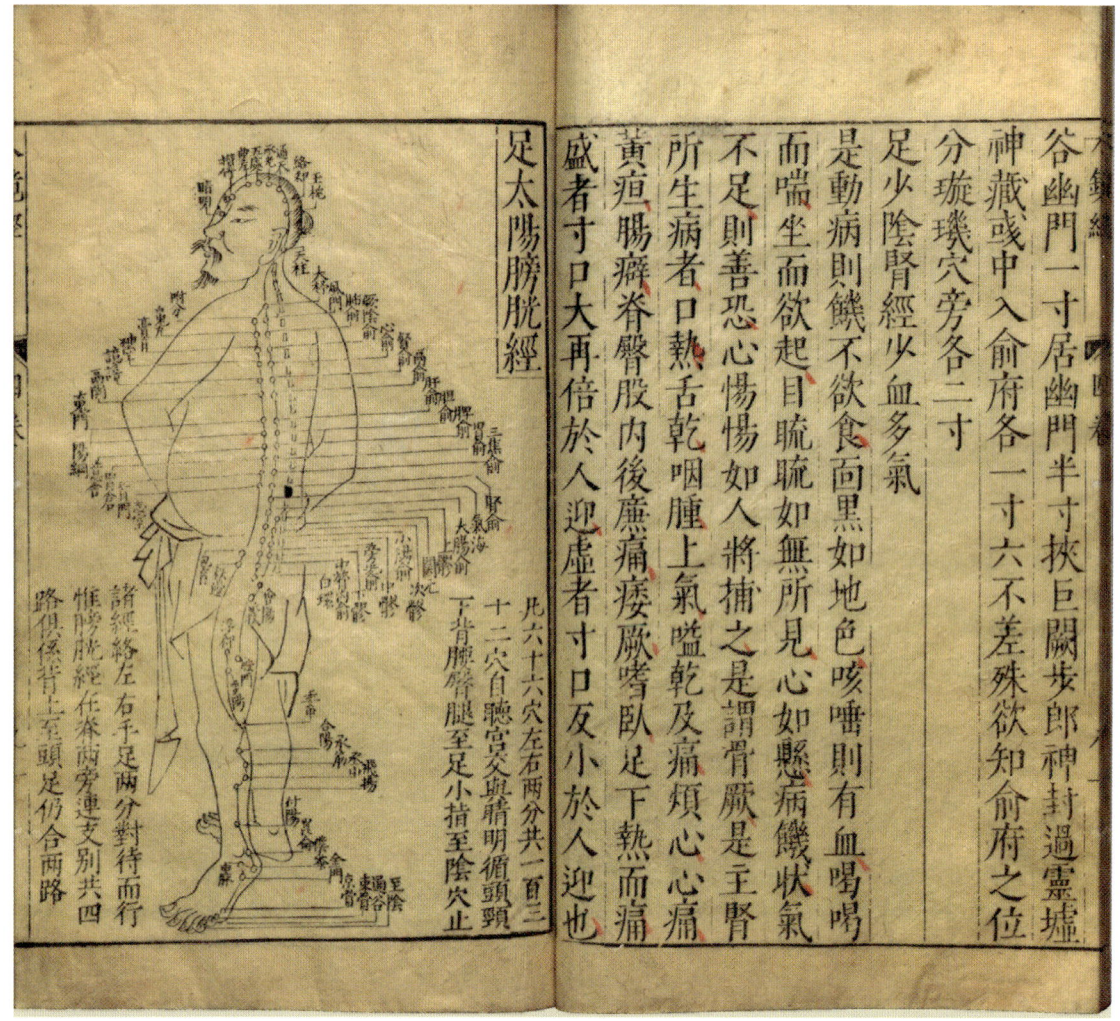

谷幽门一寸居。幽门半寸挟巨关，步郎神封过灵墟。

神藏或中入俞府，各一寸六不差殊。欲知俞府之位分，璇玑穴旁各二寸。

足少阴肾经，少血多气。

是动病，则饥不欲食，面黑如地色，咳唾则有血，喝喝而喘，坐而欲起，目䀮䀮如无所见，心如悬，病饥状气不足则善恐，心惕惕如人将捕之，是谓骨厥。是主肾所生病者，口热舌干咽肿上气，嗌干及痛烦心心痛黄疸肠澼，脊臀股内后廉痛，痿厥，嗜卧足下热而痛，盛者寸口大再倍于人迎，虚者寸口反小于人迎也。

膀胱经脉图　步穴歌　是动所生见证

足太阳膀胱经（图见上）

凡六十六穴，左右两分，共一百三十二穴。自听宫穴交与睛明，循头颈下背腰臀腿至足小指至阴穴，诸经络左右手足两分对待而行，惟膀胱经在脊两旁连支别共四路，俱系背上至头足仍合两路。

足太阳之脉起于目内眦睛明，上额，交巅，其支别者从巅至耳上角，其直行者，从巅入络脑，还出别下项，循肩髆音卜内挟脊抵腰中，入循膂络肾，属膀胱。其支别者，从腰中下贯臀，入腘中。其支别者，从髆内左右别下贯胂音申，挟脊内过髀音弊枢，循髀外后廉，下合腘中以下贯腨内，出外踝之后，循京骨，至小指外侧端。

足太阳兮膀胱经，目眦内侧始睛明，眉头陷中攒竹名，曲差寸半神庭畔，
五处挨排列上星，承光五处后寸半，通天络却亦相承，玉枕横挟于脑户，
尺寸当准铜人经，天柱挟项后发际，大筋外廉陷中是，挟脊相去寸五分，
第一大杼二风门，肺俞三椎厥阴四，心俞五椎之下论，督俞膈俞相梯级，
第六第七次第立，第八椎下穴无名，肝俞第九胆第十，十一椎下脾俞举，
十二椎下胃俞取，三焦肾俞气海俞，十三四五为定矩，关元大肠俞安量，
十六十七椎两傍，十八椎下小肠俞，十九椎下寻膀胱，中膂二十椎下是，
白环二十一椎当，上髎次髎中与下，一空二空挟腰跨，并同挟脊四个穴，
载在千金相连亚，会阳阴尾傍八分，分寸须与督脉亲，第二椎下外附分，
挟脊相去古法云，先除脊骨量三寸，不是灸狭能伤筋，魄户三椎膏肓四，

四下五上胛骨里，第五椎下索神堂，第六椎下寻噫嘻，膈关第七魂门九，阳刚意舍依此数，胃仓肓门屈指谈，推看十二与十三，志室次之为十四，胞肓十九合相参，秩边二十椎下详，承扶①臀下阴纹当，殷门扶承通六寸，浮郄一寸上委阳，委阳却与殷门并，腘中外廉两筋乡，委中膝腘约文里，此下三寸寻合阳，承筋腨肠中尖是，承山腨下分肉旁，飞阳外踝上七寸，附阳踝上三寸量，金门正在外踝下，昆仑踝后跟骨中，仆参跟骨下陷是，申脉分明踝下容，京骨外侧大骨下，束骨本节后相通，通谷本节前陷索，至阴小指外侧逢。

足太阳膀胱经，多血少气。

是动病，则衡头痛，目似脱，项似拔，脊痛腰折，髀不可以曲，腘如结，腨如裂，是为踝厥，是主筋。

所生病者痔，疟狂头疾，头囟顶痛，目黄泪出，鼽衄，项背腰尻腘腨脚皆痛，小指不用，盛者人迎大再倍于寸口，虚者人迎反小于寸口也。

寒水气运　二经引药　二经治法

太阳司天，寒淫所胜，平以辛热，佐以甘苦，以咸泻之，在泉，寒淫于内，治以甘热，佐以苦辛，以咸泻之，以辛润之，以苦坚之。

---

① 承扶：原作"扶承"，据穴位名改。

太阳之胜，治以甘热，佐以辛酸，以咸泻之。

太阳之腹，治以咸热，佐以甘辛，以苦坚之。

水位之主，其泻以咸，其补以苦。

太阳之客，以苦补之，以咸泻之，以苦坚之，以辛润之，开发腠理，致津液通气也。

丙辛化水，水运之音曰羽，丙阳太羽，辛阴少羽，平运正羽。

北方属水而生寒，阳气复阴气政布而大行，故寒生也。太虚澄净，黑气浮空，天色黯然，高空之寒气也。若气以散麻，本末皆黑。微微冗之，此川泽之寒气也。太虚清白，空犹雪映，遐迩一色，山谷之寒气也。太虚白昏，火明不翳，如雾雨气，远近肃然，北望色玄，凝雾夜落，此水气所生，寒之化也。太虚凝阴，白埃昏翳，天地一色，远视不明，此寒湿凝结，雪将至也。地裂水冰，河渠干涸，枯泽净咸，水敛土坚，是土胜水，冰不得自清，是水所生，寒之用也。

水运太过，流衍之纪，其政寒肃，心火受邪。民病身热烦心躁悸，阴厥上下中寒，谵妄心痛，寒气早至，上应辰星。

水运不及，涸流之纪，其政寒雨，风水衰湿，行长气反，用其化乃速，暑雨数至。民病腹满身重，濡泄寒疡流水，腰股痛发，䐜腨股膝不便烦，足痿清厥，脚下痛，甚则跗肿，上应辰星。

水运平气，静顺之纪，藏而勿害，治而善下，五化咸整。其气明，其性下。其用沃行，其化凝坚，其类水，其政流演，其候凝肃。其令寒，其脏肾，其畏湿。其主二阴。其谷豆，其果栗，其菜藿，其虫鳞，其畜彘，其色黑。其养骨髓。其病厥，其物濡。

太阳寒水，主终之气，自小雪后，主六十日有奇，天度至此，寒气大行。

太阳司天，寒淫所胜，寒气大至水，且冰血变于中，发为痈疡。民病厥心痛，呕血血泄，鼽衄，喜悲时眩仆，若乘火运而炎烈，雨暴乃雹，胃胁满，阳气内郁，是岁病集于心胸之中，手热肘挛，腋肿，心澹澹然大动，胸胁胃脘不安，面赤目黄，善噫嗌干，甚则色炲，渴而欲饮，水胜火气，内郁故渴也，病本于心。

太阳在泉，寒淫所胜，则凝肃惨烈，民病少腹，控睾引腰脊，上冲心痛，血见嗌干，颔肿，邪在小肠。

足少阴太阳引经药歌

酉肾猪肤猪茯苓，牡丹泽泻桂阿丁。山吴茱柏砂乌药，败酱天冬牡蛎停。

豉桔味玄并独智，檀甘地骨或砂行。下行知附地榆术，右肾沉芪益附秤。

申膀泽滑茵陈桂，猪苓羌麻檗蔓亲。行下大黄并术泽，藁羌防己柏同因。

肾膀胱补泻药方法

肾膀胱水，味苦补咸泻，气寒补热泻。

肾苦燥，急食辛以润之。肾欲坚，急食苦以坚之，以苦补之，以咸泻之。

肾气虚则苦燥，燥则不润，辛性津润，能开发腠理通气，故急食辛以润之。肾水病受制于土，坚则不受土制，而水自充，故欲坚苦性坚，急食以坚之苦益肾，故用苦补之，咸夑坚，逆肾性，故以咸泻之。

肾苦燥，急食辛以润之。知母、黄柏。肾欲坚，急食苦以坚之。知母。以苦补之。黄柏。

肾虚以熟地黄、黄柏补之。肾无实不可泻，故无泻肾之药。钱氏只有地黄丸，无泻肾之药。虚则补其母，肺为肾母，以五味子补肺。

肾主寒，自病则足胫寒而逆，人之五脏，惟肾无实。小儿痘疮变黑陷，是肾水克退心火，多不治也。

心乘肾微邪，内热不恶寒，桂枝丸。

肺乘肾虚邪，喘嗽皮涩而寒，百部丸。

肝乘肾实邪，拘急气搐身寒，理中丸。

脾乘肾贼邪，体重泄泻身寒，理中丸。

五行之间，惟肾之一脏，母盛而子反受邪。是物之性有不可一概论者，肺肾是也。何则？肺属金，应乎皮毛所主者气。肾属水，主乎骨髓，所藏者精，气之轻浮，能上而不能下，精之沉重，能下而不能上，此物性之自然，令肺盛乃热作也，气得热而上蒸，则肺不能下生于肾，则肾受邪矣。急以凉药解之，使脏气温和，自能下生于肾，此肾病必先求之，于肺若肺和而肾忽受病，不过脾湿相刑，所以有解肺热，去脾邪二药，若脾肺俱和，而肾自病，亦当察其本脏虚实而治之。

通肺散，治肺气盛，痞膈中焦，不能下生肾之生气而生疾，故肾感邪，先看肺脉大盛是也。

麻黄去节　杏仁去皮尖　桔梗　紫苑　牡丹皮　前胡　柴胡　苏子　枳壳去瓤

上为末，每服二钱，水一盏，姜三片，煎七八分。温服。

治脾脏湿邪所胜刑肾方。

厚朴制　陈皮　甘草　川芎　肉豆蔻面煨

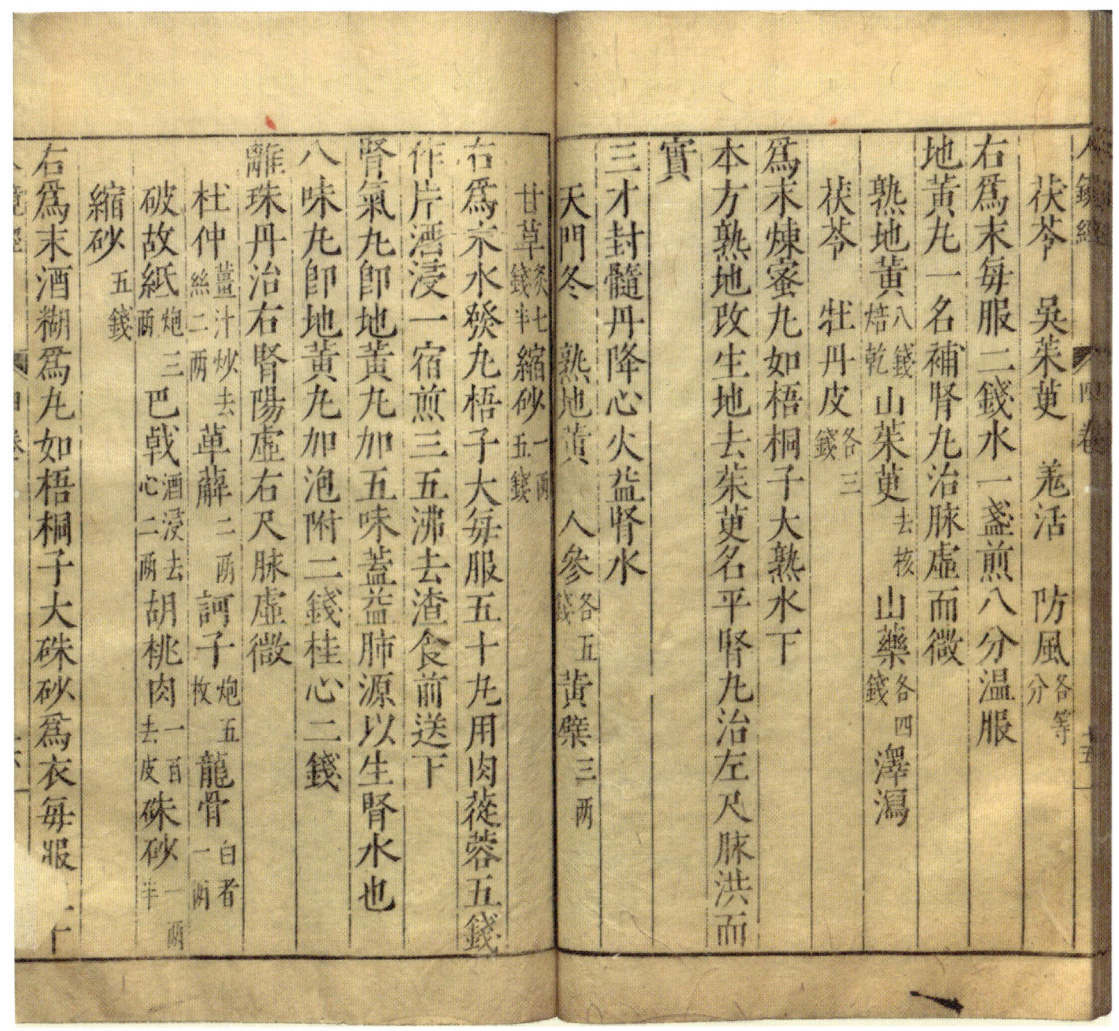

茯苓　吴茱萸　羌活　防风各等分

上为末，每服二钱，水一盏，煎八分。温服。

地黄丸，一名补肾丸，治脉虚而微。

熟地黄八钱，焙干　山茱萸去核　山药各四钱　泽泻　茯苓　牡丹皮各三钱

为末，炼蜜丸，如梧桐子大。熟水下。

本方熟地改生地，去茱萸，名平肾丸。治左尺脉洪而实。

三才封髓丹，降心火益肾水。

天门冬　熟地黄　人参各五钱　黄柏三两　甘草炙，七钱半　缩砂一两五钱

上为末，水发丸梧子大，每服五十丸，用肉苁蓉五钱作片，酒浸一宿，煎三五沸。去渣服，食前送下。

肾气丸，即地黄丸加五味，盖益肺源以生肾水也。

八味丸，即地黄丸加炮附二钱，桂心二钱。

离珠丹，治右肾阳虚，右尺脉虚微。

杜仲姜汁炒去丝，二两　萆薢二两　诃子炮，五枚　龙骨白者，一两　破故纸炮，三两　巴戟酒浸去心，二两　胡桃肉一百，去皮　砗砂一两半　缩砂五钱

上为末，酒糊为丸，如梧桐子大，砗砂为衣。每服三十

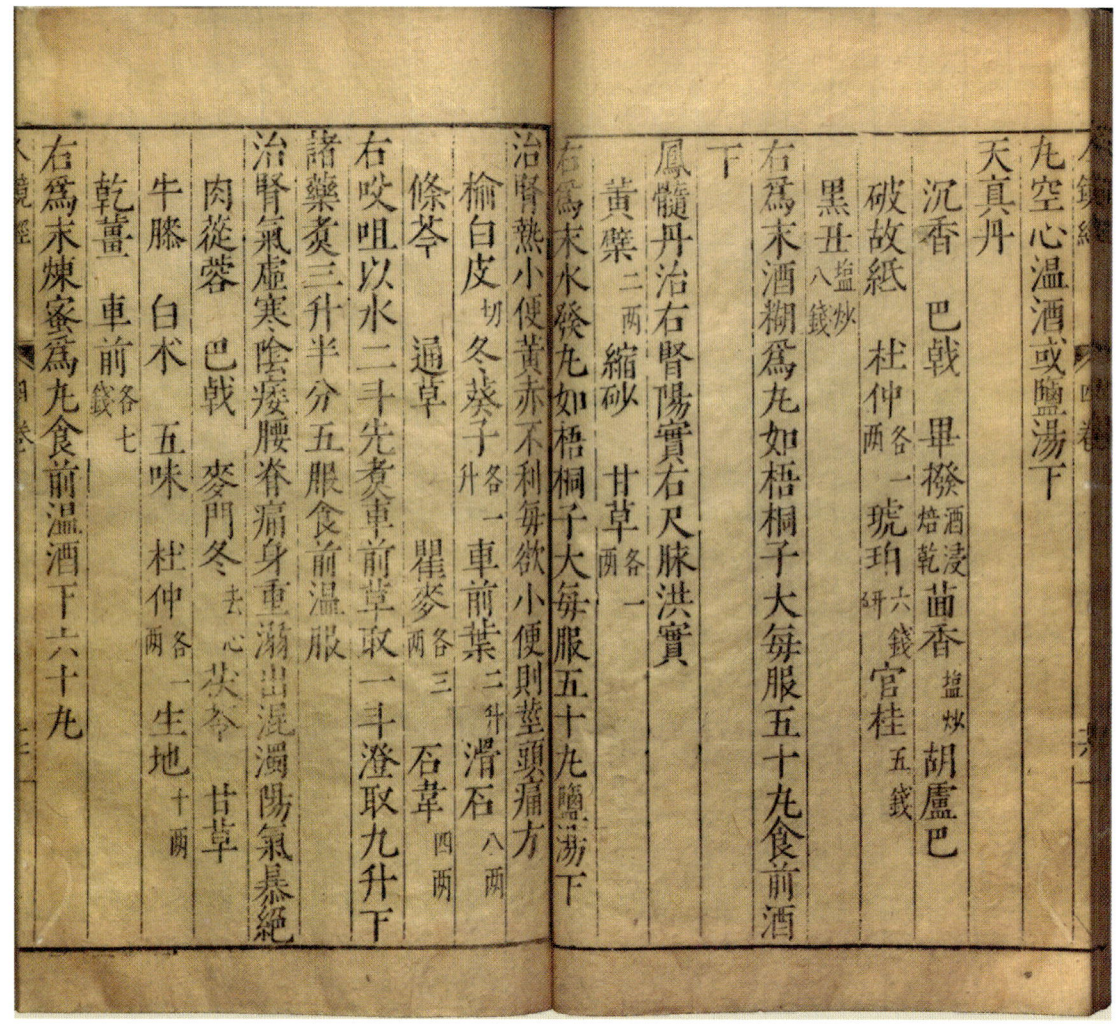

丸，空心温酒或盐汤下。

天真丹

沉香　巴戟　毕拨酒浸焙干　茴香盐炒　胡芦巴　破故纸　杜仲各一两　琥珀六钱，研　官桂五钱　黑丑盐炒，八钱

上为末，酒糊为丸，如梧桐子大。每服五十丸，食前酒下。

凤髓丹，治右肾阳实，右尺脉洪实。

黄柏二两　缩砂　甘草各一两

上为末，水发丸，如梧桐子大。每服五十丸，盐汤下。

治肾热，小便黄赤不利，每欲小便则茎头痛方。

榆白皮切　冬葵子各一升　车前叶二升　滑石八两　条芩　通草　瞿麦各三两　石韦四两

上咬咀，以水二斗，先煮车前草，取一升，澄取九升，下诸药，煮三升半。分五服，食前温服。

治肾气虚寒，阴痿腰脊痛，身重，溺出混浊，阳气暴绝。

肉苁蓉　巴戟　麦门冬去心　茯苓　甘草　牛膝　白术　五味　杜仲各一两　生地十两　干姜　车前各七钱

上为末，炼蜜为丸。食前温，酒下六十丸。

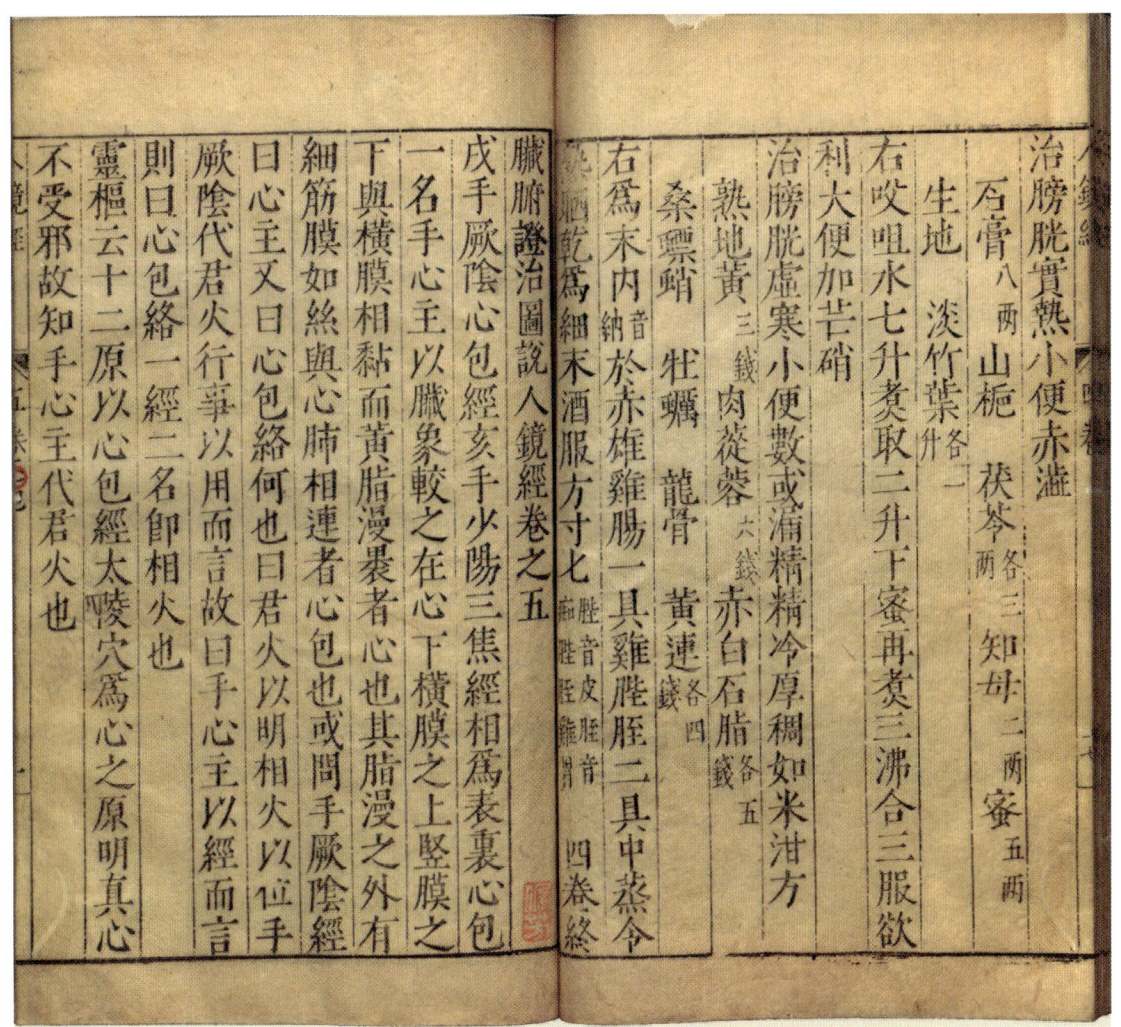

治膀胱实热，小便赤涩。

石膏八两　山栀　茯苓各三两　知母二两　蜜五两　生地　淡竹叶各一升

上㕮咀，水七升，煮取二升，下蜜再煮三沸。合三服，欲利大便加芒硝。

治膀胱虚寒，小便数或漏精，精冷厚稠如米泔方。

熟地黄三钱　肉苁蓉六钱　赤白石脂各五钱　桑螵蛸　牡蛎　龙骨　黄连各四钱

上为末，内音纳于赤雄鸡肠一具，鸡胵胜二具中，蒸令熟。晒干为细末，酒服方寸七。

胜，音皮；胜，音痴。胜胜，鸡胃。

四卷终

脏腑证治图说人镜经卷之五
心包三焦论　二经总论　脉解

戌手厥阴心包络，亥手三焦经，相为表里。心包一名手心主，以脏象较之，在心下横膜之上，竖膜之下，与横膜相黏，而黄脂漫裹者，心也。其脂漫之外，有细筋膜如丝，与心肺相连者，心包也。或问手厥阴经，曰心主，又曰心包络，何也？曰君火以明，相火以位，手厥阴代君火行事，以用而言，故曰手心主，以经而言，则曰心包络，一经二名，即相火也。

《灵枢》云：十二原以心络经大陵穴为心之原，明真心不受邪，故知手心主代君火也。

十二经脉内应五脏六腑，其数不合者，谓心包亦是一脏，以应手厥阴经，是脏亦有六也。故《难经》曰：五脏亦有六脏者，谓肾有两脏也。左为命门，命门者，谓精神之所舍也，男子以藏精，女子以系胞，其气与肾通。窃观近代医书及世医所论，皆不知心包之脏为何物，及所处何地，咸云有名无形，只膻中是也，岂不详。《经》云：七节之傍，中有小心。然人之节脊骨，二十有一节，从下起第七节之旁，左为肾，右为命门。命门便是心包之脏，以应手厥阴之经，与手少阳三焦合为表里二经，皆是相火相行君命，故曰命门。又悬珠先取先源于三日迎而取之，刺大陵者，是泻相火小心之源也。是知相火属包络，包络是小心，小心便是右肾命门也。

帝曰：手少阴之脉独无俞，何也？岐伯曰：手少阴者，心脉也。心者，五脏六腑之大主也。心为帝王精神之所舍，其脏坚固，邪不能客。客之则伤心，心伤则神去，神去则身死矣。故诸邪在心者，皆在心之包络。包络者，心之脉也。故手少阴无俞焉。

手少阳三焦经，与手厥阴为表里。三焦者，水谷之道路，气之所终始也。上焦在心下下膈，主内而不出，其治在膻中，直两乳陷者是。中焦者，在胃中脘，当脐上四寸，不上不下，主腐熟水谷，其治在脐傍。下焦者，在脐下，当膀胱际也，主分别清浊，出而不内，以传道也，其治在脐下一寸，焦原也。三焦者，三原之气也。内，音纳。

上焦主出阳气，温于皮肤分肉之间，若雾露之溉焉，中焦主变化水谷之味，为血以荣五脏六腑。下焦主通利溲，以时传下，故曰出而不内。

《灵枢》云：上焦如雾，中焦如沤，下焦如渎，为决渎之官，水道出焉。《九墟》云：中焦亦并于胃中，出上焦之后，此所受气以别糟粕，蒸津液，化其精微，上注于肺，脉乃化而为血，以奉生身，故得独行于经隧，命曰荣气，故言中焦如沤也。仲景曰，下焦不和，清便重下，大便数难，脐腹筑痛。故曰三焦者寄于胸中。

《脉诀》云：三焦无状空有名。愚谓三焦者，三原之气也。实非无形，但不专主一脏，耳既为元气别使，又为传化之腑，由十二经始于中焦，常与卫气俱行。故扁鹊指为水谷之道路，气之所终始也。上焦出于胃上口，并咽以上贯膈，布胸走腋，而至太阴之分。中焦亦并胃中，出上焦之后。下焦别回肠，注于膀胱而渗入焉。手厥阴心包乃其合也，布络三焦，而三焦之经，则又散络心包，苟无其形，将何所凭，而包络从何所附以传化焉。《三元参赞》云：其体有一脂膜，如掌状，与膀胱相对，有白脉自其中出，夹脊而上贯脑，窃谓如雾如沤，喻其明之薄处，如渎云者，则又指夫渗入膀胱处也。一名外腑，一名虚脏，信然。晞范曰：心肺若无上焦，何以宗主荣卫，脾胃若无中焦，何以腐熟水谷，肾肝若无下焦，何以疏决水津。此三焦有名无形，正脏腑有余不尽之义，苟止心肝脾肺肾而无三焦所寄之腑，是人身与天地为二矣。

脏腑俱五者，谓手心主非脏，三焦非腑也，以脏腑俱六者，合手心主与三焦也。《难经》云：脏惟有五，腑独有六者，何也？所谓腑有六者，谓三焦也，有原气之别焉，主持诸气，有名而无形，其经属手少阳，此外腑也，故言腑有六焉。

又云：十二经五脏六腑十一耳，其一经者何等经也，然一经者，手少阴与心主别脉也，心主与三焦为表里，俱有名而无形，故言经有十二也，缘不专主一脏，故言有名无形。《正理论》云：三焦者，有名无形，上合于手心主，下合于右肾。遂有命门、三焦表里之说。殊不知包络相火，附名右肾，夫人之脏腑，一阴一阳，自有

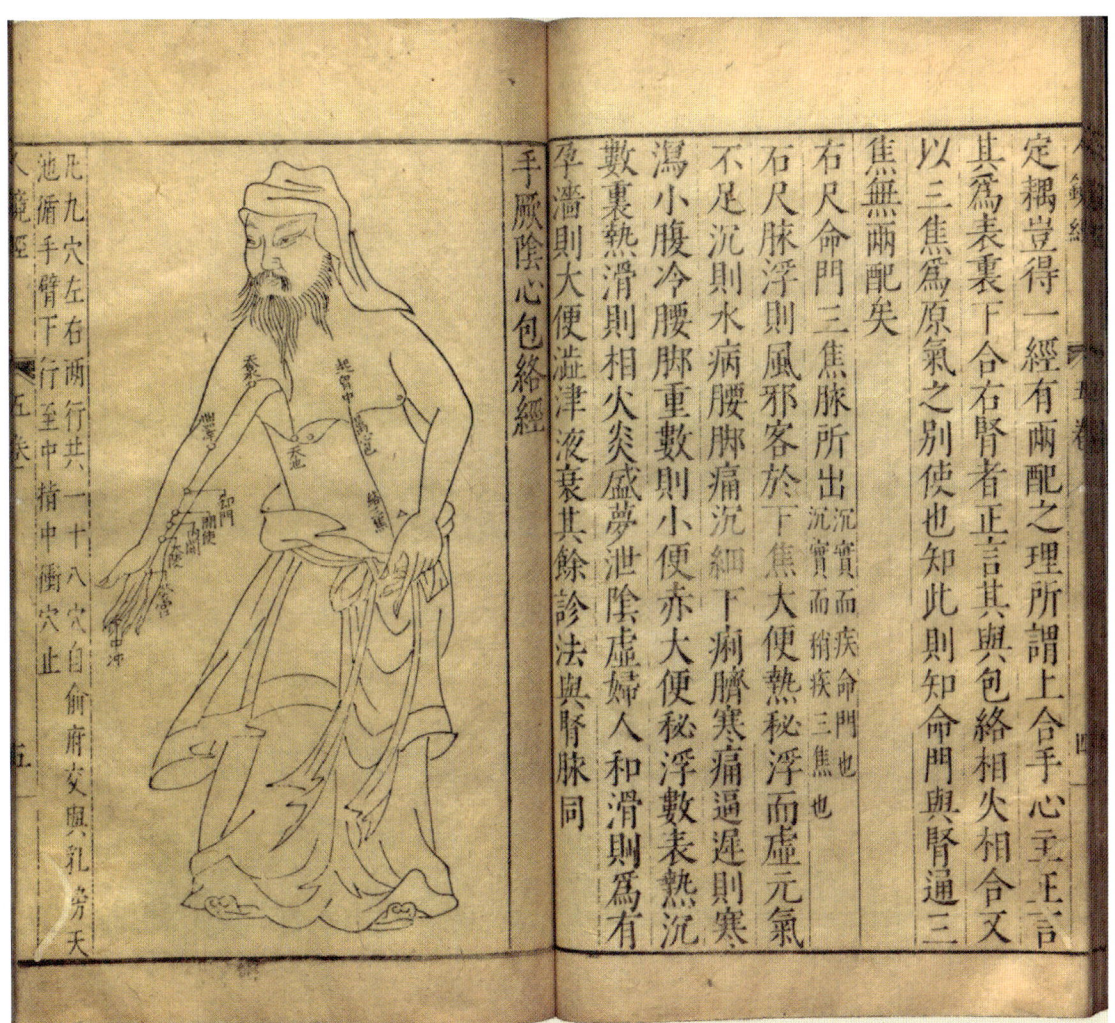

定偶,岂得一经有两配之理。所谓上合手心主,正言其为表里,下合右肾者,正言其与包络相火相合,又以三焦为原气之别使也,知此则知命门与肾通,三焦无两配矣。

右尺命门三焦脉所出,沉实而疾,命门也。沉实而稍疾,三焦也。

右尺脉浮则风邪客于下焦,大便热秘,浮而虚,元气不足。沉则水病腰脚痛,沉细下痢脐寒痛逼。迟则寒泻,小腹冷腰脚重,数则小便赤,大便秘。浮数表热,沉数里热。滑则相火炎盛,梦泄阴虚。妇人和滑,则为有孕,濇则大便涩,津液衰。其余诊法与肾脉同。

心包经图　步穴歌　是动所生病见证

手厥阴心包络经（图见上）

凡九穴,左右两行,共一十八穴。自俞府交与乳傍天池,循手臂下行,至中指中冲穴止。

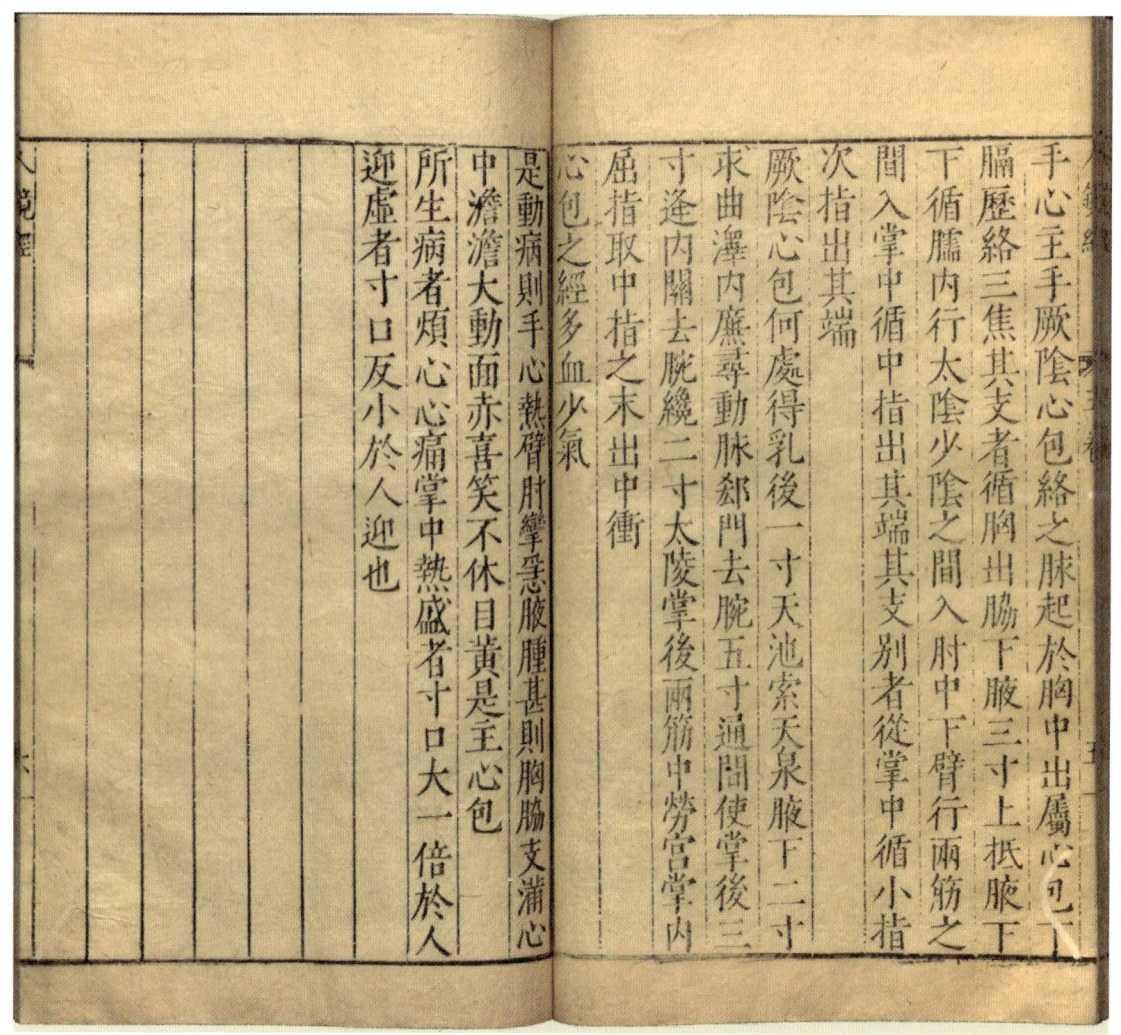

手心主，手厥阴心包络之脉，起于胸中，出属心包，下膈历络三焦，其支者，循胸出胁下腋三寸，上抵腋下，下循臑内，行太阴少阴之间，入肘中，下臂行两筋之间，入掌中，循中指出其端，其支别者，从掌中循小指次指出其端。

厥阴心包何处得，乳后一寸天池索。天泉腋下二寸求，曲泽内廉寻动脉。

郄门去腕五寸通，间使掌后三寸逢。内关去腕才二寸，大陵掌后两筋中。

劳宫掌内屈指取，中指之末出中冲。

心包之经，多血少气。

是动病，则手心热，臂肘挛急，腋肿，甚则胸胁支满，心中澹澹大动，面赤喜笑不休，目黄，是主心包。

所生病者，烦心，心痛掌中热。盛者寸口大一倍于人迎。虚者寸口反小于人迎也。

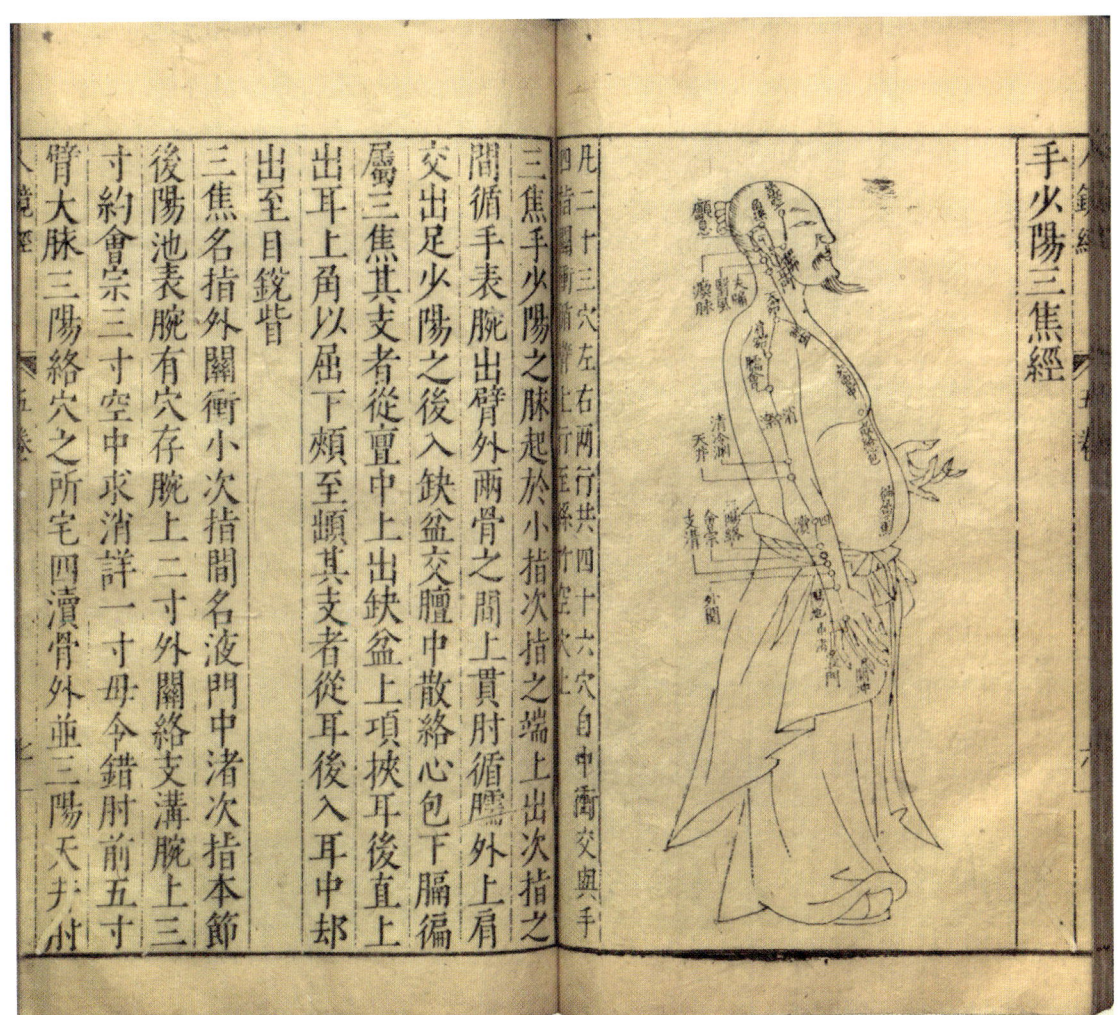

三焦经图　步穴歌　是动所生病见证

手少阳三焦经（图见上）

凡二十三穴，左右两行，共四十六穴，自中冲交与手四指关冲，循臂上行至丝竹空穴止。

三焦手少阳之脉，起于小指次指之端，上出次指之间，循手表腕，出臂外两骨之间，上贯肘循臑外上肩，交出足少阳之后，入缺盆，交膻中，散络心包，下膈徧属三焦，其支者，从膻中，上出缺盆，上项挟耳后，直上出耳上角，以屈下颊至䪼，其支者，从耳后，入耳中，却出至目锐眦。

三焦名指外关冲，小次指间名液门。中渚次指本节后，阳池表腕有穴存。

腕上二寸外关络，支沟腕上三寸约。会宗三寸空中求，消详一寸母令错。

肘前五寸臂大脉，三阳络穴之所宅。四渎骨外并三阳，天井肘上一寸侧。

肘上二寸清冷渊，消泺臂外肘分索。臑会肩头三里中，肩髎肩端臑上通。

天髎盆上毖骨际，天牖旁颈后天容。翳风耳后尖角陷，瘈脉耳后鸡足逢。

颅息耳后青络脉，角孙耳郭开有空。丝竹眉后陷中看，和髎耳前兑发同。

耳门耳珠当耳缺，此穴禁灸分明说。

三焦经，多气少血。

是动病，则耳聋，浑浑焞焞，嗌肿喉痹，是主气。

所生病者，汗出，目锐眦痛，颊痛，耳后肩臑肘臂外皆痛，小指次指不用。盛者人迎大一倍于寸口，虚者人迎反小于寸口也。

三焦病者，腹胀气满，小腹坚，不得小便，窘急溢则为水，留则为胀，候在足太阳之外，大络在太阳少阳之间，亦见于脉，取委阳。

三焦胀者，气满于皮肤，谷谷然坚不疼。

热在上焦，因咳为肺痿。热在中焦，因痞坚。热在下焦，因溺血。

相火气运　补泻温凉引药

少阳司天，火淫所胜，平以咸冷，佐以苦甘，以酸收之，以苦发之，以酸复之。主上半年

在泉，火淫于内，治以咸冷，佐以苦辛，以酸收之，以苦

发之。主下半年

六气少阳之胜，治以辛寒，佐以甘咸，以甘泻之。

少阳之复，治以咸冷，佐以苦辛，以咸耎之，以酸收之，辛苦发之，发不远热，无犯温凉。少阴同法。

相火之主，其泻以甘，其补以咸。

少阳之客，以咸补之，以甘泻之，以咸耎之。

相火之运，与君火同。

少阳相火，主三之气。自小满后六十日有奇，天度至此，炎热大行，客为天气，随其加临而言政也。

少阳相火司天，火淫所胜，则温气流行，金政不平。民病头痛，恶寒而疟，热上皮肤痛，色变黄赤，传而为水，身面胕肿，腹满仰息，注泄赤白，疮疡，咳唾血烦心，胸中热甚，则鼽衄，病本于肺，天府脉绝者，不治。当寅申上半年之令也。

相火在泉，火淫所胜，则焰明郊野，寒热更至，民病注泄赤白，小腹痛，溺赤，甚则便血，病在大肠，余候与少阴同，当己亥下半年之令也。

心包络三焦相火，味甘补苦泻，气热补寒泻。

心包络补泻温凉药

补　黄芪　人参　肉桂　苁蓉　葫芦巴

菟丝　沉香　鹿血　诸酒　补骨脂　狗肉

泻　大黄　枳壳　芒硝　黄柏　山栀仁　乌药

温　附子　肉桂　干姜　沉香　温肭脐　川芎　益智　豆蔻　狗肉　补骨脂　茴香　烧酒　钟乳　硫黄　乌药　柏子仁

凉　黄柏　知母　黄连　黄芩　柴胡　玄明粉　石膏　滑石　腊雪　山栀　寒水石

心包报使引经药

戍包败酱柴胡术，丹皮熟地与沙参。更有下行经络药，青柴熟地可相亲。

三焦补泻温凉药

补　人参　黄芪　藿香　益智　白术　桂枝　灸甘草

泻　枳壳　枳实　青皮　乌药　神曲　泽泻　萝卜子

温　附子　丁香　益智　仙茅　厚朴　荜澄茄　茴香　菟丝　干姜　沉香　补骨脂　茱萸　胡椒

凉　石膏　黄芩　黄连　黄柏　山栀仁　知母

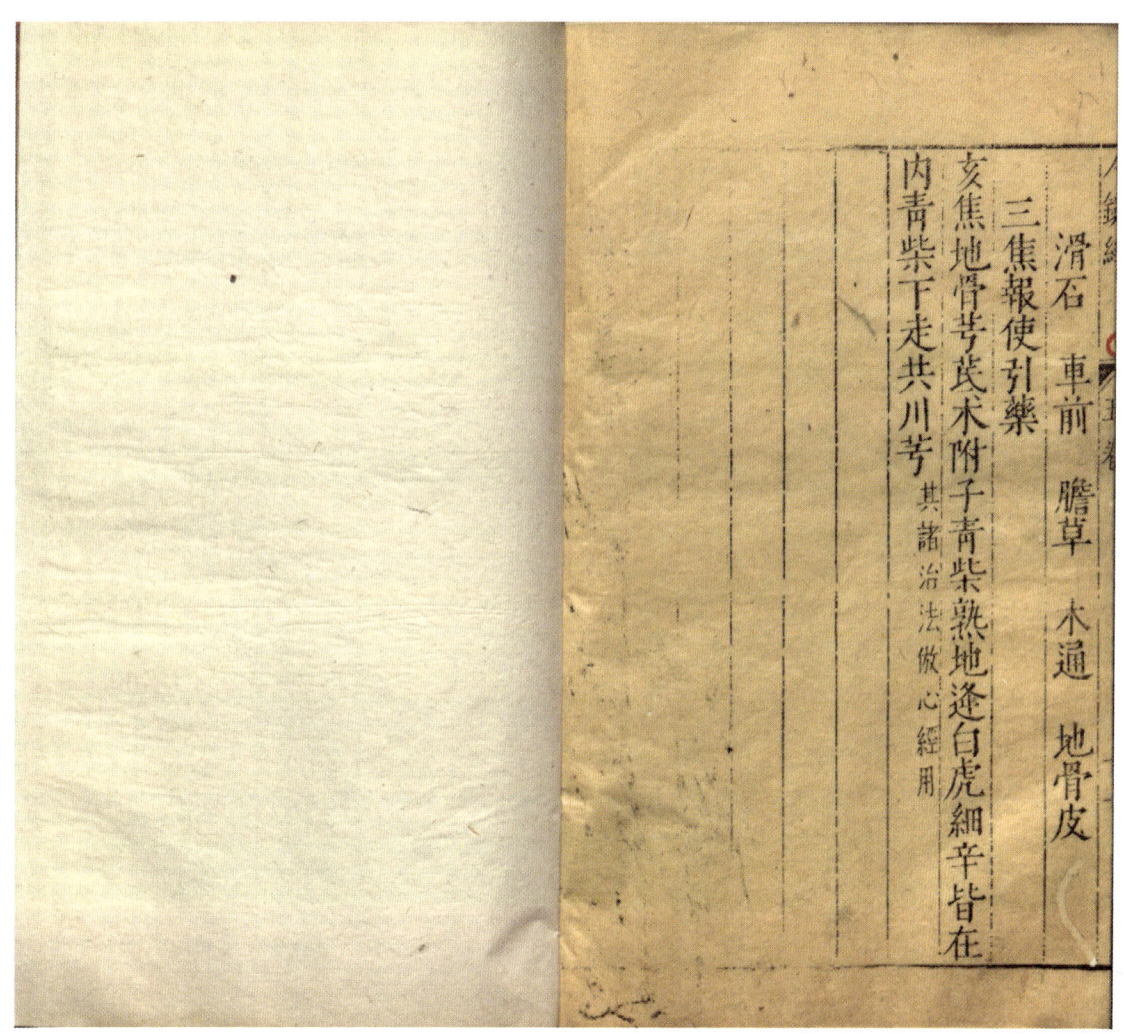

滑石　车前　胆草　木通　地骨皮

三焦报使饮药

亥焦地骨芎芪术，附子青柴熟地逢。白虎细辛皆在内，青柴下走共川芎。其诸治法仿心经用。

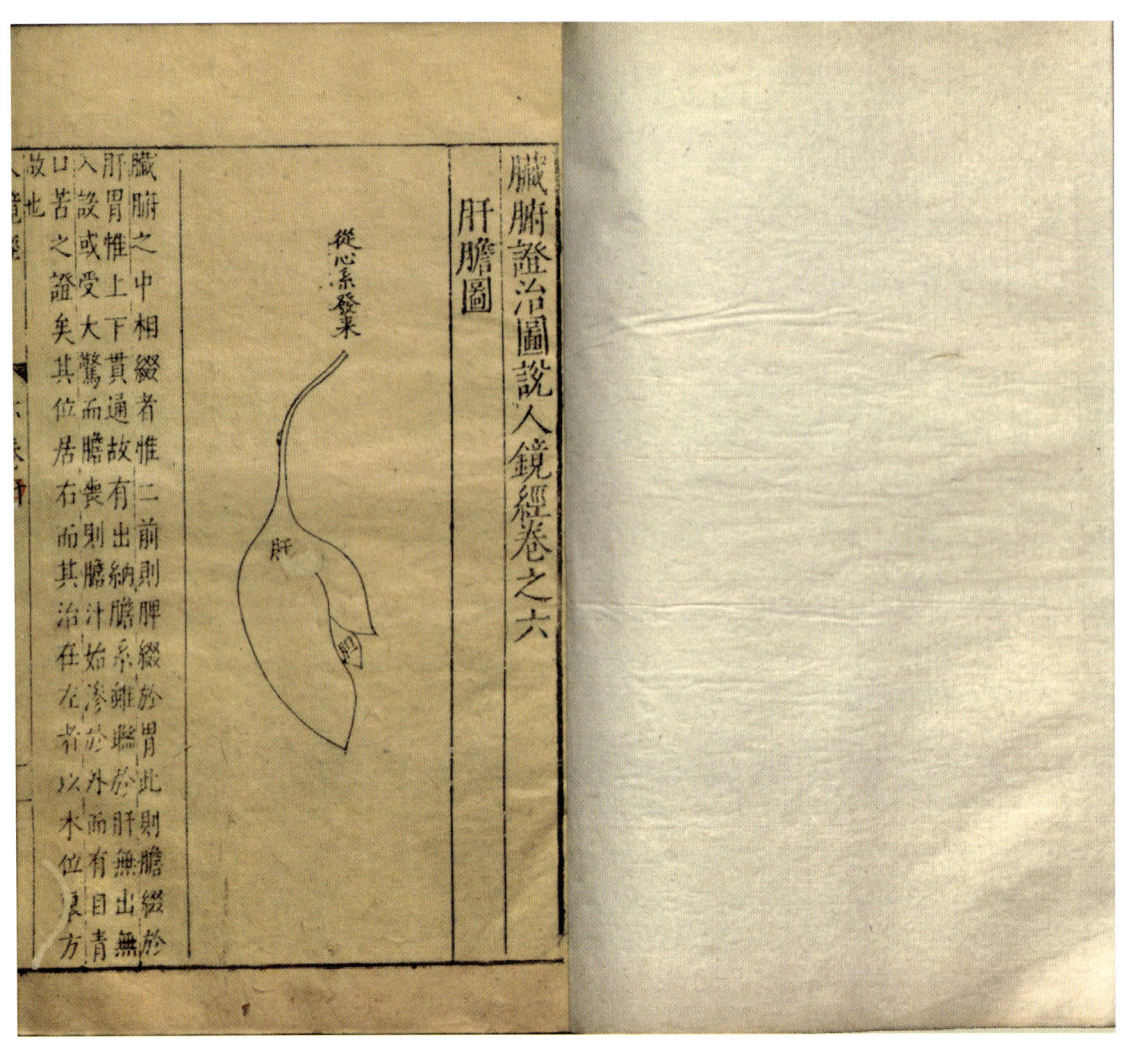

脏腑证治图说人镜经卷之六
肝胆总图　二经总论　脉解

肝胆图（图见上）

脏腑之中相缀者惟二，前则脾缀于胃，此则胆缀于肝。胃惟上下贯通，故有出纳；胆系虽联于肝，无出无入，设或受大惊而胆丧，则胆汁始渗于外，而有目青口苦之证矣。其位居右而其治在左者，以木位东方故也。

丑肝木，主足厥阴经，子胆主足少阳经，此二经为表里。肝有两叶，如木甲拆之象，又云：左三右四，凡七叶。言两叶者，举其大言，七叶者，尽其详，左三右四，亦自阴阳之义。肝属木，为少阳，故其数七。其中各有支络血脉，以宣发阳和之气，魄之宫，故脏真散于肝。肝脏主筋膜之气也，其位居右胁之前，并胃着脊之第九椎，其治在左。

《经》云：肝者，将军之官，谋虑出焉。

《难经》曰：肝重四斤四两，左三叶右四叶，凡七叶，主藏魂。

肝青象木，肝得水而沉，木得水而浮。何也？然肝者，非为纯水也，乙角也，庚之桑，大言阴与阳，小言夫与妇。释其微阳，而吸其微阴之气，其意乐金。又行阴道多，故今肝得水而沉也，肝熟而复浮。故知乙当归甲也，肝色青，其臭臊，其味酸，其声呼，其液泣。

木旺于春，相于冬，发于夏，因于季夏，死于秋。其王日甲乙，王时平旦日出，其困日戊己，困时食时日昳，其死日庚辛，死晡时日入。

经曰：肝者，罢极之本，魂之居也。其华在爪，其充在筋，以生血气，此谓阳中之少阳，通于春气。

东方青色，入通于肝，开窍于目，藏精于肝，其病发惊骇。

肝气通于目，目和则知黑白矣。

风气通于肝。精气并于肝则忧。肝恶风。

酸走筋，筋病无多食酸。

久行伤筋，劳伤肝也。

恚怒气逆，上而不下则伤肝。

损其肝者缓其中。

足厥阴气绝，即筋缩引卵与舌卷。厥阴者，肝脉也。肝者，筋之合也。筋者聚于阴器，而络于舌本，故脉不荣，即筋缩急，筋缩急，即引卵与舌，故舌卷囊缩，此筋先死，庚日笃，辛日死。

假令得肝脉，其外证善洁，面青善怒。其内证脐左有动气，按之牢若痛。其病四肢，满闭淋溲便难转筋。有是者，肝也。无是者，非也。

肝俞在脊九椎傍，募在乳下期门。

胆俞在十椎傍，募在乳下傍日月。

青欲如苍璧之泽，不欲如蓝。又云：青欲如缟裹绀。又

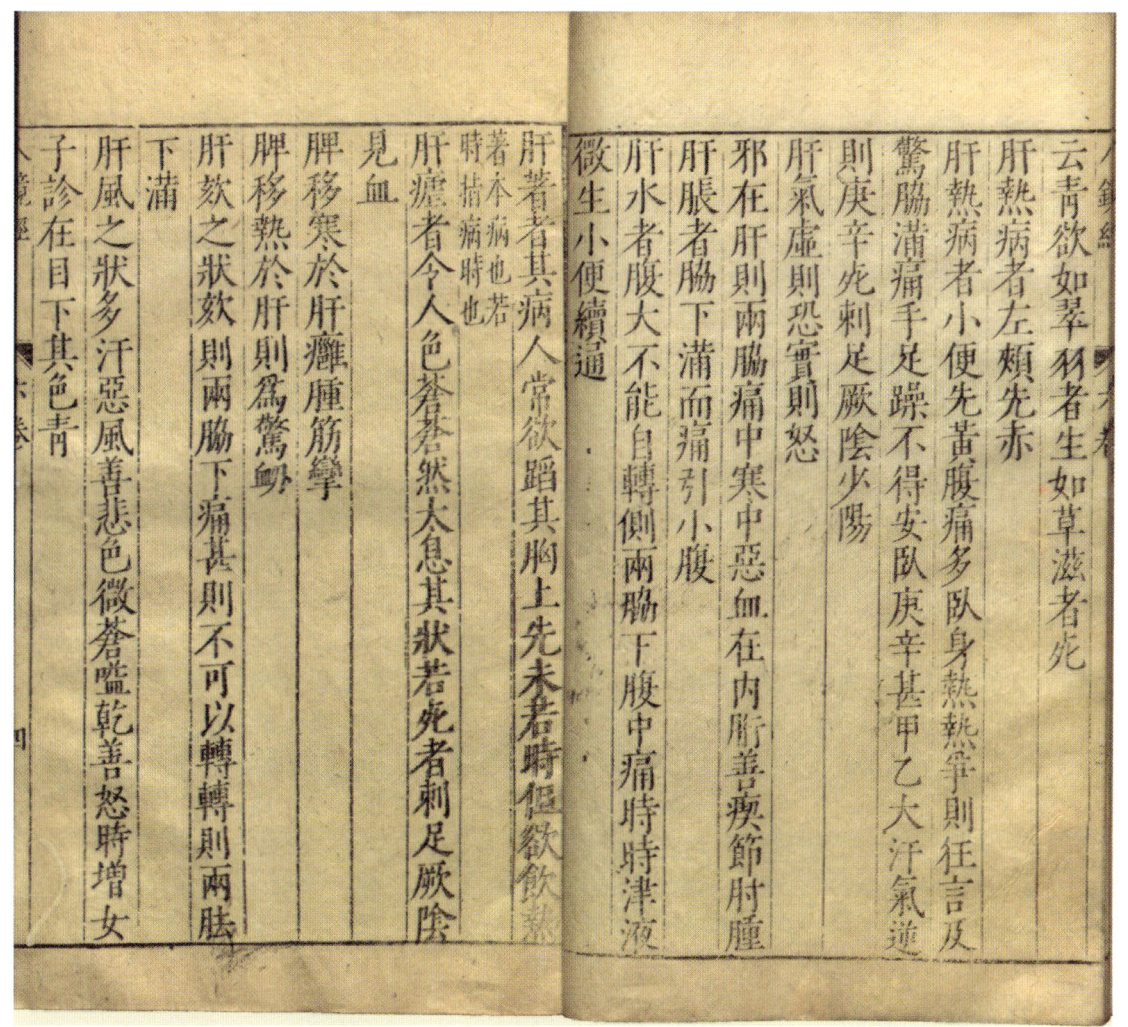

云：青欲如翠羽者生，如草滋者死。

肝热病者左颊先赤。

肝热病者，小便先黄，腹痛多卧，身热，热争则狂言及惊，胁满痛，手足躁不得安卧，庚辛甚，甲乙大汗，气逆则庚辛死，刺足厥阴少阳。

肝气虚则恐，实则怒。

邪在肝，则两胁痛，中寒中恶，血在内，胻善瘼，节肘肿。

肝胀者，胁下满而痛引小腹。

肝水者，腹大不能自转侧，两胁下腹中痛，时时津液微生，小便续通。

肝著者，其病人常欲蹈其胸上，先未若时，但欲饮热。著，本病也；若时，指病时也。

肝疟者，令人色苍苍然，太息，其状若死者，刺足厥阴见血。

脾移寒于肝，痈肿筋挛。

脾移热于肝则，为惊衄。

肝咳之状，咳则两胁下痛，甚则不可以转，转则两胠下满。

肝风之状，多汗恶风，善悲色微苍，嗌干善怒，时增。女子诊在目下，其色青。

肝痹者，夜卧则惊，多饮数小便，上引小腹，如怀妊状。肝病主胸中喘，怒骂，其脉沉，胸中窒。欲令推按之，有热鼻窒。推；荡也，挤也。

凡有所坠堕，恶血留内，若有所大怒，气上而不下，积于左胁下，则伤肝，肝伤者，其人脱肉不卧，口欲得张，时时手足青，目瞑，瞳人痛。

肝气虚，则梦园苑生花草，盛则梦怒。厥气客于肝，则梦山林树木。

肝积曰肥气，在左胁下。

左关肝胆脉所出。沉短而弦急者肝也，弦紧而浮长者胆也。

肝脉弦而长，肝合筋脉，循筋而行，持脉指法，如十二菽之重，按至筋，而脉道如筝弦相似为弦，次稍如力，脉道迢迢者为长。

帝曰：春脉如弦，何如而弦？岐伯曰：春脉者肝也。东方木也，万物之所以始生也，故其气来，耎弱轻虚而滑，端直以长，故曰弦，反此者病。帝曰：何如而反？岐伯曰：其气来实而强，此谓太过，病在外；其气来不实而微，此谓不及，病在中。帝曰：春脉太过与不及，其病皆何如？岐伯曰：太过则令人善怒，忽忽眩冒而巅疾；其不及则令人胸痛引背，下则两胁胠满。

肝脉来，耎弱招招，如揭长竿末梢，曰肝平。春以胃气为本。病肝脉来，盈实而滑，如循长竿，曰肝病。死肝脉来，急益劲，如新张弓弦，曰肝死。

真肝脉至，中外急如循刀刃责责然急劲而强貌，如按琴瑟弦，色青白不泽，毛折乃死。

肝脉搏坚而长，色不青，当病坠，若搏，因血在胁下，令人喘逆，其耎而散色泽者，当病溢饮，溢饮者渴，暴多饮而溢入肌皮肠胃之外也。搏，搏击于手也。

肝脉急甚者，为恶言微急，为肥气，在胁下。

肝病胸满胁胀，善恚怒叫呼，身体有热而腹恶寒，四肢不举，面目白身清，其脉当弦长而急，今反短濇，其色当青而反白者，此金克木，十死不治。清，冷也。

春肝脉欲弦而长，心脉欲弦而洪浮，脾脉欲弦而缓，肺脉欲弦而微浮，肾脉欲弦而沉濡，命门脉欲弦而滑。

胆在肝之短叶间，重三两三铢，盛精汁三合。

胆者，中正之官，决断出焉，故凡十一脏皆取决于胆也。又云：胆者，清净之府也。有入而无出，胆为青肠。

胆病者，善太息，口苦，呕宿汁，心澹澹然如人将捕之，嗌中介介然数唾，候在足少阳之本末，其脉陷下者

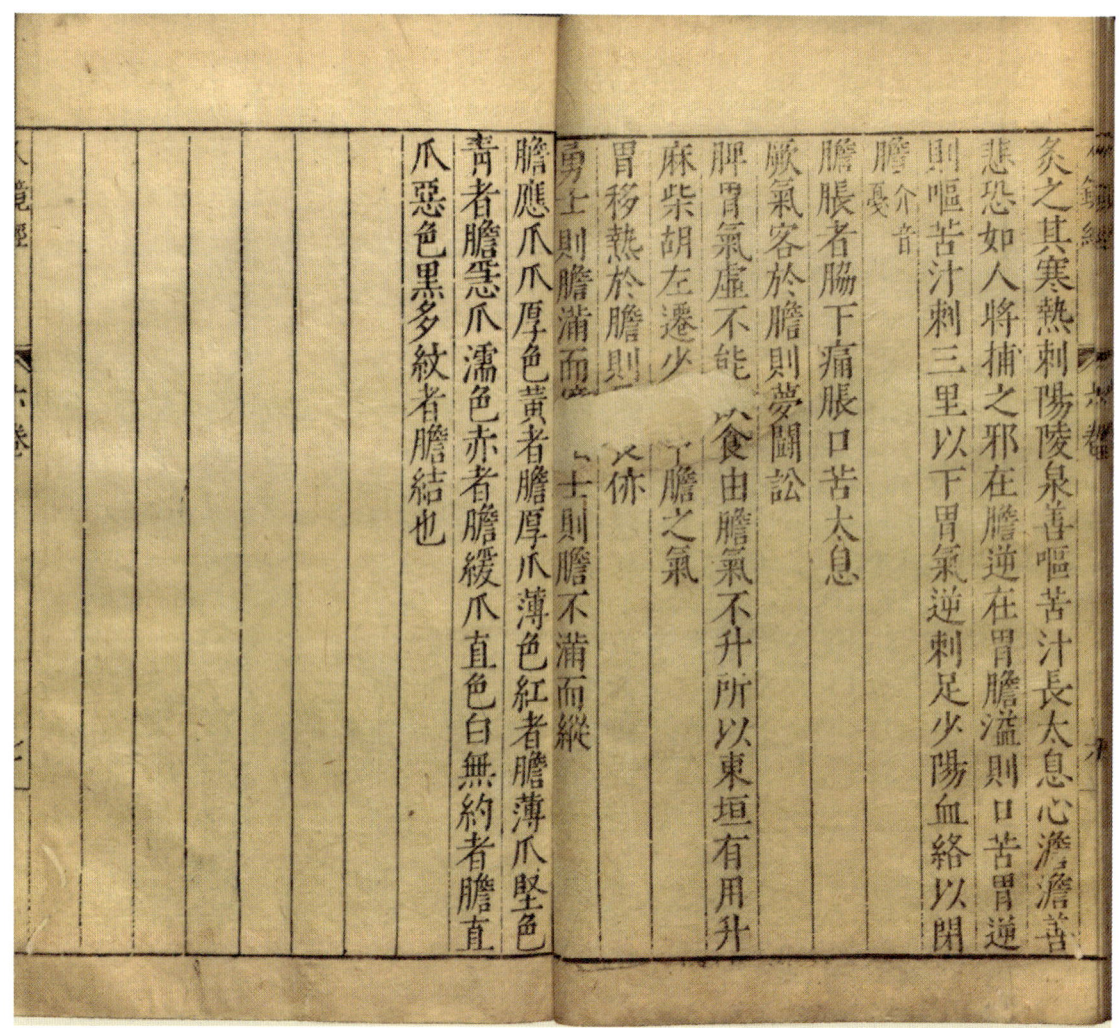

灸之，其寒热刺阳陵泉。善呕苦汁，长太息，心澹澹善悲恐，如人将捕之，邪在胆，逆在胃，胆溢则口苦，胃逆则呕苦汁，刺三里以下，胃气逆刺足少阳血络，以闭胆。介，音忧

胆胀者，胁下痛胀，口苦太息。

厥气客于胆，则梦斗讼。

脾胃气虚，不能饮食，由胆气不升，所以东垣有用升麻柴胡，左迁少阳甲胆之气。

胃移热于胆则为食㑊。

勇士则胆满而傍，怯士则胆不满而纵。

胆应爪，爪厚色黄者。胆厚，爪薄色红者。胆薄，爪坚色青者。胆急，爪濡色赤者。胆缓，爪直色白无约者。胆直爪，恶色黑多纹者，胆结也。

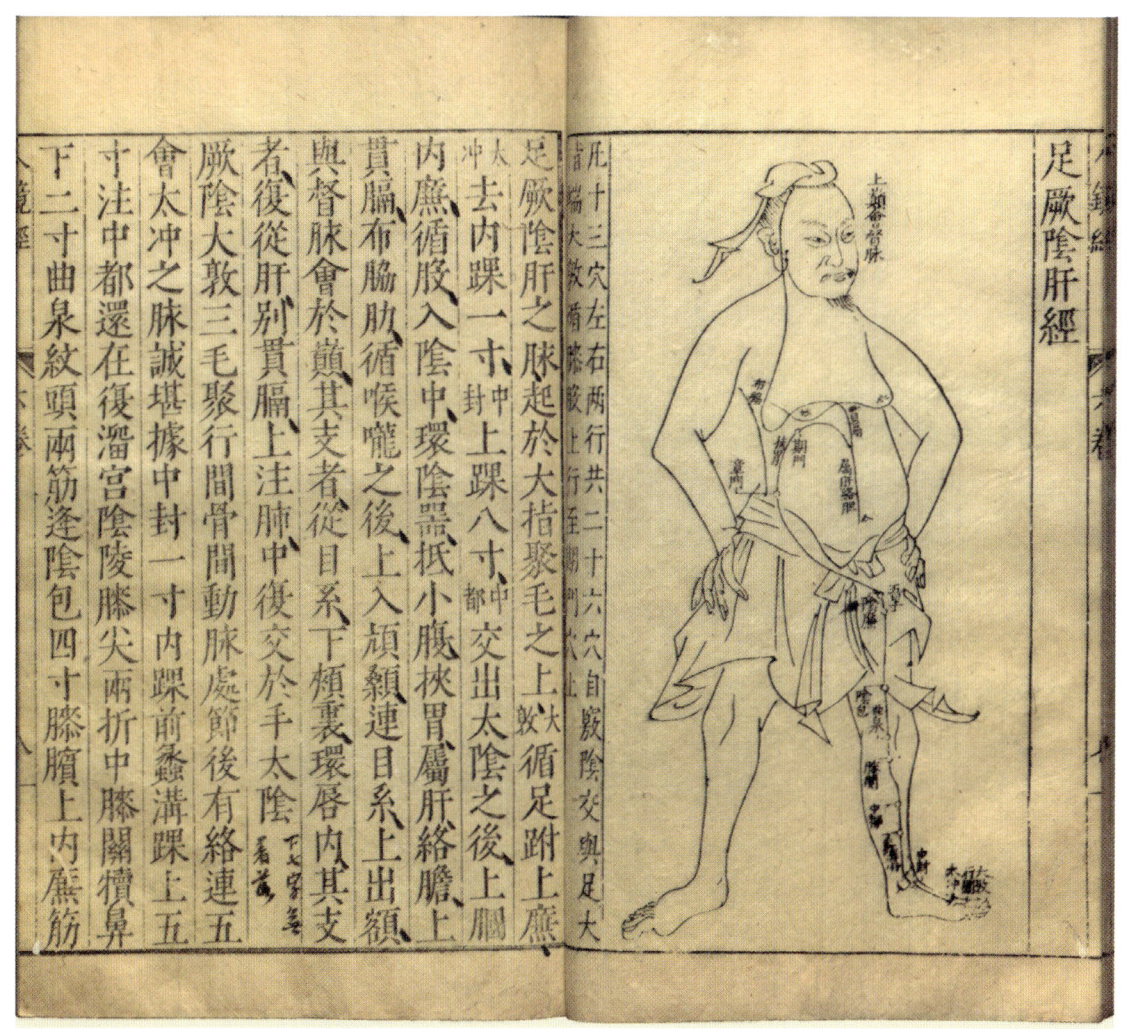

肝经脉图　步穴歌　是动所生见证

足厥阴肝经（图见上）

凡十三穴，左右两行，共二十六穴。自窍阴交与足大指端大敦，循膝股上行至期门穴止。

足厥阴肝之脉起于大指聚毛之上大敦，循足跗上廉太冲，去内踝一寸中封，上踝八寸中都，交出太阴之后，上腘内廉，循股入阴中，环阴器，抵小腹，挟胃属肝络胆，上贯膈，布胁肋，循喉咙之后，上入颃颡，连目系，上出额，与督脉会于巅。其支者，从目系，下颊，里环唇内。其支者，复从肝别，贯膈注肺中，复交于手太阴。

厥阴大敦三毛聚，行间骨间动脉处。节后有络连五会，太冲之脉诚堪据。

中封一寸内踝前，蠡沟踝上五寸注。中都还在复溜宫，阴陵膝尖两折中。

膝关犊鼻下二寸，曲泉纹头两筋逢。阴包四寸膝犊上，内廉筋

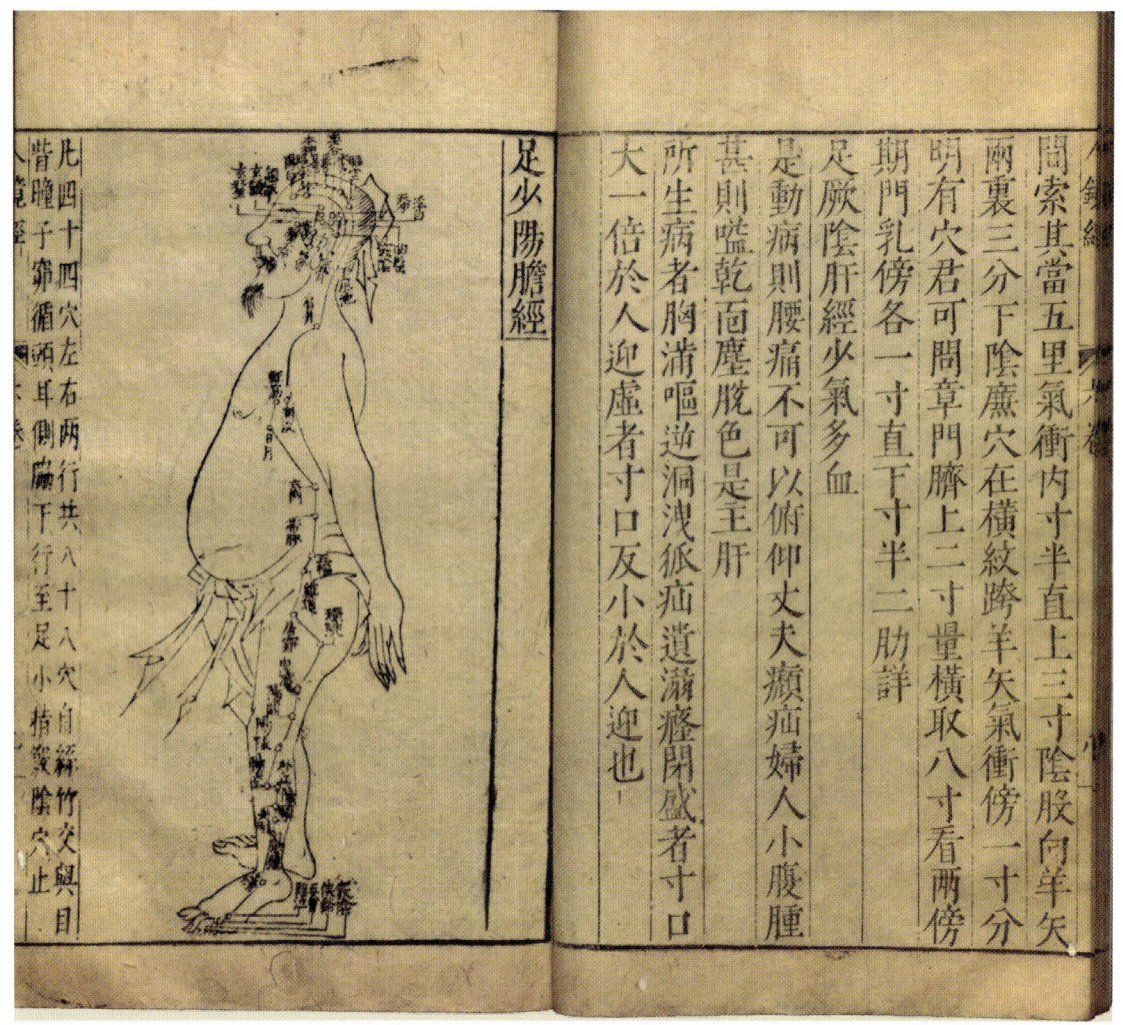

间索其当。

五里气冲内寸半，直上三寸阴股向。羊矢两里三分下，阴廉穴在横纹跨。

羊矢气冲傍一寸，分明有穴君可问。章门脐上二寸量，横取八寸看两傍。

期门乳傍各一寸，直下寸半二肋详。

足厥阴肝经，少气多血。

是动病，则腰痛不可以俯仰，丈夫㿗疝，妇人小腹肿，甚则嗌干面尘脱色。是主肝。

所生病者，胸满呕逆，洞泄狐疝，遗溺癃闭，盛者寸口大一倍于人迎，虚者寸口反小于人迎也。

胆经脉图　步穴歌　是动所生见证

足少阳胆经（图见上）

凡四十四穴，左右两行，共八十八穴。自丝竹交与目眦瞳子髎，循头耳侧胁下行至足小指足窍阴穴止。

足少阳胆之脉起于目锐眦，上抵角下耳后，循颈，行手少阳之前，至肩，上却交出手少阳之后，入缺盆。其支者，从耳后，入耳中，出走耳前至目锐眦。后其支者，别目锐眦，下大迎，合手少阳于䪼，下加颊车，下颈，合缺盆，下胸中贯膈络肝，属胆，循胁里，出气冲，绕毛际横入髀厌中。其直者，从缺盆下腋循胸，过季胁，下合髀厌中，以下循髀阳，出膝外廉下，外辅骨之前，直下抵绝骨之端，下出外踝之前，循足跗上，入小指次指之间。其支者，别跗，上入大指，循岐骨内出其端，还贯入爪甲，出三毛。

少阳瞳窍起目外，耳前陷中寻听会，上关耳前开有空，颔厌脑空上廉系，
悬颅正在颞颥端，玄厘脑空下廉看，曲鬓掩耳正尖上，率谷耳鬓寸半安。
本神耳上入发际，四分率横向前是。曲鬓之旁各寸半，阳白眉上一寸许。
临泣有穴当两目，直上发际五分属，目窗正营各一寸，承灵营后寸半录，
天冲耳上二寸逢，浮白发际一寸从，窍阴枕下动有孔，完骨耳后四分通，
脑空正夹玉枕骨，风池后发际陷中，肩井骨前半寸看，渊腋腋下三寸安，
辄筋平前却一寸，日月期门同寸半，直上五分细求之，京门监骨腰间便，
带脉季胁

寸八分，

五枢带下三寸存，维道五寸三分得，居髎八寸三分扪，胁堂腋下看二骨，
环跳髀枢宛宛论，两手着腿风市谋，膝上五寸中渎搜，阳关陵泉上三寸，
阳陵膝下一寸求，阳交外踝斜七寸，正上七寸寻外丘，光明除踝上五寸，
阳辅踝上四寸收，悬钟三寸看绝骨，丘墟踝下陷中出，临泣寸半后侠溪，
五会一寸灸早卒，侠溪小指岐骨间，窍阴小指之端觅。

足少阳胆经，多气少血。

是动病，则口苦善太息，心胁痛不能转侧，甚则面微尘，体无膏泽，足外反热。是谓阳厥，是主骨。

所生病者，头角颔痛，目锐眦痛，缺盆中肿痛，腋下瘇，马刀挟瘿，汗出振寒，疟，胸胁肋髀膝外至胫绝骨外踝前及诸节皆痛，小指次指不用。盛者人迎大一倍于寸口，虚者人迎反小于寸口也。

风木气运　二经引药　二经治法

厥阴司天，风淫所胜，平以辛凉，佐以苦甘，以甘缓之，以酸泻之。主上半年。

在泉风淫于内，治以辛凉，佐以苦，以甘缓，以辛散之。主下半年。

六气厥阴之胜，治以甘清，佐以苦辛，以酸泻之。

厥阴之复，治以酸寒，佐以甘辛，以酸泻之，以甘缓之。

木位之主，其泻以酸，其补以辛。

厥阴之客，以辛补之，以酸泻之，以甘缓之。

丁壬化木，木运之音曰角。壬阳为太角，丁阴为少角，平为正角。

东方属木而生风，东乃卯位，为日升之初。风乃气也，为岁令之始，天之使也，所以发号施令，故自东方生也。景霁山昏，苍埃际合，崖谷若一，此岩岫之风也。黄白昏埃，晚空如赭，独见天垂，此川泽之风也。如以黄黑白埃承下，此山泽之猛风。

木运太过，发生之纪，其政风动生荣，脾土受邪。民病飧泄食减，体重烦冤，肠鸣腹支满，上应岁星。

木运不及，委和之纪，其政风燥敛，木衰燥行，生气失应，草木晚荣，肃杀而甚，刚木辟著，柔萎苍干。民病中清，胠胁痛，少腹痛，侮反受邪，脾病则腹鸣溏泄，金土并化，则凉时至，上应太白星。

木运平气，敷和之纪，阳舒阴布，五化宣平，其气端，其用曲直，其化生荣，其类草木，其候温和，其令风，其脏肝，其畏清，其主目，其虫毛，其畜犬，其病里急支满。

厥阴风木，主初之气，在大寒后六十日有奇，天度至此，风气乃行，为天地神明号令之始也。

厥阴司天，风淫所胜，则太虚埃昏，云物以扰，风动飘荡，寒生春气，流水不冰，土气受制，蛰虫不出。民病舌本强，食则呕，腹胀溏泄，瘕水闭，此脾病也。至于腹胁胃脘当心而痛，上支两胁，膈咽不通，食饮不下，胃病也。冲阳脉绝者死不治。瘕，谓里急后重，频至圊而不便也。圊音青，厕所。

厥阴在泉，风淫所胜则地气不明，平野昧，草木早秀。民病洒洒振寒，善伸数欠，心痛，支满两胁里急，饮食不下，膈咽不通，皆胃病也，食则呕，腹胀，善噫，得后与气，则快然如衰，身体皆重，此脾病也。

足厥阴少阳引经药歌

丑肝龙胆吴山萸，瞿麦阿胶甘草扶。代赭紫英归白术，青皮羌活蔓荆都。

子胆柴胡半夏宜，草龙胆剂更为奇。柴胡又走青皮下，向导功多不必疑。

肝胆补泻药方法

肝胆木味，辛补酸泻，气温补，凉泻。肝胆经，有前后寒热不等，逆顺互换，人求责法。责法解见前。

肝苦急，急食甘，以缓之，欲散，急食辛以散之，以辛补之，以酸泻之。

肝气盛，则苦急，缓与急反，故以甘和缓之。肝木病，因受制于金，散则金不制，而木得旺，故欲散。辛能散，故急食辛以散之，辛能益肝，故辛以补之，酸能泻木，故以酸泻之，酸性收而逆肝，故曰泻。

肝苦急，急食甘以缓之。甘草。

肝欲散，急食辛以散之。川芎。

以辛补之。细辛。

以酸泻之。白芍药。

肝虚以生姜陈皮补之。经曰，虚则补其母，水能生木，肾乃肝母，苦以补肾，熟地、黄柏补之。如无他证，钱氏地黄丸主之。

肝实以白芍药泻之。如无他证泻青丸主之。实则泻其子，心乃肝子，以甘草泻心。

肝主风，自病则风搐拘急，急食甘以缓之，佐以酸苦，以辛散之。实搐力大，泻青丸。虚搐力小，地黄丸。

心乘肝实邪，壮热而搐，利惊丸。

肺乘肝，贼邪气盛则前伸呵欠，微搐法。当泻肺，先补本脏肝，地黄丸。后泻肺泻白散。

脾乘肝，微邪，多睡体重，搐先当定搐。泻青丸搐止再见后证，则别法治之。

肾乘肝，虚邪，憎寒呵欠而搐。羌活膏。

凡肝经得病，必先察其肺肾两脏，原其起病，然后复审肝经之虚实。然肾者肝之母，金者木之贼，今肝得病，若非肾水，不能相生，必是肺金鬼来相攻，故须审其来在肺，先治肺，攻其鬼也，其来在肾，先补肾，滋其根也。方审本脏虚实而用寒温之剂以治之，若肺克肝，既受病，先诊肺脉，若洪，宜此方。

柴胡　前胡　杏仁　贝母　紫苑　桔梗　麻黄　黄芩　牡丹皮　苏子各一钱　苍术六分

上为散，每服三钱，水一盏，姜一片，煎六分。热服。

泻青丸，一名泻肝丸。

当归　草龙胆　川芎　栀子仁　大黄　羌活　防风各等分

上为末，炼蜜为丸，如鸡豆大。每服十丸，竹叶汤化下。

补肝丸，即四物汤加防风、羌活为末，炼蜜为丸。

镇肝丸，治肝虚。即泻肝丸去栀子、大黄，水为丸。

竹沥泄热汤，治肝热阳伏，喘闷，目不明，狂乱。

竹沥一盏　麻黄　大青　栀子　升麻　茯苓　玄参　知母各钱五分　生葛　石膏各五分　生姜

芍药各三钱

上哎咀,水二盏,煎至八分,去渣,下竹沥,再煮三沸。食前热服,欲利下去芍药加芒硝。

补肝汤。治肝不足,两胁满,筋急,不得太息,四肢厥发,呛心,腹痛,目不明及妇人心痛乳痛、消渴、口面青。

山茱萸　甘草　桂心各三钱　桃仁五枚　大枣三枚　柏子仁　细辛　茯苓　防风各二钱

上哎咀,水二盏,煎八分。去渣服。

补肝散,治左胁偏痛,宿食不消及目瞇风泪。

山茱萸　桂心　天雄　茯苓　人参各五分　川芎　白术　独活　五加皮　大黄各五钱　陈皮八分　防风　干姜　丹参　厚朴　细辛　桔梗各一两　甘菊　甘草各六钱　贯众　陈麦曲　麦蘖各二两

上为末,酒服方寸七。日二服。

治肝实热上攻眼目赤肿疼痛。

蔓荆子　菊花　荆芥穗　羌活　防风　蒺藜　牛旁子　连翘各五钱

上为末。每服一钱,熟汤下。

治肝原虚冷,多困口淡,耳鸣眼暗,面青黄,神不快。

黄芪　防风　石斛　当归　白芷　藿香　沉香　蒺藜　附子炮　五味　川芎　吴茱萸　官桂　羌活　桑寄生各等分　木香减半

上为末，每服三钱，水一大盏，枣一枚，煎五沸。热服。

半夏汤，治胆腑实热，精神不守。

半夏　宿姜各三两　黄芩一两　生地四两　远志　茯苓各二两　秫米五升，即糯米　酸枣仁四合

上㕮咀，以千里长流水一斗，煮米令蟹目沸三十余遍，澄取五升，入药煮三升。分四服。

温胆汤，治大病后虚烦不寐，此胆寒也。即二陈汤加枳实、竹茹。

治胆热口苦神昏多睡左关脉实大。

黄连　黄芩　茯苓　麦门冬　升麻各等分

上为末，每服三钱，水一盏，煎七分。食远服。

治胆虚冷，头疼心悸，如人将捕，精神不守。

五味　茯苓　人参　川芎　远志　酸枣仁　干生地等分　桑寄生五钱

上为末，每服三钱，水一盏，枣二枚，煎七分。去渣服。

酸枣仁丸，治胆气实热，不得卧神不安。

茯神　枣仁炒　远志　柏子仁　防风各一两

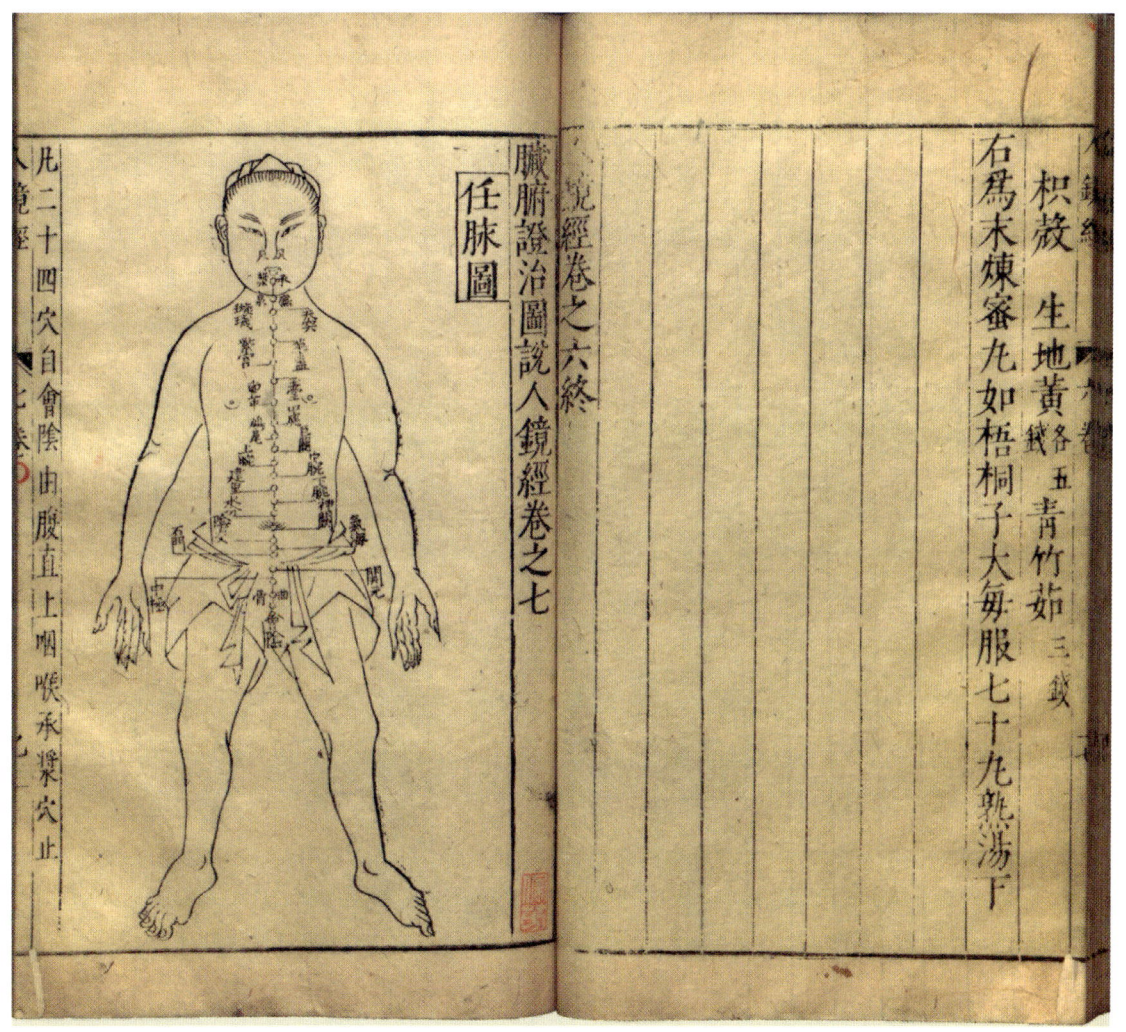

枳壳　生地黄各五钱　青竹茹三钱

上为末，炼蜜丸，如梧桐子大，每服七十丸。熟汤下。

脏腑证治图说人镜经卷之七

任脉图论　步穴歌

任脉图（图见上）

凡二十四穴，自会阴由腹直上咽喉承浆穴止。

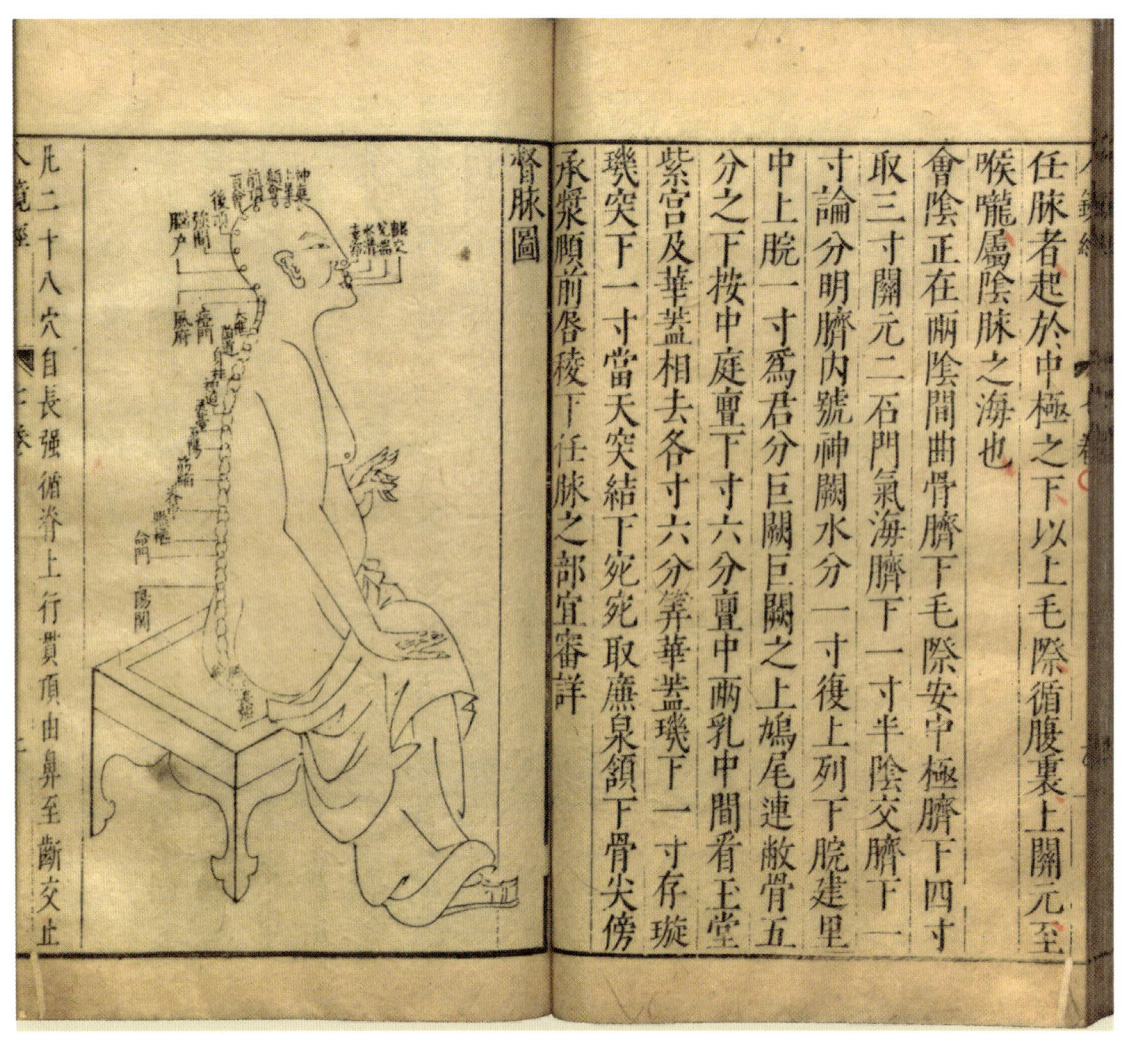

任脉者起于中极之下，以上毛际，循腹里，上关元至喉咙，属阴脉之海也。
会阴正在两阴间，曲骨脐下毛际安。中极脐下四寸取，三寸关元二石门。
气海脐下一寸半，阴交脐下一寸论。分明脐内号神阙，水分一寸复上列。
下脘建里中上脘，一寸为君分巨阙。巨阙之上鸠尾连，敝骨五分之下按。
中庭膻下寸六分，膻中两乳中间看。玉堂紫宫及华盖，相去各寸六分筹。
华盖玑下一寸存，璇玑突下一寸当。天突结下宛宛取，廉泉颔下骨尖傍。
承浆颐前唇棱下，任脉之部宜审详。

督脉图论　步穴歌

督脉图（图见上）

凡二十八穴，自长强循脊上行贯顶，由鼻至龈交止。

督脉者起于下极之俞，并于脊里，上至风府，入脑上巅，循额至鼻柱，属阳脉之海也。
龈音银，牙根交唇内齿缝乡，兑端正在唇中央。水沟鼻下沟内索，素髎宜向鼻端详。
头形北高面南下，先以前后发际量。分为一尺又二寸，发上五分神庭当。
一寸五分上星位，卤会星上一寸强。上至前顶一寸半，寸半百会居中央。
神聪百会四面取，各开一寸风病主。后顶强间脑户三，相去各是一寸五。
发际五分定瘖门，门上五分定风府。上有大椎下尾骶，分为二十又一椎。
古来自有折量法，灵枢凛凛不可欺。九寸八分分之七，一之七节如是推。
大椎第一节上是，一椎节下陶道知。身柱第三椎节下，神道第五不须疑。
灵台第六至阳七，筋缩第九之下思。脊中接脊第十一，悬枢十二椎下宜。
阳关一十六椎下，二十一下腰俞窥。其下再有长强穴，请君逐一细分之。
中节七节寸六一，大要十四前平脐。一尺一寸二分七，后有密户宜审思。
此下是为下七节，一寸二分零六厘。

任与督一源而两歧也。督则行会阴而至背，任则由会阴而行腹。夫人身之有任督，犹天地之有子午也。人身之任督，以腹背言，天地之子午，以南北言，可以分可以合也。分而言，以见阴阳之不杂，合而论，以见混沦之无间也。

奇经八脉

奇经八脉见于两手，浮之俱有阳，沉之俱有阴，阴阳皆实盛，此冲督之脉，十二经之道路，不复朝于寸口用事。其人苦恍惚，狂痴，不者必当犹豫有两心。

督脉起小腹，以下骨中，女子入系廷孔之端。其络循阴器，合篡间，绕篡后，别绕臀至少阴与巨阳中络，合少阴，上股内后廉，贯脊属肾，与太阳起目内眦，上额交巅，上入络脑，还出别下项，循肩髆内挟抵腰中，入循膂络肾。男子循茎下至篡，与女子等，其小腹直上者，贯脐中央，上贯心入喉上颐环唇，上系两目之中，故生病从小腹上冲心而痛，应前后为冲疝。女子不孕，癃痔遗溺嗌干，治在督脉。

督脉之别，名曰长强，挟脊上项，散上头下，当有肩胛左右，走太阳入贯膂。实则脊强，虚则头重。取之所别，故《难经》曰：督脉起于下极，入脑上巅，循额至鼻柱，属阳脉之海，故病则令人脊强反折。

尺寸俱浮，直上直下，此为督脉，腰脊强痛不可俯仰，大人癫疾，小儿风痫。

脉来中央浮直上下，痛者督脉动，苦腰背膝寒，大人癫小儿痫。

任脉与冲脉，皆起胞中，循脊里，其浮而外者，循腹上行会于咽喉，别络唇口，血气盛则肌内热，血独盛则渗灌皮肤，主毫毛。妇人有余于气，不足于血，以其月事数下，任冲并伤故也。任冲之交，脉不营于唇口，故髭须不生，是以任脉为病。男子内结七疝，女子带下瘕聚，故《难经》曰：任脉起于中极之下，至咽喉上循面目，属阴脉之海也。

横寸口边丸丸，此为任脉，苦腹中有气，如指上抢心，不得俯仰，拘急。

脉来紧细实长至关者，任脉也，动苦小腹绕脐下引横骨，阴中切痛。

两手阳脉浮而细微，绵绵不可知，俱有，阴脉亦复细绵绵，此阴跷阳跷之脉。

阳跷脉起于跟中，循外踝上行，入风池，其为病，令人阴缓而阳急。两足跷脉，本太阳之别，合于太阳，其气上行，生于申脉，以辅阳为郄，本于仆参，与足少阴会于居髎，又与手阳明会于肩髃及巨骨，又与手足太阳、阳维会于臑俞，与手足阳明会于地仓，又会巨髎，又与任脉足阳明会于承泣，凡二十六穴。

阳跷为病，阳急而狂奔。一云外踝以上急，内踝以上缓，又云：阳跷病拘。

阴跷脉亦起于跟中，循内踝上行，至咽喉交贯。冲脉病则阳缓而阴急，故曰跷脉者，少阴之别，别于然谷之后，上内踝之上，直上循阴股入阴，上循胸里入缺盆，上出人迎之前，入鼻属目内眦，合于太阳。男以为经，女以为络，而阴跷之郄在交信。

阴跷为病阴，急而足直。一云内踝以上急，外踝以上缓，又云：阴跷病缓。

冲脉与任脉皆起胞中，上循脊里，为经络之海，其浮于外者，循腹上行会于咽喉，别络唇口，故曰冲脉者起于气冲，并足少阴之经，挟脐上行至胸而散。病则令人逆气里急。《难经》曰：并足阳明之经。以穴考之，足阳明挟脐左右，各五分而上行。《针经》云：冲脉与督脉同起于会阴，其在腹也，行乎幽门、通谷、阴都、石关、商曲、肓俞、中注、四满、气穴、大赫、横骨，凡二十二穴，皆足少阴之分也。然则冲脉并足少阴之经明矣。

冲脉者，五脏六腑之海也，五脏六腑皆禀焉，其上者出于颃颡，渗诸阳灌诸精，其下者注少阴之大络，出于气街，循阴股内廉入腘中，复行骱骨内，下至内踝之后，属而别。其下者并于少阴之经，渗三阴，其前者复行出跗，属下循跗入大指间，渗诸络而温肌肉。尺寸脉俱牢，直上直下，此为冲脉，腹中有寒疝也。

脉来中央坚实，径至关者，冲脉也，动苦少腹痛，上抢心，有疝瘕绝孕，遗矢胁肢烦满。

阳维脉维于阳，其脉起于诸阳之会，与阴维皆维络于身，若阳不能维，则溶溶不能自收持，其脉气所发，别于金门，以阳交为郄穴，与手足太阳及蹻脉会于臑俞，与手足少阳会于天髎，又会于肩井，在头也与足少阳会于阳白，上于本神及临泣，上至正营，循于脑空下至风池，其与督脉会，则在风府及痖门。《难经》云：阳维为病苦寒，此阳维脉气所发，凡二十四穴。

阳维见证

苦寒热，目眩肩息，洒洒如寒，阳盛也。

阴维脉维于阴，其脉起于诸阴之交，若阴不能维于阴，则怅然失志。其脉气所发者，阴维之郄在筑宾，与足太阴会于腹哀、大横，又与足太阴、厥阴会于府舍、期门，与任脉会于天突、廉泉。《难经》曰：阴维为病苦心疼，此阴维脉气所发，凡十二穴。

阴维见证

苦心痛，胸中痛，胁下支满。男子两胁实，腰中痛，女子阴中痛，如有疮状。

带脉起于季胁，围身一周，其为病也，腰腹纵容如囊水之状，其脉气所发，在季胁下一寸八分，正名带脉，以其如束带也。又与足少阳会于维道，此带脉所发，凡四穴。

中部左右弹者，带脉也，动苦小腹痛引，命女子月水不来，绝继复不止，阴僻寒，令人无子。男子苦小腹拘急，或失精也。一云苦腹满腰溶溶，若坐水中。

凡此奇经八脉，别道而行，如设沟渠以备水潦之溢。病非自生，盖诸经溢出而流入之也。

维者总持诸脉之纲，维跷者健足行走之关要。督，言其都阳脉之会也，任，取其妊生养之源也，冲者阴脉之通，自足至头，通受诸经之气血。带者，围绕于身，总束诸脉，取束带之义焉。

人镜经卷之七终

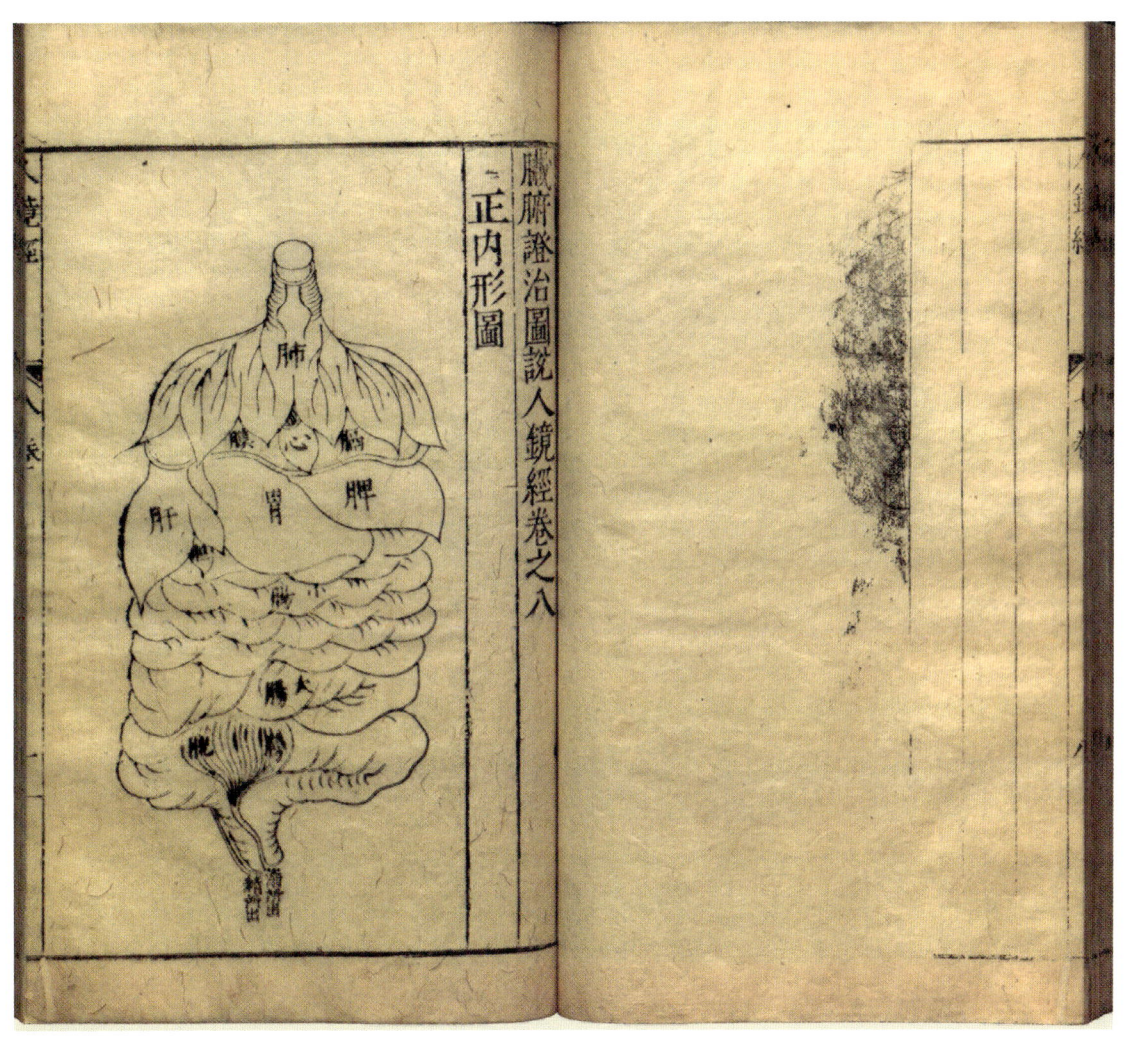

脏腑证治图说人镜经卷之八

正内形图　背内形图　侧内形图　百骸历解

正内形图（图见上）

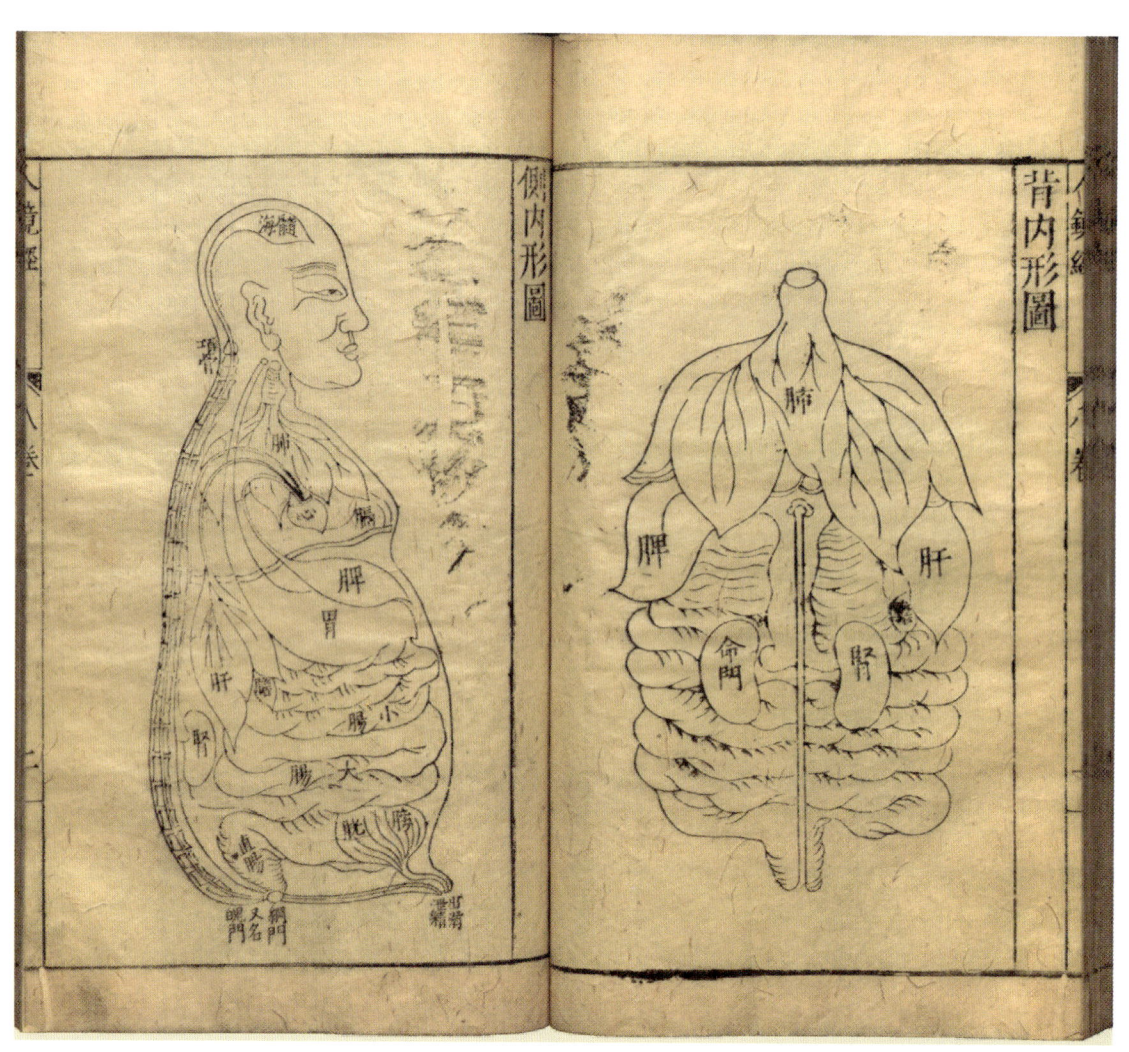

背内形图（图见上）

侧内形图（图见上）

喉咙以下，言五脏为手足三阴也；咽门以下，言六腑为手足三阳也。盖脏者藏也，藏精气而不泻，故曰满而不实，腑者输也，传化物而不藏，故实而不满。诸脏属阴为里，诸腑属阳为表，故诸腑行手足之表，诸脏脉行手足之里也。

喉以下联络者，五脏主息道，盖肺管也，肺属干金，干为天，故曰天气通于肺，主通呼吸。其系本于心，故心联于肺也，心一系又下膈近右而通于肝，一系下膈近左而通于脾，一系着脊膂两旁下通于肾，可见心系通四脏也。

咽即胃管也，胃属坤土，故经曰，地气通于嗌，言陀要之处，主进饮食也。下通六腑联贯者三，胃管下即胃腑，名曰太仓，纳水谷而施运化，化则下幽门而入小肠泌别清浊，下阑门入大肠而滓秽出肛门矣。胆则联于肝脏间，无出入，膀胱脂膜虽联络于小肠，亦不相贯注。盖有下口而无上口，以其内空善渗诸湿而为溺也，其下管又与精管俱出前阴焉。

七冲门者，唇为飞门，言其动运开张，如物之飞来也；齿为户门，饮食由此而入，如室之有门户也；会厌为吸门，乃声音之机要，饮食之遮拦也；胃为贲门，饮食下咽，贲向聚于胃也；太仓即胃也，太仓下口为幽门，在脐下三寸，谓居于幽暗之处也；大肠小肠会为阑门，言阑约水谷，从此泌别，其水谷自小肠承受于阑门，以分别也，其水液则渗入于膀胱，气化出为溺溲，其谷之滓秽自阑门而传入大肠，故曰下焦者，在膀胱际，主分别清浊也；下极为魄门，下极即肛门也，受大肠之谷而道出焉，故经云魄门，亦为五脏使水谷不得久藏。扁鹊播此为七冲门者，皆水谷变化相传冲要出入之门路也。凡言门者，俱有开关。

《经》云：膻中者，臣使之官，喜乐出焉。膻中在两乳中间，为气之海也。以布阴阳，故气和志。达则喜乐，由此而生。又云：膈肓之上，中有父母。盖膈肓之上为气海，气者有生之原，乃命之主，故气海为人之父母。膈肓在心肺间也，其膈膜自心肺下与脊胁腹周回相着，如幕不漏以遮蔽浊气，不使熏清道也。

冲气之原，出于中焦，总统于肺卫者，言气卫护于外，故云卫行脉外，又云：浊气为卫。又云：浮气不循经者，为卫气。又云：卫者，水谷之悍气。盖周流一身以为生者，皆气也。故《经》云：百病皆生于气。

荣血者，荣华于中，故曰荣行脉中，又云：荣者，水谷之清气，和调于五脏，洒陈于六腑，乃能入于脉也。心主之，肝藏之，脾裹之，肺营之，肾泄之。又云：生化于脾，总统于心脏，蓄于肝，宣布于肺，随气运行灌溉一身，目得之而能视，耳得之而能听，手得之而能摄，掌得之而能握，足得之而能步，脏得之而能液，腑得之而能气，是以出入升降濡润宣通者，由此使然也。

诸髓者，皆属于脑。又云：肾生髓，髓生肝。《九墟》曰：人有四海，脑为髓海，足太阳经入络于脑，故五脏之津液和合而为膏者，内渗于骨孔，补益于脑髓，今视脏象，其脊中髓上至于脑，下至尾骶，其两傍附肋骨，每节两向皆有细络一道，内连腹中与心肺系五脏相通。

四海

有髓海，即脑为髓之海；有血海，即冲脉为诸经之血海，一云肝亦为血海；有气海，即膻中，为宗气之海；宗气，清气也。有水谷之海，即胃受水谷而名海也，又阳明者，五脏六腑之海。

八会

腑会太仓，即中脘穴也，在脐上四寸；脏会季胁，即章门穴，在脐上二寸，两旁各开九寸；

筋会阳陵泉，在膝下外廉八寸是也；髓会枕骨，脑为髓海，枕骨穴在脑后也；血会膈俞，血乃心所主，肝所藏，膈俞在七椎傍各一寸半，上则心俞下则肝俞，故为血会也；骨会大杼，骨者髓所养，自脑下注大杼，渗入髓心下贯尾骶诸骨也；脉会太渊者，在右手寸口，扁鹊指为脏腑，气血始终之处是也；气会三焦，即膻中穴也，在玉堂下一寸六分两乳间是也。

　　人身总有三百六十五骨节，以应周天度数，男子骨白妇人骨淡黑色，男髑髅骨自项及耳至脑后，共八片，脑后横一缝，当正直下至发际，别有一直缝，妇人只六片，脑后横一缝，当正直下则无缝。左右肋骨男各十二缝，八长四短，女各十四条，八长六短。手脚骨各二段，男左右手腕及左右臁仍骨边皆有髀骨，女无之。尾蛆骨若猪腰子仰在骨下，男子者其缀脊处凹，两边皆有两尖瓣如棱角，周围九窍，妇人者其缀脊处平直，周布六窍，余骨则大段相同也。

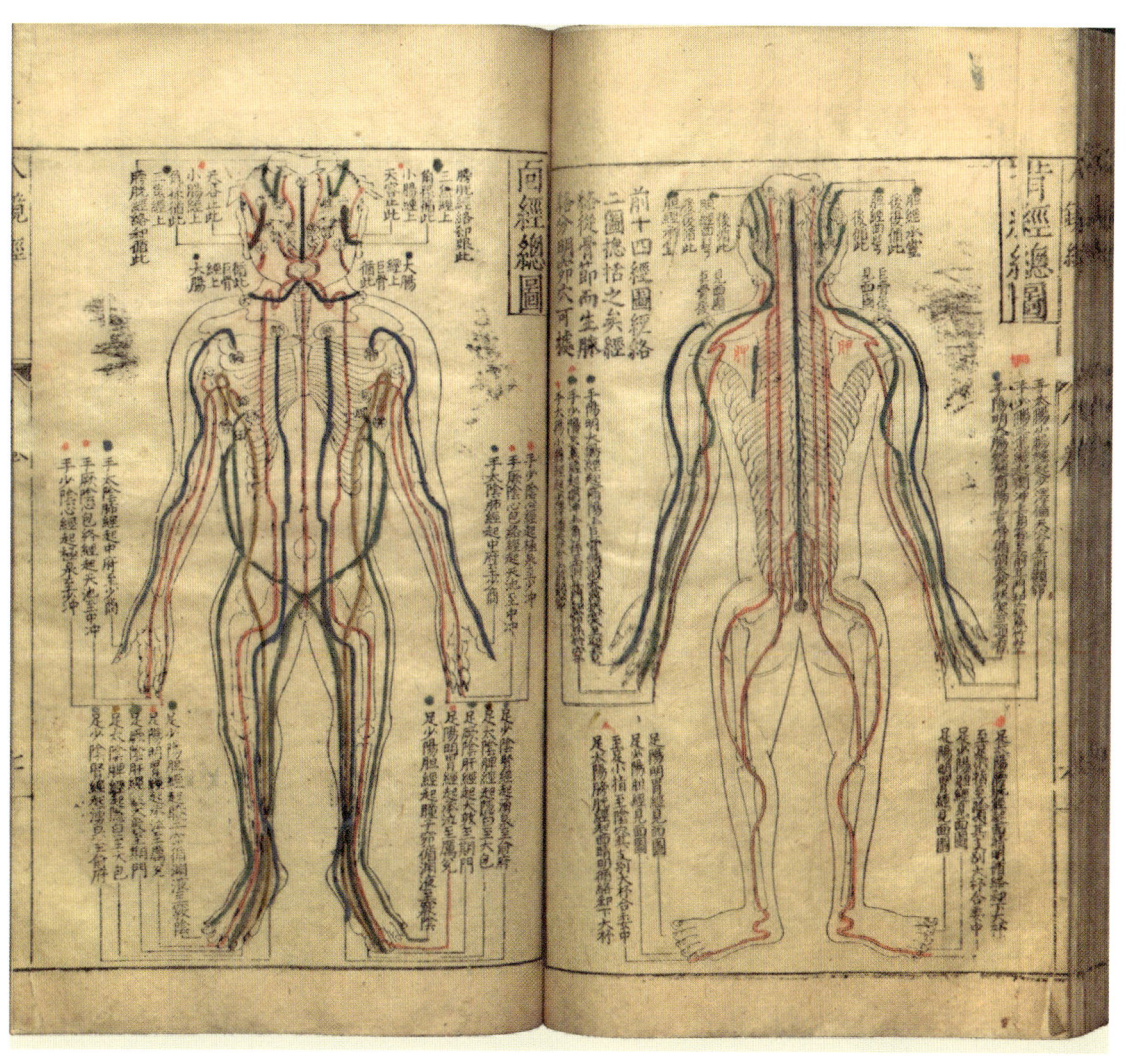

背经总图　面经总图　经穴交贯歌　十五络歌　经络长短数

　　背经总图（图见上）

　　面经总图（图见上）

手足三阴，三阳各主一脉，共十二经通行荣卫，总贯百骸，周流无已，凡一脉左右双行。手三阴之脉，从脏走至手。次手三阳，从手走至头。次足三阳脉，从头走至足。足三阴之脉，从足走至腹。平人一呼脉行三寸，一吸脉行三寸，呼吸定息，脉行六寸，以呼吸计之。凡一万三千五百息，以脉计之行，八百一十丈之数，五十度周于身，而荣卫之行，阳二十五度，行阴亦二十五度，出入阴阳，参交互注，无少间断，五十度适当百刻，而星复旧处为一晬，又明日平旦寅初，漏下一刻，仍复会于手太阴矣。故越人指寸口为五脏六腑之终始者，以荣卫始于中焦，注手太阴阳明，阳明注足阳明太阴，太阴注手少阴太阳，太阳注足太阳少阴，少阴注手心主少阳，少阳注足少阳厥阴，厥阴复还注手太阴。别络十五，皆因其原如环无端转相灌溉也。

歌曰：

肺注大肠胃注脾，心注小肠膀胱肾。心主三焦次第逢，胆肝相继又传肺。

中府为初注少商，少商别络注商阳。商阳复向迎香走，香接头维至库房。

维下降兮趋厉兑，兑传隐白至胸乡。隐白上升达大包，大包仍续极泉场。

泉贯少冲心部井，少泽相连即小肠。泽会听宫睛明分，睛明下造至阴强。
至阴斜出勇泉底，泉穴还归腧府藏。腧府天池横络截，池出中冲心主张。
中冲并与关冲合，关冲宛转丝竹傍。丝竹更贯瞳窌穴，瞳窌下入窍阴方。
窍阴横亘大敦井，敦上期门肝脉当。期门历遍还中府，经络周流仔细详。
人身络脉一十五，我今逐一从头举。手太阴络为列缺，手少阴络即通里。
手厥阴络为内关，手太阳络支正是。手阳明络偏历当，手少阳络外关位。
足太阳络号飞扬，足阳明络丰隆记。足少阳络为光明，足太阴络公孙寄。
足少阴络名大锺，足厥阴络蠡沟配。阳督之络号长强，阴任之络为屏翳。
脾之大络为大包，十五络名君须记。

手足三阴三阳脉有长短之异

手三阳从手至头，长五尺，五六合三丈。手三阴从手至胸中，长三尺五寸，三六一丈八尺，五六三尺合二丈一尺，足三阳从足至头，长八尺，六八四丈八尺。足三阴从足至胸，长六尺五寸，六六三丈六尺，五六三尺合三丈九尺。人两足蹻脉从足至目，长七尺五寸，二七一丈四尺，二五一尺合一丈五尺。督脉从头循

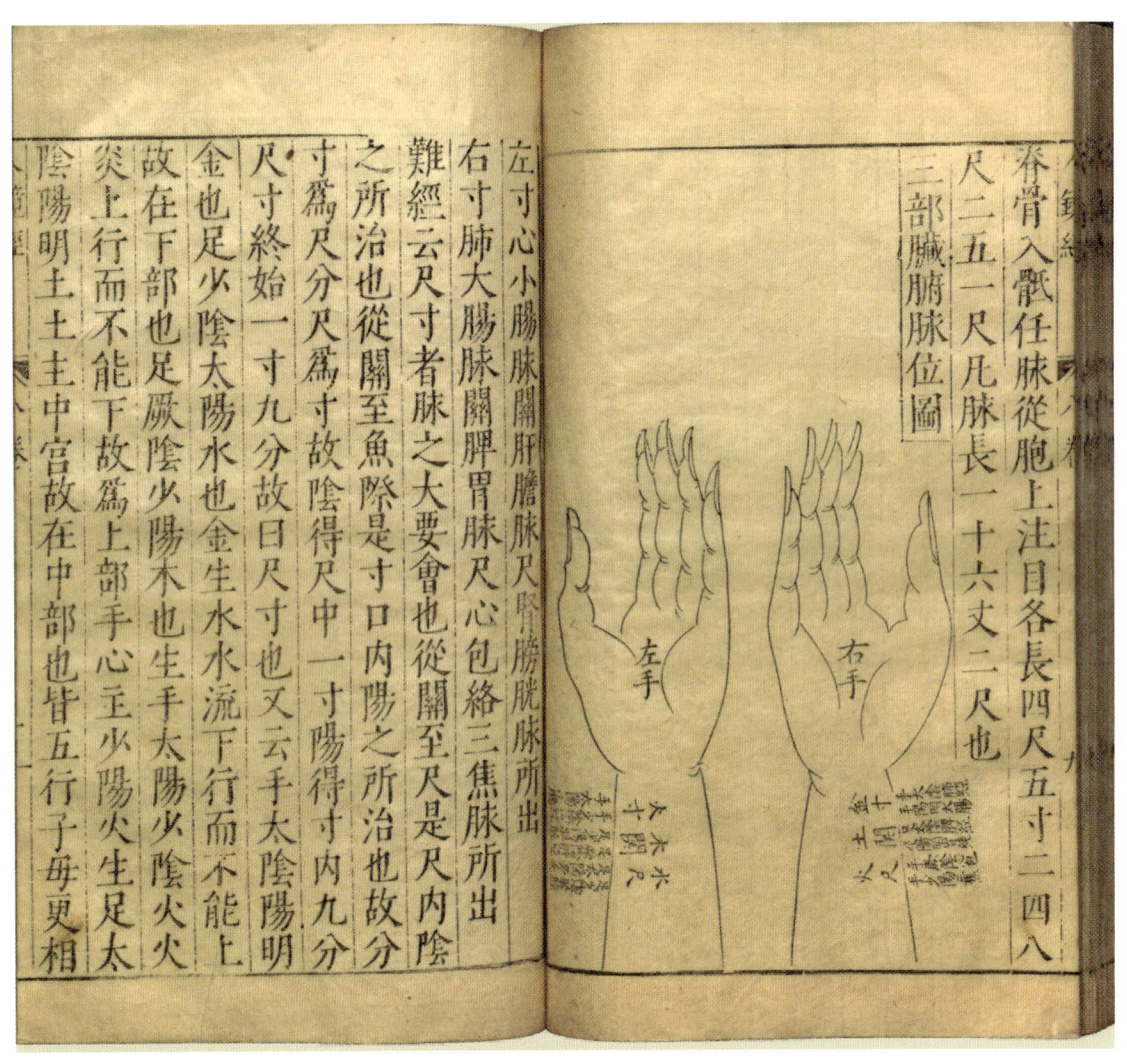

脊骨入骶，任脉从胞上注目，各长四尺五寸，二四八尺二五一尺，凡脉长一十六丈二尺也。

三部脏腑脉位图　寸关尺解　头面图说

三部脏腑脉位图（图见上）

左寸心小肠脉，关肝胆脉，尺肾膀胱脉所出。

右寸肺大肠脉，关脾胃脉，尺心包络三焦脉所出。

《难经》云：尺寸者，脉之大要会也，从关至尺是尺内，阴之所治也，从关至鱼际是寸口内，阳之所治也，故分寸为尺，分尺为寸。故阴得尺中一寸，阳得寸内九分。尺寸终始，一寸九分，故曰尺寸也。又云：手太阴、阳明金也，足少阴、太阳水也，金生水，水流下行而不能上，故在下部也。足厥阴少阳木也，生手太阳少阴火，火炎上行而不能下，故为上部。手心主少阳，火生足。太阴阳明土，土主中宫，故在中部也。皆五行子母更相

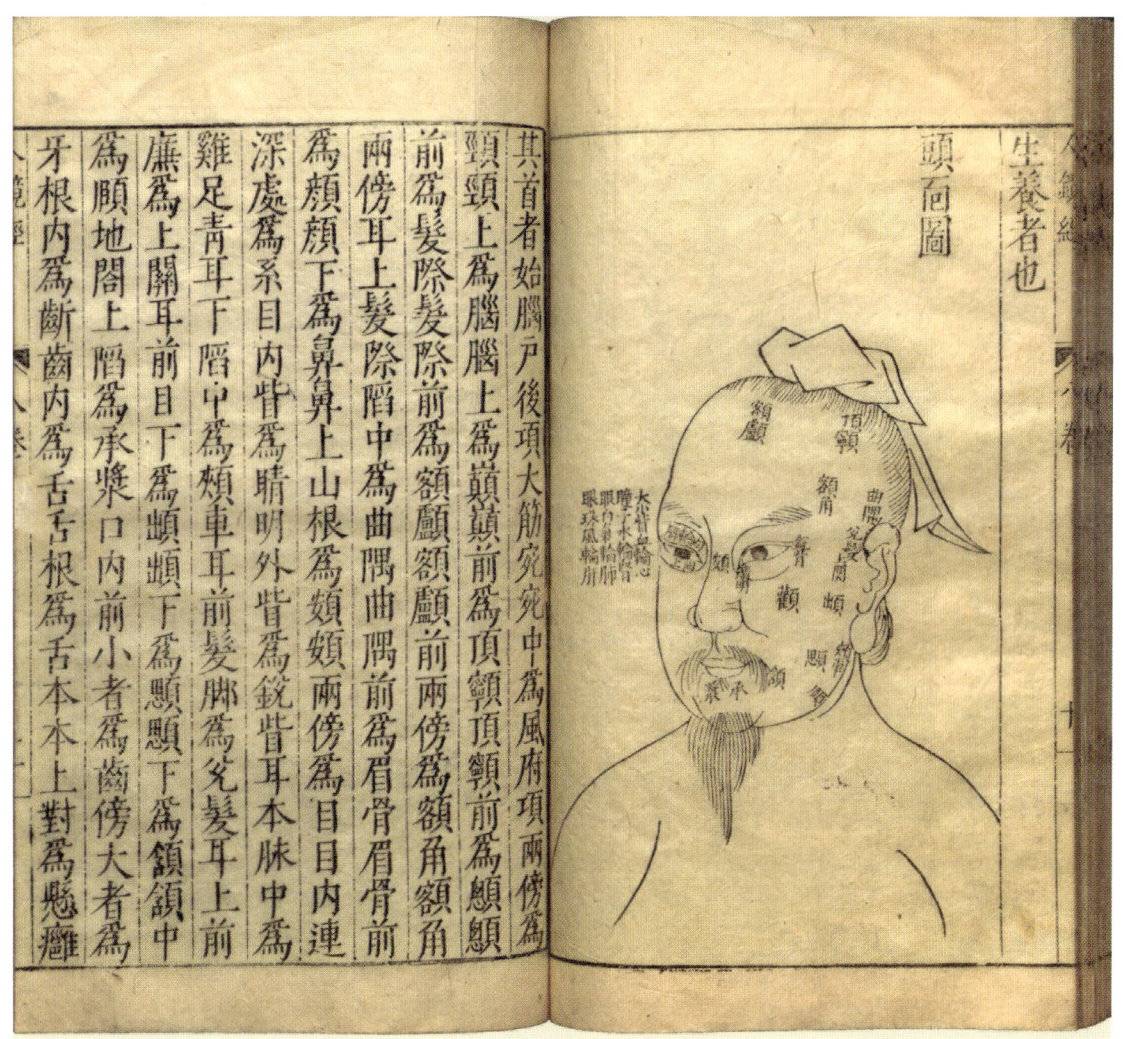

生相养者也。

头面图（图见上）

其首者，始脑户，后项大筋宛宛中为风府，项两傍为颈，颈上为脑，脑上为巅，巅前为顶颡，顶颡前为囟，囟前为发际，发际前为额颅，额颅前两傍为额角，额角两傍耳上发际陷中为曲隅，曲隅前为眉骨，眉骨前为颜，颜下为鼻，鼻上山根为頞，頞两傍为目，目内连深处为系，目内眦为睛明，外眦为锐眦，耳本脉中为鸡足，青耳下陷中为颊车，耳前发脚为兑发，耳上前廉为上关，耳前目下为䪼，䪼下为䪼，䪼下为颔，颔中为颐，地阁上陷为承浆，口内前小者为齿，傍大者为牙根，内为齗，齿内为舌，舌根为舌本，本上对为悬痈，

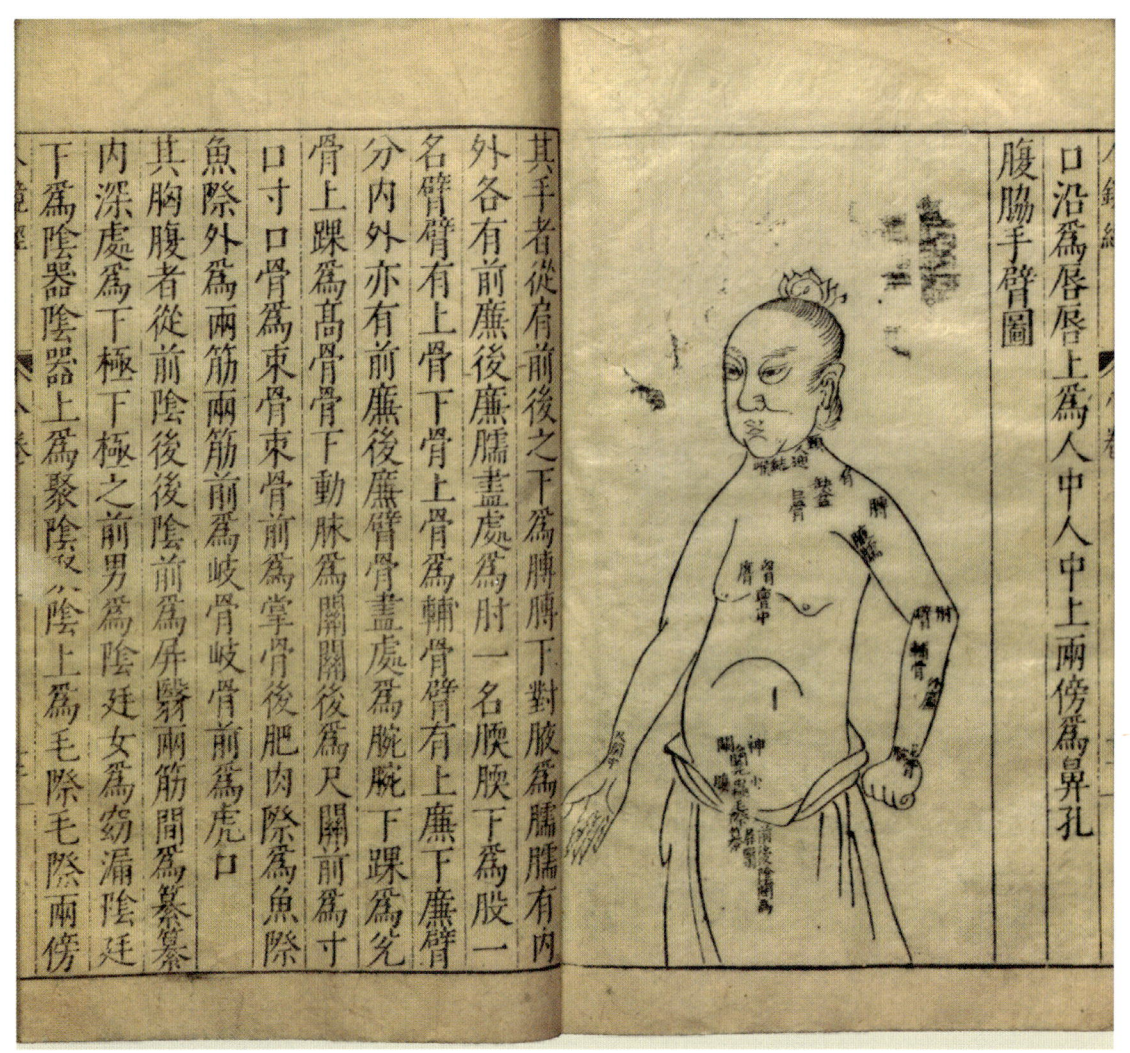

口沿为唇，唇上为人中，人中上两傍为鼻孔。

腹胁手臂图说　腰脊图说　足膝图说

腹胁手臂图（图见上）

其手者，从肩前后之下为膊，膊下对腋为臑，有内外各有前廉后廉，臑尽处为肘，一名腕，腕下为臂，一名臂，臂有上骨下骨，上骨为辅骨，臂有上廉下廉，臂分内外亦有前廉后廉，臂骨尽处为腕，腕下踝为兑骨，上踝为高骨，骨下动脉为关，关后为尺，关前为寸口，寸口骨为束骨，束骨前为掌骨，后肥肉际为鱼际，鱼际外为两筋，两筋前为岐骨，岐骨前为虎口。

其胸腹者，从前阴后，后阴前为屏翳，两筋间为篡，篡内深处为下极，下极之前男为阴廷，女为窈漏。阴廷下为阴器，阴器上为聚阴，聚阴上为毛际，毛际两傍

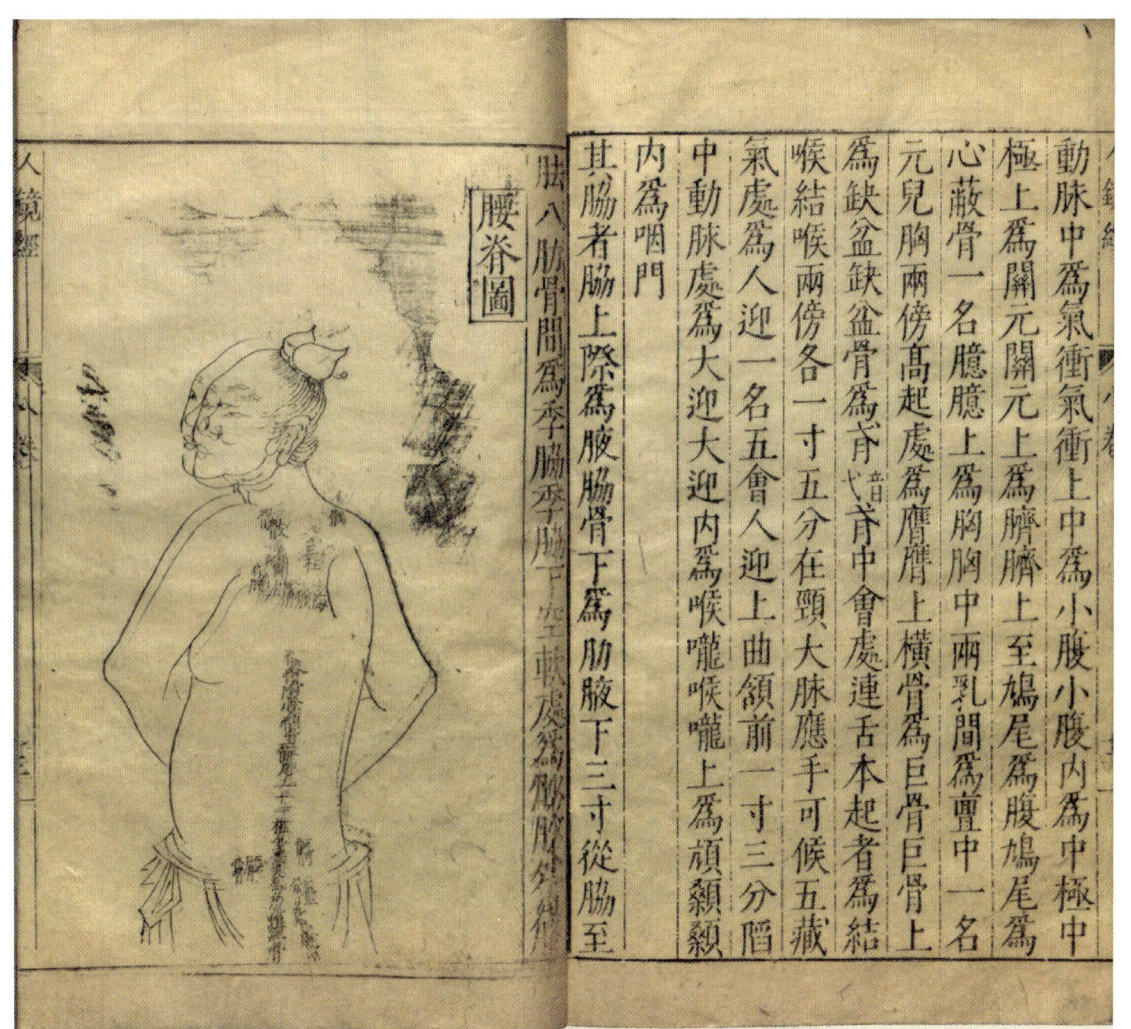

动脉中为气冲，气冲上中为小腹，小腹内为中极，中极上为关元，关元上为脐，脐上至鸠尾为腹，鸠尾为心蔽骨，一名臆，臆上为胸，胸中两乳间为膻中，一名元儿，胸两傍高起处为膺，膺上横骨为巨骨，巨骨上为缺盆，缺盆骨为骬(音弋)，骬中会处连舌本起者，为结喉，结喉两傍各一寸五分，在颈大脉应手可候五脏气处，为人迎，一名五会，人迎上曲颔前一寸三分陷中动脉处为大迎，大迎内为喉咙，喉咙上为颔颡，颡内为咽门。

其胁者，胁上际为腋，胁骨下为肋，腋下三寸从胁至胠，八肋骨间为季胁，季胁下空软处为䏚，䏚外为胳。

腰脊图（图见上）

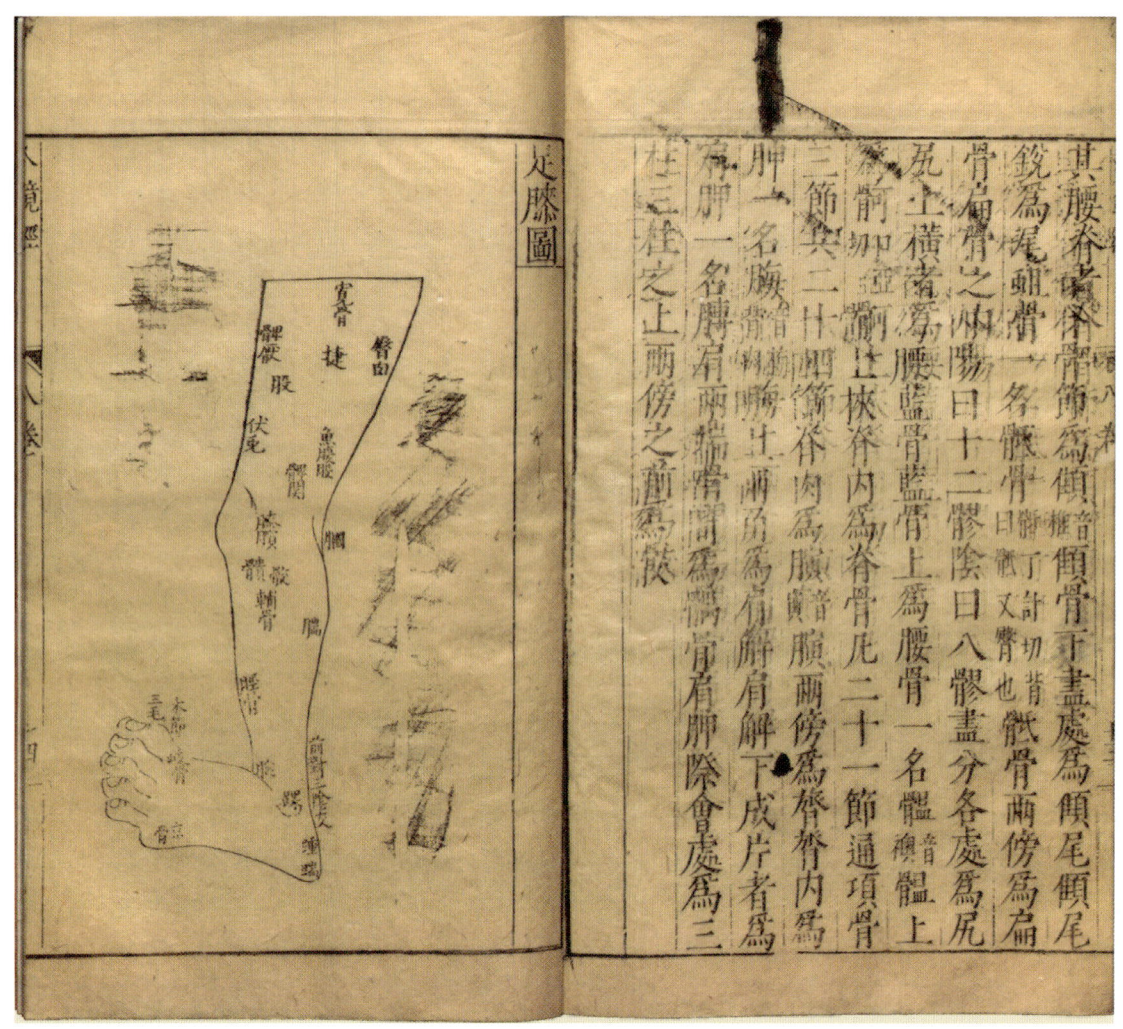

其腰脊者，脊骨节为顀音椎，顀骨下尽处为顀尾，顀尾锐为尾蛆骨，一名骶骨，骶，丁计切，背曰骶。又臀也。骶骨两傍为扁骨，扁骨之内，阳曰十二髎，阴曰八髎，尽分各处为尻，尻上横骨为腰蓝骨，蓝骨上为腰骨，一名髋音襖，髋上为骱口亚切，骱上挟脊内为脊骨，凡二十一节，通项骨三节共二十四节。脊肉为膂音寅，膂两傍为膂，膂内为胂，一名脢音梅，背肉。胂上两角为肩解，肩解下成片者为肩胛，一名膊，肩两端间为髃骨，肩胛际会处为三柱，三柱之上两傍之前为骸。

足膝图（图见上）

其股膝者，从足跟为踹音短，踹上为踵，踵上为腨，一名腓肠，腓肠之上膝后曲处为腘，膝上至腰髋骨下通为捷，捷上挟两傍为机，机后为臀，臀肉为臁音随，机前为髀厌，一名髀枢，枢下为股，一名胯，胯骨为骯髒音匡郎，股下为鱼腹，股外为髀股，髀之前膝上起肉为伏兔，后交文中为髀关，关上横骨为枕骨，关下膝解为骸关，挟膝解中为膑音妣，膑下通为骱，骱外为后辅骨，骱音柜两旁为骹音敲，胫也，骹前为骭音汗，膝骨，一名胻音炀，胫骨，亦名胫骨，胫下尽处为曲节，一名腕。

其足从大指爪甲之后为三毛，三毛后横纹为聚毛，聚毛后为本节，本节后为岐骨，岐骨上为跗，跗内下为覈骨，一名核骨，大指下为趾，趾下为跟，跟后为板，板后为足心，足心后为足掌，足掌后为跟，两踝相对为腕，内踝之前大骨下陷中为然谷，外踝上为绝骨，足外侧大骨下赤白肉际为京骨也。

人镜经卷之八终

人镜经附录序

附录者，续前经未竟之旨，摘《素》《灵》根本之言也。盖凡天下事物莫不有本，而医亦当知其本也。故余首揭气化形化之源，而著人道之伊始，立胎元之图说，而知男女之攸分，观婴孩之始生，则保幼有方，而增觉吾身之生长非易易矣。至男女天癸之度有期，而人可不知之以自保，又揭气血津液精脉，识其异派而同源，而以之调护他人，宁复有讹舛者乎。痰饮之类分，则投剂不至混淆，且阴胜阳胜诸证悉属表里之虚实，与夫十二邪所发咸自内而之外者也。至若膀胱

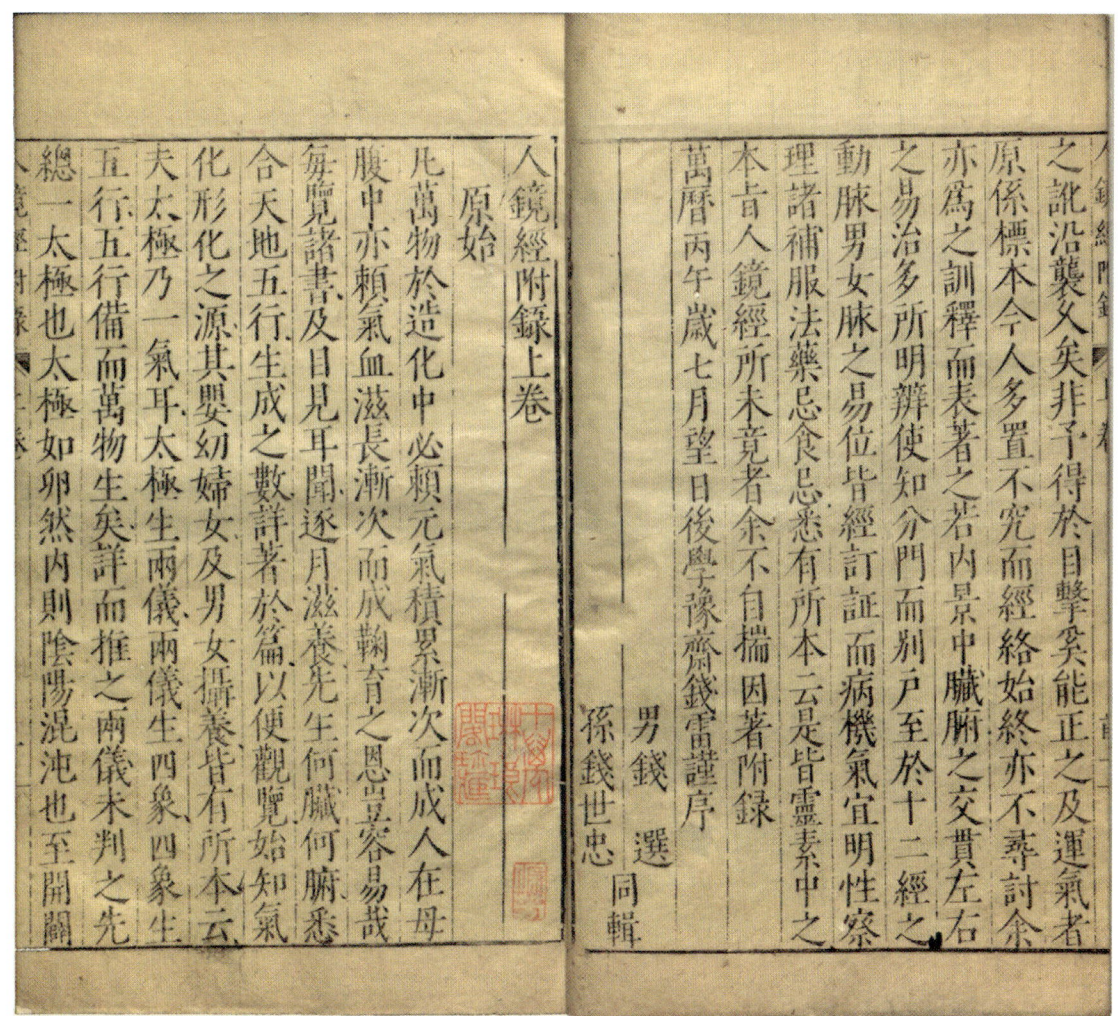

之讹沿已矣，非予得于目击，奚能正之？至运气者原系标本，今人多置不究，而经络始终亦不寻讨，余亦为之训释而表著之。若内景中脏腑之交贯，左右之易治，多所辨明，使知分门而别户。至于十二经之动脉，男女脉之易位，皆经订证，而病机气宜明性察理，诸补服法药忌食忌悉有所本，云是皆《灵》《素》中之本旨，《人镜经》所未竟者。

男钱 选
孙钱世忠 同辑

人镜经附录上卷
原始

凡万物于造化中，必赖元气积累，渐次而成。人在母腹中，亦赖气血滋长，渐次而成。鞠育之恩，岂容易哉？每览诸书，及目见耳闻，逐月滋养，先生何脏何腑，悉合天地五行生成之数，详著于篇，以便观览，始知气化形化之源。其婴幼妇女及男女摄养皆有所本云。

夫太极乃一气耳。太极生两仪，两仪生四象，四象生五行，五行备而万物生矣。详而推之，两仪未判之先，总一太极也。太极如卵，然内则阴阳混沌也，至开辟而分天地，轻清为天，重浊为地，天垂象而有日月星辰，地奠形而有山川土石，此两仪生四象也。四象具而五行彰，五行，水火木金土也。一生水，水清全，未有渣滓；二生火，火则熏灼混浊而将凝也；三生木，木则半刚半柔而体质成矣；四生金，金至刚而体质坚矣；五生土，土则重大厚实而成形。是五行备矣。既备则阴阳交合而化生万物也。人得天地之正气以生，既有阴阳，即分男女。故禀乾道之粹者为男，禀坤道之粹者为女，乃钟五行之秀，得气化而成者也。故头圆象天，足方象地，两目以象日月，四肢以象四时，而五脏以象五行，六腑以象六气，呼吸以象气机，窍窦以象昼夜，血脉以象江河，毛发以象草木，骨节以象周天之度。一身之中，无不肖乎天地，天地间最灵于物者，人也。上以治历明时，下以分州画野，中以立纲陈纪，辅相天地之不及，裁成天地之太过，所以参为三才也。其动物禀阴阳之偏者为兽，头体横，四肢皆足而走；禀阳之盛者为禽，则头向上而有翼能飞。禀阴之至者无羽足而沉水。植物本乎地，故根入乎地，枝叶向乎天。此皆天地自然之妙也。今以形化言之，《易》曰：男女媾精，万物化生。有云：经水断后一二日，血海始净，精胜其血，感者成男。四五日后，血脉已旺，精不胜血，感者成女。此论精血盛衰，并候时日之语也。又曰：阴血先至，阳精后冲，则血开裹精，精入为骨而成男，阴包阳也，以成坎卦。若阳精先至，阴血后冲，则精开裹血，血入为本而成女，阳包阴也，以成离卦。若阴阳均至，混杂不纯，成非男非女之身，名曰二仪子；精血散分，骈胎品胎之兆。既孕其胎，一月如珠露，二月如桃花，三月男女分，四月形象具，五月筋骨成，六月毛发生，七月游其魂而能动左手，八月游其魄而能动右手，九月三转身，十月满足而生也。又曰：一月为胞精血凝也，二月为胎形兆胚也，三月阳神为三，魂动生灵也，四月阴灵为七，魄静镇形也，五月五行分脏以安神也，六月六律定腑用滋灵也，七月七精开窍通光明也，八月八景神具降真灵也，九月宫室罗布以定精也，十月气万象成也。又有言其脏腑生成之次第者，若阴包阳者为男，先生右肾，阳包阴为女，先生左肾。其次肾生脾，脾生肝，肝生肺，肺生心，以生其胜己者。肾属水，而五脏由是为阴，其次心生小肠，小肠生大肠，大肠生胆，胆生胃，胃生膀胱，膀胱生三焦，以生其己胜者。小肠属火，故六腑由是为阳，其次三焦生八脉，八脉生十二经，十二经生十五络，十五络生一百八十系络，系络生一百八十缠络，缠络生三万四千孙络，孙络生三百六十五骨节，骨节生三百六十五大穴，大穴生八万四千毛窍，则耳目口鼻四肢百骸之身皆备矣，人身肖天地，可不自重乎？且妇人怀孕，其各经逐月滋养，胎元皆有次第。

一月足厥阴肝脉养，二月足少阳胆脉养，三月手厥阴心包络脉养，

四月手少阳三焦脉养，五月足太阴脾脉养，六月足阳明胃脉养，

七月手太阴肺脉养，八月手阳明大肠脉养，九月足少阴肾脉养，十月足太阳膀胱脉养。

诸阴阳各养儿三十日，惟手太阳小肠与手少阴心脉二脉不养者，以其下主月水上为乳汁故也。

若孕妇病而胎不安，就于所养月分，详其气血多寡，察其有余不足而调之。

十二经气血歌

多血多气经须记，大肠手经足经胃。少血多气有六经，三焦胆肾心脾肺。

多血少气心包络，膀胱小肠肝所异。

妇人血与乳，俱由脾胃所生。《经脉别论》云：食气入

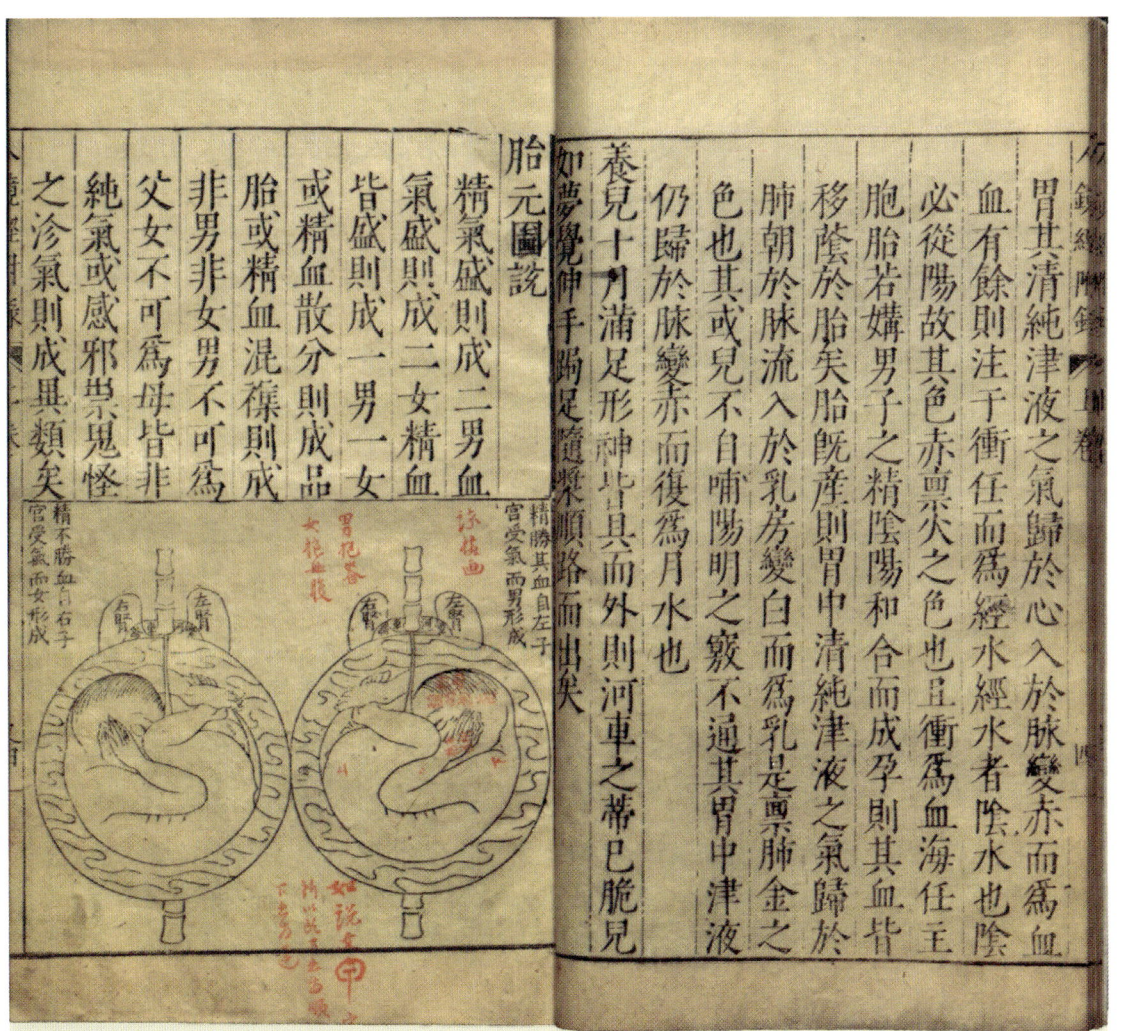

胃,其清纯津液之气归于心,入于脉变赤而为血,血有余,则注于冲任而为经水。经水者,阴水也,阴必从阳,故其色赤,禀火之色也,且冲为血海,任主胞胎,若媾男子之精,阴阳和合而成孕,则其血皆移荫于胎矣,胎既产,则胃中清纯津液之气归于肺,朝于脉,流入于乳房,变白而为乳,是禀肺金之色也,其或儿不自哺,阳明之窍不通,其胃中津液仍归于脉,变赤而复为月水也。

养儿十月满足,形神皆具。而外则河车之蒂已脆,儿如梦觉,伸手踢足,随浆顺路而出矣。

胎元图说

胎元图（图见上）

精气盛则成二男,血气盛则成二女,精血皆盛则成一男一女,或精血散分,则成品胎,或精血混杂,则成非男非女,男不可为父,女不可为母,皆非纯气或感邪祟鬼怪之渗气,则成异类矣。

男妊自巳起顺行，更午未申酉戌亥子丑，至十月而生于寅，寅为东方木阳也。负阳而抱阴，故头东而足西。女妊自己逆行，更辰卯寅丑子亥戌酉，至十月而生于申，申为西方金阴也。负阴而抱阳，故头西而足东。头与手足蟠作一团，如卵黄然，其浆水如卵白也。娩而头先出者，由脑髓重坠下，故得随浆顺路而出。人之元气始于子，子居坎位，天一所生，万物之所始也。男子从子左行，三十至己阳也，故三十而娶，女子从子右行，二十至己阴也，故二十而嫁。则此己位者，正阴阳之分也，故怀妊从己始。

其或月数未满，遇事触犯而娩，则河车之蒂未脆，儿之元气未全，不能随浆顺路而出，所以难产。戴考功景元云，妇人觉有娠，即不宜与接，若不忌主半产。盖女与男接，欲动情胜，亦必有所输泄，而子宫又闭，固多致半产。牛马之类，受胎后牡者近身则蹄之，谓之护胎，所以无半产者。人惟多欲而不知忌，故往往有之，《产宝论》及妇女科书俱无此论，可谓扩前人所未发矣。

子宫，即血室也。一系在下，上有两歧，一达于左，一达于右，与男媾，精胜其血，则阳为之主，受气于左子宫，而男形成。精不胜血，则阴为之主，受气于右子宫，而女形成孕，成而始化为胞也。

胞，又名紫河车。其蒂起于两肾中间，著脊而生，有一系系于儿脐，悬儿于胞中，此通母之气血，遗荫之道路也。外是河车包裹，内含浆水以养儿身，使上下四旁，皆不碍于儿身，所以儿，非河车力安。

紫河车，《本草》并无其名，今人取其生发之源，混沌之皮，包含变化将以补人，此未达至理者。夫儿在胞，始由白露桃花，渐而变化脏腑四肢百骸，以至皮毛骨肉，气血精神，无不具备。十月满足，乃变化至极之处，物极则返之时，正是瓜熟蒂悬栗熟自脱之际，且其精华皆聚于儿，既产其胞衣尚有余气存耶，未闻栗壳瓜蒂尚有补者，其大造丸有服之而效者，乃余药之功，非河车力也。

人生赖父精母血交媾而成，其身体脏腑骨肉皮毛，皆是母之阴血所成。《经》曰：阴成形也，其性命魂魄精神意智，及视听言动皆父之阳精所化。《经》曰：阳化气也，始则阴阳交合而生，终则阴阳离散而死，生则七七四十九日而意智始全，死则七七四十九日而魂魄散尽。

初生芽儿一块血，也无形证也无脉。有惊当知是胎惊，有热须知是胎热。

三朝绷抱未安和，七日一腊古来说。

儿或有病，必择和缓柔药治之，如患撮口脐风急证，始借猛药治之。

小儿变蒸凡十八次：

三十二日一变，生肾气；六十四日二变一蒸，生膀胱气；九十六日三变，生心气；一百二十八日四变二蒸，生小肠气；一百六十日五变，生肝气；一百九十二日六变三蒸，生胆气；二百二十四日七变，生肺气；二百五十六日八变四蒸，生大肠气；二百八十八日九变，生脾气；三百二十日十变五蒸，生胃气。

前十变五蒸讫，后又有三大蒸：

六十四日为一大蒸，计三百八十四日。

又六十四日为二大蒸，计四百四十八日。

又六十四日为三大蒸，计五百一十二日，再六十四日，至五百七十六日变蒸俱毕，儿乃成人也。所以变者，变生五脏也；蒸者，蒸养六腑也。其血脉方始，荣骨未长，情性有异，于前当变蒸之时，先看儿子唇口上，如上唇微肿，有如卧蚕或有珠泡子者，是变蒸证也，即宜少与乳食吃，不可妄投药饵。

凡儿生意智骨度六十日后，瞳子成，能笑认人。百日，任脉成，能自反覆。一百八十日，尻骨成，能坐。二百四十日，掌骨成，能匍匐。三百日，膑骨成，可扶立。三百六十日，膝骨成，可扶行。此皆定法。

颅囟者，乃精之门户也，关窍之橐钥也。上下相贯，百会相通，七孔应透五脏所藉，泥丸之宫，魂魄气穴。气实则合，气虚则开，良田长大，不可不合，凡有未合，毋忽寻常。

小儿心气盛者，伶俐早言笑，形神清而多发。

心气怯，则性痴而语迟，发久不生，生则不黑。

肝气盛者，蹺健而早行立。

肝气怯，则长不能行而脚细，名曰鹤膝，又或眉久不生。

脾气盛者，肌肉厚而色紫，耐壮而乳多。

脾气怯，则肌虚而喜汗，汗多则肉瘠。

肺气盛者，肌肉莹白滑腻，发细黑润。

肺气怯，则肌肉沮散，若无皮而血凝，绕鼻口悉黄，闭目撮面，口中干燥，四肢不能伸缩，哭无声不吮乳，此皮毛不敛也，多是不育，乳母未产前有乳汁，生子亦不育。

肾气盛者，囟小而早合，牙齿早生。

肾气怯，则解颅而囟不合，牙久不生，生则不固而黪，目睛多白，颅不合而百病交攻，极难将护，此最为大病。

凡小儿初生，至半晬，看其额前眉发际下，以食指中指名指轻手满曲按之。儿头在左，举右手，头在右，举左手，食指为上，名指为下，若三指俱热，感受寒邪，鼻塞气粗，三指俱冷，上吐下泻。若食指中指热者，上热下冷。中指名指热者，挟惊候也。食指热胸堂不宽，名指热，乳食不和也。半晬已上，虎口候也。周晬已上，指上看纹，此其验也。

察婴儿病其头毛皆逆上者必死，耳间青脉起者掣痛，大便赤瓣飧泄，脉小者手足寒难已，飧泄脉小手足温，泄易已。

孙真人云：乘马远行，至暮，当以沐浴更衣，方可近于婴儿处所，若感其秽气，则为急惊风搐。又云：步践粪秽之履，勿使近于婴儿，若感其气，则为天吊。

丈夫八岁肾气实，发长齿更。二八肾气盛，天癸至，精气溢泻阴阳和，故能有子。三八肾气均平，筋骨劲强，故真牙生而长极。四八筋骨隆盛，肌肉满壮。五八肾气衰，发坠齿槁。六八阳气衰竭于上，面焦发鬓颁白。七八肝气衰，筋不动，天癸竭，精少肾脏衰，形体皆极。八八则齿发去。肾者主水，受五脏六腑之精而藏之，故五脏盛，乃能泻，今五脏皆衰，筋骨解坠，天癸尽矣，故发鬓白，身体重，行步不正，而无子耳。有其年已老而有子者，何也？此其天寿过度，气脉常通，而肾气有余也。此虽生子，男不过尽八八，女不过尽七七，而天地之精气皆竭矣。

精未通而御女以通其精，则五体有不满之处，异日有难状之疾。

阴已痿而思色以降其精，则精不出内败，小便道涩而为淋。

精已耗而复竭之，则大小便道牵疼，愈疼则愈欲大小便，愈便则愈疼，若有用房中术者，病亦如之，男子用精过度，精竭则血至，至则危矣。

女子七岁肾气盛，齿更发长。二七而天癸至，任脉通，太冲脉盛，月事以时下，故有子。三七肾气均平，故真牙生而长极。四七筋骨坚，发长极，身体盛壮。五七阳明脉衰，面始焦，发始坠。六七三阳脉衰于上面皆焦，发始白。七七任脉虚，太冲脉衰少，天癸竭，地道不通，故形坏而无子也。

女人天癸既至，逾十年无男子合，则不调，未逾十年，思男子合亦不调，不调则旧血不出，新血误行，或渍而入骨，或变而之肿，或虽合而难子。

合男子多则沥枯虚人。

产乳众则血枯杀人。

女子用血不行则病，妄行则竭。如欲胜泄精者必死，是反常也。

如遇少妇患有咳嗽潮热，精神憔悴者，询其有汗无汗，或有梦泄遗泄等症，惟其血从经脉中流来，则身不苏麻，如泄精则从骨节中出来，故身体苏麻瘫软，以此别之，治则有据。

夫血为气之配，气热则热，气寒则寒，气升则升，气降则降，气凝则凝，气滞则滞，气清则清，气浊则浊，故经有成块者气之凝也，将行而痛者气之滞也，来后作痛者气血俱虚也，应期者气之正也，色淡者气虚而有水以混之也，错经妄行者气之乱也，紫者气之热也，黑者热之甚也，当详其所因而治之。

血气不调，阴阳愆伏。过于阳则经脉前期而来。过于阴则经脉后期而至。盖血性得热则流通，得寒则凝涩。阴气乘阳，内寒血涩，故其来乍少；阳气乘阴，血热则流，故其来乍多。过与不及，皆致病也。然其候有三：一则血气盛实，经络遏闭，其脉滑实，见之当通经疏利；一则形体憔悴，经络枯竭，其脉虚弱，见之当滋养血气；一则风冷外伤、七情内贼以致经络痹滞，其脉浮涩，见之当解散风冷，去瘀生血。

若血虚烘热，盗汗筋挛，则为虚劳。血少水涸，燥气乘肺，则为干嗽。宿寒流滞，血与气搏，则为腹痛。败血结块，时发寒热，则为瘕瘕。或风寒滞经，化血为水，流溢四肢，谓之血分。或脾不制水，血与水并，浮胀肌肉，谓之虚肿。或冲任气虚，内欲过度，风邪冷热之气入于胞门，秽液与血相兼而下，气虚者则白多，血虚者则赤多，血气皆虚，赤白相杂，谓之赤白带。或冲任劳损，经海伤动，脾虚胃弱，故不能约制其血，倏然暴下，谓之崩中。亦有非时血行，淋沥不断，谓之漏下。复有瘀血，时崩时止，谓之崩中漏下。五脏俱虚，五色俱下，以至眩晕烦闷，呕恶怔忡，迷乱多忘，发狂妄语，小便不禁，此妇人以血受病众多而为之病，遇夜愈增剧也。

如女子手少阴心脉动甚者妊子。

阴搏阳别，谓之有子。阴尺中也，搏谓搏触于手也。尺脉搏击于寸中殊别，阳气挺然，则为有娠之兆。何者？阴中有别阳也。

父少母老，产女必羸。母壮父衰，生男必弱。补羸女，先养血壮脾，宜及时而嫁。补弱男，宜壮脾节色，宜待壮而婚。

产前之脉贵乎实，产后之脉贵乎虚。

产前为之顺气安胎，产后为之扶虚消瘀。

《腹疾篇》曰：干痛有时当为虫，产余刺痛皆变肿。

宿血肿胀歌

败血充脾肿胀灾，胎前宿湿注流来。致令余血游经络，次使平胸气满怀。

脉沉宜小调经易，宿血须

当琥珀开。叮咛后学专心审，莫作脾伤水气猜。

论气血津液精脉所生之源

《经脉别论》曰：食气入胃，散精于肝，淫气于筋。食气入胃，浊气归心，淫精于脉。脉气流经，经气归于肺，肺朝百脉，输精于皮毛。毛脉合精，行气于府。府精神明，留于四脏，气归于权衡。权衡以平，气口成寸，以决死生。

饮入于胃，游溢精气，上输于脾。脾气散精，上归于肺，通调水道，下输膀胱。水精四布，五经并行，合于四时五脏阴阳，揆度以为常也。

水气入胃为饮。清者变而为血，化而为荣，入肾为精，谷入胃为食。浊者变而为气，化而为卫，入心为神，渣滓为清便。

《经》曰：五气入鼻，藏于心肺，上使五色脩明，声音能彰。五味入口，藏于肠胃，味有所藏，以养五脏。气和而生，津液相成，神乃自生，此谓之气。

又曰：五谷入于胃也。其糟粕、津液、宗气分为三隧。故宗气积于胸中，出于喉咙，以贯心肺，而行呼吸焉。

荣气者，泌其津液，注之于脉，化而为血，以荣四末，内注五脏六腑，以应刻数焉。

卫者，出其悍气，慓疾而行于四末分肉皮肤之间而不休者也。昼行于阳，夜行于阴，常从足少阴之分间，行于五脏六腑。

又曰：两神相搏，合而成形，常先身生，是谓之精。

上焦开发，宣五谷味，熏肤充身泽毛，若雾露之溉。是谓气。

火气熏蒸，腠理发泄，汗出溱溱，是谓津。

谷入气满，淖泽注于骨，骨属屈伸洩泽，补益脑髓，皮肤润泽，是谓液。

中焦受气，取汁变化而赤，是谓血。

壅遏营气，令无所避，是谓脉。

又曰：上焦出于胃上口，并咽以上，贯膈而布胸中，走腋，循太阴之分而行，还至阳明，上至舌，下足阳明，常与营俱行于阳二十五度，行于阴亦二十五度一周也，故五十度而复大会于手太阴矣。命曰卫。

中焦亦并胃中，出上焦之后，此所受气者，泌糟粕，蒸津液，化其精微，上注于肺脉，乃化而为血，以奉生身莫贵乎此，故独得行于经隧，命曰荣气。

下焦者，别回肠，注于膀胱而渗入焉。故水谷者，常并居于胃中，成糟粕而俱下于大肠，而成下焦，渗而俱下脐，泌别汁，循下焦而渗入膀胱焉，是为溺。又云：中焦出气如露，上注溪谷，而渗孙脉，津液和调，变化而赤为血，血和则孙脉先满溢，乃注于络脉，皆盈，乃注于经脉。阴阳已张，因息乃行，行有经纪，周有道理，与天合同，不得休止。

又曰：胃为十二经之海，十二经皆禀气血以滋养。

又曰：冲任二脉为血海，主渗灌溪谷，而阳明为之长。

又曰：二阳之病发心脾，有不得隐曲，女子不月。

夫饮食入胃，阳气上行，津液与气，入于心贯于肺，充实皮毛，散于百脉。脾禀气于胃，而浇灌四傍，荣养气血者也。

悉观已上经旨，乃知六者俱有脾胃所生，而分布于心肺肝肾者明矣。经曰，肺主气，肾纳气，心主血，肝纳血。皆不云生者，盖谓此也。其津液精脉，虽不言而可知矣。

治气虚用四君子汤，治血虚用四物汤，乃前人不易之成方也。气虚用四君子汤者，极当。盖四药性味平和，甘温之剂，是兼脾胃故也。四物汤治血虚，就不可概用，当审见血不见血之分。如呕血吐血咳血衄血便血溺血汗血，如妇人行经作痛或行而些少，行而过多或行而紫黑，或行而淡红，或产后血崩，或血晕血块，或瘀血作痛，或恶血攻冲，或赤白带下，或赤浊赤淋，如此之类，皆明见血也。用四物汤加减，用之极当。惟有病久脉虚而微，或细而涩，或芤而濡，或迟而软，或面黄而唇白，或面白而目昏，或指甲手掌皆白，或夜热口干，或遗精盗汗，或倦怠嗜卧，或饮食不甘，或四肢乏力，此皆不见血而血虚者也。当推前录气血所生之源，当从脾胃补起，是培其根本也，其枝叶何患其不茂荣耶。先哲有言，阴虚补阴，阳虚补阳，阴阳两虚，惟补其阳，阳生而阴长也。仲景以独参汤治血虚，正谓阳生阴长之义也，且夫气血并行而不背，人之一身，调气为上，调血次之，先阳而后阴也。又云：气行血行，气止血止。如此详之。补血当以参芪为先，归地次之，何也？归地性多缠滞，最于胃气有妨，倘不变通而固执之，是反乖发生之源也。

凡人身之水，在上为痰，伏皮为血，在下为精，从毛窍出为汗，从腹肠出为泻，从疮口出为水。

痰尽死，精竭死，汗枯死，泻极死，水从疮口出不止，干即死。

血充目则视明，充耳则听聪，充四肢则举动强，充肌肤则身色白。渍则黑，去则黄。外热则赤，内热则上蒸喉或下蒸大肠，为小窍。渍久则凝聚而为黑，去多则湿郁而发黄。喉有窍，则咳血杀人。肠有窍，则便血杀人，便血犹可止，咳血不易医，喉不停，物毫发必咳，血渗入喉，愈渗愈咳，愈咳愈渗，饮溲溺则百不一死，服寒凉则百不一生，血虽阴类，用之者其和阳乎，溲溺虽出至阴，禀纯阳之气，善行血降火滋阴，饮之最妙，其功甚捷，即以阳和阴之义也。

津脱者大汗，气脱者目眩，血脱者色夭，液脱者骨不利，精脱者耳聋。凡此五者，其脉俱虚，此其候也。

观前人治痰立论颇详，但混饮于其中，则难于立法施治，予不揣鄙陋，聊为分析之。痰者病名也，涎之所变也，涎乃脾之液也。脾包胃脘而掩乎太仓之上，其形宛象马蹄，其涎无可容之地，而即注于胃中，胃即脾之府也，故相通。人无病，其涎但能滋养胃土，浇灌四旁，接顺饮食下行而已。如因气滞不行，或被火燔灼或被湿热熏蒸，即便稠浊凝聚，而化为痰矣,既化为痰,不比涎之尚有真气也,所以饮食入胃,竟沉于下,而吐涎愈多,俨若浮萍木牌之泛于水面耳。

口内通于腹中者,只有二窍,前曰喉,是肺管也。肺下连心,自心而发也。心又一系循脊而下贯于肾,一系透膈而下贯于肝,一系亦透膈而下贯于脾,此五脏藏精而不输泄者也。后曰咽,是食管也,即胃脘也。下即贲门,亦透膈而下是胃,胃下有幽门,即接小肠,小肠下是阑门,阑门接大肠及直肠,直肠透肛门,秽从出,阑门之傍有膀胱,达于前阴而出溺。如此推之,喉之下皆脏也。惟肾亦有,一系通于前阴而泄精,若然则身中出入之窍,只有二路,前则通于脏,后则通于脐。余无相通者,虽云心肺肝肾各各有痰,而又有赤白青黑之分,然皆诸窍悬绝而不相通。今则痰从口出,或咯或吐或嗽,皆从胃中出也,而前管主气,实无别脏津液相通。其曰心痰肺痰肝痰肾痰,以其脏色相类而名之也。所以东垣《脾胃论》中云肺之脾胃,心之脾胃,肝之脾胃,肾之脾胃是也。以气言云,气则相通也。以形言之,则不相通也。胆则附于肝之短叶间,更

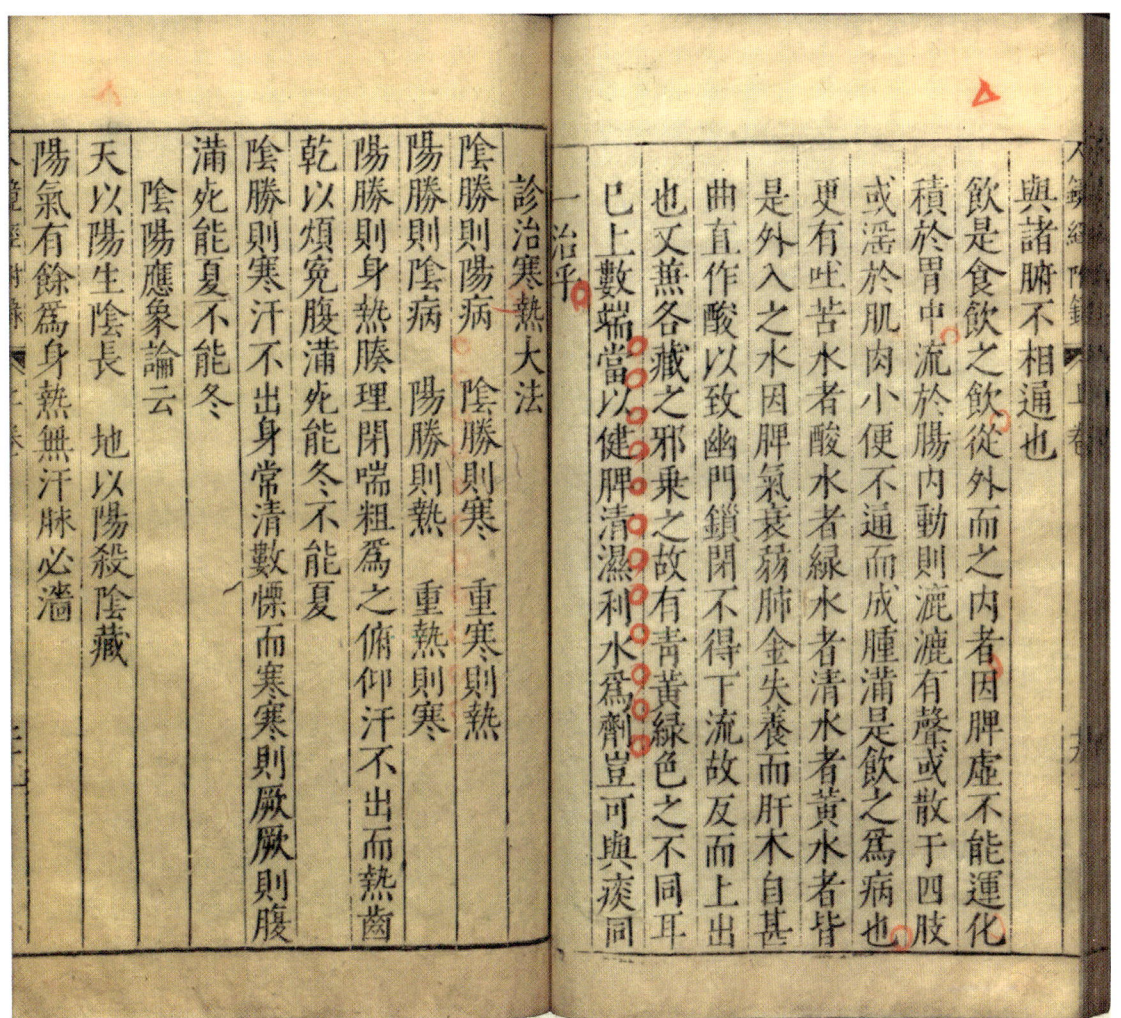

与诸腑不相通也。

饮是食饮之饮，从外而之内者，因脾虚不能运化，积于胃中，流于肠内，动则漉漉有声，或散于四肢，或淫于肌肉，小便不通而成肿满，是饮之为病也。更有吐苦水者，酸水者，绿水者清水者黄水者皆是外入之水，因脾气衰弱，肺金失养，而肝木自甚曲直作酸，以致幽门锁闭不得下流。故反而上出也。又兼各脏之邪乘之，故有青黄绿色之不同耳，已上数端，当以健脾清湿利水为剂，岂可与痰同一治乎。

诊治寒热大法

阴胜则阳病，阴胜则寒，重寒则热。阳胜则阴病，阳胜则热，重热则寒。阳胜则身热，腠理闭，喘粗为之俯仰，汗不出而热，齿干，心烦冤，腹满，死，能冬不能夏。阴胜则寒，汗不出，身常清数，栗而寒，寒则厥，厥则腹满，死，能夏不能冬。

《阴阳应象论》云：天以阳生阴长，地以阳杀阴藏。

阳气有余，为身热无汗，脉必涩。

阴气有余，为多汗身寒，脉必滑。

阴阳有余则无汗而身寒，阴阳不足则有汗而身热。

东垣补此句，为病之重者莫大于此，如刀削肌肉，危之甚也，不能久矣。

阴虚血病，昼轻而夜重；阳虚气病，昼重而夜轻；昼夜不安者，气血皆病也。

黄帝问曰：饮有阴阳，好饮冷者，冰雪不知寒，好饮热者，沸汤不知热，何也？岐伯对曰：阳盛阴虚，饮冷不知寒，阴盛阳虚，饮汤不知热，故阳盛则补阴，阴盛则补阳。详此二者皆补虚以配盛。

阴盛阳虚，饮汤而不知热者，当补阳以配阴。

阳盛阴虚，饮冷而不知寒者，当补阴以配阳。

丹溪曰：病人觉冷气自下而上者，非真冷也。上升之气，自肝而出，中间挟相火自肝而上，其热为甚，故治火者兼理气也。

阴虚生内热，阳虚畏外寒。

阴虚不能运阳气，无阳气以和其阴，则阴独治而为厥。

阳虚不能运阴气，无阴气以清其阳，则阳独治而为热。

脾以养气，肺以通气，肾以泄气，心以役气。凡脏有五，肝独不与，在时为春，在常为仁，不养不通，不泄不役，而气常生。

心虚则气入而为荡，肺虚则气入而为喘，肝虚则气入而目昏，肾虚则气入而腰疼。四虚气入脾，独不与，受食不化，气将日微，安能有余以入其虚。

以身之虚而逢天之虚，两虚相感其气至骨，入则五脏伤。

《浮栗经·二气篇》曰：诸泻皆为热，诸冷皆为节。热则先凉藏，冷则先温血。节，止也，沮也，不宣通也。

夏藏宜凉，冬藏宜温，背阴肢末虽夏宜温，胸包心火虽冬难热。

饮冷则为内热，饮热则为内寒。喜冷饮而甘美欲多者，邪热欲解也。漱水不欲咽者必发衄也，有瘀血停于内，身热头痛而脉数，犀角地黄汤或茅汤；无寒热者必发狂，犀角地黄汤或桃仁承气汤；甚者抵当汤，下尽黑物为度。

衣服厚暖，则表易招寒，滋味过多，则里易招热。

人之欠者，何气使然？曰：卫气昼日行于阳，夜半则行于阴。阴者主夜，夜者卧，阳者主上，阴者主下，故阴气积于下，阳气未尽。阳引而上，阴引而下，阴阳相引，故数欠。阳气尽，阴气盛，则目瞑。阴气尽，而阳气盛，则寤矣。

人之哕者，何气使然？曰：谷入于胃，胃气上注于肺。今有故寒气与新谷气俱还入于胃，新故相乱，真邪相攻，气并相逆，复出于胃，故为哕。

人之唏者，何气使然？此阴气盛而阳气虚，阴气疾而阳气徐，阴气盛而阳气绝。故为唏。

人之振寒者，何气使然？曰：寒气客于皮肤，阴气盛，阳气虚。故为振寒寒栗。

人之噫者，何气使然？曰：寒气客于胃，厥逆从下上散，复出于胃。故为噫。

人之嚏者，何气使然？曰：阳气和利满于心，出于鼻。故为嚏。

人之軃者，何气使然？曰：胃不实则诸脉虚，诸脉虚则筋脉懈惰，筋脉懈惰则行阴用力，气不能复，故为軃。

人之哀而泣涕出者，何气使然？曰：心者五脏六腑之主也，目者宗脉之所聚也，上液之道也，口鼻者气之门户也，故悲哀愁忧则心动，心动则五脏六腑皆摇，摇则宗脉感，宗脉感，则液道开，液道开，故泣涕出焉，液者所以灌精濡空窍者也，故上液之道开则泣泣不止，则液竭，液竭则精不灌，精不灌则目无所见矣，故命曰夺精。

人之太息者，何气使然？曰：忧思则心系急，心系急则气道约，约则不利，故太息以伸出之。

人之涎下者，何气使然？曰：饮食者皆入于胃，胃中有热则虫动，虫动则胃缓，胃缓则廉泉开，故涎下。

人之耳中鸣者，何气使然？曰：耳者宗脉之所聚也，故胃中空，则宗脉虚，虚则下溜脉有所竭。故耳鸣。

人之自啮舌者，何气使然？此厥逆走上，脉气辈至也，少阴气至则啮舌，少阳气至则啮颊，阳明气至则啮唇矣。

凡此十二邪者，皆其邪之走空窍者也，故邪之所在皆为不足，故上气不足，脑为之不满，耳为之苦鸣，头为之苦倾，目为之眩。中气不足，溲便为之变，肠为之苦鸣。下气不足，则乃为痿厥心悗。治之奈何？曰肾主为欠，取足少阴肺主为哕，取手太阴足少阴，唏者阴与阳绝，故补足太阳泻足少阴，振寒者补诸阳。噫者补足太阴阳明，嚏者补足太阳。眉本髯，因其所在，补分肉间，泣出补天柱，经侠颈，侠颈者头中分也。太息补手少阴，心主足少阳留之，涎下补足少阴。耳鸣补客主人，手大指爪甲上与肉交者。自啮舌视主病者则补之，目眩头倾补足外踝下留之，痿厥心悗刺足大指间上二寸留之，一曰足外踝下留之。

目视太阳也，非日火不能自照，此离明外光也，乃木火之交肝心之用，神魂之所以受役者也。耳听少阴也，非风气不能自通，此坎暗内景也，乃金水之交，肺肾之用精魄之所以受役者也。此两端者，是皆体实而用虚外感而内应也。

鼻息少阳也，非内气之出则不能接外气之入，此雷风相搏也，金木之交脑髓之用，气脉之所以受役者也，乃生死之门乎。口食太阴也，非己之液不能滋外物之味，此山泽通气也，水火之交脾胃之用，肉血之所以受役者也，乃兴败之基乎。此两端者，是皆体虚而用实内感而外应也。

人之目与舌皆有形，而所视者亦有形。鼻惟容气，故所嗅者亦惟气。至于耳则中虚者也，而所听之声亦无迹。事物各以类应也夫。

血，少阴也，金也，故其气腥。尿，太阴也，水也，故其气臊。髓，少阳也，木也，故其气膻。屎，太阳也，火也，故其气臭。津，隐于舌，通于脾，故其气香。

天不足西北，故西北方阴也，而人右耳目不如左聪明也。地不满东南，故东南方阳，而人左手足不如右强也。何以然？曰：东方，阳也。阳者，其精并于上，并于上则上明而下虚，故使耳目聪明，而手足不便也。西方，阴也，阴者，其精并于下，并于下则下盛而上虚，故其耳目不聪明，而手足便也

小心者，自下数上第七节，即肾也与相心通，故曰小心。玄府者，乃皮毛间之汗孔也，又名鬼门。汗液色玄，故曰玄府。

腠理者，乃皮肤内之纹理也。

分肉者，乃在腠理中之肌肉也。

膀胱图正讹

《经》曰：膀胱者，州都之官，津液藏焉，气化则能出矣。注曰：位当孤腑，故谓都官，居下内空，善受湿气，故藏津液，若得气海之气施化则溲便注泄，气海之气不及则隐闭不通，故曰气化则能出矣。又《灵枢》经曰：肾上连肺，故将两脏，膀胱孤腑也。《营卫生会篇》曰：下焦者，别回肠，注于膀胱而渗入焉。故水液者，常并居于胃

中，成糟粕而俱下于大肠，而成下焦。渗入俱下，济[1]泌别汁，循下焦而渗入膀胱焉，是为溺。盖凡食饮之气味入于胃，禀脾运化而胥为湿气，若炊甑然。熏蒸布濩，充拓于郭廓之内，轻清者上而为荣血，为清气，为津液，慓悍者为卫气，浊中浊者传入小肠大肠而为屎，浊中清者，渗入膀胱而为溺，未入之先尚是湿气，既入始化而成溺矣。稽古之图，有下口无上口，明渗入而非灌注也，实与小肠不相通。今王履曰：胞居膀胱之内，有上口无下口，津液既盛于胞，无由自出，必因气而后能渐浸于胞外，积于胞下空处，遂为溺，出前阴，讹也。其讹始于王冰之注，引胞移热于膀胱，更以胞痹之证证之。故履因之增汇一胞，遂谓上口宜受阑门之泌别，不思渗入之意。经言无上口，履言有上口，又改渗入为渗出。胞既出溺，乃由何道以出前阴？是又有下口也。然则上下皆有口乎？且胞本胞胎之胞，错认为尿脬之脬，却乃牵合而傅会。履以胞、膀胱联而为一，若有热，何待于移？移者，由他脏移至之谓，是履与冰语相矛盾矣。《灵枢》著脏腑，纤悉靡遗，如果有胞中，何乃遗此一腑也？经著孤腑可有二乎？违戾圣经殊甚。余前于嘉靖三十六年适总宪梅

---

[1] 济：原作"脐"，据《灵枢经·营卫生会》改。

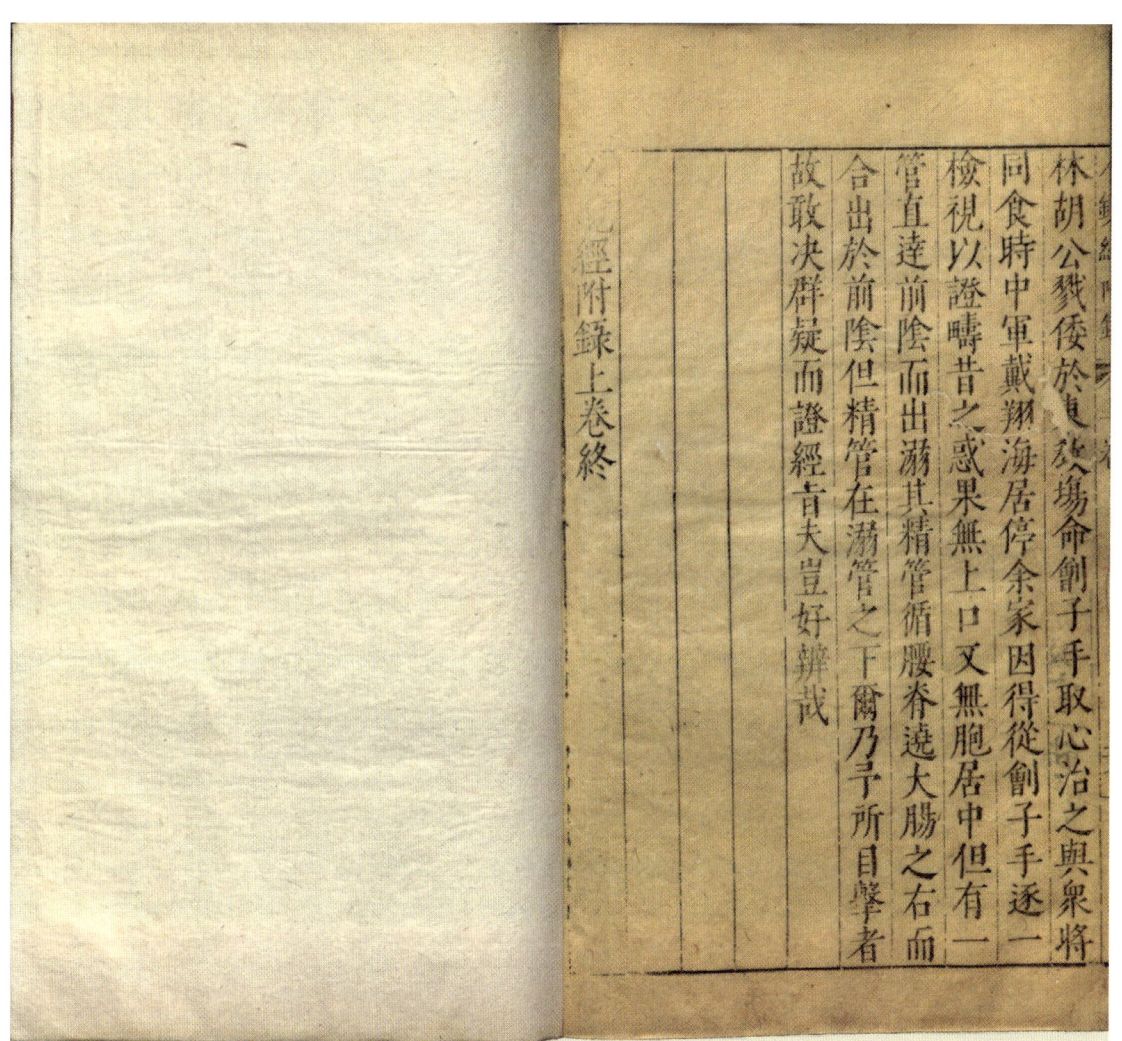

林胡公戮倭于东教场，命刽子手取心治之，与众将同食。时中军戴翔海居停予家，因得从刽子手遂一检视，以证畴昔之惑。果无上口，又无胞居中，但有一管直达前阴而出溺，其精管循腰脊绕大肠之右而合出于前阴，但精管在溺管之下尔。乃予所目击者，故敢决群疑而证经旨夫，岂好辨哉。

人镜经附录上卷终

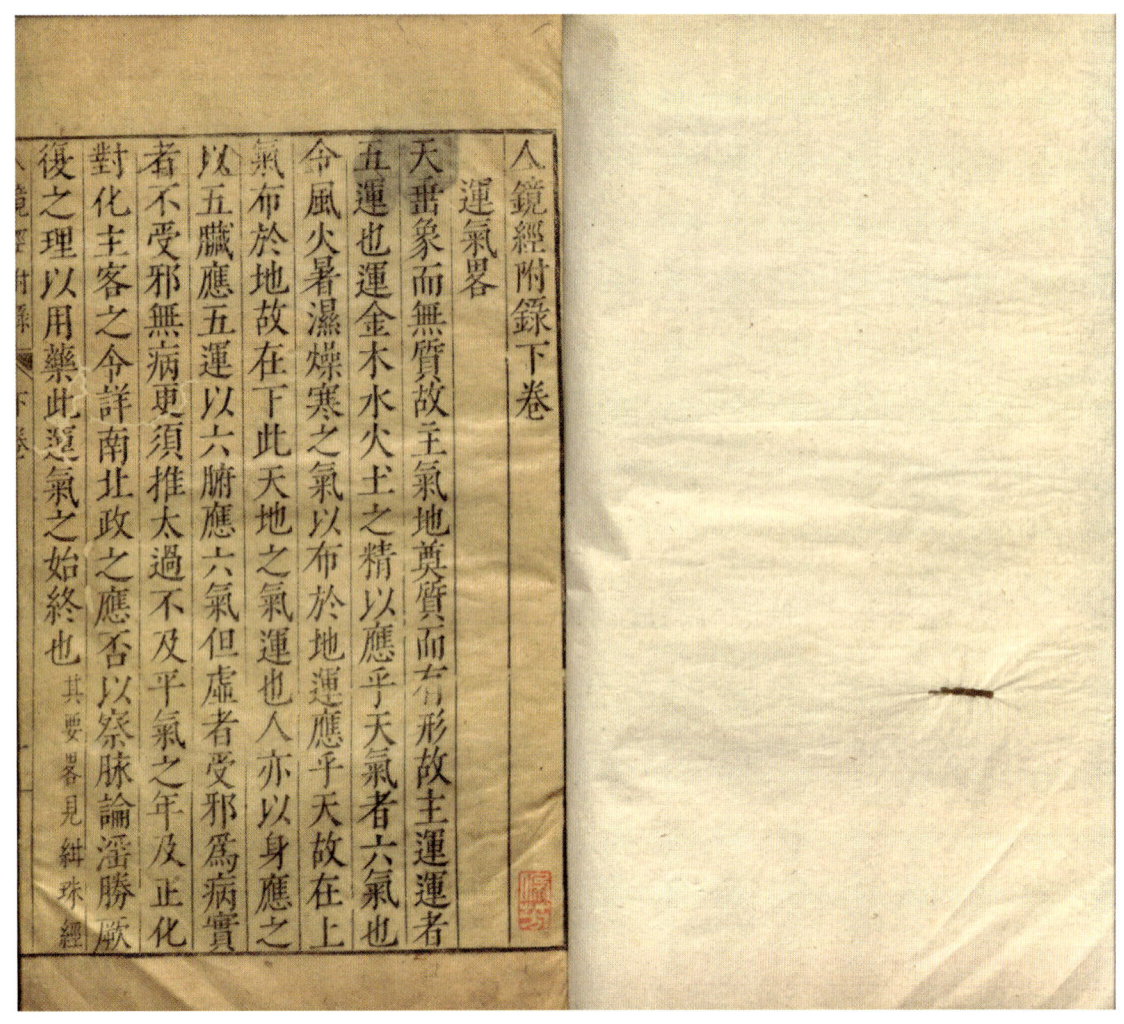

人镜经附录下卷

运气略

天垂象而无质故主气,地奠形而有质故主运。运者五运也,运金木水火土之精以应乎天;气者六气也,令风火暑湿燥寒之气以布于地。运应乎天,故在上,气布于地,故在下,此天地之气运也。人亦以身应之,以五脏应五运,以六腑应六气。但虚者受邪为病,实者不受邪无病。更须推太过不及平气之年,及正化对化主客之令,详南北政之应否以察脉,论淫胜厥复之理以用药,此运气之始终也。其要略见《绀珠经》。

运气标本歌

厥阴、少阴、太阴、少阳、阳明、太阳为标，风木、君火、相火、湿土、燥金、寒水为本。六气之中所见者为中气，每气皆有标本中，而所从各有所宜，乃六气之为病也，此歌发明内经之奥旨理趣最优。

少阳从本为相火，

少阳标也相火本也，相火代君行令者，此气何以从本，以其标阳本火，标本皆火，所以从本，言病皆相火为之也。

太阴从本湿土坐。

太阴标也，湿土本也，此气标阴本湿，亦为标本同。所以从本湿土坐者，言病皆湿土为之也。

厥阴从中火是家。

厥阴标也，风木本也，标本不同，故不从标本而从中，以其中见少阳也，少阳相火。故云火是家，言病亦相火为之也。

阳明从中湿是我。

阳明标也，燥金本也，标本不同，故不从标本而从中，以其中见太阴也，太阴湿土，故云湿是我，言病生于湿土也。

太阳少阴标本从,阴阳二气相包裹。

太阳寒水,标阳而本寒,少阴君火,标阴而本热。标本各异,故从本而又从标。言病在标者治其标,病在本者治本,各随其见证也。包裹云者,申上意也,手少阴心火,足少阴肾水,手太阳小肠火,而足太阳膀胱水,阴阳之交错,水火之互根,不与前四气一例也。

风从火断汗之宜。

风乃火之标,火乃风之本,二气皆阳主于表,在表者当汗,所以为宜。

燥与湿兼下之可。

阳明燥湿相兼,燥为秘结,湿为肿满,燥则通其大腑,湿则利其小水,皆谓之下,凡在里者当从下也。

万病能将火湿分,掣开轩岐无缝锁。

肝、胆、三焦、包络、心、小肠皆火,脾、胃、肺、大肠、肾、膀胱皆湿,细分在后篇。

寻十二经水火分治:

胆与三焦从火治,肝和包络都无异。脾肺常将湿处求,胃与大肠同湿类。

肾与膀胱心小肠,寒热临时旋商议。

此四经以寒热分表里，所以无定议。

里寒表热小膀温，

谓里和表实也实邪气也，小肠膀胱属腑，主表温热也。

里热表寒心肾炽，

谓表和里实也，心肾属脏，主里。炽者，热之盛也。

十二经，最端的，四经属火四经湿，四经有热有寒时，攻里解表细消息，

里热表寒宜越竭，即里实表和，邪入腑也。法当下之越，走也竭尽也，表热里寒宜汗释，即表实里和，邪在经也，法当汗之，释谓解也。

湿同寒，火同热，

湿与寒同类，火与热同类，

寒热到头无两说，六分分来一分寒，寒热中停真浪舌，热寒格拒病机深。

格至也，拒抵也。病机深，言寒热至极也。

亢则害承乃制别。亢者，过极也；害者，害其物也；承者，下承上也，制，谓克胜之也。

紧寒数热脉正邪，此以脉证辨之。

标本求之真妙诀。休治风，休治燥，治得火时风燥了。

当解表时莫攻里，当攻里时莫解表。表里如或两可攻，后先内外分多少。

治湿无过似决川，此个筌蹄最分晓。湿热上甚以汗为，苦温辛甘发宜早。

感谢轩岐万世恩，争奈醯鸡笑天小。

五行之内，水木金土，四行分之则愈少，惟火分之则愈多，可见火之为多也。

天地之数五，而火热居三，可见天地之间热多于寒，火倍于水，而人之病化从可知矣。

亢则害承乃制

夫制生则化外列盛衰，害则败乱生化大病，其气之来也，既以极而成灾，则气之乘地，必以复而得平，物极则反，理之自然也。大抵寒暑燥湿风火之气，木火土金水之形，亢极则所以害其物，承乘则所以制其极。然则极而成灾，复而得平，气运之妙，灼然而见矣。此亢则害承乃制之意，原夫天地阴阳之极，寒极生热，热极生寒，至神不测，有以斡旋宰制于其间也，故木极而似金，火极而似水，土极而似木，金极而似火，水极而似土，盖气之亢极所以承之者，反胜于已也。夫惟承其亢而制其害者，造化之功可得而成也，今夫相火之下，水气乘而火无其变；水位之下，土气乘而水无其灾；土位之下，水承而土顺；风位之下，金承而风平。火热承其燥金自无金家之疾；阴精乘其君火，自无火家之候。所谓亢而为害承而乃制者，如斯而已。然此承也，其不亢则随之而已。故虽承而不见，既亢则克胜以平之承斯见矣。

十四经经络略

世人每读《内》《难》等书，凡遇针灸经络髎穴等语则甚忽之，皆曰某大小科，某内外科，某司女科，皆非针灸科也，于经络髎穴何与焉？殊不知岐黄问答，专以论经络为主，惟经络一明，然后知脉系何经，病在何经，药宜何经，了然无谬。如古之善射御者，自有得心应手妙焉。假如腹之中行系任脉一经，开两傍系足少阴肾经，又开两傍系足阳明胃经，又开两傍系足太阴脾经，此皆在腹中者。其乳之在上在旁系手太阴肺少阴心厥阴心包络经，又开两傍则在两肋系足厥阴肝经，又肋之后背之傍系足少阳胆经，其脊之两傍两行系足太阳膀胱经。若脊之中行系督脉一经，手之外廉系手三阳经，手之内廉系手三阴经，足之外廉系足三阳经，足之内廉系足三阴经，头乃手足六阳经所会，如耳前后系手足少阳经，颧上下系手足阳明经，两眦傍系手足太阳经，其鼻之上行，仍系督脉一经，又凡名经枝别交会，与夫足三阴皆循喉咙，挟舌本，又足厥阴肝随督脉会于巅，虽未得备陈分寸起止，实乃十四经络之大略也。《内经》所谓分肉者，正指此耳。至于奇经八脉亦皆有起止病患也。假如两肋痛，乃便知其为肝经，不分内外男女大小皆可识症用药，稍近后便知其为胆经，则又当随症加减矣。由此言之，则凡十四经所在皆可类推矣。若不明得经络髎穴，何以知其为何经受病，宜用何经药饵。昔人有言曰，不识十二经络，开口动手便错。详载前图。

夫十二经自手太阴肺起，至足厥阴肝皆一统也，其中手足经相贯者，惟：

手阳明大肠与足阳明胃相贯，手太阳小肠与足太阳膀胱相贯，手少阳三焦与足少阳胆相贯。

所以胃有病而大肠亦病，胆有病而三焦亦病，小肠有病而膀胱亦病也，是同经同气而感也。

余诸手足经，皆有别经间隔，不能相亲，故不贴累也。诸经正脉详见于《人镜经》图中，其支别图不能尽，但引一系未究其的，今特载经别，使人尽知其根抵矣。

足太阳之正，别入于腘中。其一道下尻五寸，别入于肛，属于膀胱，散之肾，循膂当心入散，直者从膂上出于项，复属于太阳，此为一经也。

足少阴之正，至腘中，别走太阳而合，上至肾，当十四椎，出属带脉，直者系舌本，复出于项，合于太阳。此为一合成以诸阴之别，皆为正也。

足少阳之正，绕髀入毛际，合于厥阴，别者入季胁之间，循胸里，属胆散之，上肝贯心，以上挟咽出颐颔中，散于面，系目系，合少阳于外眦也。

足厥阴之正，别跗上，上至毛际，合于少阳，与别俱行。此为二合也

足阳明之正，上至髀，入于腹里属胃，散之脾，上通于心，上循咽，出于口上頞䪼，还系目系。合于阳明也。

足太阴之正，上至髀，合于阳明，与别俱行，上结于咽，贯舌中，此为三合也。

手太阳之正，指地别于肩解，入腋走心，系小肠也。

手少阴之正，别入于渊腋，两筋之间，属于心上走喉咙，出于面合目内眦，此为四合也。

手少阳之正，指天别于巅，入缺盆，下走三焦，散于胸中也。

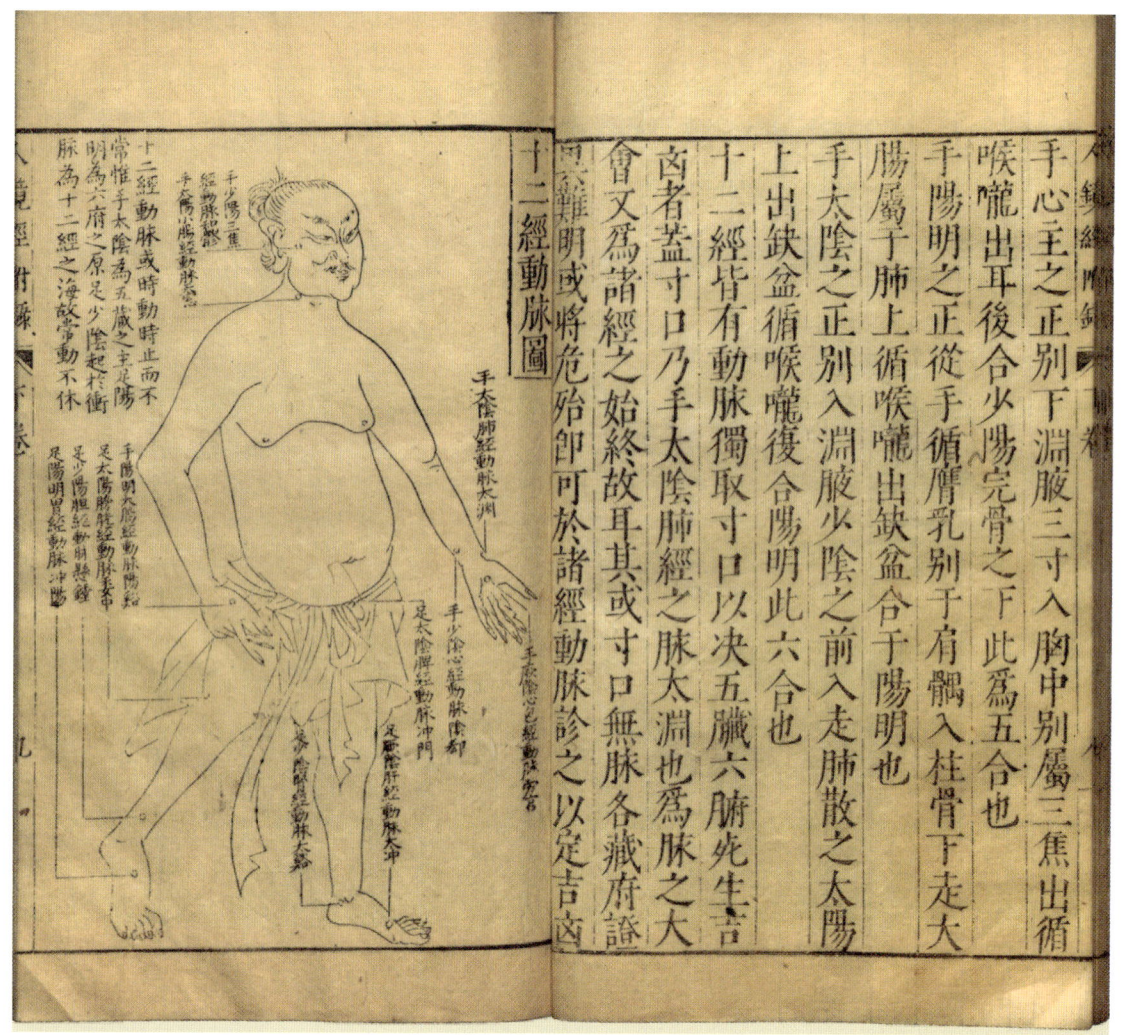

手心主之正，别下渊腋三寸，入胸中，别属三焦，出循喉咙出耳后，合少阳完骨之下，此为五合也。

手阳明之正，从手循膺乳，别于肩髃，入柱骨，下走大肠，属于肺，上循喉咙，出缺盆合于阳明也。

手太阴之正，别入渊腋少阴之前，入走肺，散之太阳，上出缺盆，循喉咙，复合阳明，此六合也。

十二经皆有动脉，独取寸口以决五脏六腑死生吉凶者。盖寸口乃手太阴肺经之脉太渊也，为脉之大会，又为诸经之始终故耳。其或寸口无脉，各脏腑证异难明，或将危殆，即可于诸经动脉诊之以定吉凶。

十二经动脉图说

十二经动脉图（图见上）

十二经动脉，或时动时止而不常，惟手太阴为五脏之主，足阳明为六腑之原，足少阴起于冲脉，为十二经之海，故常动不休。

脏腑部位脉法相从说

同化五谷，故胃为脾腑，而脉从脾。同气通泄，故大肠为肺腑，而脉从肺。同主精血，故膀胱为肾腑，而脉从肾。同感交合，故小肠为心腑，而脉从心。同以脉为窍，故胆为肝腑，而脉从肝。

脉法微旨

帝曰：按其脉，知其病，曰神。扁鹊曰：切脉而知之谓之巧。巧，工也，去神远矣。两者之言疑，若相戾要其终，各有当也。言巧者，明其指别之工，世人因以为难矣，命曰神，岂容易哉！曾考之经脉有三部九候，复有人迎气口，神门太渊，上竟下竟，在上在下，在关在颠，有后有前，有内有外，有左有右，复在内外三指之下，相去毫厘之近，而主病若千里之远，是可为难别也。然未也，此有定位在，夫巧者位斯分矣，浮之与芤弦之与紧，滑之与数，革之与实，沉之与伏，微之与涩，软之与弱，缓之与迟，相类而异。脾之虚浮，其候似肺，肾之少浮，其候似脾，其体若同，而其脏实异，抑又何难别也。然犹未也，以其体状在心，谛者体斯分矣，至若强弱长短，大小肥瘦，性之缓急，妇人细人小儿，又当区别，此但禀受性形异耳。小儿四五岁，脉当八九至，数自不同，又坦然易明者也，常以尤为难者，何哉？以为得如是脉，何以有如是之证乎？假如浮主中风，其理安在？三部所主，又各病异，至于脉之变化，其端非一，不可一言而尽者，若求其理，果难指得，不求其理，是犹按图求马，樲埴索途，必也达脉之理，因得而造妙点，得于心而应乎手，虽风寒迭至冷热交乘，脉之神异不一变而通之，触类而长之，随其情而察其原，此古之善于脉者也，必屏去俗情凝心于脉，窈寐俯仰不与俗子同域，造次颠沛常在肺心，岂止奠位分体指文语证而已矣。斯欲悟其理则超然神解，和扁之能因兹可致也。切常论之先明乎脉，夫人之有生，天枢开发，气变精移，阴阳交会，胃和脉生，阳气先至，阴气后至，此华佗所谓气血之先者是也。何谓气，何谓血，何谓脉，以经考之，上焦开发，宣五谷味，熏肤充身泽毛，若雾露之溉，是谓气。而气者，主肺以卫乎外，中焦受血于肝，变化而赤，是谓血，以荣于中。夫脉者，壅遏荣气，令无所避，同与血主乎心，领气血以先行，使荣卫因之成度者也。《经》曰：谷入于胃，脉道以通，血气以成，此之谓也。血为阴，其体濡，无脉以理之，则或聚或散，乌能同灌于经气为阳，其体煦，无脉以总之，则或暴或蹶，乌能固卫于外。惟脉也，鼓动将迎，使无太过，使无不及。荣以此行于中，卫以此行于外，或煦于前，或濡于后，出入脏腑，周流经络，如环无端而不竭者，皆由脉也。分而言之，气血与脉，体名不同，合而言之，天真之正气也，故能运气血以先行，荣阴阳，濡筋骨，利关节，而无相间也。方其平时，一呼再动，一息再动，呼吸定息，五动闰以太息，不缓不急，不滑不涩，不有不无，不长不短，不俯不仰，不纵不横。当是之时，血气安静，诸脉无疵，迨及脏腑，所得本脉，浮大而散者，心也；浮滑而长者，小肠也；沉短而弦急者，肝也；弦紧而浮长者，胆也；沉而迟者，肾也；沉实而稍疾，膀胱也；浮短而涩，肺也；浮短而疾，大肠也；浮而迟，脾也；浮缓而稍疾，胃也；沉实而疾，命门也；沉实而稍疾，三焦也。然而风雨寒暑，阴阳喜怒，饮食起居，大惊卒恐则气血分离，阴阳破散，或寒或热，或虚或实，各以形见注于其部，其状不一。脉之纲维多种，其外曰疾、曰急、曰长短、曰轻重、曰大小，有远近，有覆溢，有坚强，有粗有满，有喘喘厌厌、蔼蔼萦萦、连连绵绵，泛而举之类，非一端至。假如以言脉，心精予夺如薪然，肝气予夺如散叶，肾气予夺如泥丸，胆气予不足脉至如涌泉，脾气予不足如颓土之状，十二俞之予不足如悬痈，五脏菀热，寒热独并，肾如偃刀，大肠气予不足如丸滑，小肠气予不足如花及。夫上应四时，有规矩权衡，弦钩毛石之说。肝之平脉如揭长竿，末梢病如循长竿，死如张新弓；心之平脉如连珠，如循琅玕，病啄啄连属，其中微曲，死如操带钩；肺之平脉如落榆荚，病如鸡羽，死如风吹毛；肾之平脉累累如钩，病如引葛，死如夺索；脾之平脉如鸡践地，病如鸡举足，死如鸟之啄、如鸟之距、如屋之漏、如水之流、又如薏苡子、如覆盆、如羽毛中人，肤如指弹石，皆真脏之脉也，非特此也。其象又有如菽豆、如黍米、如葱叶、如蛇行、如虾游、如鱼翔、如悬石、如卷索，如转丸，如霹雳，如银钗股，如循直木，如车盖，如细笑，如羹上肥、如蜘蛛丝、如泻漆之绝、如汤之沸。扁鹊相气口之死如群鸟之聚，一马之驭，系水交驰之状，如悬石之落举。此大略凡以脉道幽微太过不及之甚，非假象则不能明焉。良工学贯天人，旁通物理，脉之微妙，洞彻灵源，故底于圣而希圣，黄帝以为按其脉而知其病，命之曰神，岂不宜哉。

发痈脉

脉数身无热，内有痈也，浮数不热反恶寒，若有痛处，当发痈也。

《人镜经》胃脉止见胃脘痛，其肺痛肠痛未备，今续之。肺沉喘咳肺痈生，肺痈实数在寸，肠疽滑数，居关口燥，胸痛隐隐，脉滑数者，此为肺痈也。身有寒热，起居如故，寸脉紧数者，亦为肺痈也。紧去但数脓已成矣，咳噪喘满，不渴多吐沫，时寒热，其脉微数，风热伤于荣卫，血为凝滞，蓄结痈脓，始萌可救，脓成则死。

小腹肿按之痛时发热小便数自汗恶风，其脉迟紧，肠痈也。洪数则脓已成矣。

五脏动脉亦有可计。

五十动而不止者，身无恙而五脏气全。

四十动而一止者，四岁死而一脏气绝。

三十一止者，二脏天气三岁云亡。

二十一止者，三脏天气二年即逝。

若其十动一止者，必然死在中岁。

视人之目窠上微肿，如新卧起状，其颈脉动时咳，按其手足上窅而不起者，风水肤胀也。

尺肤滑以淖泽者风也，尺肉弱者解㑊，安卧脱肉者寒热不治。尺肤滑而泽脂者风也。

尺肤涩者风痹也。

尺肤粗如枯鱼之鳞者，水泆饮也，

尺肤热甚脉盛躁者，病温也，其脉盛而滑者病且出也。

尺肤寒其脉小者，泄少气。

尺肤炬然先热后寒者，寒热也。尺肤先寒久持之而热者，亦寒热也。

尺炬然热人迎大者，当夺血。

尺坚大脉小甚少气悗有加，立死。

鱼上白肉有青血脉者，胃中有寒。

肘所独热者，腰以上热。手所独热者，腰以下热。

肘前独热者，膺前热；肘后独热者，肩背热。臂中独热者腰腹热。

肘后粗以下三四寸热者肠中有虫。掌中热者腹中热，掌中寒者腹中寒。

释褚氏平脉　辨刘氏咨脉说

有齐褚侍中《遗书》十篇，发挥人身中造化之秘，明白要约，殆无余蕴，所著受形、本气、津润、分体、精血、除疾、审微、辨书、问子等篇，前贤采取，分布诸书久矣，独平脉一篇，反见咨议，岂诸篇皆是，而此篇特非欤？近览执斋咨脉，于男脉谓其察于理而得其要，女脉未免惑于人而不察于理也，男女四肢百骸无不同者，何至脉之相反如此哉？愚谓群言淆乱质诸经，遂考《难经·十九难》曰男脉在关上，女脉在关下，男之顺，女之逆也。夫曰男脉在关上者寸也，即褚氏男子阳顺，自下生上起于右尺微渺之气，而终于左寸火旺之位，故其脉盛。女脉在关下者，尺也，即褚氏女子阴逆，自上生下起于左寸微渺之地，而终于右尺火盛之区，故其脉强。又考王叔和《脉经摘要赋》云男寸常盛，女尺常盛，非此一端有异，当知六部皆更，正合褚氏所定女脉之位，迥与男子不同，不可一例而诊也。再考高阳生脉诀，女人反此背看之，亦本男顺女逆，关上关下之旨，由其阴阳易位，不得与男子同诊，故曰背看之也。合三书而会同之，正见褚氏至当不易之论，而何为咨议之耶？且男女阴阳禀受大不相同，岂容无辨阳顺阴逆，阳施阴受？男子负阳而抱阴，女人负阴而抱阳，入水有伏仰之分，此其验也。男得父精为本而成男，女得母血为本而成女，其禀又不同也。夫肢体耳目口鼻大约皆同，然而男具髭须，女垂双乳，男子玉茎挺出而睾丸垂之，女子阴庭庭孔内陷，而子宫血室深藏，亦异也。夫血气津液精脉，六者男女皆有，何以男子用精，女子用血，天所赋也。且其病患，男怕泻，女怕吐，又殊也。男子骨色纯白，妇女骨色淡黑，男子髑髅骨，自项及耳至脑后，共八片脑后横一缝，当正直下发际，别有一直缝，妇人只六片，脑后横一缝，当正直下则无缝。左右肋，男十二条，八长四短，女十四条，八长六短。手脚骨各二段，男左右手腕及左右臁仍骨边，皆有捭骨，女无之。尾蛆骨若猪腰子，仰在骨下，男子者缀脊处凹，两边皆有尖瓣，如棱角，周围七窍，妇人者其缀脊处平直，周布六窍。《内经》著骨度之异，纤悉靡遗，男女之分，天壤悬绝，而脉独无异乎？且妇人有月经，有胎孕，与男子不伦。脉道精微，出于天巧，褚氏乌得以私异，而时辈奚容以强同，况其议论证治往往出人意表，曰贵人富室治不类乎贫穷，寡妇尼姑疗难同乎妻妾，所以豫章王凤病立愈之，与活虢太子无异也。识李道念奇疾于色脉之间，与见脏腑之症结无异也。建平王难子，自与褚氏连姻，咸睆处治连生六男，真与古之神医不相上下。

侪辈何以不能信从，则以沿袭之。久而不知改辙故也。予陟观之，亦觉抵牾，比尔精思考究，乃得坦然。夫《难经》，医之祖也。叔和，脉之经也，高阳生《脉诀》家传人诵，同符默契，不一而足，能不信乎？世方斥高阳生之为谬言，而遂信男女脉之无辨，视褚论若赘疣，此石之所以镌之而复殉之也，欤夫！褚氏之镌诸石者何意？而殉之者何心？吾想其镌之者曰：吾之身有尽而石常存，吾之骨可朽而？不朽，独得之见，惟恐不与石俱传。想其不见信于人也，曰吾徒竭平生之心思，而一无尝者，宁殉于石而不悔也，萧叔常鲁出之矣，曷为而亦殉之，吾恐萧之殉未必非褚之殉也。今幸有丁学士剖之阐之，郡伯马公遍访而得之，珍若拱璧，予乃从而发挥其秘，极力揄扬，而犹叹世之无赏音也。抑或以脉之异，遂并各经见证，药饵施治悉皆倒置而攒求之无门耶，不知男女之脉虽殊而依经之审证如旧，两手之部分革易而五脏之补泻不殊，善诊者，指下消息之，一反手之易也。吁，予今之剖析，词繁而信心自若，其将如褚萧之殉石矣，如丁马之拱璧矣。

夫建溪余希孟云：男女左右之先后，盖体具阴阳顺逆尔。歌曰：曾闻男女脉不同，相反只在寸尺中，男子尺弱而寸盛，女子寸弱而尺隆。

上论亦契《难经》、叔和之旨，而与褚氏暗合矣。

内景

前贤于人身之外景，注释经络部分重见叠出，而略于内景。华佗虽有《内照图》，然亦有难辨而未晰者，余悉取内景所有之名目而品列之，自气管以下在前者，联络皆脏，自食管以下在后者，联络皆腑。其有不相联络而附著于别脏者，亦释明之如左，欲使学者易于考镜焉。

口之上下谓之唇，名曰飞门，言其动运开张，如物之飞来也。口内居者是舌，舌乃心之苗，其舌本更兼脾肾二经，舌下隐窍曰廉泉，舌动而津液涌出，穴在结喉下。其上下齿牙为户门，虽属手足阳明经，其本又从肾，生肾主骨，故曰齿者骨之余。其喉上如小舌而垂下者曰悬雍，乃发声之机也。又有会厌居吸门之上，如大钱样，为声音之关，薄则易于起发，音出快而利便，厚则起发迟，音出慢而重言。项前硬管谓之喉咙，主气即肺管也。下即肺，肺为相傅之官，形如华盖，六叶两耳，上有二十四孔，附著于脊之第三椎，主藏魄，重三斤三两。心则居其中，心者君主之官，形如未敷莲花，中有七窍三毫，附著于脊之第五椎，其位在前，主藏神，重十二两，藏精汁三合。心旁近胃脘处有蔓脂，为心包络，下另有膈膜一片，周围着脊，遮隔浊气不使上熏心肺，《经》曰：膻中，为气之海，清气所居之地。谓之上焦主持呼吸而条贯百脉者。心发四系，一系上连于肺，一系循脊从右而透膈通于肝。肝者，将军之官，谋虑出焉，如木甲拆之象，凡七叶重四斤四两，附著于脊之第九椎，主藏魂，其位在右，其治在左。胆即系于其中，胆者，中正之官，决断出焉，重三两三铢，盛精汁三合，又谓之青肠，一系近左而透膈入脾。脾为仓廪之官，形如马蹄，掩于太仓之上，附著于脊之第十一椎，其位在中，主藏意与智，重三斤三两，广三寸长五寸，有散膏半斤，主裹血而藏荣，一系循脊直下而通于肾。肾有二枚，形如豇豆，色紫黑而曲附于脊之十四椎，其位在后，两傍膂筋间，其外有膜裹内，色淡白，主藏精与志，左为肾，右为命门。此言五脏相通，皆本于心而发也。喉咙后管名曰咽门，咽者，咽物也，胃脘也，又谓之贲门，以下透膈乃太仓。太仓，即胃也，胃为仓廪之官，为水谷之海，重二斤十二两，纡曲屈伸，长二尺六寸，大一尺六寸，径五寸，容谷二斗水一斗五升，又谓之黄肠。脾司转运之职，胃为受纳之腑，主腐熟水谷，合变化乃为中焦。胃之下口即幽门也，幽暗隐秘之处，水谷由此而入小肠。小肠为受承之官，化物出焉，重二斤十四两，长三丈二尺，广二寸半，径八分，分之小半左回叠十六曲，容谷二斗四升水六升三合，合之大半谓之赤肠，阑住水谷，主泌别清浊，故曰阑门。清者渗入膀胱，膀胱者与小肠脂蔓相联，有下口而无上口，其管直透前阴出溺，以其内空善受湿气，湿气入始化而为溺，为州都之官，津液藏焉，气化则能出矣。重九两三铢，纵广九寸，盛溺九升九合，谓之黑肠。其小肠浊秽传入大肠，大肠为传导之官，变化出焉，又名回肠，当其右回叠积十六曲，盛谷一斗水七升半，重二斤十二两，长二丈一尺，广四寸半，径一寸五分，二腑咸禀下焦决渎之职。传导其滓秽从直肠而出纲门[1]，如人元气损败则纲门弛而不收，死则魄亦从此而去，故曰魄门。此言六腑亦统一源而发也。

脏腑有相合者，有不相合者，有大相悬绝者。脏与脏交者，心肺也。腑与腑合者，胃与大小肠也。脏腑相合

---

[1]纲门：据文意应作"肛门"。

者，肝胆也，脾胃也。大相悬绝者，肾也。膀胱虽附于小肠之旁，而非通贯者也。口本一而有二窍者，前则喉管，后则咽管，喉则通脏而出入者气，咽则通腑而出入者食。一玉茎也，亦有二窍，上则溺管，下则精管。妇人窍漏之内，亦若男子有二管，但隐而不出，其溺管在上，如常小解，或病淋浊，皆从上管而出，行经崩带遗泄皆从下管而出。妇人下管又名廷孔，血室子宫皆其异名，知此则治淋浊泄崩带，不同一源矣。

夫五脏皆起于心，而著于脊者，不辨而明。其左右中前后之位有不定者何也？如心本前而居前，肾本后而居后，脾本中而居中，皆自然也。惟肺居最高之分，而位在左，其用又在右者，何也？盖其气禀西方庚金，收敛肃杀之义，故其治在西。肝虽居于右，而其气禀东方甲木，生长发育之仁，故其治在东。此又不可不知。

五脏所属病症

肝病则胃脘当心而痛，上支两胁膈咽不通，饮食不下，甚则耳鸣眩转不识人，善暴僵仆，里急缨戾，胁痛呕泄，令人喜怒。虚则目无所见，耳无所闻，善恐如人将捕之状，胁下坚胀寒热，腹满不食，筋挛节痛，爪甲枯而色青，脉沉细而滑。实则胁下痛寒热，心下坚满，气逆头眩，颈直背张，筋急目赤，颊肿耳聋，善怒，脉浮大而数。肝绝汗出如水，恐惧不安，伏卧四肢乏，目青如盲，面赤，舌卷苍黑，泣下八日而死。筋绝爪甲青，呼骂不休，九日而死。怒气伤肝，为呕血飧泄，煎厥薄厥，胸满胁痛，食则气逆而不下，为喘渴烦，为消瘅肥气，目薄盲，耳暴闭，怒则其气逆，悲胜怒，病怒狂者，不可与食，气衰则愈，铁落水饮之。肝胆虚主病寐而不睡，两目昏暗，时泪下，视物不明，见黑花，四肢弱，筋脉怠惰，指节无力。实则气壅，其候肩项拘急，头皮痒痛，目赤，筋骨痛，四肢倦，不思饮食。

心病则胸中热，嗌干，右肽满，皮肤痛，寒热咳喘，惊恐狂妄，一切血证，胸中痛，胁支满，膺背肩胛间痛，两臂痛，甚则胸腹大，胁下与腰背相引而痛。虚则心腹暴痛，心膈胀满，唾滑涎多，惊梦飞，舌本强，脉虚浮。实则心神烦乱，面赤，心热手足燥热，口舌生疮，咽燥头痛汗出，喜笑，脉洪实。心绝肩息四盼，目直掌肿，狂乱心闷热，一日死。喜伤心为笑，毛革焦，阳气不收，甚则狂。惊伤心为乱，为潮涎目裳，吐痴痫，不省人事，惊则其气散，习胜惊，心虚，夜梦心悸，健忘，神思不爽快。实则主脚手心热脸赤，两目眵粘，睛痛赤，口干咽燥，昏睡涎唾，睡中惊惕，生疮口臭唇焦。脾病则胕肿骨痛，阴痹腰脊头项痛，大便难，积饮痞膈，霍乱吐下，飧泄肠鸣，脾热所生。虚则四肢不举，饮食不化，吞酸不下，食则呕吐，腹痛肠鸣溏泄，脉沉细而弱。实则心胸烦闷，口干身热，颊肿体重，腹肠善饥，善瘦，甚则舌根肿，口内生疮，梦见歌乐，四肢怠惰，脉紧实。脾绝口冷足肿胀，泄不觉，面浮黄唇反，十二日死。胃绝口噤唇黑，四肢重如山，不能收持，大小便自利无休息，食不入七日死，又舌强语涩，转筋卵缩，牵阴股痛，不食膨胀满，水泄不卧。思伤脾为气结，为不眠，好卧昏瞀，三焦痞塞，咽喉不利，呕苦汁，筋痿白淫，不嗜食，思则其气结。脾胃虚，主皮肤发冷，四肢或微肿，烦躁多唾。脾胃实主生疮昏睡，涎唾浓稠，四肢怠惰，皮肤如粟，瘾疹瘙痒，粪结或下粪多，食易饥，口气臭呕逆，手足冷。

肺病则骨节内变，左肤胁痛，寒清于中咳逆鹜溏，心胁满，引小腹，不可侧，嗌干，面尘脱色，丈夫㿉疝，妇人小腹痛。实则咳逆，肩背痛。虚则少气，不能以息，耳聋咽干。悲伤肺，为阴缩筋挛，肌痹脉痿，男子数溲，女人为血崩，酸鼻辛泣则痹麻，悲则其气消，喜胜悲，虚则语嘶，用力掉颤，少气不足以息，耳聋咽干，咳喘，鼻清涕，恐怖，脉沉缓。实则胸膈满，上气咳逆，咽不利，鼻赤口张，饮无度，痰粘，肩背痛，脉不上不下。肺绝口如鱼口，气出不快，唇反无纹，皮毛焦，三日死。又鼻孔开而黑枯，足满，泄不觉，喘而目直急，短气。大肠绝则泄利无度，六日死。肺虚主面色㿠白，咳嗽涎唾，疲瘁气促，口无味，胠寒喉痹，唇疮无色，饮食少，胸痞不快。肺实主面赤唇焦，头皮四肢痒，痰涎胶粘，咽喉不利，鼻塞不闻香臭，无味，头疮出，后热粪燥，或胫肿皮肤热，疮或发作寒热。大肠冷虚，肠鸣泄利吐逆，手足冷。大肠热则粪结，皮肤痒。肾病主腰腿痛，大关节不利，屈伸不便，腹满痞坚寐汗。虚则腰背切痛，不可俯仰，足胫酸，手足冷，呼吸少气，骨节痛，胸中痛，大小腹结痛，面黑耳鸣，小便数脉，浮细而滑。实则舌燥咽干肿，心烦胸膈痛，喘嗽小腹满，腰强痛，身重，足下热小便黄，腹胫肿胀，泄盗汗。恐伤肾，为气不行，恐则气胠，思胜恐，肾虚盗汗梦交，齿脱落。实主牙痛，头皮肩项肿痛及脚心痛，腿肚生疮，龂肿或鲜血，目热泪，小便涩痛。肾绝便赤涩，耳干下血，舌肿足肿，齿浮目盲，腰似折，汗如水，面黑发无泽，又阴缩腿筋痛，两胁胀，六日死。

骨绝腰脊痛，不可反侧，五日死。

凡本脏病用本经证药治之。虚者正气夺，则虚宜补之。实者邪气盛，则实宜泻之。

中风不治症

发直摇头，口吐沫，目上窜，面赤如妆，汗缀如珠，或头面青黑，痰声如雷声如拽锯。若眼闭手散，鼻鼾口张，遗尿不知，此五者为五脏绝，皆不治。但见一症犹或可救，心肾绝尤难治也。若动止筋痛，无血滋筋，曰筋枯不治。产后发喘者，心血归于肺经乃危证也，治宜参苏饮，人参苏木是也，用核桃带衣者在内。

审察病机　无失气宜

邪气各有所属也，当穷其要于前；治法各有所归也，当防其差于后。盖治病之要，以穷其所属为先，苟不知法之所归，未免于有差尔，是故疾病之生，不胜其众，要其所属不出乎五运六气而已，诚能于此审察，而得其机要，然后为之治，又必使之各应于运气之宜，而不至有一毫差误之失，若然，则治病求属之道，庶乎其无愧矣。《至真要大论》曰：审察病机，无失气宜。意蕴诸此，尝谓：医道有一言而可以尽其要者，运气是也。天为阳，地为阴，阴阳二气各分三品，谓之三阴三阳，然天非纯阳，而亦有三阴，地非纯阴，亦有三阳，故天地上下，各有风热火湿燥寒之六气，其斡旋运动乎两间者，又有木火土金水之五运，人生其中，脏腑气穴亦与天地相为流通，是知众疾之作，而所属之机无出乎是也。然则医之为治，当如何哉？惟当察乎此，使无失甚宜而后可，若夫诸风掉眩，皆属肝木，诸痛痒疮，皆属心火，诸湿肿满，皆属脾土，诸气膹郁，皆属肺金，诸寒收引，皆属肾水，此病属于五运者也。诸暴强直皆属于风，诸呕吐酸，皆属于热，诸躁扰狂越，皆属于火，诸痉强直，皆属于湿，诸涩枯涸，皆属于燥，诸病水液澄彻清冷，皆属于寒，此病机属于六气者也。夫椎病机之察虽曰既审，而治病之施亦不可不详，故必别阴阳于疑似之间，辨标本于隐微之际。有无之殊者求其有无之所以殊，虚实之异者责其虚实之所以异，为汗吐下，投其所当投，寒热温凉，用其所当用，或逆之以制其微，或从之以导其甚，上焉以远司气之犯，中焉以辨岁运之化，下焉以审南北之宜，使大小适中，先后合度，以是为治，又岂有差殊乖乱之失耶？又考之《内经》曰：治病必求其本，《本草》曰：欲疗病者，先察病机，此审病机之意也。《六元正纪大论》曰：无失天信，无逆气宜，《五常政大论》曰：必先岁气，无伐天和，此皆无失气宜之意也，故《素问》《灵枢》之经，未尝不以气运为言，既曰先立其年，以明其气，复有以戒之曰，治病必明天道地理，阴阳更胜，既曰不知年之所以加，气之盛衰，虚实之所起，不可以为工矣，谆谆然若有不能自已者，是岂圣人私忧过计哉？以医道之要，悉在乎此也。观乎《原病式》一书，比类象物，深明乎气运造化之妙，其于病机气宜之理，不可以有加矣。《原病式》全文因翻刻而甚讹，予考《灵》《素》悉皆厘正。

治病必求其本论

将以施其疗疾之法，当先穷其受病之原。盖疾病之原，不离于阴阳之二邪也。穷此而疗之，厥疾弗瘳者鲜矣。良工知其然，谓夫风热。火之病，所以属乎阳邪之客，病既本于阳，苟不求其本而治之，则阳滋蔓而难制。湿燥寒之病，所以属乎阴邪之客，病既本于阴，苟不求其本而治之，则阴滋蔓而难图。诚能穷原疗疾，各得其法，万举万全之功可坐而致也。

治病必求其本，见于《素问阴阳应象大论》者如此。夫邪气之基，久而传化，其变证不胜其众也，譬如水之有本，故能泝至汪洋浩瀚，派而趋下以渐大。草之有本，故能荐生茎叶花实，秀而在上以渐蕃。若病之有本，变化无穷，苟非必求其本而治之，欲去深感之患，不可得也。今夫厥阴为标，风水为本，其风邪伤于人也，掉摇而眩转䐜动而瘈疭，卒暴强直之病生矣。少阴为标，君火为本，其热伤于人也，疮疡而痛痒，暴注而迫下，水液浑浊之病生矣。少阳为标，相火为本，其热邪伤于人也，为热而瞀瘈，躁扰而狂越，如丧神守之病生矣。善治者，风淫所胜，平以辛凉。热淫所胜，平以咸寒。火淫所胜，平以咸冷。以其病本于阳也。求其阳而疗之，病之不愈者，未之有也。太阴为标，湿土为本，其湿邪伤于人也。腹满而身肿，按之而没指，诸痉强直之病生矣。阳明为标，燥金为本，其燥邪伤于人也，气滞而䐜郁，皮肤以皲揭，诸涩枯涸之病生矣。太阳为标，寒水为本，其寒邪伤于人也，吐利而腥秽，水液以清冷，诸寒收引之病生矣。善为治者，湿淫所胜，平以苦热。燥淫所胜，平以苦温。寒淫所胜，平以辛热。其病本于阴，必求其阴而治之，病之不愈者，未之有也。岂非将以施其疗病之法，当先穷其受病之原也哉？抑常论之，邪气为病，各有其候，治之之法，各有其要，亦岂止于一端而已。其在皮者，汗而发之。其入里者，下而夺之。其在高者，因而越之。谓可吐也，慓悍按而收，谓按摩也。脏寒虚夺者治以灸爇。脉瘤挛痹者治以针刺，血实蓄结肿热者治以砭石，气滞痿厥寒热者治以导引，经络不通病生于不仁者治以醪醴，血气凝滞病生于筋脉者治以熨药。始焉求其受病之本，终焉蠲其为病之邪者，无出于此也，噫！昔黄帝处于法宫之中，坐于明堂之上，受业于岐伯，传道于雷公，曰：阴阳者，天地之道也，纲纪万物变化生杀之妙，盖有不测之神，斡旋宰制于其间也，人或受邪生病，不离于阴阳也，病既本于此，为工者岂可他求哉？必求于阴阳可也。《至真要大论》曰：有者求之，无者求之。此求其病机之说与夫求于本，其理一也。

夏月伏阴在内论

天地以一元之气，化生万物。根于中者曰神机，根于外者曰气，万物同此一气。人灵于物，形与天地参而为三者，以其得气之正而通也，故气升亦升，气降亦降，气浮亦浮，气沉亦沉，人与天地同橐籥。子月一阳生，阳初动也。寅月三阳生，阳初出于地也，此气之升也，巳月六阳生，阳尽出于地上矣，此气之浮也。人之腹满，地气于此时浮于肌表，散于皮毛，腹中虚矣。《经》曰：夏月经满，地气溢满，入经络受血，皮肤充实。长夏气在肌肉，所以表实，表实者，里必虚，世言夏月伏阳在内，此阴字有虚之义，若作阴冷看，其误甚矣。或曰：以手扪腹，明知其冷，非冷而何？前人治暑病，有玉龙丸、大顺散、桂苓丸，单煮良姜与缩脾饮，用草果等，皆行湿热之剂，何吾子不思之甚也。予曰：春夏养阳，王太仆谓春食凉，夏食寒，所以养阳也，其意可见矣。若凉台水阁，大扇风车，阴水寒泉，瓜果冰雪，寒凉之伤自内及外，不用温热，病何由安？详玩其意，实非为内伏阴而用之也。前哲又谓升降浮沉则顺之，寒热温凉则逆之，若于夏月火令之时妄投温热，宁免实实虚虚之患乎。或曰巳月纯阳，于理或然，五月一阴，六月二阴，非阴冷而何？予曰：此阴之初出于地下也，四阳浮于地上，燔灼焚燎流金烁石，何阴冷之有？孙真人治生脉散，令人夏月服之，非虚而何？

不治已病治未病论

与其拯疗于有病之后，不若摄养于无疾之先。盖疾成而后药者，徒劳而已，是故已病而不治，所以为医家之法，未病而先治，所以明摄生之理。夫如是，则思患而豫防之者，何患之有哉？此圣人不治已病治未病之意也。谓常备土以防水也，苟不闭塞其涓涓之流，则滔天之势不能遏；备水以防火也，若不扑灭其荧荧之光，则燎原之焰不能止。其水火既盛，尚不能止遏，况病之已成，岂能治欤？故宜夜卧早起于发陈之春，早起夜卧于蕃秀之夏。以之缓形无怒而遂其志，以之食凉食寒而养其阳。圣人春夏治未病者如此。与鸡俱兴于容平之秋，必待日光闭藏之冬，以之敛神匿志而私其意，以之食温食热而养阴。圣人秋冬治未病者如此。或曰见肝之病，先实其脾脏之虚，则木邪不能传。见右颊之赤，先泻其肺经之热，则金邪不能盛，此乃治未病之法。今以顺四时调养神志而为治未病者，是何意邪？盖保身长全者，所以为圣人之道，治病十全者，所以为上工之术也。不治已病治未病之说，著于《四气调神大论》，厥有旨哉。昔黄帝与天师难疑问答之书，未尝不以摄养为先。始论乎天真，次论乎调神，既以发于阴阳，而继之以调于四气，既曰食饮有节，而又继之以起居有常，谆谆然，以养生为急务者，意欲治未然之病，无使至于已病而难图也。厥后秦缓达乎此，见晋侯病在膏肓，语之曰不可为也，扁鹊明乎此，视齐侯病至骨髓，断之曰不可救也。噫！惜乎齐晋之侯，不知未病之理。

明性察理

盖万物莫不有自然之性理，医者，究其良毒就其制，因而疗之也。于是有因其性而为用同相求者，有气为使者，有因其所胜为之制者，有气同相求者，有气相尅而相治者，有气有余而补不足者，有气相感而以意使者，有质同而性异者，有名异而实同者，故蛇之性窜而引药，蝉之性脱而退翳，虻饮血而用以治血，鼠善穿而用以治漏。所谓因其性而用者，如此弩牙速产以发机而不括也，杵糠下噎以杵筑下也。所谓因其用而为使者，如此萍之不沉水可以胜酒，独活不摇风可以治风。所谓因其所胜为之制者，如此麻木名而治风，豆水谷而治水。所谓气相同则相求者，如此牛土畜乳可以治渴疾，豕水畜心可以镇恍惚。所谓因其气相尅则相治者，如此熊肉振羸，兔肝明视。所谓因其气有余补不足者，如此如鲤鱼之治水，鹜之利水。所谓因其气相感以意使者，如此蜜本成于蜂，蜜温而蜂寒，油本生于麻，麻温而油寒，兹同质而性异也。蘼芜生于芎䓖，蓬蔂生于覆盆，兹名异而实同也。若此之类不可胜举。故天地赋形，不离阴阳形色，自然皆有法象。毛羽之类生于阳而属于阴，鳞介之类生于阴而属于阳，空青法木色青而主肝，丹砂法火色赤而主心，云母法金色白而主肺，磁石法水色黑而主肾，石脂法土色黄而主脾，故触类而长之莫不有自然之理也。是则治病之士必明天道地理阴阳，更胜先后人之寿夭生化之期，乃可以知人之形气矣。夫方者，聚类为方之义，又方谓五方走必有方也，用药各据其方，且如东方濒海卤斥而为痈疡，西方陵居华食而多颐睡赘瘿，南方瘴雾单湿而多痹疝，北方乳食而多脏寒满病，中州食杂而多九疸食劳中满留饮吐酸腹胀之病。盖中州之地，土之象也，故脾胃之病最多，其食味居处情性寿夭兼四方而有之，其用药亦杂诸方而疗之。如东方之藻带，南方之丁木，西方之姜附，北方之参苓，中州之麻黄、远志，莫不辐辏而恭尚。故方不七不足以尽方之变剂，不十不足以尽剂之和也。

鹿角胶霜论

鹿善养精，交合有度，必在中秋。若逾其时，则阳物不能舒，阴精不能泄，乃天制之耳，非物所能自节也。在毛虫中为寿物称曰斑龙，以其性禀纯阳也，其一身气血精华皆发于脑而锐于角，且其解时必在夏至，既解即生，又禀一阴之气，此正阴阳互根，所谓阴中有阳，阳中有阴是也。若论精血之补，以类相从，允为至当，较之金石草木之补大不侔也，故能养血养气，壮阳益阴，生精补髓，乌须黑发，驻颜延年。其茸乃少火之气生发之，渐方长之，质比角功力尤胜，故有斑龙顶上珠之喻，角之始生月余，即坚如石，语生成之迅，无逾此者。所以大能益血而生精，填髓而坚骨，固气而强志，起痿而扶衰，功效甚捷。用胶者，取其清醇之液炼成，能滋荣血脉，长养百骸；用霜者，取其形质之余，善壮健筋骨，填满精髓，更能燥湿固精。其梦遗滑泄带下，大有功验。制角须取生截者为佳，自解者生气已尽，物极则返，理自然也。生取者必带脑骨，自解者无之，可以辨矣。

玄武胶论

龟善养气，启蛰有时，启则息微通，蛰则息不泄。配位玄武，禀至阴之气而生，乃甲虫中寿物也。专补北方癸水，通灵入心，先圣用以灼卜，是贯神明也。用以补心滋肾，养血生精，明眸固齿，乌须黑发，驻颜延年，功力至捷。凡用者，必生取下甲，以其至阴之气聚于下也，色必纯黑乃佳，是合北方正色也。本草名曰败龟板者何？以其已经灼卜故也。既卜之后，更无他用，故曰败龟。有等未谙至理者，取道傍自死泡烂者为之，非也。夫龟本长生寿物，岂有自死之者。其有死者，非中毒则被伤也，用之反被其毒而有害矣，岂能益人。详之，更当推人物之轻重，不可偏泥于庸俗之语也。夫胶者，乃取清汁煎镕而成也，善通百脉，滋养百骸，功力最大，其渣则为弃物。

若以鹿角龟板二物合熬成胶，名曰二气胶。二气者何？以龟为阴物在川，其甲平，能补阴，鹿阳物在山，其角温，能补阳。火候煎炼，二气浑融。《易》曰：一阴一阳之谓道。此胶有焉。是以清不寒而温不燥，和人于群补之中，功力尤迅。有用人参枸杞同熬，名曰龟鹿二仙胶，以人参补元气，枸杞益阴精，性味相济甚为合而成剂，岂曰小补之哉。

服人乳鹿血论

吾辈医羸弱之人，令饮以人乳或饮以鹿血，皆非至当之理，何也？小儿吮乳，吮则不泄元气，是活乳也，所以能肥能胖，易长易大。今乃挤而服之，则元气已去，惟有死质独存，但能润肠充腹，久则恋膈生痰，何益之有？

古人有饮鹿峻法，用银管插入鹿之天突穴中吮之，是与元气同过，乃活血也，服之大补，鹿亦不死。今则宰而取血饮之，此亦元气已去，是死血也，不过充肠破血，服之何益？高明者鉴之。

药忌歌

人参火病岂为良，泥膈原来有地黄。甘草不宜中满用，骤用苁蓉大便溏。

要知五味生虚热，大便如稠禁琐阳。走散真气芎䓖是，产后脾虚芍药妨。

地榆冷泻尿多忌，新瘥犹疑薄荷汤。柴胡实热宜多用，若还虚热用何祥。

草龙胆多溺不禁，苦参峻补气不扬。上焦无病防风忌，夜卧之时远芥姜。

多服葛根伤胃气，病非厥逆附子亡。乌头踯躅并狼毒，侧子天雄性最狂。

黄芪若苦令人瘦，须将甘者用之良。无病发渴嫌半夏，金星草忌老人尝。

三棱荨苈虚人胃，旋覆花宜气

体强。甘遂利水宜斟酌，干苔久服颜须苍。

动气白术切要忌，汗多苍术不宜长。红蓝花性多破血，蓬莪术亦相颉颃。

猪苓泽泻专行水，肾虚赤茯势转猖。牵牛性猛脱元气，钩吻何人敢入汤。

体弱年高常山忌，蜀漆令人吐断肠。山萸带核滑精髓，吴茱过剂亏元阳。

伤阳又有诃黎勒，亏阴更有龙脑香。气虚不宜过厚补，纵遇膨脐用酌量。

瘦瘰侵精茶所害，人无寒积巴豆殃。川椒频食人乏气，闭目食之人多僵。

麒麟竭多引脓甚，诸虚弗与瓜蒂尝。雷丸久服成阴痿，栀子多啖能滑肠。

芫花无积不可用，大黄寒者不宜方。地黄避铁缘消肾，多用之时胃气妨。

佛耳草多伤眼目，梧桐泪服吐肝肠。脏寒麦门须禁服，橘红单服胃亏伤。

杏仁虽好能泻气，小便利者滑石荒。大戟威灵损真气，青皮枳壳性同行。

久服虚人赤小豆，芫花射干及麻黄。葱能发散昏神气，韭利病人昏眼光。

大蒜引痰不可过，胡椒走气莫多尝。中满之人枣莫食，水气之人栗转伤。

梅仁损齿伤筋骨，石榴伤肺转痰长。金疮乳妇梨难食，小儿切勿与甜糖。

芝麻不与脾相合，粟谷劫疾如剑芒。大麦救饥能消肾，酒多热毒成膏肓。

软筋损齿无如醋，中焦呕吐忌饴糖。琥珀本能利小便，血少水涩用之戒。

辰砂炼服终成疾，钟乳性悍莫能当。朴硝硫黄效即止，咳嗽水气盐难康。
卤盐过服人必坏，石膏冷胃休轻将。砒砂杀人烂肠胃，大毒祸莫及砒霜。
更有矾石法当禁，熊脂入口瘤疾彰。痘家余毒宜犀角，无毒血气必须扬。
发病多因食羊肉，阴虚犬肉反生阳。妊娠兔肉固所忌，雀卵吞之尤不臧。
猪肉引风宜减食，虾蟆发湿谁知详。当知鳖肉不宜食，马刀湿中有火藏。
水蛭虻虫极破血，鸠鸽肉如风热囊。服丹石人忌蛤蜊，蛤蜊丹石属参商。
花蛇可用须中段，头尾去之一尺长。诸血属火宜少用，无热童便难主张。
血余凉血非全补，乳汁滑肠岂堪尝。裈裆须辨阴阳易，粪清阴证用之亡。
灵蓋治劳兼劫瘵，服之燥烈真难当。河车气脱瘵还在，不知制毒变他殃。
药品数多难尽识，姑书要略备其忘。

戒忌

《素问·天真论》中首以食饮有节，起居有常，不妄作劳为戒，乃示未病者如此，况于有病者乎？比见富贵之人，肥甘不息于口，裹帛不离乎身，昼则劳心劳形，暮则饮酒嗜欲，一旦有疾，遂成内伤，即有饮食不甘而增厌恶，或一二日不餐，上下左右之人，特觅珍美爽

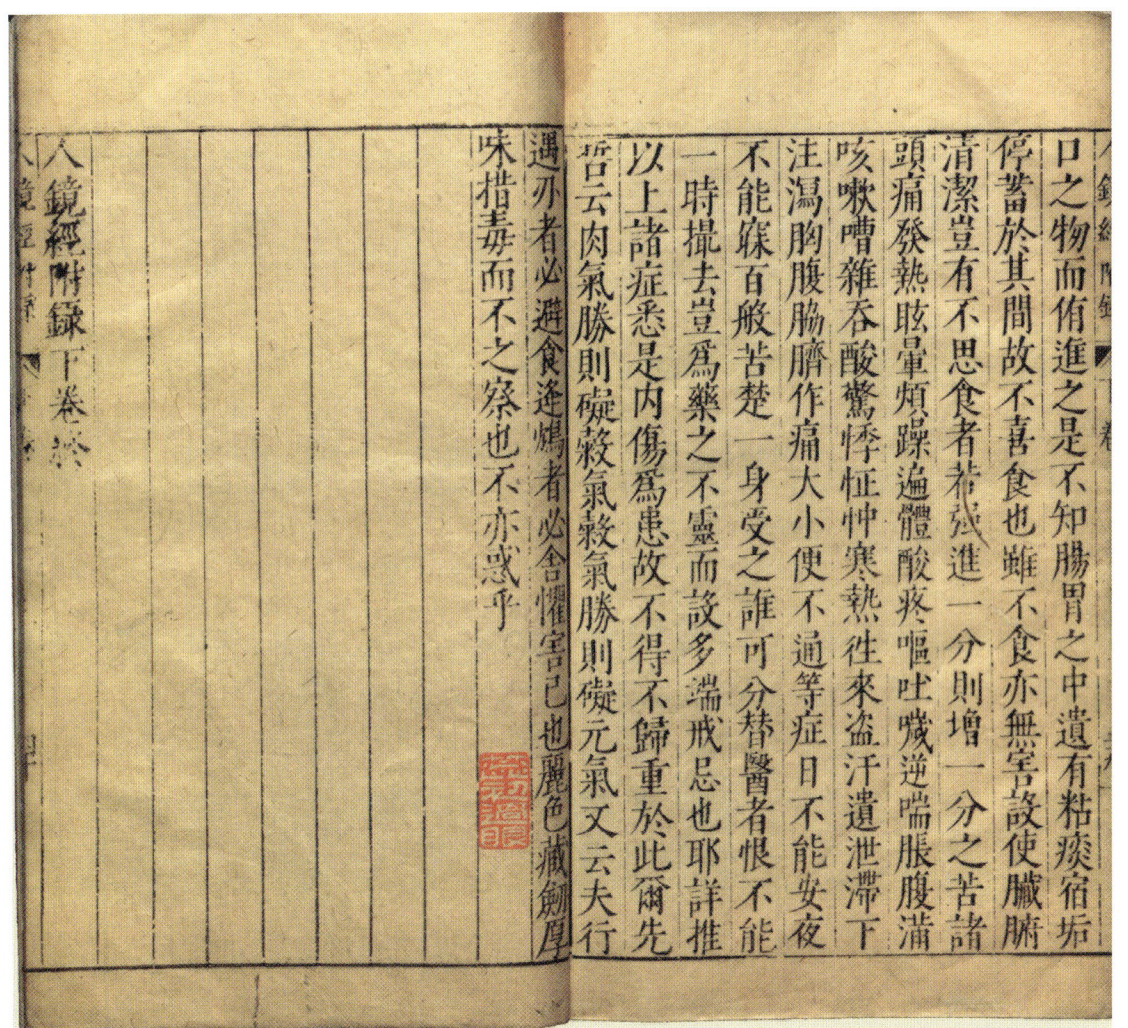

口之物而侑进之，是不知肠胃之中遗有粘痰宿垢停蓄于其间，故不喜食也。虽不食亦无害，设使脏腑清洁，岂有不思食者？若强进一分则增一分之苦，诸头痛发热、眩晕烦躁、遍体酸疼、呕吐哕逆、喘胀腹满咳嗽、嘈杂吞酸、惊悸怔忡、寒热往来、盗汗遗泄、滞下注泻、胸腹胁脐作痛、大小便不通等症，日不能安，夜不能寐，百般苦楚，一身受之，谁可分替，医者恨不能一时撮去，岂为药之不灵而设多端戒忌也耶？详推以上诸症，悉是内伤为患，故不得不归重于此尔。先哲云：肉气胜则碍谷气，谷气胜则碍元气。又云：夫行遇办者必避，食逢鸩者必舍。惧害己也，丽色藏剑，厚味措毒，而不之察也，不亦惑乎？

人镜经附录下卷终

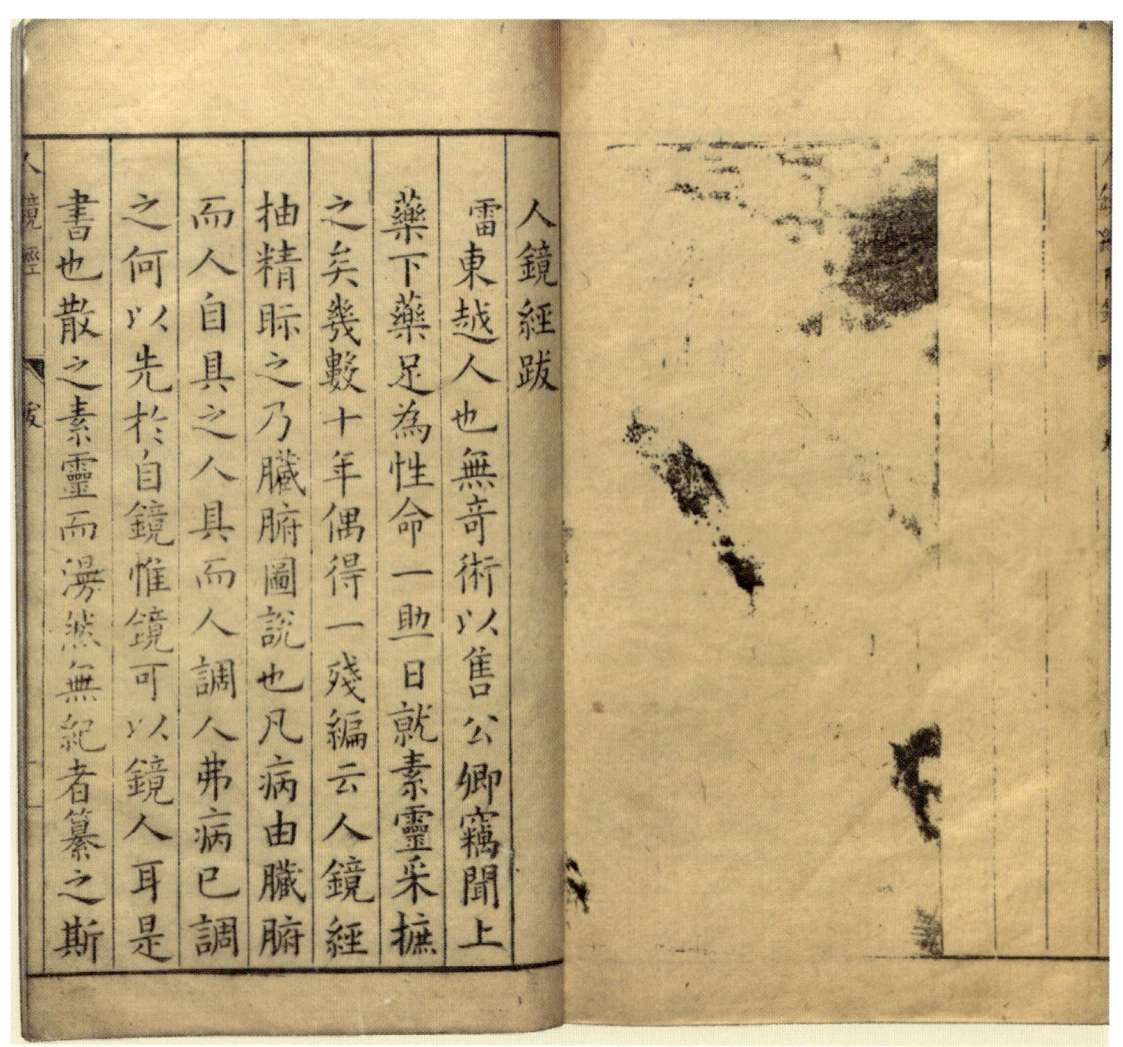

人镜经跋

雷,东岳人也,无奇术以售公卿。窃闻上药、下药,足为性命一助,日就《素》《灵》採摭之矣,几数十年。偶得一残编,云《人镜经》。抽精际之,乃脏腑图说也。凡病由脏腑,而人自具之,人具而人调,人弗病,已调之,何以先于自镜?惟镜可以镜人耳。是书也,散之《素》《灵》而漫然无纪者,纂之斯帙而井然有理矣。雷尝秘之，重袭出之精心，因是而厕足名公钜卿庭也，有以哉，幸遇大方岳恩台洪，始以文宗观兵海上，醇厚储精，英明戡武，奎躔星聚，海不波扬。间与雷谭血脉神理而中，寿国寿民之意，殷殷甚盛。雷卒献兹，以芹附于心，骎然有当也。立即捐俸，命诸镂氏，务精其图，绘整其刻，画重其事，布之人间。吁，此宁宁崟崟，为七尺尊生计也。盖国家有元气，有神气，医之及国也久矣，唯是廪廪防未然者，保身保民以保国，因是而露一斑云。雷也半生精力与兹，断简残文咸藉之矣，是用举手加额，为四海苍生幸甚，为天下后世幸甚。

万历丙午孟秋吉旦

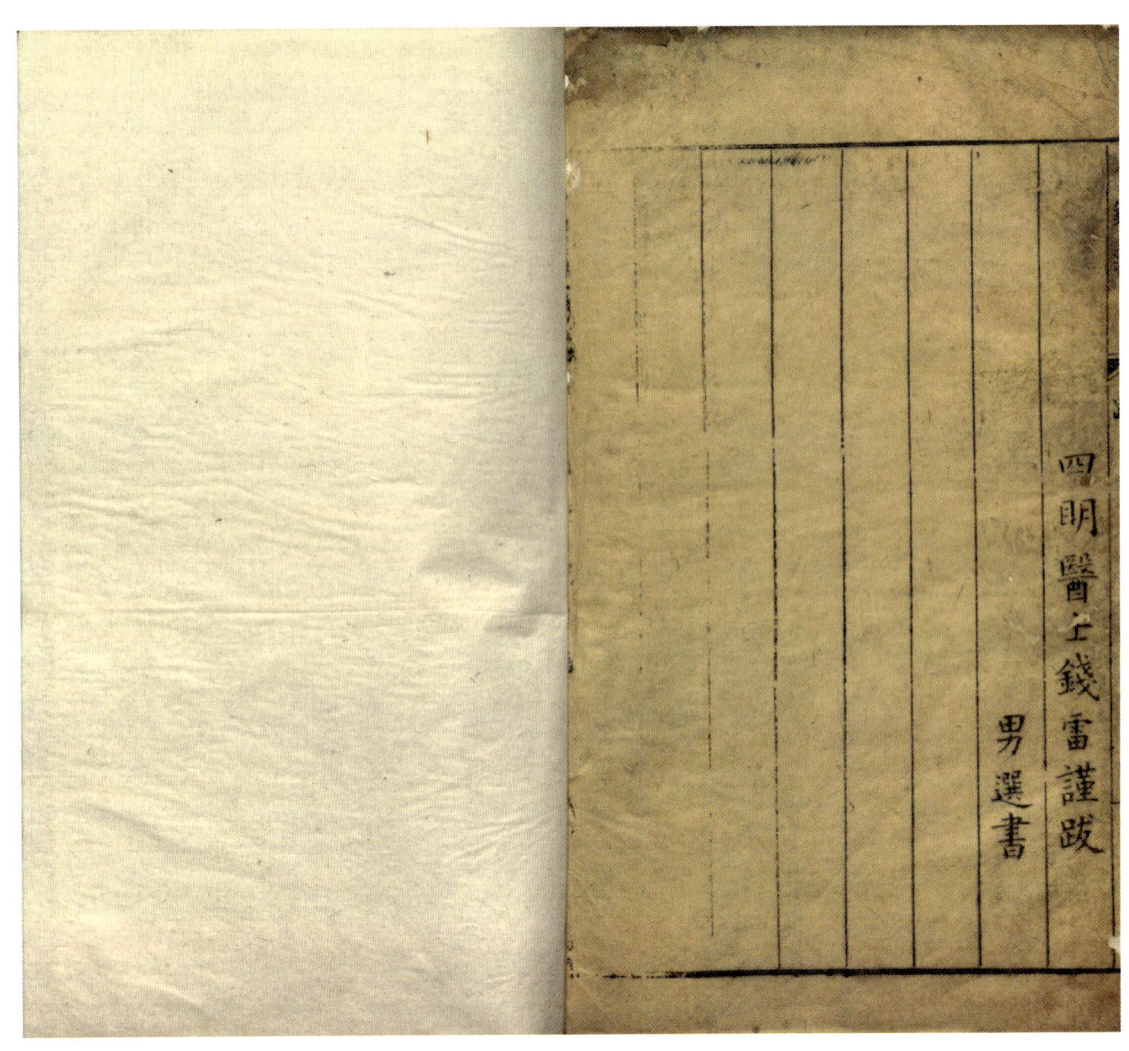

四明医士　钱　雷　谨跋
　　　　　　男　选书

析骨分经

清顺治三年刻本

明·宁一玉 撰 衣兰杰 周文娟 陈雨荟 校订

《析骨分经》一卷，明·宁一玉撰，本书收录于明陶珽《说郛续》第三十卷中。全书共 10 页，按照人体解剖部位自上而下叙述其分属何经，实即按部分经，内容颇为简略。文中不仅夹杂各部器官如咽喉、会厌等，还对五脏六腑的解剖形态及功能作了简要描述。本次整理以清顺治三年（1646）周南李际期宛委山堂刻本为底本。

析骨分经

绥安　宁一玉

头：头为精明之府，顶属督脉，顶之两旁属足太阳膀胱经，头角属足少阳胆经。

脑：巅下为脑，脑为髓之海，中属督脉，两旁属足太阳膀胱经。

囟门：在发际上，上属督脉。

额：额颅在鼻根上，上属足太阳膀胱经，下属足阳明胃经。

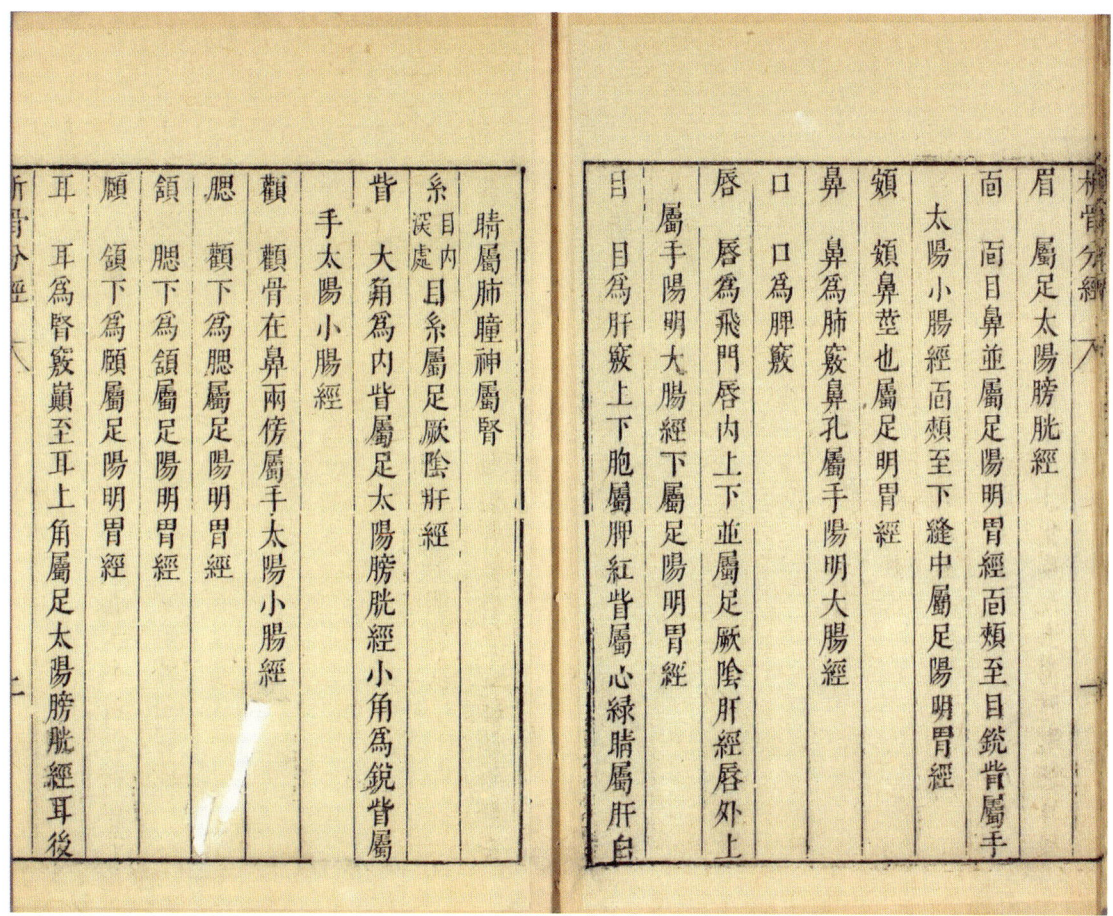

眉：属足太阳膀胱经。

面：面、目、鼻并属足阳明胃经，面颊至目锐眦属手太阳小肠经，面颊至下缝中属足阳明胃经。

颛：颛，鼻茎也，属足阳明胃经。

鼻：鼻为肺窍，鼻孔属手阳明大肠经。

口：口为脾窍。

唇：唇为飞门，唇内上下并属足厥阴肝经，唇外上属手阳明大肠经，下属足阳明胃经。

目：目为肝窍，上下胞属脾，红眦属心，绿睛属肝，白睛属肺，瞳神属肾。

系：目内深处目系属足厥阴肝经。

眦：大角为内眦，属足太阳膀胱经；小角为锐眦，属手太阳小肠经。

颧：颧骨在鼻两旁，属手太阳小肠经。

腮：颧下为腮，属足阳明胃经。

颔：腮下为颔，属足阳明胃经。

颐：颔下为颐，属足阳明胃经。

耳：耳为肾窍，巅至耳上角，属足太阳膀胱经；耳后入耳中出上角，属手少阳三焦经；耳后入耳中出目前，至目锐眦，属足少阳胆经。

颊：耳下曲处为颊，属手阳明大肠经。

膺：胸上两旁高处为膺，属足阳明胃经。

胸：两乳间为胸，属任脉。

乳：属足阳明，少干足少阳。

脘：上、中、下三脘属任脉。

脐：属任脉，两旁属足少阴肾经。

腹：脐上下为腹，中属任脉，两旁属足少阴肾经，小腹属足厥阴肝经。

冲：冲，气冲也，属足阳明胃经。

颈：头颈骨。

项：颈外皮肉也，中属督脉，督之两旁属足太阳膀胱经，膀之侧属手少阳三焦经，三焦之前属手太阳小肠经，小肠之内属手阳明大肠经，大肠之内属足少阳胆经，胆之内属足阳明胃经，胃之中属任脉。

背：胸中之府，属足太阳膀胱经。

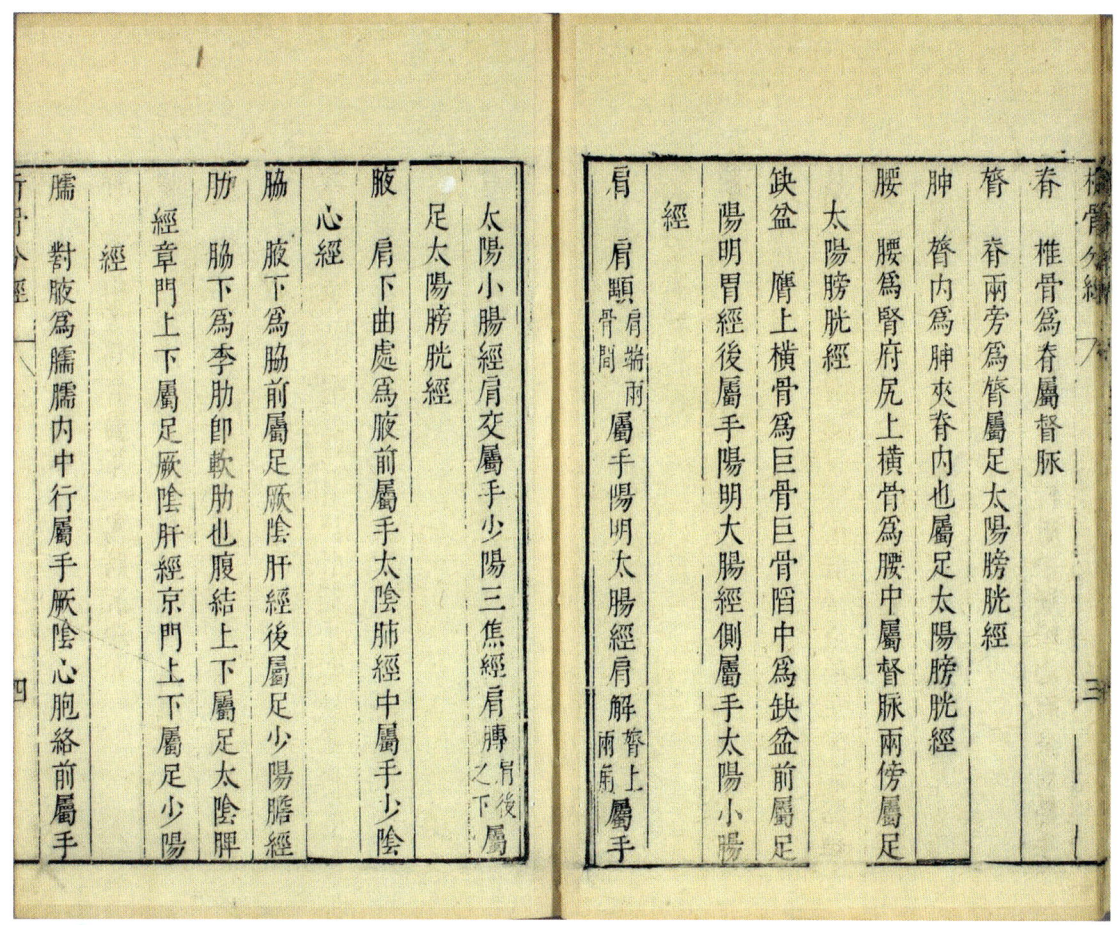

脊：椎骨为脊，属督脉。

膂：脊两旁为膂，属足太阳膀胱经。

胂：膂内为胂，夹脊肉也，属足太阳膀胱经。

腰：腰为肾府，尻上横骨为腰中，属督脉，两旁属足太阳膀胱经。

缺盆：膺上横骨为巨骨，巨骨陷中为缺盆，前属足阳明胃经，后属手阳明大肠经，侧属手太阳小肠经。

肩：肩颙肩端两骨间属手阳明大肠经，肩解膂上两角属手太阳小肠经，肩交属手少阳三焦经，肩髆肩后之下属足太阳膀胱经。

腋：肩下曲处为腋，前属手太阴肺经，中属手少阴心经。

胁：腋下为胁，前属足厥阴肝经，后属足少阳胆经。

肋：胁下为季肋，即软肋也。腹结上下属足太阴脾经，章门上下属足厥阴肝经，京门上下属足少阳胆经。

臑：对腋为臑，臑内中行属手厥阴心胞络，前属手

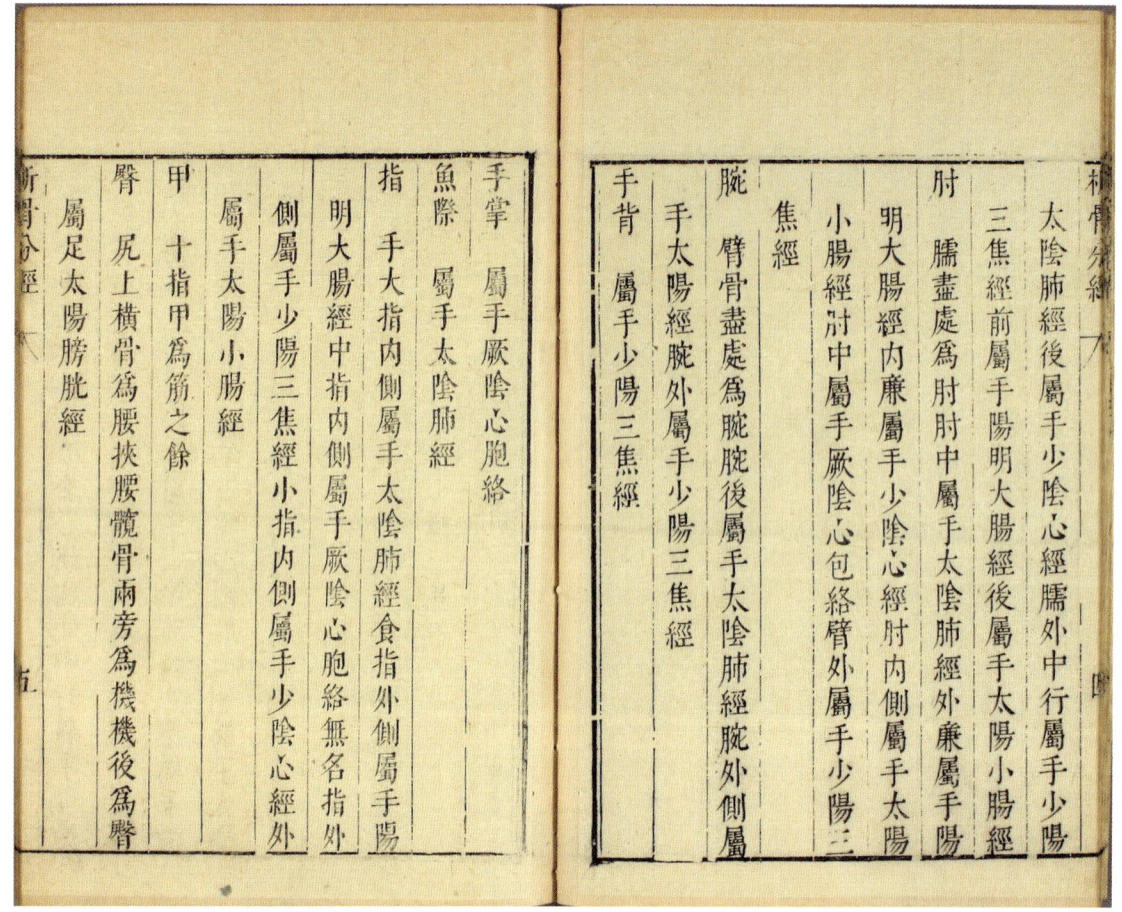

太阴肺经，后属手少阴心经；臑外中行属手少阳三焦经，前属手阳明大肠经，后属手太阳小肠经。

肘：臑尽处为肘，肘中属手太阴肺经，外廉属手阳明大肠经，内廉属手少阴心经，肘内侧属手太阳小肠经，肘中属手厥阴心包络，臂外属手少阳三焦经。

腕：臂骨尽处为腕，腕后属手太阴肺经，腕外侧属手太阳经，腕外属手少阳三焦经。

手背：属手少阳三焦经。

手掌：属手厥阴心胞络。

鱼际：属手太阴肺经。

指：手大指内侧属手太阴肺经，食指外侧属手阳明大肠经，中指内侧属手厥阴心胞络，无名指外侧属手少阳三焦经，小指内侧属手少阴心经，外属手太阳小肠经。

甲：十指甲为筋之余。

臀：尻上横骨为腰，挟腰髋骨两旁为机，机后为臀，属足太阳膀胱经。

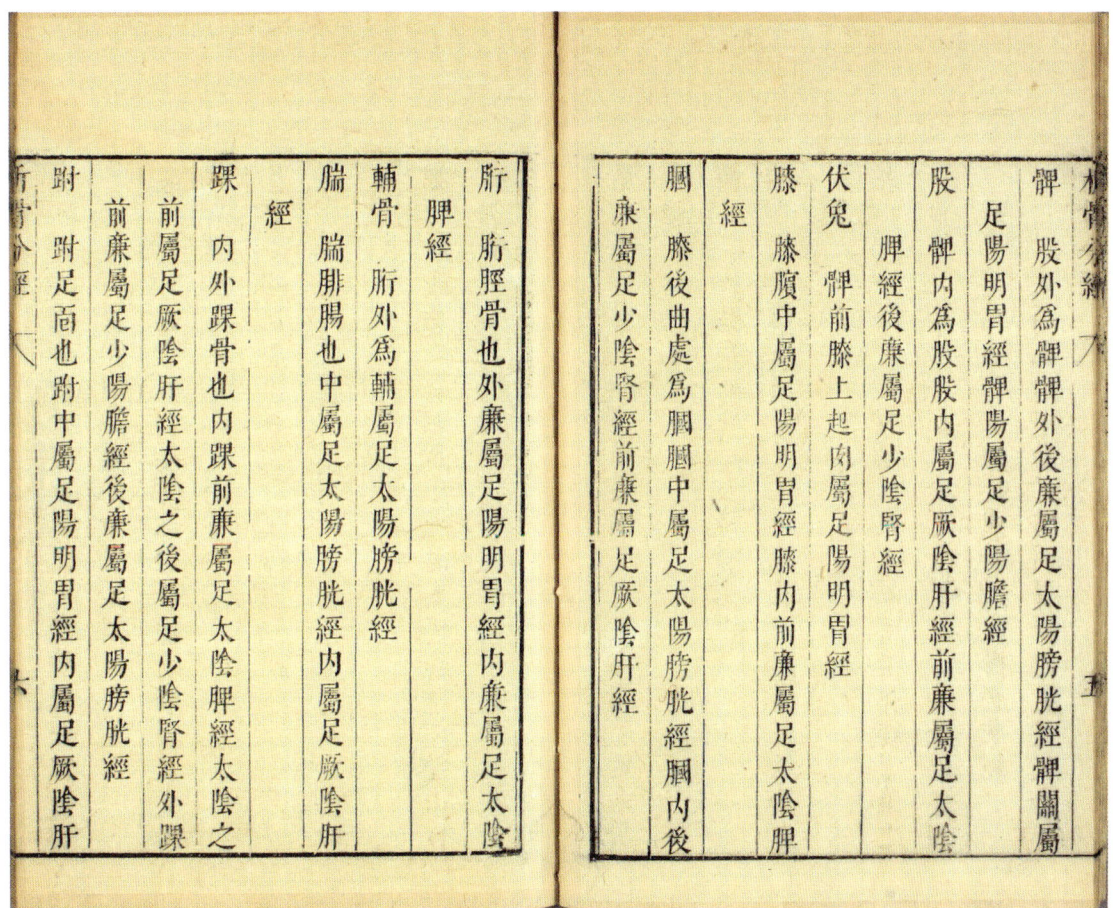

髀：股外为髀，髀外后廉属足太阳膀胱经，髀关属足阳明胃经，髀阳属足少阳胆经。

股：髀内为股，股内属足厥阴肝经，前廉属足太阴脾经，后廉属足少阴肾经。

伏兔：髀前膝上起肉属足阳明胃经。

膝：膝膑中属足阳明胃经，膝内前廉属足太阴脾经。

腘：膝后曲处为腘，腘中属足太阳膀胱经，腘内后廉属足少阴肾经，前廉属足厥阴肝经。

骭：骭，胫骨也，外廉属足阳明胃经，内廉属足太阴脾经。

辅骨：骭外为辅，属足太阳膀胱经。

腨：腨，腓肠也，中属足太阳膀胱经，内属足厥阴肝经。

踝：内外踝骨也，内踝前廉属足太阴脾经，太阴之前属足厥阴肝经，太阴之后属足少阴肾经，外踝前廉属足少阳胆经，后廉属足太阳膀胱经。

跗：跗，足面也，跗中属足阳明胃经，内属足厥阴肝经，跗外属足少阳胆经。

足心：属足少阴肾经。

足指：足大指聚毛属足厥阴肝经，内侧属足太阴脾经，中指外侧属足阳明胃经，小指外侧属足太阳膀胱经，小指下属足少阴肾经，小指次指之间属足少阳胆经。

牙：齿后大者为牙，骨之余。

齿：齿为户门，口前小者为齿，肾之表。

龈：龈，牙床骨也，上属足阳明胃经，下属足阳明大肠经。

舌：舌为心窍，舌胎属心，舌根属脾，舌下属肾。

咽：后喉为咽喉，主纳水谷，通于六府。

喉：喉，肺之脘也，前喉为喉咙，通于五脏，主气出入，前属足阳明胃经，后属足厥阴肝经。

厌：厌，会厌也，为吸门，声音所由出。

肺：肺为五脏华盖，有二十四空，行列分布诸脏清浊之气，故曰肺者，相傅之官，治节出焉。

心：心居肺下膈上，如未开莲花，中有七孔，以通天

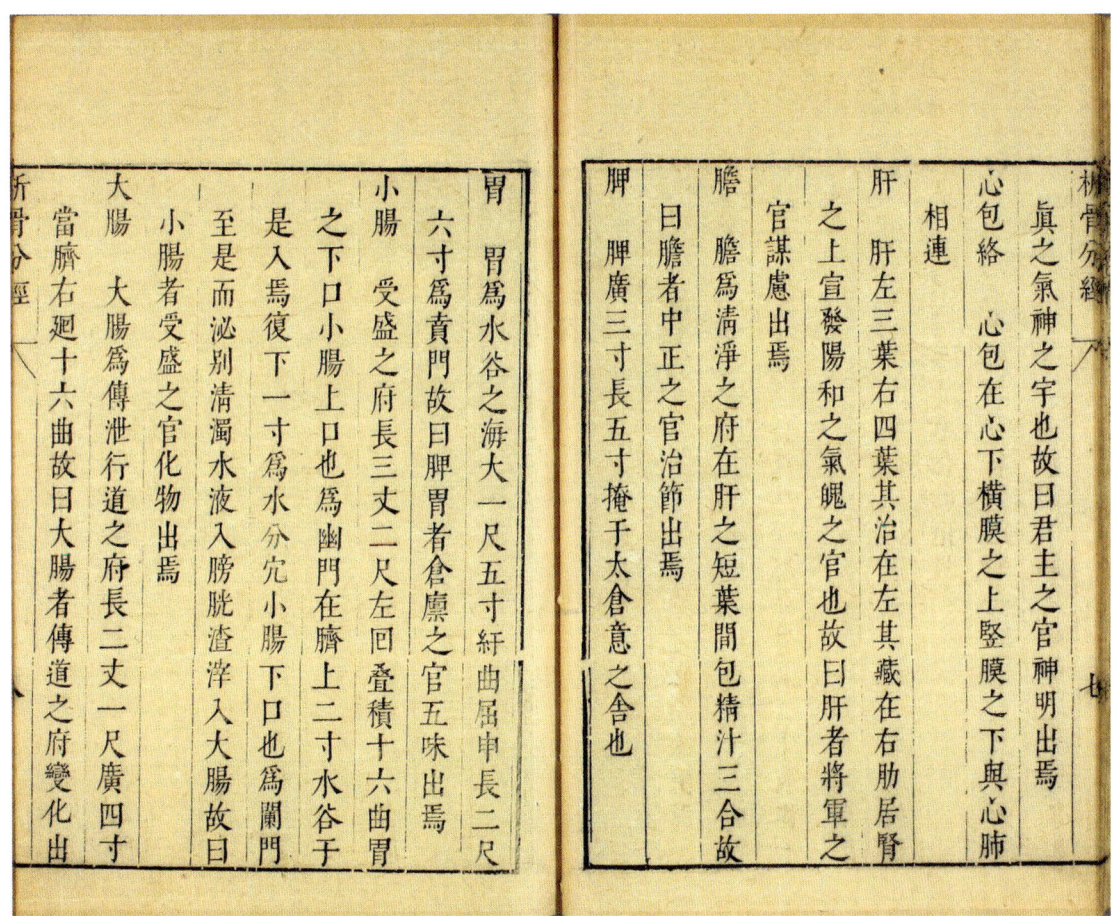

真之气,神之宇也,故曰君主之官,神明出焉。

心包络:心包在心下,横膜之上,竖膜之下,与心肺相连。

肝:肝左三叶,右四叶,其治在左,其藏在右肋,居肾之上,宣发阳和之气,魄之官也,故曰肝者,将军之官,谋虑出焉。

胆:胆为清净之府,在肝之短叶间,包精汁三合,故曰胆者,中正之官,治节出焉。

脾:脾广三寸,长五寸,掩于太仓,意之舍也。

胃:胃为水谷之海,大一尺五寸,纡曲屈,申长二尺六寸,为贲门,故曰脾胃者,仓廪之官,五味出焉。

小肠:受盛之府,长三丈二尺,左回叠积十六曲。胃之下口,小肠上口也,为幽门,在脐上二寸,水谷于是入焉,复下一寸为水分穴,小肠下口也,为阑门,至是而沁别清浊,水液入膀胱,渣滓入大肠,故曰小肠者,受盛之官,化物出焉。

大肠:大肠为传泄行道之府,长二丈一尺,广四寸,当脐,右回十六曲,故曰大肠者,传道之府,变化出焉。

肛门：魄门也，秽浊所自出，其系上贯于心，下通于肾，心肾水火相感而精气溢泄，乃化血收精之系也。

肾：有二肾，左为肾，属水；右为命门，属火相。当脐两旁入脊膂，与脐平直，故曰肾者，作强之官，伎巧出焉。

膀胱：乃津液之府，纵广九寸，居肾之前，大肠之侧，小肠之下，乃膀胱际也，水液由此渗入之，故曰膀胱者，州都之官，津液藏焉，气化则能出矣。

阴茎：属足厥阴肝经。

睾丸：外肾也，属足厥阴肝经。

阴囊：属足厥阴肝经。

冲脉：冲为血海，又为十二经之海。

阴中：即阴户之中，属足厥阴肝经。

阴户：即阴门之口，属足厥阴肝经。

皮肤：实为皮，浮为肤，卫气之分也，属肺。

肌肉：白为肌，赤为肉，营血之分也，属脾。

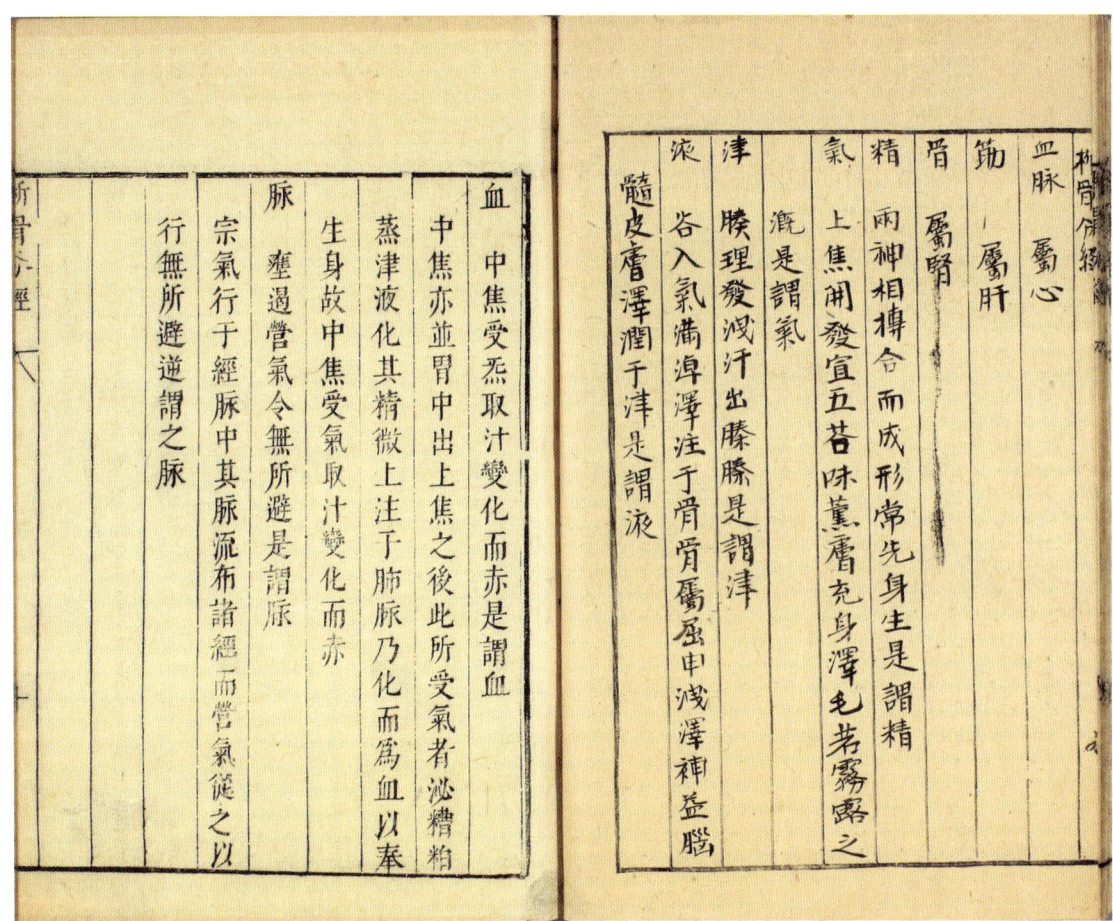

血脉：属心。

筋：属肝。

骨：属肾。

精：两神相搏，合而成形，常先身生，是谓精。

气：上焦开发，宣五谷味，熏肤，充身，泽毛，若雾露之溉，是谓气。

津：腠理发泄，汗出溱溱，是谓津。

液：谷入气满，淖泽注于骨，骨属屈伸，泄泽补益脑髓，皮肤泽润于津，是谓液。

血：中焦受气，取汁变化而赤，是谓血。中焦亦并胃中，出上焦之后，此所受气者，泌糟粕，蒸津液，化其精微，上注于肺脉，乃化而为血，以奉生身，故中焦受气取汁变化而赤。

脉：壅遏营气，令无所避，是谓脉。宗气行于经脉中，其脉流布诸经，而营气从之以行，无所避逆，谓之脉。

脉度运行考

清·李盛卿 撰　王旭东　陈杞然 校订

清光绪二十四年刻本

《脉度运行考》不分卷，清代李盛卿（字彰五，号肄灵素凡吏）撰。但序文中有"因命内子"云云，正文题名又有"慕灵素女史同考"字样，当是其夫人之号，故书为夫妻同撰之作。成书于清光绪二十四年（1898）。内容乃以《内经》理论为据，对十二经气血流注进行重新考订，提出每一经长度和各经运行、流注、交接的时间节点，多为创意之论，颇有新意，异于传统子午流注纳子法。另收录《营气脉度运行六言歌》及简捷语，为便于记诵之经脉歌诀。本书国内仅有云南图书馆存有孤本。本辑所刊，乃美国普林斯顿大学图书馆所藏光绪二十四年（1898）刻本。

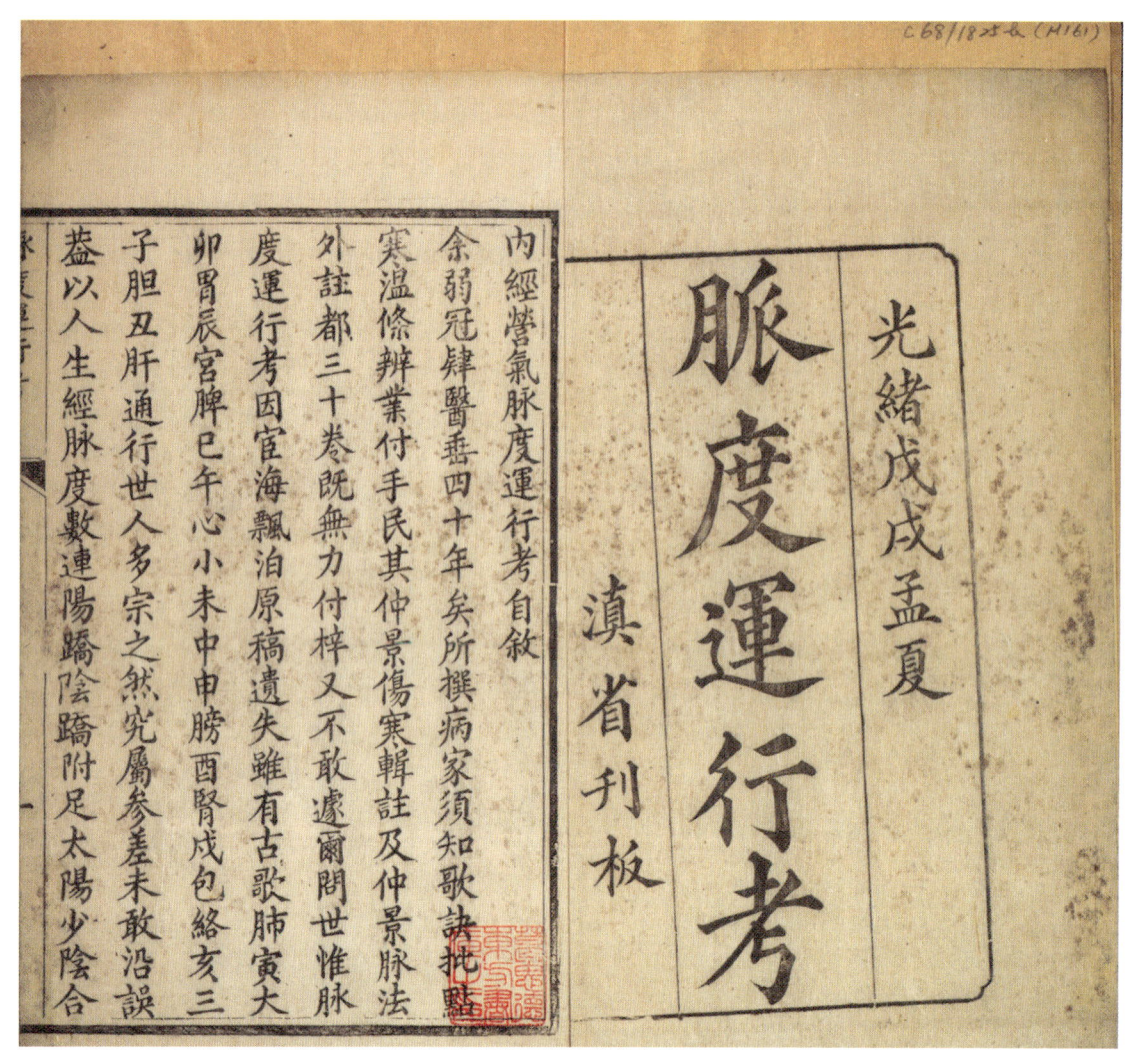

《内经》营气脉度运行考自叙

余弱冠肆医,垂四十年矣。所撰《病家须知歌诀》,批点《寒温条辨》业付手民。其《仲景伤寒辑注》及《仲景脉法外注》都三十卷,既无力付梓,又不敢遽尔问世。惟《脉度运行考》因宦海飘泊,原稿遗失。虽有古歌"肺寅大卯胃辰宫,脾巳午心小未中,申膀酉肾戌包络,亥三子胆丑肝通"行世,人多宗之,然究属参差,未敢沿误。盖以人生经脉度数,连阳跷、阴跷,附足太阳、少阴,合

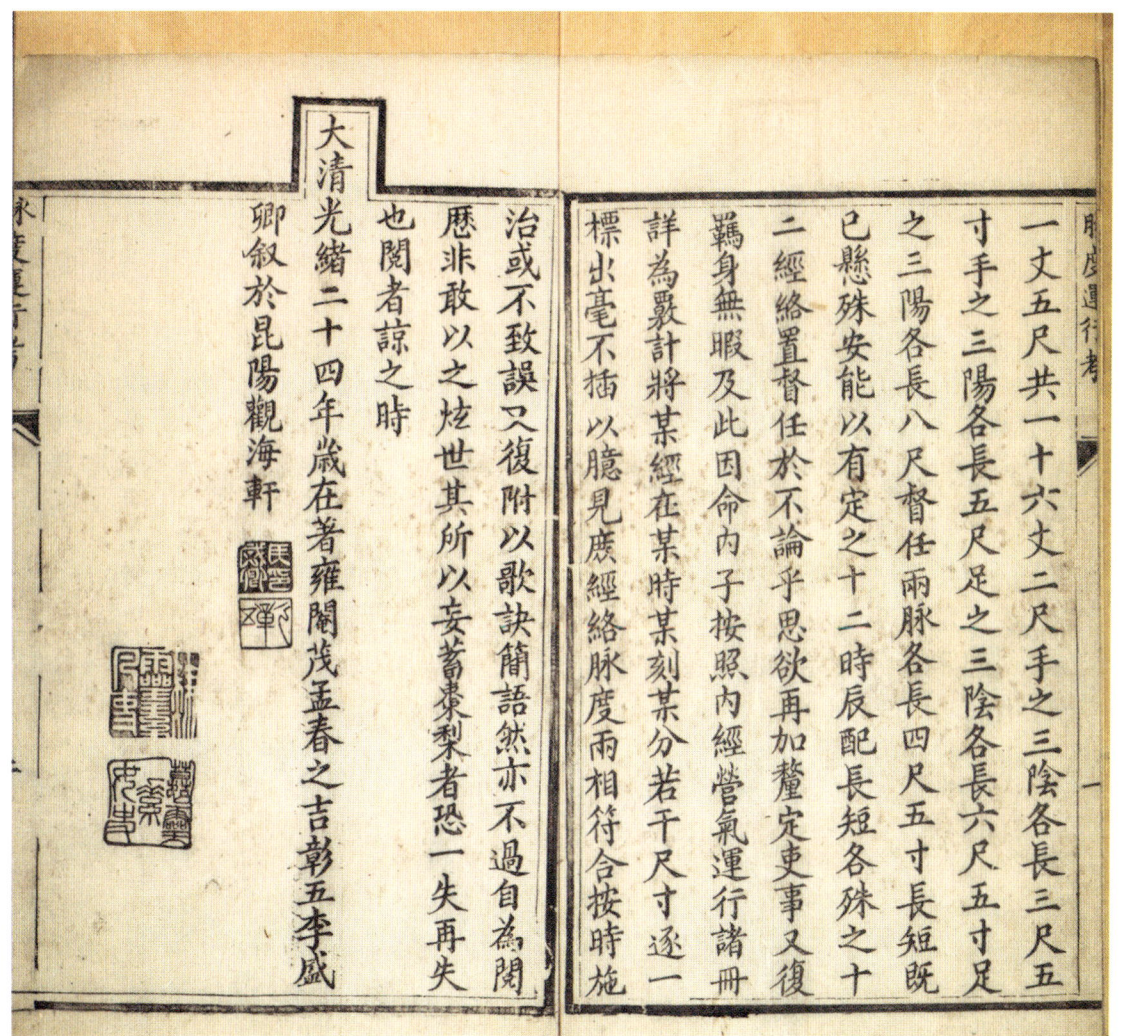

一丈五尺，共一十六丈二尺。手之三阴各长三尺五寸，手之三阳各长五尺，足之三阴各长六尺五寸，足之三阳各长八尺，督、任两脉各长四尺五寸。长短既已悬殊，安能以有定之十二时辰，配长短各殊之十二经络，置督、任于不论乎？思欲再加厘定，吏事又复羁身，无暇及此。因命内子按照《内经·营气运行》诸册，详为核计，将某经在某时某刻某分若干尺寸逐一标出，毫不插以臆见。庶经络、脉度两相符合，按时施治，或不致误。又复附以歌诀简语，然亦不过自为阅历，非敢以之炫世。其所以妄蓄枣梨者，恐一失再失也。阅者谅之。

时　大清光绪二十四年岁在著雍阉茂孟春之吉
　　彰五李盛卿叙于昆阳观海轩

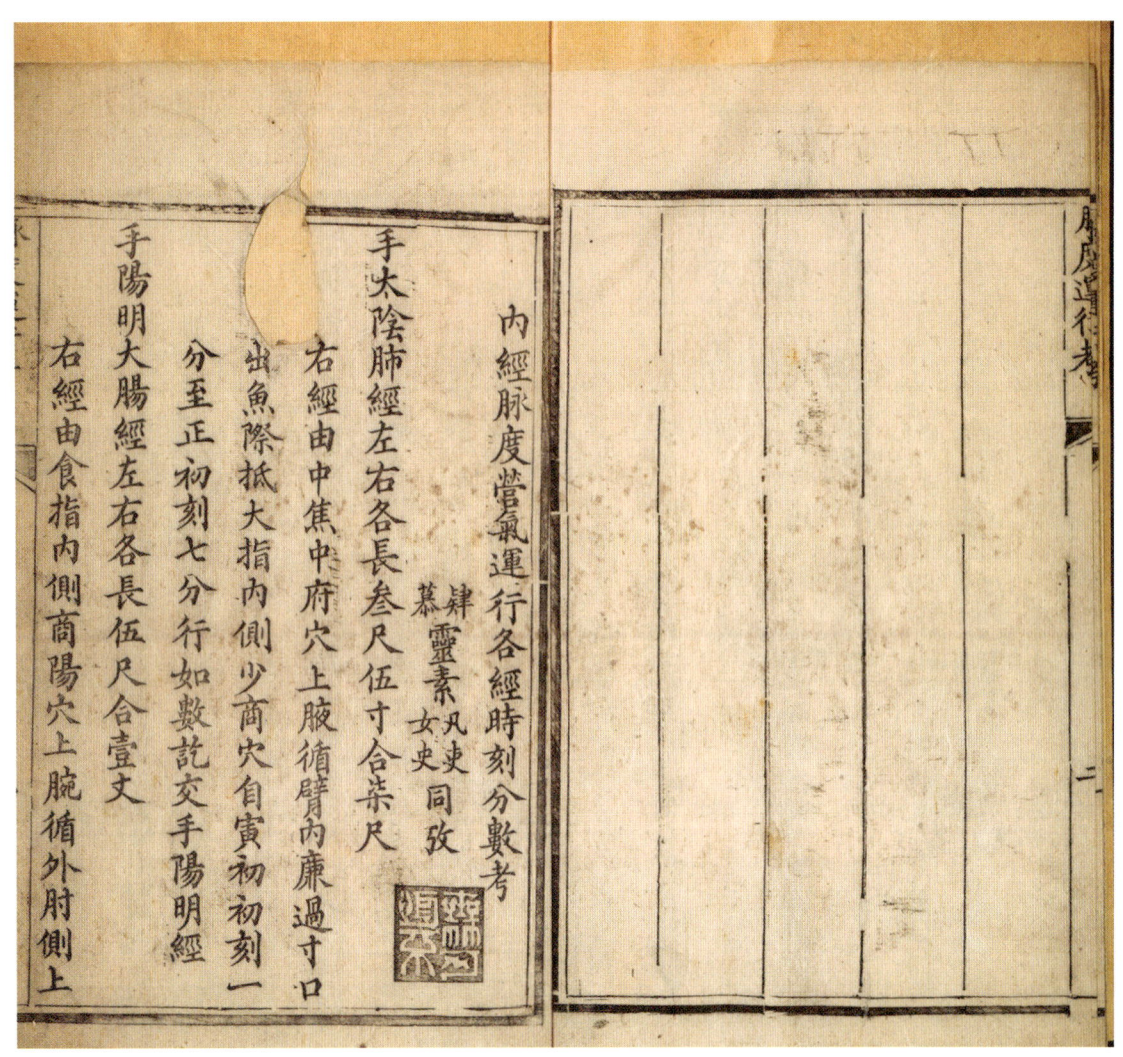

《内经》脉度营气运行各经时刻分数考

凡吏同考
灵素女史
肆慕

手太阴肺经，左右各长叁尺伍寸，合柒尺。

右经由中焦中府穴，上腋，循臂内廉，过寸口，出鱼际，抵大指内侧少商穴。自寅初初刻一分，至正初刻七分。行如数讫。交手阳明经。

手阳明大肠经，左右各长伍尺，合壹丈。

右经由食指内侧商阳穴，上腕，循外肘侧，上

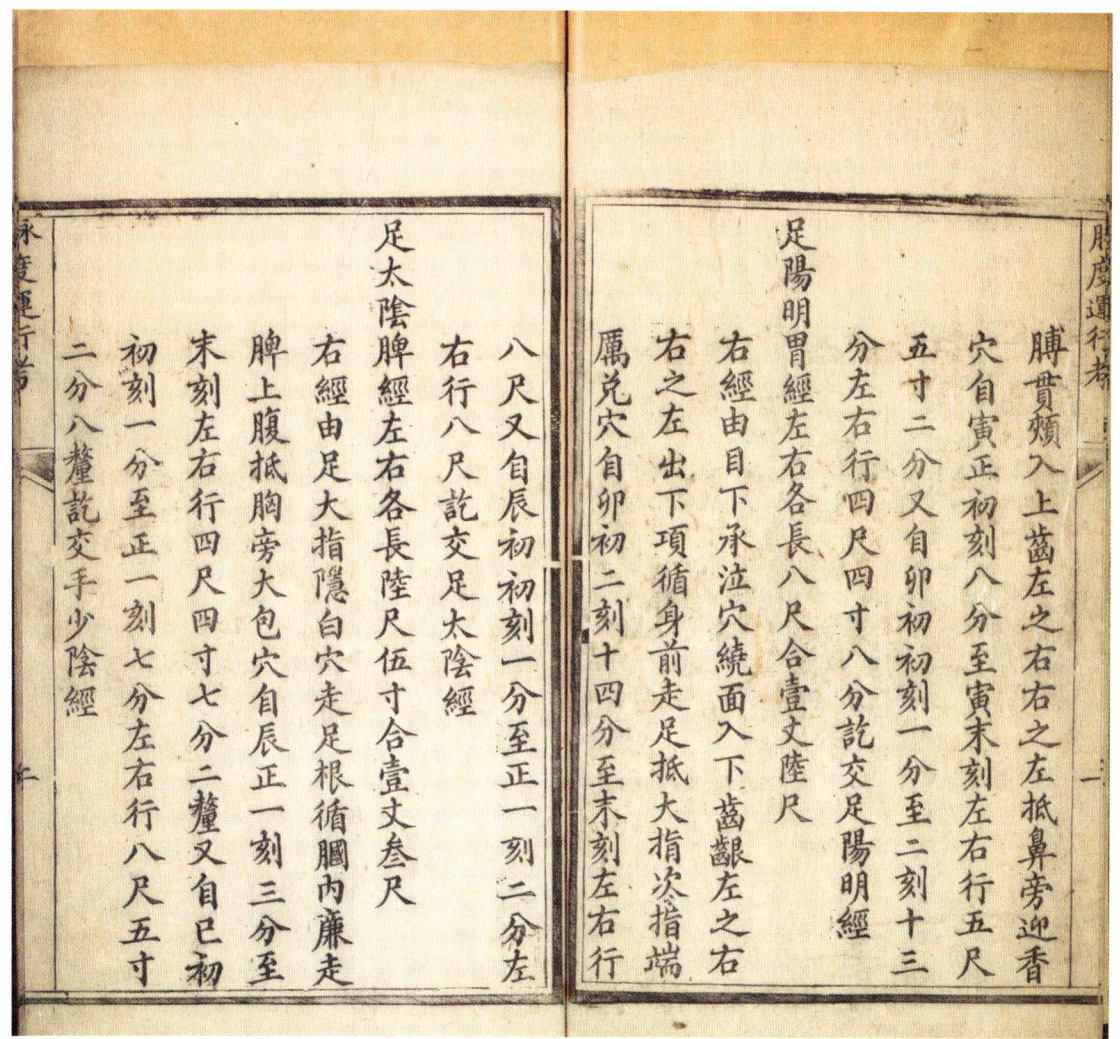

脯，贯颊，入上齿，左之右，右之左，抵鼻旁迎香穴。自寅正初刻八分至寅末刻，左右行五尺五寸二分；又自卯初初刻一分至二刻十三分，左右行四尺四寸八分讫。交足阳明经。

足阳明胃经，左右各长八尺，合壹丈陆尺。

　　右经由目下承泣穴，绕面，入下齿龈，左之右，右之左，出下项，循身前，走足，抵大指次指端厉兑穴。自卯初二刻十四分至末刻，左右行八尺；又自辰初初刻一分至正一刻二分，左右行八尺讫。交足太阴经。

足太阴脾经，左右各长陆尺伍寸，合壹丈叁尺。

　　右经由足大指隐白穴，走足跟，循腘内廉，走脾上腹，抵胸旁大包穴。自辰正一刻三分至末刻，左右行四尺四寸七分二厘；又自巳初初刻一分至正一刻七分，左右行八尺五寸二分八厘讫。交手少阴经。

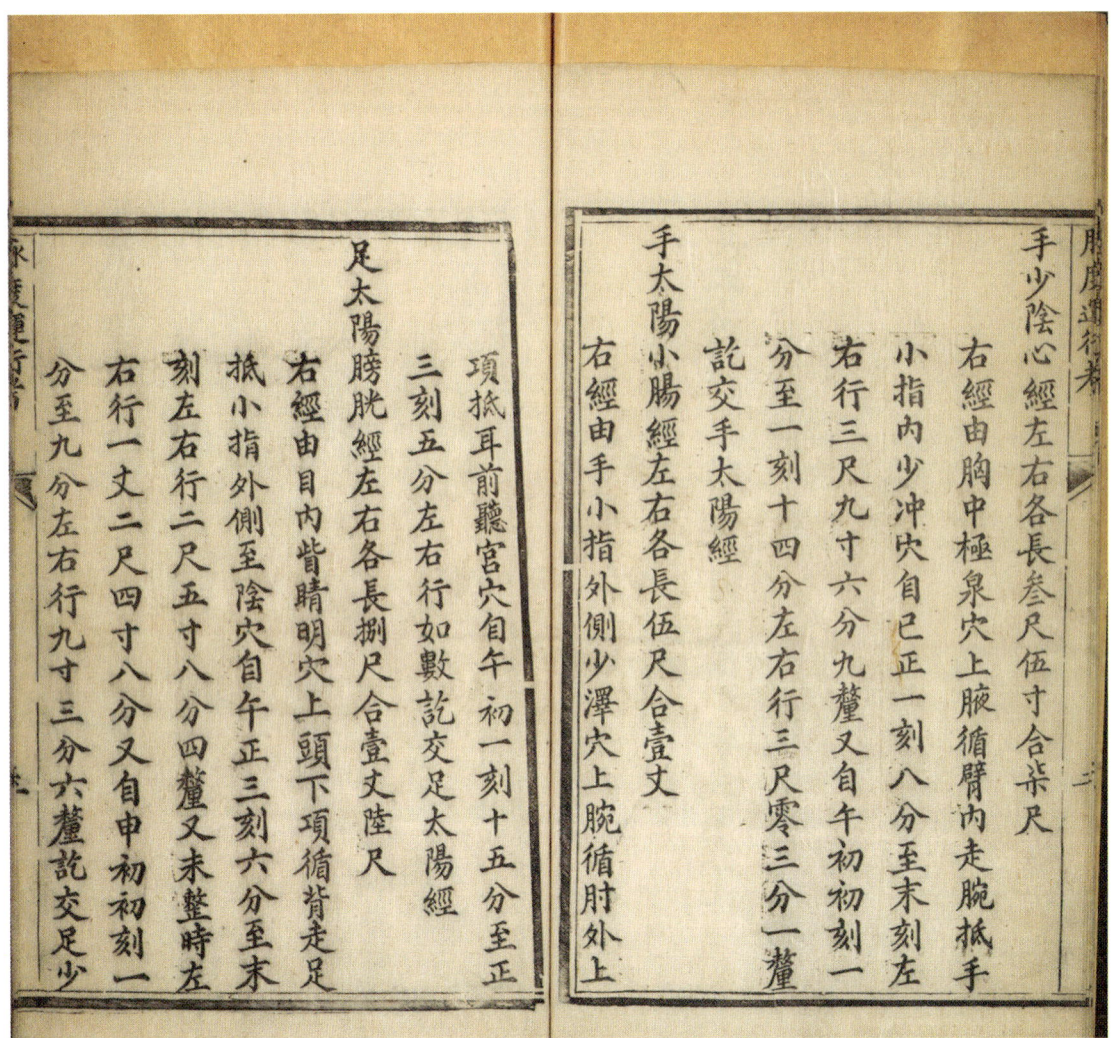

手少阴心经，左右各长叁尺伍寸，合柒尺。

右经由胸中极泉穴，上腋，循臂内，走腕抵手小指内少冲穴。自巳正一刻八分至末刻，左右行三尺九寸六分九厘；又自午初初刻一分至一刻十四分，左右行三尺零三分一厘讫。交手太阳经。

手太阳小肠经，左右各长伍尺，合壹丈。

右经由手小指外侧少泽穴，上腕，循肘外，上项，抵耳前听宫穴。自午初一刻十五分至正三刻五分，左右行如数讫。交足太阳经。

足太阳膀胱经，左右各长捌尺，合壹丈陆尺。

右经由目内眦睛明穴，上头下项，循背走足抵小指外侧至阴穴。自午正三刻六分至末刻，左右行二尺五寸八分四厘；又未整时，左右行一丈二尺四寸八分；又自申初初刻一分至九分，左右行九寸三分六厘讫。交足少

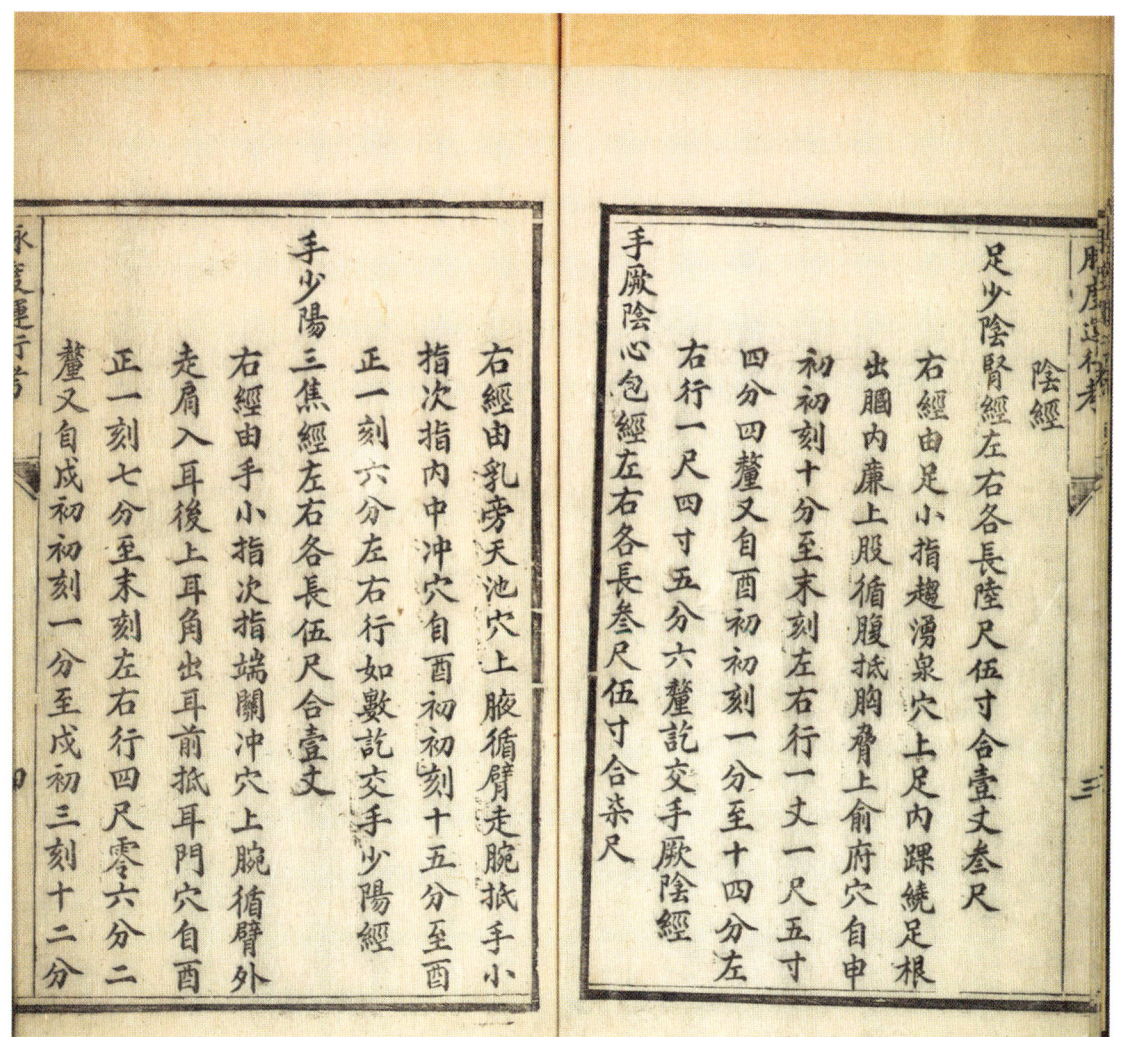

阴经。

足少阴肾经，左右各长陆尺伍寸，合壹丈叁尺。

右经由足小指趋涌泉穴，上足内踝，绕足根，出腘内廉，上股循腹，抵胸胁上俞府穴。自申初初刻十分至末刻，左右行一丈一尺五寸四分四厘；又自酉初初刻一分至十四分，左右行一尺四寸五分六厘讫。交手厥阴经。

手厥阴心包经，左右各长叁尺伍寸，合柒尺。

右经由乳旁天池穴，上腋，循臂，走腕，抵手小指次指内中冲穴。自酉初初刻十五分至酉正一刻六分，左右行如数讫。交手少阳经。

手少阳三焦经，左右各长伍尺，合壹丈。

右经由手小指次指端关冲穴，上腕，循臂外，走肩，入耳后，上耳角，出耳前，抵耳门穴。自酉正一刻七分至末刻，左右行四尺零六分二厘；又自戌初初刻一分至戌初三刻十二分

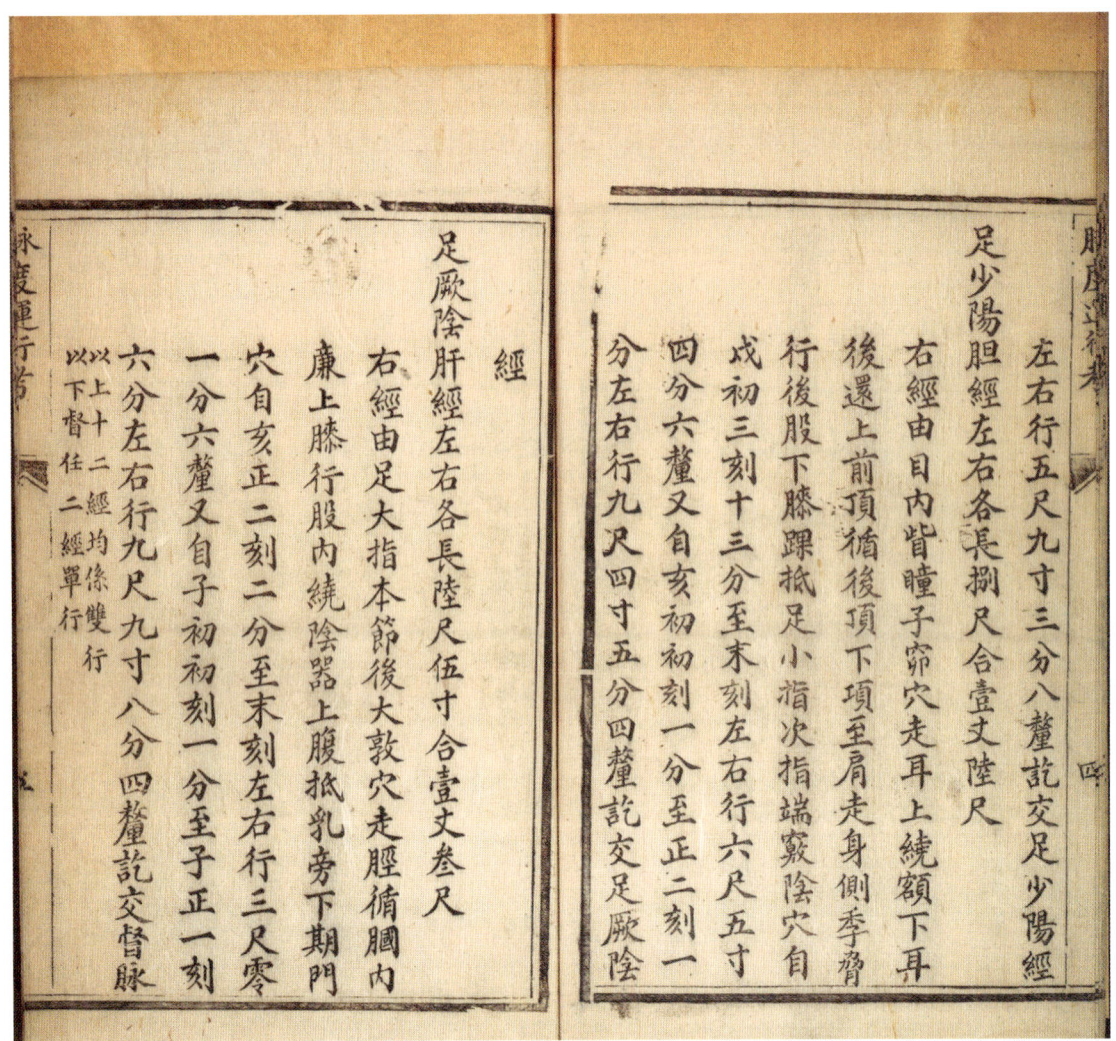

左右行五尺九寸三分八厘讫。交足少阳经。

足少阳胆经，左右各长捌尺，合壹丈陆尺。

右经由目内眦瞳子髎穴，走耳上，绕额，下耳后，还上前顶，循后顶，下项，至肩，走身侧季胁，行后股，下膝踝，抵足小指次指端窍阴穴。自戌初三刻十三分至末刻，左右行六尺五寸四分六厘；又自亥初初刻一分至正二刻一分，左右行九尺四寸五分四厘讫。交足厥阴经。

足厥阴肝经，左右各长陆尺伍寸，合壹丈叁尺。

右经由足大指本节后大敦穴，走胫，循腘内廉，上膝行股内，绕阴器，上腹，抵乳旁，下期门穴。自亥正二刻二分至末刻，左右行三尺零一分六厘；又自子初初刻一分至子正一刻六分，左右行九尺九寸八分四厘讫。交督脉。

以上十二经均系双行。

以下督、任二经单行。

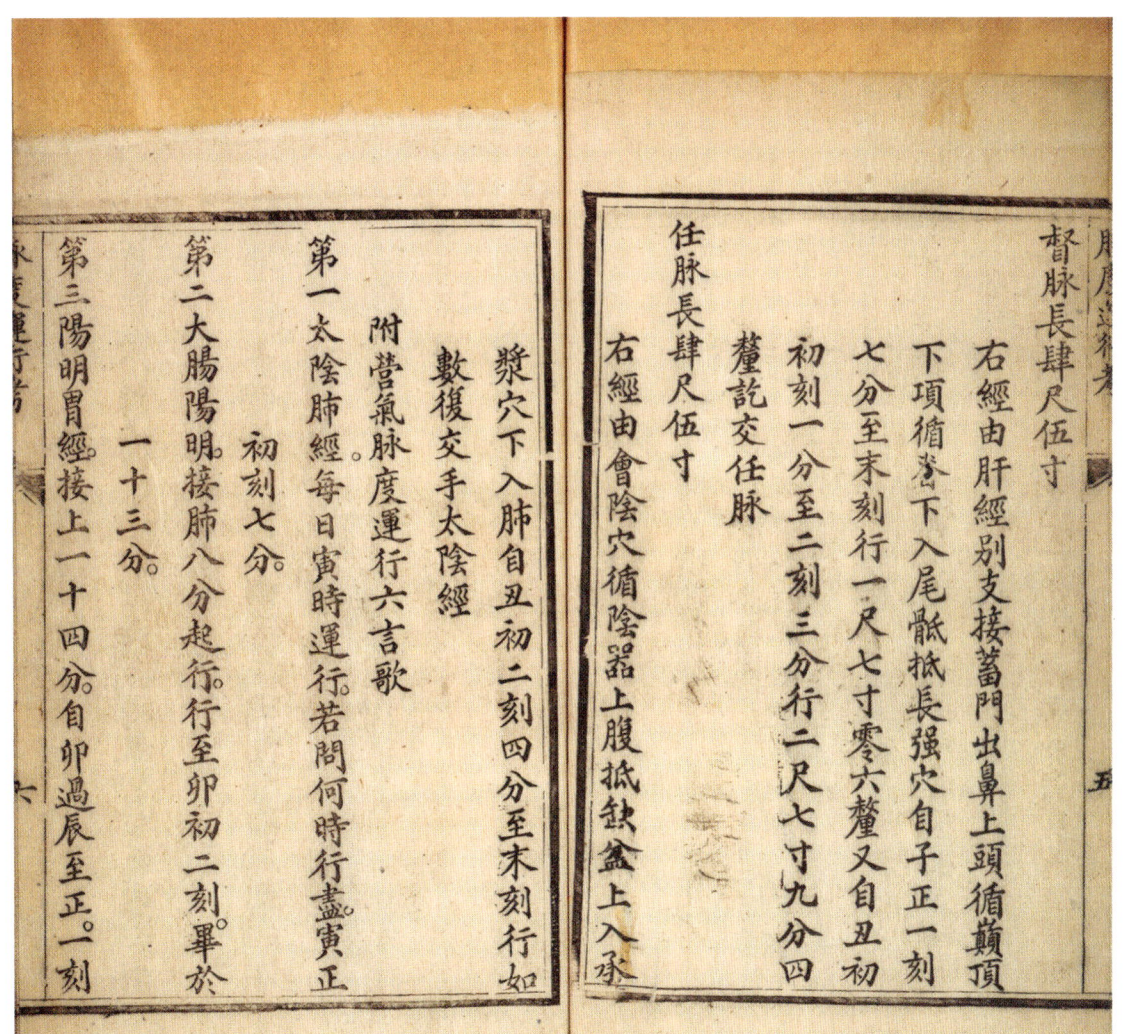

督脉长肆尺伍寸。

　　右经由肝经别支接蓄门，出鼻，上头，循巅顶，下项，循脊下入尾骶，抵长强穴。自子正一刻七分至末刻，行一尺七寸零六厘；又自丑初初刻一分至二刻三分，行二尺七寸九分四厘讫。交任脉。

任脉长肆尺伍寸。

　　右经由会阴穴，循阴器上腹，抵缺盆，上入承浆穴，下入肺。自丑初二刻四分至末刻，行如数。复交手太阴经。

附：营气脉度运行六言歌

　　第一太阴肺经，每日寅时运行，若问何时行尽，寅正初刻七分。
　　第二大肠阳明，接肺八分起行，行至卯初二刻，毕于一十三分。
　　第三阳明胃经，接上一十四分，自卯过辰至正，一刻二分始清。

  第四太阴脾土，接上三分行走，由辰行至巳正，一刻七分细数。

  第五手少阴心，巳正一刻八分，到午初初一刻，一十四分交经。

  第六太阳小肠，接上末分起行，只到午正三刻，五分即交膀胱。

  第七太阳膀胱，足三阳经皆长，午正三刻六分，复与全未并行，直至申初九分，始交足小指旁。

  第八足少阴肾，申初十分须认，酉初一十四分，此经运行已尽。

  第九厥阴心包，酉初末分相遭，至正一刻六分，即到少阳三焦。

  第十少阳三焦，接上七分来交，行至戌初三刻，一十二分乃消。

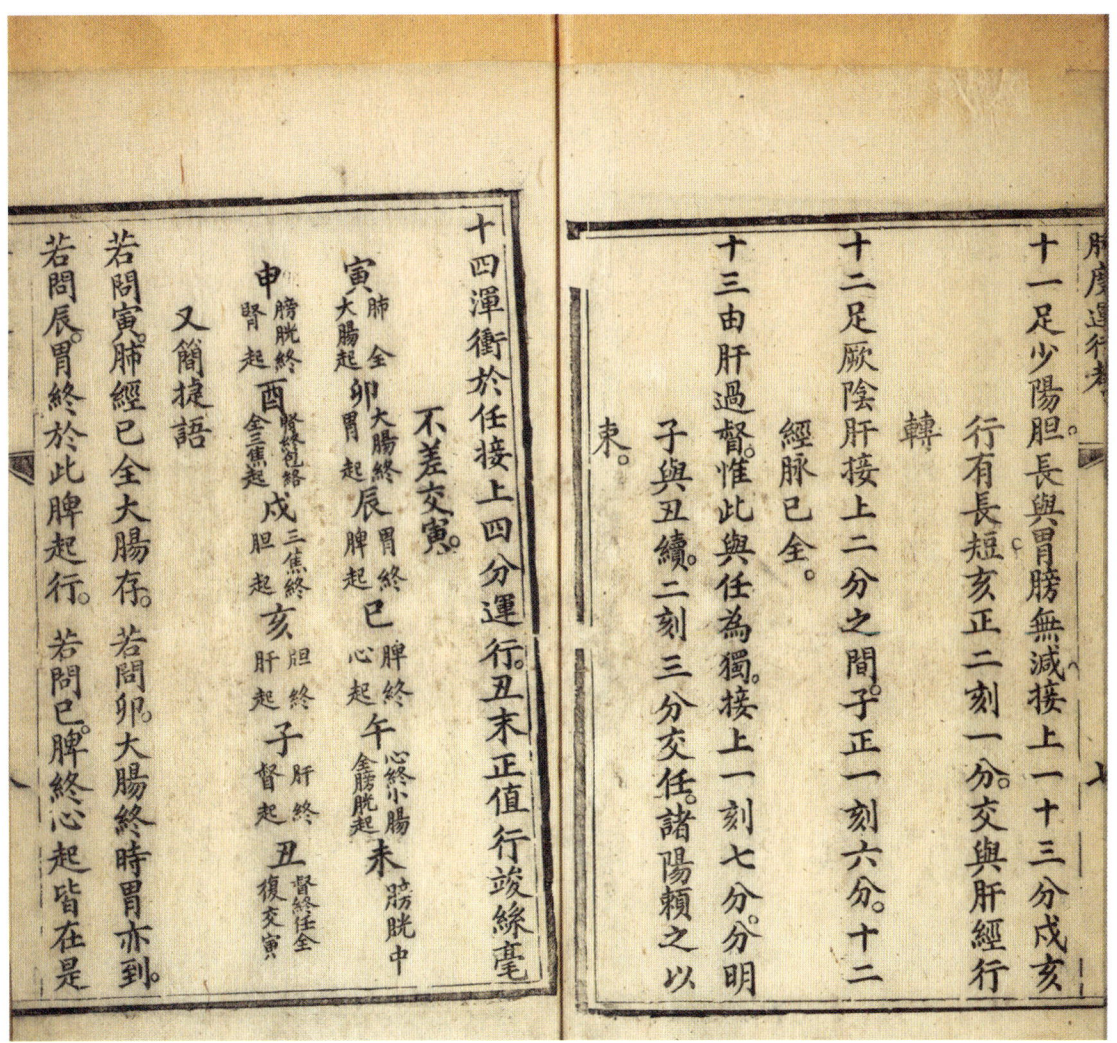

十一足少阳胆，长与胃膀无减，接上一十三分，戌亥行有长短，亥正二刻一分，交与肝经行转。

十二足厥阴肝，接上二分之间，子正一刻六分，十二经脉已全。

十三由肝过督，惟此与任为独，接上一刻七分，分明子与丑续，二刻三分交任，诸阳赖之以束。

十四浑冲于任，接上四分运行，丑末正值行竣，丝毫不差交寅。

寅肺全，大肠起　卯大肠终，胃起　辰胃终，脾起　巳脾终，心起　午心终，小肠全，膀胱起　未膀胱中　申膀胱终，肾起　酉肾终，包络全，三焦起　戌三焦终，胆起　亥胆终，肝起　子肝终，督起　丑督终，任全，复交寅

又：简捷语

若问寅，肺经已全大肠存。若问卯，大肠终时胃亦到。

若问辰，胃终于此脾起行。若问巳，脾终心起皆在是。

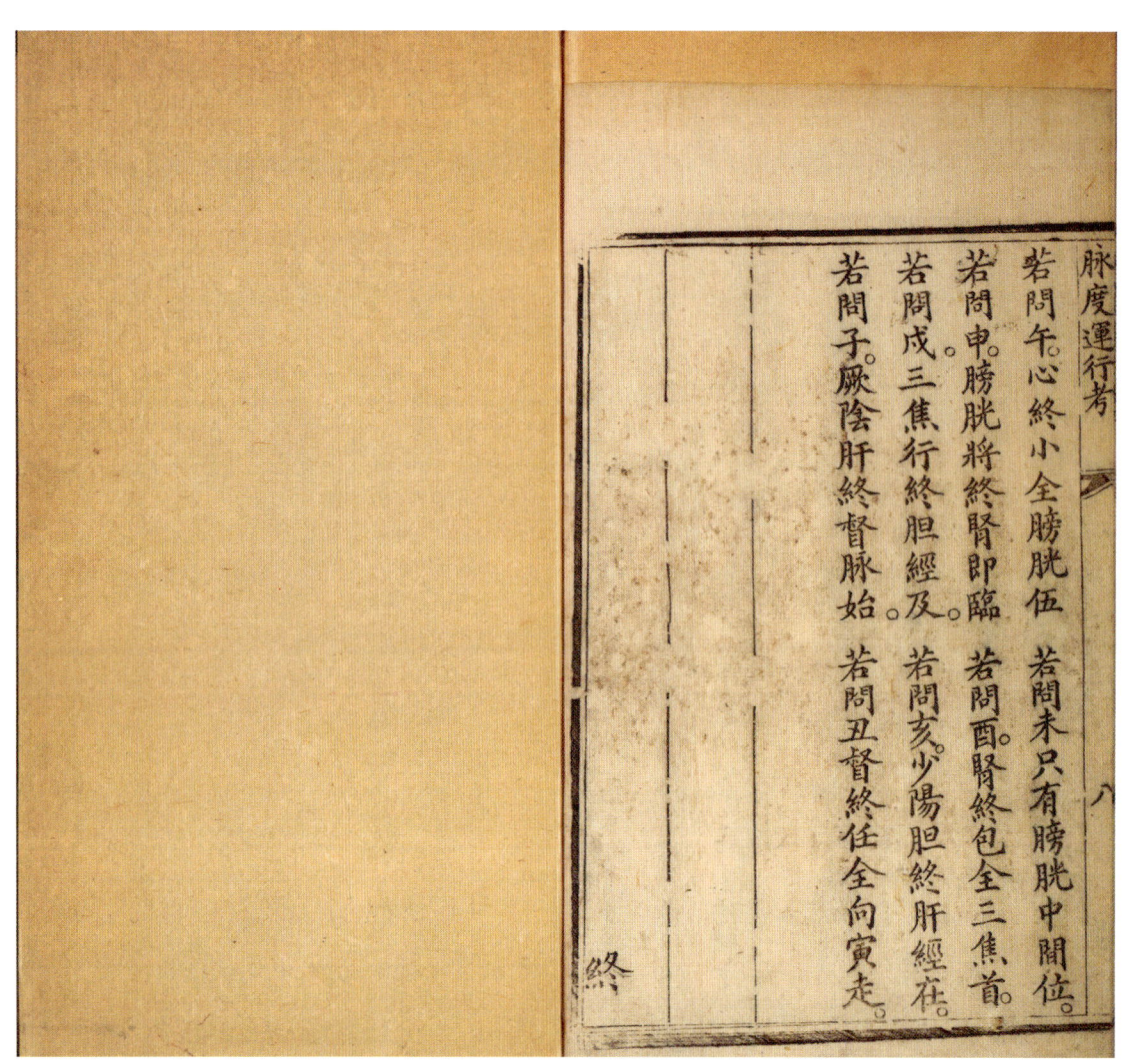

若问午,心终小全膀胱伍。若问未,只有膀胱中间位。
若问申,膀胱将终肾即临。若问酉,肾终包全三焦首。
若问戌,三焦行终胆经及。若问亥,少阳胆终肝经在。
若问子,厥阴肝终督脉始。若问丑,督终任全向寅走。

终

中西汇参铜人图说

清·刘钟衡 撰　衣兰杰　衣兰娟　杨杰 校订

清光绪二十五年石印本

　　《中西汇参铜人图说》，清·刘钟衡撰，成书于清光绪二十五年（1899）。本书绘集了西医生理解剖图和中医手足六阴六阳图，标示经络、腧穴所在位置，并辅以经络歌诀。全书以中医理论阐明脏腑功能，参以西法，明其体宗，为后学深入研究脏象和针灸理论提供了参考。本次整理以清光绪二十五年（1899）上海江南机器制造总局石印本为底本。

《中西汇参铜人图说》序

医之为道，古今异辙，中西殊途，聚讼纷纭，莫衷一是。衡自束发受书，课暇辄涉猎医门方论。适先慈中风，举家仓皇，爰对症投方，幸保无恙。越年延师就学，拾授门径。每阅《灵》《素》《内经》所论三焦、膻中，语多骑墙，如肝居于左，左胁属肝，以脉之相应，定位之左右，尤属臆断。旦夕思之，医不溯脏腑之原，探阴阳之本，焉能造于精要？汉唐以来，代有传人，若薛立斋、李士材、张景岳、赵献可、张石顽诸家，著书林立，非不足资博览、广见闻，而理不本于《内经》，法未熟乎仲景，即等而上之，金元刘、李、朱、张，要亦各守师说，而拘于一偏，于脏腑功用、经络部位皆语焉弗详，因取《内经》及世所流传绘图铜人，證諸注率從事戎馬見所殺逆賊驗其形狀者大相徑庭心竊悵焉尋游辰州得銅人真像秘冊並王清任先生醫林改錯一書以獨見之智力闢古人之非驚喜交集半生疑竇一旦豁然又恐有不實不盡之處逮甲申來滬又購得西書數種有全體新論詳繪骨肉臟腑半與前書脗合西醫所謂腦氣筋與聰明以于腦之說若合符節自此益以考校為念適于臺灣上海兩充官醫偕友多互相討論歷覽泰西醫院圖說與西國蠟人形象知西醫于骨肉臟腑逐層剖驗形真體晰中華向無此條奧窔鮮通千載而後闡發餘蘊實王先生改錯一書為之嚆矢也爰照舊冊參以西法圖繪臟腑註其節略以明其體宗前賢

证诸往年从事戎马，见所杀逆贼，验其形状者，大相径庭，心窃怅焉。寻游辰州，得铜人真像秘册，并王清任先生《医林改错》一书，以独见之智力，辟古人之非，惊喜交集，半生疑窦一旦豁然。然尚恐有不实不尽之处，逮甲申来沪，又购得西书数种，有全体新论，详绘骨肉脏腑，半与前书吻合。西医所谓脑气筋与聪明以于脑之说，若合符节。自此益以考校为念。适于台湾、上海两充官医，偕友多互相讨论。历览泰西医院图说与西国蜡人形象，知西医于骨肉脏腑逐层剖验，形真体晰。中华向无此条，奥窔鲜通，千载而后，阐发余蕴。实王先生《改错》一书为之嚆矢也。爰照旧册，参以西法，图绘脏腑，注其节略，以明其体。宗前贤手足六阴六阳，图绘经络部位，缀以歌诀，以标其用，合订成册，颜曰《中西汇参铜人图说》。友人见而题之，怂恿付梓，以公同好。衡窃惟医之为道，识愈精则用愈神。区区一得，即出而问世，恐见之者之嗫嚅不一而足，适足使我赧颜也。世有穷源竟委之儒，钩深索隐之彦，其策衡以所不及，而衡得谬附医者之后，则快慰益无既极矣！

湘乡刘钟衡自序于上海江南机器制造总局

中西汇参铜人图说

湘乡刘钟衡时育甫著

例言

○ 是书脏腑合图，取其部位连属，令人一目了然，不拘互相表里之义也。

○ 是书脏腑或分图，或合图，悉依西医为体，证诸中医，不特形体各别。尤且部位相殊，惟气化功用，则合参中外医说，间引《内经》以衡是非。盖人身之知觉运动，有非剖验所能明者，西人详于形迹，不免略于功用也。

○ 中医五脏外添膻中一条，按膻中即中医所谓心包络，西医所谓心处胸中，左右有肺，周围夹膜裹之。夹膜，即膻中心包络也，毋庸赘图。

○ 西医五脏外添甜肉经一条，但言其形，莫详所用，疑为胆之将伯云云。按稼穑作甘，甜肉属脾，可无疑义。

两肾系腰脊左右，为左内肾、右内肾，均属水。中医旧说两立其名，析为阳水、阴水者非也。两肾中间有穴，名曰命门，为相火所司，乃人身立命之根本，属三焦油膜发源之所，故《经》曰：肾与三焦通，肾病宜调和三焦，三焦病宜补肾为主也。由命门发油膜一条贯于脊骨，盖腰为肾系所贯，脊为髓筋所通，肾精足则入脊化髓，上循入脑而为脑髓。髓足则精气能供五脏六腑之驱使，故知觉运动，无不捷应，是髓能为各脏用，非髓能使各脏也。中医王清任著《医林改错》谓：心为出入气之道路，凡灵机记性，不在心而在脑。西医谓脑为君，脑筋衣为臣，臣知之即达于君，故脑能识万象之变动，而心只运血之一物。衡按李时珍曰：脑为元气之府。金正希曰：人之记性皆在脑中。汪讱菴曰：今人每记忆往事，必闭目上瞪而思索之。国朝齐次风侍郎召南，天台人，幼称神童，记问绝伦，夏自圆明园归，坠马触巨石破脑，纯皇帝命蒙古医以牛脑易髓而愈。然自脑裂后，从前学问即不能省记，记性在脑。诚有如上清任所云者，若谓知觉运动，均在脑而不在心，何以人遇拂逆事，则心忽怒焉如捣，而脑自若也？人遇惊险事，则心即跳动不休，而脑如故也？凡人破一皮拔一毛，只与心关痛痒，而脑不关痛痒也。《内经》云：肾生髓，髓者肾精所生，髓筋由脑入心，以水济火，真精内含。斯真光外发，肾与心原互为功用，西人以肾司溺而不司精，详言髓而不及溯源于肾，故力诋中医五脏所藏，皆为子虚之论也。

○ 三焦即指人身脂膜，分上中下而三之，为水道所由出。前贤谓上焦如雾，中焦如沤，下焦如渎。又曰，粗理薄皮者三焦薄，密理厚皮者三焦厚；勇士者三焦理横，怯士者三焦理纵，纷纷立说，终鲜指归。惟陈无择以脐下脂膜为三焦，虽一语道破，惜未能条分缕析，似视三焦为一物，且所谓脐下者，犹仅下焦一处耳。盖脏之为言，心肝脾肺肾也，皆有形也，腑之为言，胆胃膀胱大小肠三焦也。胆胃膀胱大小肠，皆有形也，皆有实义可指，而三焦则或谓有形，或谓无形。谓有形者，不能指其形之何若，虽方书浑论三焦病情，亦未明言三焦何物。王叔和《脉诀歌》云：三焦无状空有名，寄在胸中膈相应。然则俗所谓板油、网油、鸡冠油者，在脏腑竟无一语及之，岂此等物为脏腑之具文欤？西医剖胸、剖腹，考验较详，虽无三焦之名，而各经所称夹膜肥网者，即中医所谓三焦之物也，义详脾胃合图说。

〇 肝在右胁膈膜之下，前贤以为居左。肺只五叶，误为六叶。肝只两叶，误为七叶。今悉正之。

〇 旧说膀胱有下口无上口，饮入之水全凭气化以出，又谓水入小肠至阑门飞渡膀胱，无入溺之路，故曰气化。王清任深讥其谬，西医谓肠胃有微丝血管，过肝入心使之运行周身，由肺升出为汽，由皮肤渗出为汗，余入内肾为溺，膀胱上口斜接左右两肾溺管。

按：溺管，属形象可见者，西医剖析较确，微丝血管，即

《内经》所谓三焦，为水道所出也。况《内经》明言下焦当膀胱上口。古圣未可厚非，膀胱无上口，特出于唐以下疏漏之见也。

【附录】王清任先生脏腑辨

古人论脾，谓脾属土，土主静而不宜动，脾动则不安。既云脾动不安，又言脾闻声则动，动则磨胃化食，脾①不动则食不化，此论脾之自相矛盾也。

古人论肺如蜂窝，下无透窍，吸之则满，呼之则虚。既云下无透窍，又言肺中有二十四孔，行列分布以行诸脏之气，此论肺之自相矛盾也。

古人论肾有两枚，即腰子，两肾为肾，中间动气为命门。既云中间动气为命门，又言左肾为肾，右肾为命门，两肾一体，如何两立其名？若以中间动气为命门，藏动气者又何物？此论肾之自相矛盾也。

古人论肝左右有两经即血管，从两胁肋起，上贯头目，下由少腹环绕阴气，至足大趾而止。既云肝左右有两经，又云肝居于左，左胁属肝，此论肝分左右之自相矛盾也。

古人论胃主腐熟水谷，又曰脾动磨胃化食，胃之上口名曰贲门，饮食精气从贲门上输于脾肺，宣播于诸脉，此段议论，无情无理。胃下口名幽门，即小肠上口，其论小肠为受盛之官，化物

①脾：原作"膀"，据上下文改。

出焉。言饮食入小肠化粪下至阑门，即小肠下口，分别清浊。粪归大肠自肛门出，水归膀胱为尿，是尿从粪中渗出，其气当臭，当用童便并问及饮便之。人只言味咸气臊，不闻气臭，且食与水合化为粪，粪必稀溏作泻，小肠化食水自阑门出一节，尤属奇谈。

古人论心包络，细筋如丝，与心肺相连者，心包络也。又云，心外黄脂是心包络。又云，心下横膜之上，竖膜之下，黄脂是心包络。又云，膻中有名无形者，乃心包络也。既云有名无形，又云手中指之经，乃手厥阴心包络之经也，究竟心包络是何物，何能有如许之多耶？古人论三焦者，如《灵枢》曰：手少阴三焦主乎上，足太阳三焦主乎下，已是两三焦矣。《难经·三十一难》：上焦在胃之上，主内而不出；中焦在胃中脘，主腐熟水谷；下焦在脐下，主分别清浊。又云：三焦者，水谷之道路。此论三焦为有形之物。又云：两肾中间动气是三焦之本。此论三焦为无形之气。在《难经》一有形，一无形，又是两三焦。王叔和所谓有名无状之三焦者，盖由此也。至陈无择以脐下脂膜为三焦，袁淳甫以人身著内一层形色最赤者为三焦，虞天民指空控子为三焦，金一龙有前三焦后三焦之论，论三焦者不可以指屈，有形无形，尚无定论，何得云手无名指之经，为手少阴三焦之经耶？先生《医林改错》一书虽未尽合，而所辨脏腑各节足为千载下以误传误者当头一棒，故录之。

心肺合图说

《经》曰：心者，君主之官，神明出焉。人身知觉运动，无一不本于心，故百体皆臣而心其君也。位据胸中，左右有肺，周围夹膜裹之，名曰心包络，相心布令，故为臣使之官，居于膻膈之中，故又名膻中。心色赤而鲜，下尖上阔，外体圆滑，内空如囊，当中有直肉隔之，故称为左房右房。左右半截之间，有横肉间之，故有上房下房之号。四房大小相若，均有血管与肺相通。《难经》谓：心主血，肺主气，血为荣，气为卫，相随上下，荣周于外。盖心肺相关，肺内受病，气管壅塞，心血即窒碍不行；若心房受病，肺经即呼吸喘急，如哮喘之症是也。

《经》曰：肺者，相傅之官，治节出焉。因其左右夹辅心君，主行荣卫而存过化之神者也。位居诸脏之上，体窝向内，中央有心管血脉总管回血总管隔之。质轻而松，周围有夹膜裹之，状若悬磬，系以气喉，色如缟映红，错杂相间，叶右三左二，披离下垂，后面丰圆，粘附背骨，前边利薄，逼近胸堂并左右两胁。顶尖而圆，略出首肋之上，底窝而阔，贴承隔膜之皮，右肺大于左，因心尖向左微占其位，左肺长于右，缘肝体居右，稍高于脾故也。大概胸堂阔者，其肺必大，凡呼吸之时，胸肋舒张，膈膜鼓动，诸脏相随以应之，膜沫濡润以助之。剖割肺体，见有痰沫在内，拭去痰沫，便见管窍甚多，即《难经》所谓二十四孔凡人气喉径开五分许自吸门以下，脆骨共十五节至二十节不等，前圆如块，每节有韧膜相连，后平而韧，因与食喉逼近，长四寸许，分歧为二在背骨第三节之前，名曰气管。左管约三寸许，斜入左肺里窝之上肺顶下二寸许。右管略阔而短，约一寸许，横入右肺之里，由是大管分小管渐分渐多，愈多愈微，密行两肺之内，形如气喉，节节有环，以微镜显之，见每管之末，皆有一圆薄气胞。大小气管，另有两枝相附而行，一为赤血支，缘其中皆生气也；一为紫血支，缘其中有炭气也即中医所谓浊气。

炭气者，乃身体无用之物，杂化为气，与养气相合，其性有毒，与炭同类，故曰炭气。凡人一呼一吸，合为一息，呼者吐炭气也，吸者接生气也，生气入血则赤，炭气入血则紫。生气能养人，炭气能杀人，故紫血必须入肺运至气胞之上，泄炭气于胞内，气管即递而出之，是为一呼；炭气既出，复递生气以入，直抵胞内，血随摄之，是为一吸，呼吸不疾不徐，气始舒畅。故屏息少顷，即怫郁不安，必长嘘乃定，盖赤血运行，必变紫血，紫血必须入肺以吐炭气，炭气不出，众血受病。抑凡有乳者必有肺，有肺者必与水气不合，如鲸鲵江豚之属，不能久潜潭渊，片刻之间，须出水面以接生气，盖地上众生有血者，吸养气而吐炭气，若草木之类，藉日暄而生者，则摄炭气而吐养气，西国博物之士，考较殊详。合图见手太阴肺经。

脾胃合图说 附三焦

《经》云：脾胃者，仓廪之官，五味出焉。脾形如竖掌，居胃之左，在第九至十一肋骨之内，上半有膈肉盖之，外边丰圆向胁，内边深窝向胃。窝中有稍壮发脉管入之，其内有回血管，由胃后入肝，此管壅滞，即有血水渗泄于下，发为鼓胀。各脏腑皆以官名，惟脾胃合名一官，盖胃主纳谷，脾主消谷，二者相须成功，故统称仓廪之官。五味出焉者，五谷备具五味，一入胃中，即化为汁液，从脾之油膜，散走五脏，由脾胃而达诸脏腑营卫也。

西医言脾右胃后，有甜肉一条，长约五寸，形如犬舌，头大向右，尾小向左，尝其味甜，故曰甜肉。正中有汁液管斜入小肠上口之旁，与胆管入小肠处同路，所生之汁如口津水，莫详其用。予按：脾属土，稼穑作甘，甜肉即脾所属，助脾以化食物者也，毋庸另立条目。

胃形纡曲如袋，容水三升许，横居膈下左方，肋骨护其半，头大向左。贲门上连食管，尾小向右。幽门下属小肠，其体三层，外层上下，有养血管四支，分布小支密缠于内。因胃接血比他脏尤多，中层之肉，有经纬两纹斜交，故能舒缩拥动以匀转食物，周围有小穴以生津液，与百体相关应。胃本无化水之功，亦无出水之路，然茶酒入胃，少选即行摄去者，盖肠胃有微丝血管甚多。

按：微丝血管，即华人三焦之属也，能吸摄

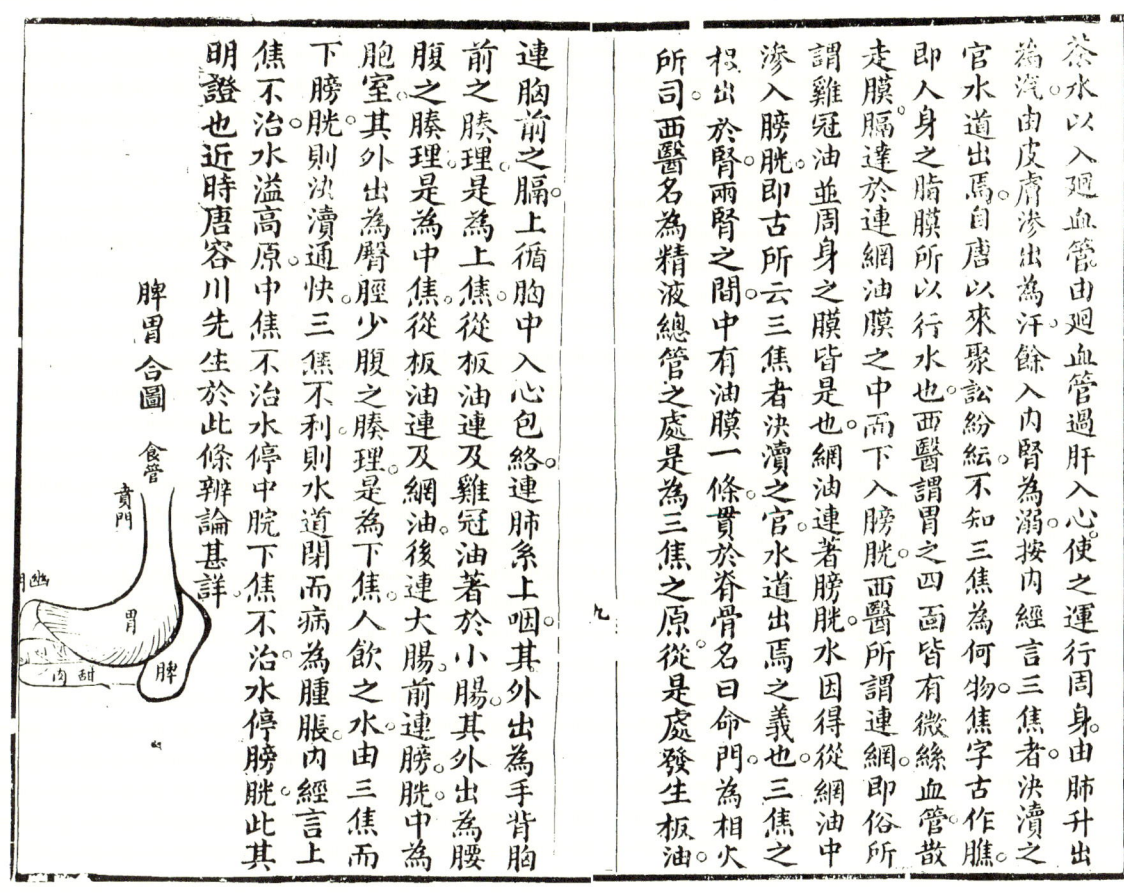

茶水以入回血管，由回血管过肝入心，使之运行周身，由肺升出为汽，由皮肤渗出为汗，余入内肾为溺。

按《内经》言：三焦者，决渎之官，水道出焉。自唐以来，聚讼纷纭，不知三焦为何物，"焦"字古作"膲"，即人身之脂膜所以行水也。西医谓胃之四面皆有微丝血管，散走膜膈，达于连网油膜之中而下入膀胱。西医所谓连网，即俗所谓鸡冠油并周身之膜皆是也。网油连着膀胱，水因得从网油中渗入膀胱，即古所云"三焦者决渎之官，水道出焉"之义也。三焦之根出于肾，两肾之间，中有油膜一条，贯于脊骨名曰命门，为相火所司，西医名为精液总管之处，是为三焦之原。从是处发生板油，连胸前之膈，上循胸中入心包络，连肺系上咽，其外出为手背胸前之腠理，是为上焦。从板油连及鸡冠油着于小肠，其外出为腰腹之腠理，是为中焦。从板油连及网油，后连大肠，前连膀胱，中为胞室，其外出为臀胫少腹之腠理，是为下焦。人饮之水，由三焦而下膀胱，则决渎通快，三焦不利，则水道闭而病为肿胀。《内经》言：上焦不治，水溢高原；中焦不治，水停中脘；下焦不治，水停膀胱。此其明证也。近时唐容川先生于此条辨论甚详。

脾胃合图（图见上）

肝胆合图说

《经》曰：肝者，将军之官，谋虑出焉。肝居膈肉右方《刺禁论》肝生于左，非也，其色赤，左右两叶左小右大，《经》言七叶两耳，非也，向上圆满，贴承膈肉，下锐披离，外凸内窝，右靠背而左枕胃，窝内横隙，透入下部回血合管以生胆汁。另有胆管二枝左右叶各出一枝，相合为一寸许，复分为二，一透小肠头，一透腹囊，切肝一窍，以显微镜窥之，有纹如密叶，每叶大如一黍，有回血合管绕之，散布小管于叶内，与本体回血管此管在叶心相通。又有血脉小胆管环之，以养肝体而接胆汁，故肝内分行者有四管焉生胆汁回血合管、本体回血管、小胆管、血脉管，故曰四管。凡肝有病，最为要害，或肝体发大，或肝内有热，以致各管凝滞不通，使下部回血壅胀，即有血水溢渗夹膜之里，渐渍渐深，终成蛊胀。

《经》曰：胆者，中正之官，决断出焉。系右肝内旁之下，其汁乃下部回血入肝所化，色绿味苦，主榨食物之津液。凡人食后小肠饱满，肠头上逼胆囊，使其汁流入小肠之内，以榨化食物而利传渣滓。西医谓肝之为用无他，主生胆汁而已，无关谋虑。胆乃肝液之囊，存贮其汁以待用者，无成决断。近时唐容川先生辨云：人身之阴阳，阴主静，静则有守，阳主动，动则有为。肝为厥阴经，乃阴之尽也，故其性坚忍而有守。厥阴中见少阳，阴尽阳生，胆火居于肝中，阴中含阳，阳气发动，谋虑从此而出，所以心为

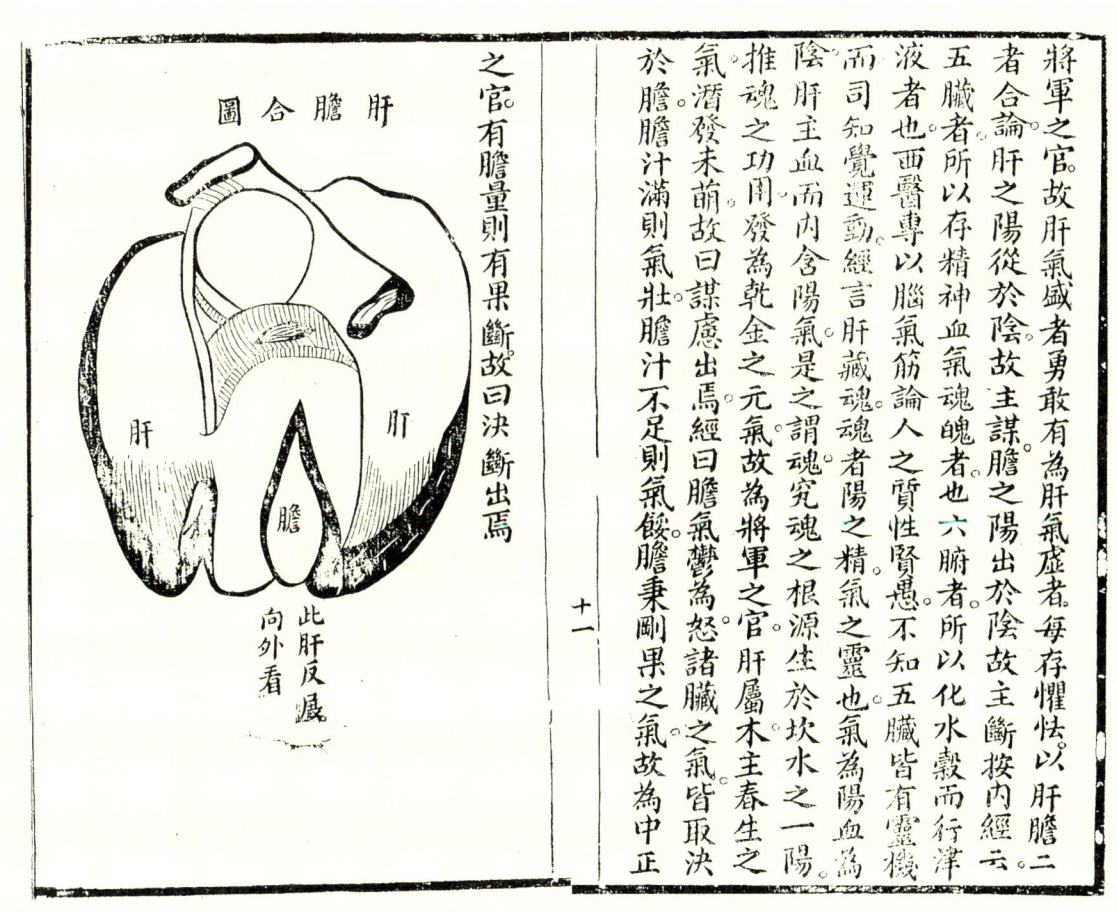

将军之官。故肝气盛者，勇敢有为；肝气虚者，每存惧怯。以肝胆二者合论，肝之阳从于阴，故主谋；胆之阳出于阴，故主断。

按：《内经》云：五脏者，所以存精神血气魂魄者也；六腑者，所以化水谷而行津液者也。西医专以脑气筋论人之质性贤愚，不知五脏皆有灵机而司知觉运动。《经》言：肝藏魂，魂者阳之精，气之灵也。气为阳，血为阴。肝主血而内含阳气，是之谓魂，究魂之根源生于坎水之一阳，推魂之功用，发为乾金之元气，故为将军之官。肝属木，主春生之气，潜发未萌，故曰谋虑出焉。《经》曰：胆气郁为怒，诸脏之气，皆取决于胆，胆汁满则气壮，胆汁不足则气馁，胆秉刚果之气，故为中正之官，有胆量则有果断，故曰决断出焉。

肝胆合图（图见上）

肾与膀胱合图说

《经》曰：肾者，作强之官，技巧出焉。有左右两枚，形与猪腰相仿佛。肾位自背骨十二节至腰骨第三节，大小肠夹膜之后，左右相对。右肾略大，上有肝肠盖之，左肾略长，上有脾胃盖之，周围有肥网包裹。膀胱者，州都之官，精液藏焉。位居两胯骨盘正中，即前阴交骨之里。其肉三层，内层牙黄色，软有绉纹，中层肉理交结，外层即大小肠夹膜。体圆如盘，舒缩自如，无溺则缩，溺至则舒，积溺太多，则涨至脐上。内广有小孔，斜接溺管，其上口与前阴相连，溺水出焉。

西医谓肾乃溺管、脉管、回管及筋膜豆相叠裹而成，所谓肾系，即溺水、血脉、回血三总管也。溺管直透肾内，成一溺囊，样如酒漏囊，边有尖角十二，颇类奶头，每角有小管数十，直展如摺扇之形。每一小管，直长三分许，回曲分行肾边，其上有微丝血管驾之，其末略阔，与脉管衔接。凡茶水入血，运行偏体，乃由血管导尿液齐入内肾，运行肾里，由管末渗漉以入，渗有未尽，复由微丝管摄入众溺管，汇流而达溺囊，即出溺水总管，潋滴而下，斜入膀胱，故可入而不可返是也。惟以肾为司溺专经，与精经迥不相涉，深乎华人左为正肾，右为命门，男子藏精，女子系胞之非。按《内经》：肾开窍于二阴，前阴为膀胱下口，膀胱者，肾之府也。肾主水，化气化水，化气

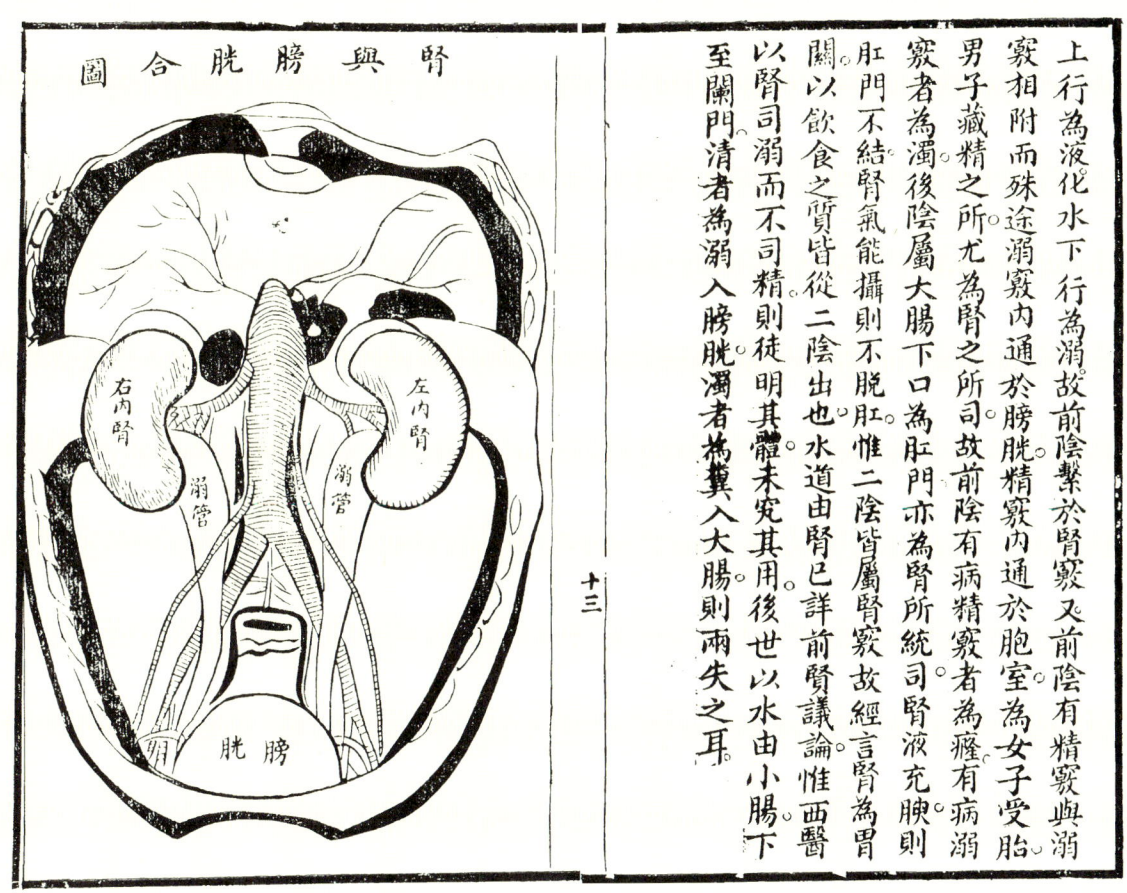

上行为液，化水下行为溺，故前阴系于肾窍。又前阴有精窍与溺窍，相附而殊途，溺窍内通于膀胱，精窍内通于胞室，为女子受胎、男子藏精之所，尤为肾之所司，故前阴有病精窍者为癃，有病溺窍者为浊；后阴属大肠下口，为肛门，亦为肾所统司，肾液充腴，则肛门不结，肾气能摄则不脱肛，惟二阴皆属肾窍故。《经》言：肾为胃关，以饮食之质皆从二阴出也。水道由肾已详前贤议论，惟西医以肾司溺而不司精，则徒明其体，未究其用，后世以水由小肠下至阑门，清者为溺入膀胱，浊者为粪入大肠，则两失之耳。

肾与膀胱合图（图见上）

大小肠合图说

《经》云：大肠者，传道之官，化物出焉。分上中下三回回长尺许，由右胯骨倒行而上。上回与小肠横接，名曰阑门其口如唇，渣滓可入而不可出，中回在肝下横过胃底，下回至脾下从左软胁斜落至肛门为直肠，合较大小两肠，长于身六倍。上、中两回，犹有精液管及其余液，递传渣滓，至下回则精液竭矣。大肠所以能传道者，赖肺气下达，使小肠中物至此精汁尽化，变为糟粕。理大肠者，必须调肺气也。

《经》曰：小肠者，受盛之官，化物出焉。周回叠积，长一身有莛，上口通胃，下口横接大肠。西医考小肠百派千支，散布肠后夹膜之间，与膜同色，细微难见。食后少顷，内有精液，始见如白丝，然夹膜有小核甚多，即吸管一旋叠积所成者，一切吸管附近脊处，乃合为一，名曰精液总管在腰骨第三节，附脊骨而上，至颈骨第七节，即屈转而下，左入出手回血会管会者，两管相肉合处，直达于心所以小肠为心之府。食物由胃至小肠头即与胆汁甜肉会合，渐落渐榨榨者，取榨糖榨油之义，榨出精液，色白如乳，乃凡吸之，初甚稀淡，渐入渐浓，运至会管即混为血小儿疳积病，乃吸液管受病。液核凝大，积闭不通，故多食犹瘠。

按：小肠上接于胃，凡胃所纳之物，皆受盛于小肠。西医所谓附脊夹膜，即《经》言中焦之下也。小肠通体皆是油膜相连，其油膜中皆有微丝血管，通

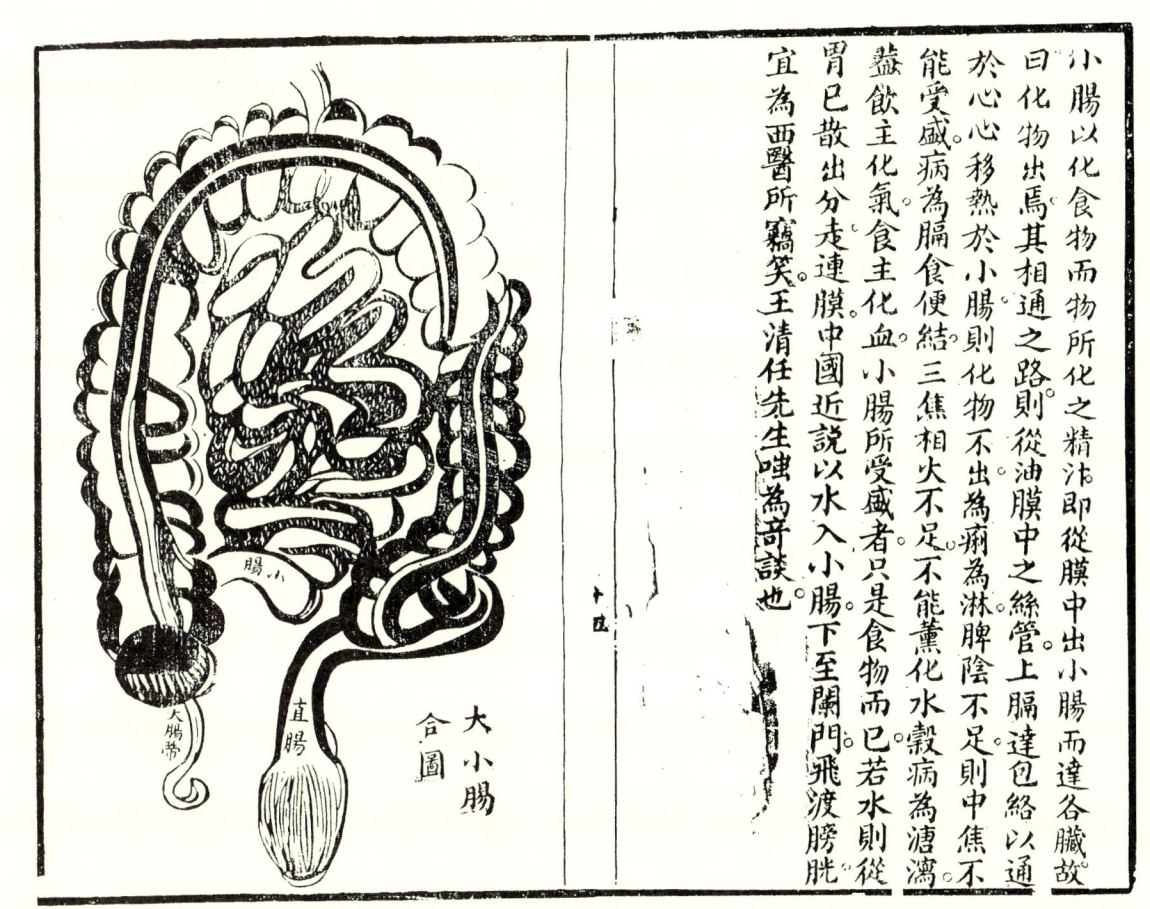

小肠以化食物。而物所化之精汁，即从膜中出小肠而达各脏，故曰化物出焉。其相通之路，则从油膜中之丝管，上膈达包络以通于心，心移热于小肠，则化物不出，为痢为淋。脾阴不足，则中焦不能受盛，病为膈食便结。三焦相火不足，不能薰化水谷，病为溏泻。盖饮主化气，食主化血，小肠所受盛者，只是食物而已。若水则从胃已散出分走，连膜，中国近说以水入小肠，下至阑门，飞渡膀胱，宜为西医所窃笑，王清任先生哂为奇谈也。

大小肠合图（图见上）

脉论

脉者，医之关键。医不究脉，则无以辨证，证不明则无以措指。自《内经》以下，历周秦汉魏，鲜有知其旨绪者，至晋王叔和，始以医鸣世。撰有《脉经》，可谓详切，惜其误以大小肠候之两寸，不知经络虽相表里，殄候自有部位，以至下之脏腑，诊至上之部位，谆谆辨其妄者，已见《古今医统》。惟《内经》以心配膻中，肺配胸中，肝配胆，脾配胃，两尺外以候肾，内以候腹中大小肠膀胱三府。理有可据，义亦相通。近代吾湘周梦觉先生，著有《三指禅》一书，二十七脉中提一"缓"字为平脉，其余悉从对待辨出脉象，卓见所及，洵为空前绝后，医门所奉为津梁者也。

西人脉形，计分十种，曰：浮、沉、迟、速、壮、弱、大、小、柔、硬。谓人身血脉发源于心，运行百体而总入于肺，接吸生气，由肺复返于心，日夜轮流不息，每小时运行四十周，以一日夜二十四小时计之，运行四百八十周，人人皆然。脉至踊动，乃心经发血之力，一发为一至，遍体同时涌应，一脉统验周身之病则可，某部之脉独决某经之病则不可，意以五脏六腑，何偏系于寸许之管？不知中国古人创立脉法，已先自为问难。《经》曰：十二经中皆有动脉，独取寸口以决五脏六腑死生之法，何谓也？然寸口者，脉之大会，手太阴之动脉也，人一呼脉行三寸，一吸脉行三寸，呼吸定息

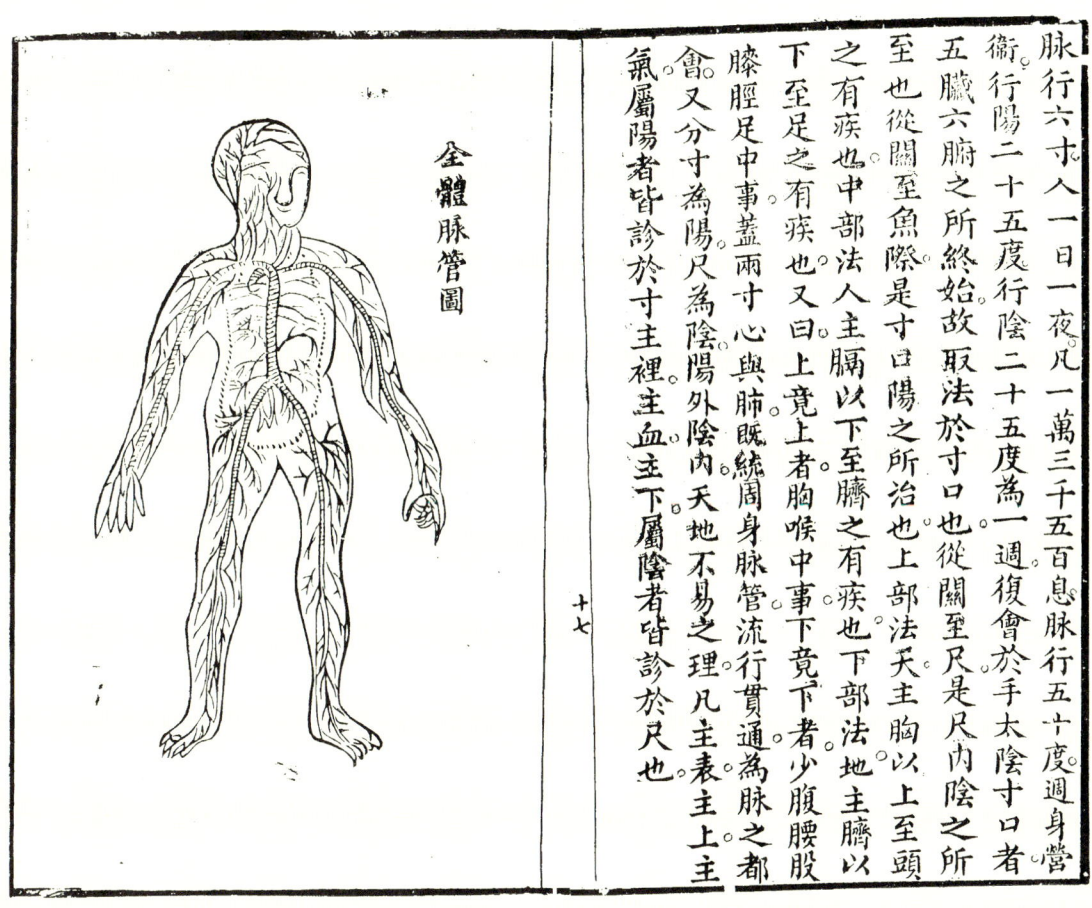

脉行六寸。人一日一夜，凡一万三千五百息，脉行五十度，周身营卫，行阳二十五度，行阴二十五度为一周，复会于手太阴寸口者，五脏六腑之所终始，故取法于寸口也。从关至尺，是尺内阴之所至也；从关至鱼际，是寸口阳之所治也。上部法天，主胸以上至头之有疾也；中部法人，主膈以下至脐之有疾也；下部法地，主脐以下至足之有疾也。又曰，上竟上者，胸喉中事；下竟下者，少腹腰股膝胫足中事。盖两寸心与肺，既统周身脉管，流行贯通，为脉之都会，又分寸为阳、尺为阴。阳外阴内，天地不易之理。凡主表、主上、主气，属阳者皆诊于；寸主里、主血、主下，属阴者皆诊于尺也。

全体脉管图（图见上）

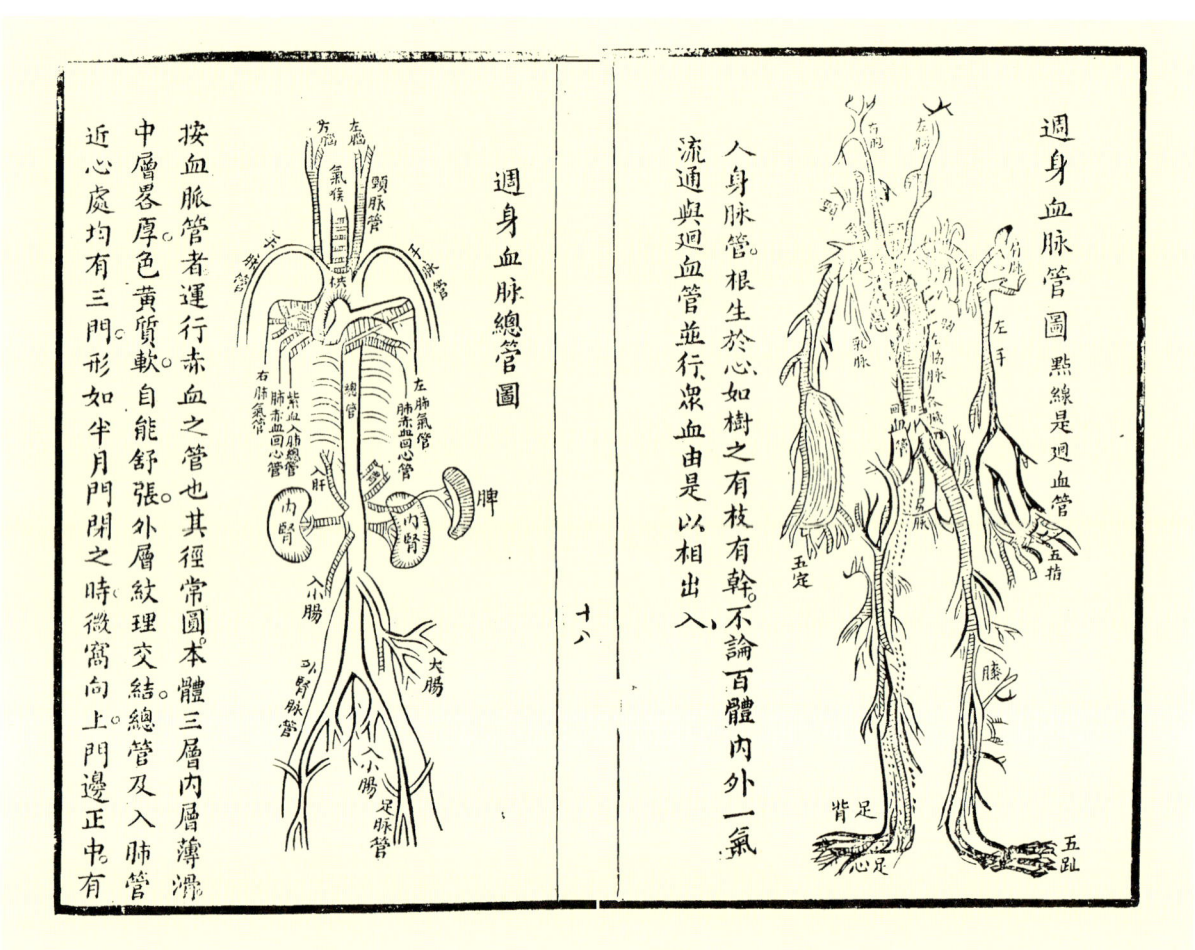

周身血脉管图 点线是回血管（图见上）

人身脉管，根生于心，如树之有枝有干，不论百体内外，一气流通，与回血管并行，众血由是以相出入。

周身血脉总管图（图见上）

按：血脉管者，运行赤血之管也。其径常圆，本体三层。内层薄滑，中层略厚，色黄质软，自能舒张，外层纹理交结。总管及入肺管近心处均有三门，形如半月。门闭之时，微窝向上，门边正中，有脆骨一粒，品字相对，小如芝麻以三图相并，当中必有漏处，故生三粒以补之，门后管体有小坳，贮血少许，使门不粘于管，以助开闭之机，心血过此，可出而不可入。其总管由心左下房生出，直插上房而上约二寸许，即回屈而下，弯作一栱，下至膈膜，分布小枝入左右两胁。透过膈膜，分布大枝，散行脏腑指脾胃肾肠而言之内，再至下腰第四节即分歧为二，散布小枝密缠股足之间。其栱之上又生三大支，左二右一。右支约寸许，复歧分为二，一由颈右达脑，一由右肩达手。其左二支，一由颈左达脑，一由左肩达手，皆散布小相密缠于内。周身骨肉，无处不到。支上生枝，仿佛如树各处较节之旁支、上下互相通连，正支虽塞，血脉可从旁运也。

回血管者，回导紫血入心之管也。管内有门，门无定位头脑脏腑之间皆无门，惟四肢之门深处更密，其体比脉管稍薄脉管受力比回管更多，故厚薄不同，其径稍宽，有血则圆，无血则扁。总管二支，由心右上房而出。一支向下，以接下身脏腑两足之回血；一支向上，以接上身头脑两手之回血，散布小支一如血脉管之状。但脉管深居肉内者多，而回血深浅皆有，蓝色无脉者是也。另有一种，名曰微丝血管以管平排一寸阔，约有二千条，其细如此，目力不及见，以镜显之见密结如网，骨肉内外遍体皆然故以针刺血，随处皆有血出，与血脉管回血管两尾相通，故赤紫两血，通行无碍。血脉、回血两管，其头在心相通，其尾在微丝管相通。

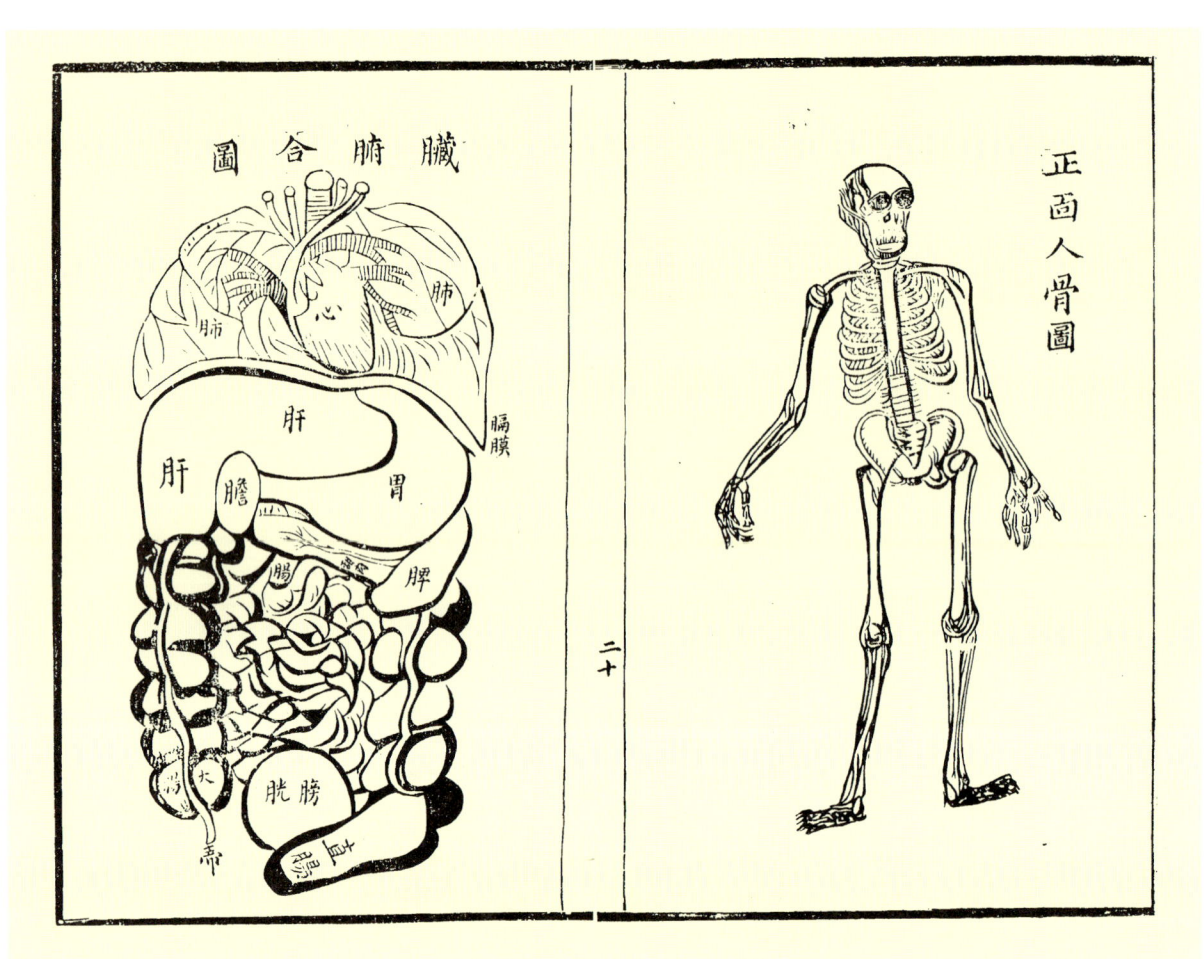

正面人骨图（图见上）

脏腑合图（图见上）

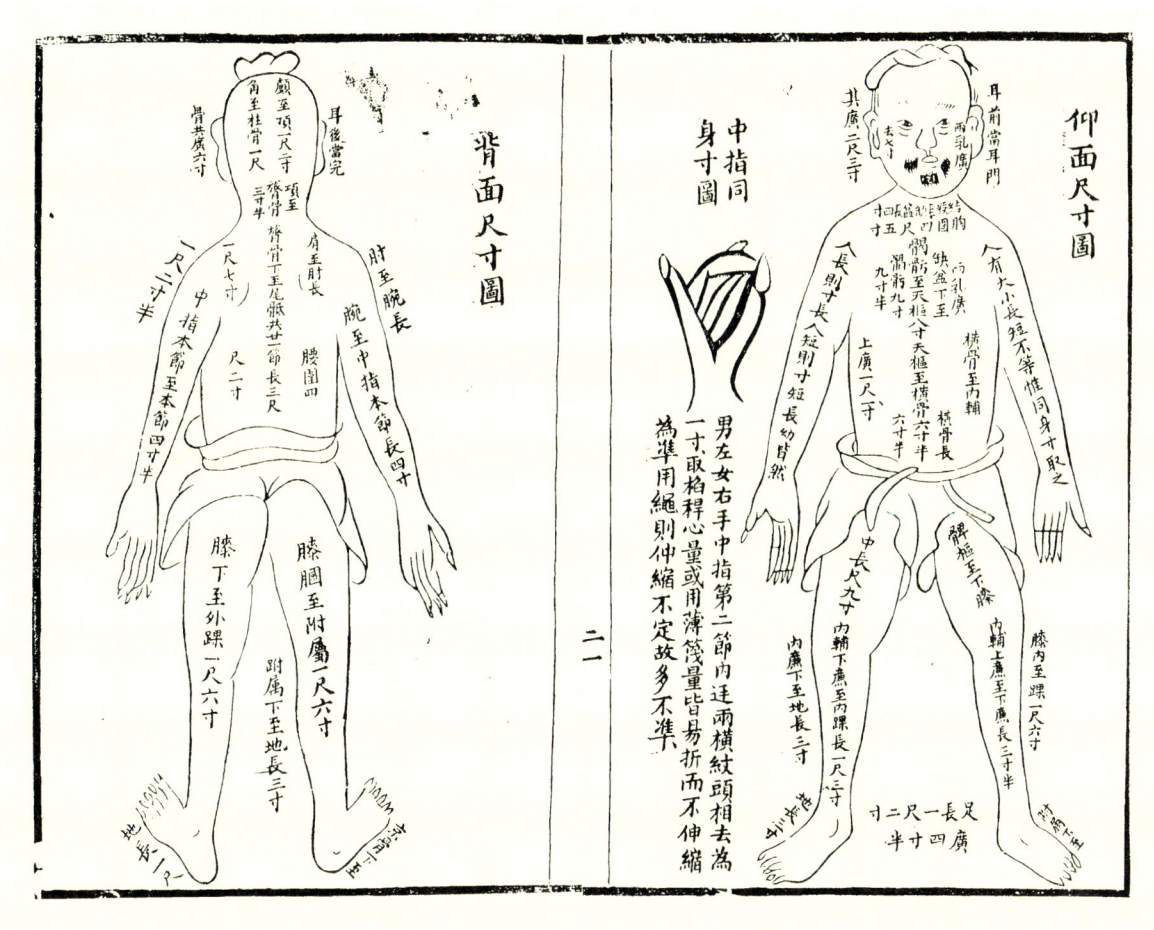

仰面尺寸图（图见上）

男左女右，手中指第二节内廷两横纹头，相去为一寸，取稻秆心量或用薄篾量，皆易折而不伸缩为准，用绳则伸缩不定，故多不准。

背面尺寸图（图见上）

十二经穴法分寸备考

【肺经】 中府：一名膺俞，云门下一寸六分，乳上三筋间，动脉应手陷中。云门：巨骨下侠气户旁二寸。少商：大指内侧去爪甲角如韭叶。天府：腋下三寸肘腕上五寸，动脉中。侠白：天府下去肘五寸，动脉中。尺泽：肘上约纹上动脉中，屈肘横纹筋骨罅陷中。孔最：去腕上七寸，侧取之。列缺：去腕侧上一寸半。鱼际：大指本节后内侧白肉陷中。经渠：寸口动脉陷中。太渊：掌后内侧横纹头动脉中。**【大肠经】** 商阳：手大指本指内侧去爪甲角如韭叶。二间：食指本节前内侧陷中。三间：食指本节后内侧陷中。合谷：手大指次指歧骨间陷中。阳溪：腕中上侧两筋间陷中。偏历：腕中后三寸。温溜：腕后五寸。下廉：辅骨下去上廉一寸。上廉：三里下一寸。三里：曲池下二寸，按之肉起锐肉之端。曲池：肘外辅骨屈肘横纹头陷中，以手拱胸取之。肘髎：大骨外廉陷中。五里：肘上三寸行向里，大脉中央。臂臑：肘上七寸䐃肉端，肩髃下一寸两筋两骨罅陷宛宛中，举臂取之。肩髃：膊骨头肩端上两骨罅间陷者宛宛中，举臂取之。巨骨：肩尖端上行两叉骨罅间陷中。天鼎：颈缺盆上直，扶突后一寸。扶突：气舍上一寸五分，在颈当曲颊下一寸。禾髎：鼻孔下侠，水沟旁五分。迎香：禾髎上一寸，鼻下孔旁五分。

【胃经】 头维：额角入发际本神旁一寸五分，神庭旁四寸五分，足阳明、少阳二脉之会。下关：客主人下耳前动脉下廉，合口有空开口则闭，侧卧闭口取之。颊车：耳下八分，曲颊端近前陷中，侧卧开口有空取之。承泣：目下七分直瞳子陷中，足阳明、阳跷脉、任脉之会。四白：目下一寸直瞳子，令病人正视取之。巨髎：侠鼻孔旁八分直瞳子平水沟，手足阳明、阳跷脉之会。**地仓**：侠口吻旁四寸，外如近下有脉微动，手足阳明、阳跷脉之会。**大迎**：曲颔前一寸二分，骨陷中动脉。**人迎**：颈大脉动应手，侠结喉两旁一寸五分，仰而取之。**水突**：颈大筋前直人迎下、气舍上。**气舍**：颈直人迎下，侠天突陷中。**缺盆**：肩下横骨陷中。**气户**：巨骨下俞府两旁各二寸陷中。**库房**：气户下一寸六分陷中。**屋翳**：库房下一寸六分陷中。**膺窗**：屋翳下一寸六分陷中。**孔中**：当乳中。**乳根**：孔中下一寸六分陷中。**不容**：幽门旁相去各一寸五分，去中行各三寸。**承满**：不容下一寸，去中行各三寸。**梁门**：承满下一寸，去中行各三寸。**关门**：梁门下一寸，去中行各三寸。**太乙**：关门下一寸，去中行各二寸。**滑肉门**：太乙下一寸，去中行各三寸。**天枢**：去肓俞一寸，侠脐中两旁各二寸陷中。**外陵**：天枢下一寸，去中行各二寸。**大巨**：外陵下一寸，去中行各二寸。**水道**：大巨下三寸，去中行各二寸。**归来**：水道下二寸，去中行各二寸。**气冲**：归来下一寸，去中行各二寸。**髀关**：伏兔后交文中。**伏兔**：膝上六寸起肉正，跪坐而取之。**阴市**：膝上三寸，伏兔下陷中，拜而取之。**梁丘**：膝上二寸，两筋间。**犊鼻**：膝膑下胻骨上，侠解大筋陷中，形如牛鼻，故名。**三里**：膝下三寸，胻骨外廉大筋内宛宛中，两筋内分间，举足取之，极重按之，则跗上动脉止矣。**上廉**：三里下三寸，两筋骨罅中，举足取。**条口**：下廉上一寸，举足取之。**下廉**：上廉下三寸，两筋骨罅中，蹲地举足取之。**丰隆**：外踝上八寸下，胻外廉陷中。**解溪**：冲阳后一寸五分腕上陷中。**冲阳**：足跗上五寸，去陷骨二寸，骨间动脉。**陷谷**：足大指次指外间，本节后陷中。**内庭**：足大指次指外间陷中。**历兑**：足大指次指之端，去爪甲角如韭叶。【**脾经**】**隐白**：足大指端内侧去爪甲角如韭叶。**大都**：足大指本节后内侧陷中。**大白**：足大指内侧内踝前核骨下陷中。**公孙**：足大指本节后一寸内踝前。**商丘**：足内踝骨下微前陷中，居中封、照海之中。**三阴交**：内踝上三寸，骨下陷中。**漏谷**：内踝上六寸下，胻骨下陷中。**地机**：膝下五寸，膝内侧辅骨下陷中，伸足取之。**阴陵泉**：膝下内侧辅骨下陷中，伸足取之或屈膝取之。**血海**：膝膑上内廉台内际二寸半。**其门**：渔复上,越筋间,阴股内,动脉应手。**冲门**:府舍下一寸,横骨两端约中动脉,去腹中行各四寸半。**府舍**:腹结下二寸,去腹中行各四寸半。**腹结**:大横下一寸三分,去腹中行各四寸半。**大横**:腹哀下三寸五分,去腹中行各四寸半。**腹哀**:日月下一寸五分,去腹中行各四寸半。**食窦**:天溪下一寸六分,去胸中行各六寸,举臂取之。**天溪**:胸乡下一寸六分陷中,去胸中行各六寸,仰而取之。**胸乡**:周荣下一寸六分,去胸中行各六寸,仰而取之。**周荣**:中府下一寸六分,去胸中行各六寸,仰而取之。**大都**:渊液下三寸,布胸胁中。【心经】**极泉**:臂内腋下筋间动脉入胸。**青灵**:肘上三寸,伸肘举臂取之。**少海**:肘内廉,节后大骨外,去肘端五分,屈肘向头得之。**灵道**:掌后一寸五分。**通里**:掌后一寸陷中。**阴郄**:掌从脉中去腕五分。**神门**:掌后锐骨端陷中。**少府**:手小指本节后骨缝陷中,直劳宫。**少冲**:手小指内侧,去爪甲角如韭叶。【小肠经】**少泽**:手小指端外侧,去爪甲角下一分陷中。**前谷**:手小指外侧,本节前陷中。**后溪**:手小指外侧,本节后陷中,握拳取之。**腕骨**:手外侧腕前,起骨下陷中。**阳谷**:手外侧腕中,锐骨下陷中。**养老**:手踝骨前上,腕骨后一寸陷中。**支正**:腕后五寸。**小海**:肘外大骨外,去肘端五分陷中,屈手向头取之。**肩贞**:曲胛下两骨解,肩髃后陷中。**臑俞**:侠肩髎后大骨下,胛上廉陷中,举臂取之。**天宗**:秉风后大骨下陷中。**秉风**:天髎外肩上小髃后,举臂有空。**曲垣**:肩中央曲胛陷中,按之应手。**肩外俞**:肩胛上廉,去脊三寸陷中。**肩中俞**:肩髃内廉,去脊二寸陷中。**天窗**:颈大筋间,前曲颊下扶突后,动脉应手陷中。**天容**:耳下曲颊后。**颧髎**:面頄骨下廉锐骨端陷中。**听宫**:耳中珠子大如赤小豆。【膀胱经】**睛明**:目内眦头外一分宛宛中。**攒竹**:两眉头陷中。**眉冲**:直眉头上神庭、曲差之间。**曲差**:神庭旁一寸五分,入发际。**五处**:

侠上星旁一寸五分。承光：五处后一寸五分。通天：承光后一寸五分。络郄：通天后一寸五分。玉枕：络郄后一寸五分，侠脑户旁一寸三分，起肉枕骨上入发际二寸。天柱：侠项后发际大筋外廉陷中。大杼：项后第一椎下两旁，相去脊各一寸五分陷中。风门：二椎下两旁，相去脊各一寸五分，正坐之。肺俞：第三椎下两旁，相去脊各一寸五分。厥阴俞：四椎下两旁，相去脊各一寸五分，正坐取之。心俞：五椎下两旁，相去脊各一寸五分，正坐取之。督俞：六椎下两旁，相去脊各一寸五分，正坐取之。膈俞：七椎下两旁，相去脊各一寸五分，正坐取之。肝俞：九椎下两旁，相去脊各一寸五分，正坐取之。胆俞：十椎下两旁，相去脊各一寸五分，正坐取之。脾俞：十一椎下两旁，相去脊各一寸五分，正坐取之。胃俞：十二椎下两旁，相去脊各一寸五分，正坐取之。三焦俞：十三椎下两旁，相去脊各一寸五分，正坐取之。肾俞：十四椎下两旁，相去脊各一寸五分，前与脐平，正坐取之。气海俞：十五椎下两旁，相去脊各一寸五分。大肠俞：十六椎下两旁，相去脊各一寸五分，伏而取之。关元俞：十七椎下两旁，相去脊各一寸五分，伏而取之。小肠俞：十八椎下两旁，相去脊各一寸五分，伏而取之。膀胱俞：十九椎下两旁，相去脊各一寸五分，伏而取之。中膂俞：二十椎下两旁，相去脊各一寸五分，侠脊伸起肉伏而取之。白环俞：二十一椎下两旁，相去脊一寸五分，伏而取之。上髎：第一空腰踝下一寸，侠骨陷中。次髎：第二空侠脊陷中。中髎：三空侠脊陷中。下髎：四空侠脊陷中。会阴：阴尾尻骨两旁。附分：二椎下附项内廉两旁，相去脊各三寸，正坐取之。魄户：直附分下三椎下两旁，相去脊各三寸，正坐取之。膏肓俞：四椎下一分，五椎上二分，两旁相去脊各三寸。神堂：五椎下两旁，相去脊各三寸陷中，正坐取之。噫嘻：肩膊内廉侠六椎下两旁，相去脊各三寸，正坐取之。膈关：七椎下两旁，相去脊各三寸陷中，正坐开肩坐之。魂门：九椎下两旁，相去脊各三寸陷中，正坐取之。阳纲：十椎下两旁，相去脊各三寸，正坐阔肩取之。意舍：十一椎下两旁，相去脊各三寸，正坐取之。胃仓：十二椎下两旁，相去脊各三寸，正坐取之。肓门：十三椎下两旁，相去脊各三寸，正坐取之。志室：十四椎下两旁，相去脊各三寸陷中，正坐取之。胞肓：十九椎下两旁，相去脊各三寸陷中，伏而取之。秩边：二十椎下两旁，相去脊各三寸陷中，伏而取之。承扶：尻臀下阴臀上纹中。殷门：浮郄下三寸。浮郄：委阳上一寸，展膝得之。委阳：承扶下六寸。委中：腘中央约纹动脉陷中，人挺伏地卧取之。合阳：约纹下三寸。承筋：腨肠中央陷中，胫后从脚根上七寸。**承山**：锐腨肠下分肉间陷中。**飞扬**：外踝骨上七寸。**附阳**：外踝上三寸。**昆仑**：足外踝后五分，跟骨上陷中，细脉动应手。**仆参**：足跟骨下陷中，拱足取之。**申脉**：外踝下五分陷中，容爪甲白肉际，前后有筋，上有踝骨，下有软骨。**金门**：外踝下少后，丘墟后，申脉前。**京骨**：足外侧大骨下赤白肉际陷中。**束骨**：足小指外侧本节后赤白肉际陷中。**通谷**：足小指外侧本节前陷中。**至阴**：足小指外侧去爪甲角如韭叶。【肾经】**涌泉**：足心陷中，屈足卷指宛宛中白肉际，跪而取之。**然谷**：足内踝前起大骨下陷中。**太溪**：足内踝后五分，跟骨上动脉陷中。**大钟**：足跟后踵中大骨上两筋间。**水泉**：太溪下一寸内踝下少阴郄。**照海**：足内踝下四分，前后有筋，上有踝骨，下有软骨。**复溜**：足内踝上二寸，筋骨陷中。**交信**：足内踝骨上二寸，少阴前太阴后廉，筋骨间，阴𫏋脉之郄。**筑宾**：内踝上腨分中，阴维之郄。**阴谷**：膝内辅骨后，大筋下，小筋上，按之应手，屈膝乃得之。**横骨**：大赫下一寸，阴上横骨中宛曲如仰月中央，去腹中行各一寸。**大赫**：气穴下一寸，去腹中行各一寸。**气穴**：四满下一寸，去腹中行各一寸。**四满**：中注下一寸，去腹中行各一寸。**中注**：肓俞下一寸，去腹中行各一寸。**肓俞**：商曲下一寸，去腹中行各一寸。**商曲**：石关下一寸，去腹中行各一寸五分。**石关**：阴都下一寸，去腹中行各一寸五分。**阴都**：通谷下一寸，去腹中行各一寸五分。**通谷**：幽门下一寸，去腹中行各一寸五分。**幽门**：侠巨阙两旁各一寸五分陷中。**步廊**：神封下一寸六分陷中，去腹中行各二寸，仰而取之。**神封**：灵墟下一寸六分陷中，去胸中行各二寸，仰而取之。**灵墟**：神藏下一寸六分陷中，去胸中行各二寸，仰而取之。**神藏**：或中下一寸六分陷中，去胸中行各二寸，仰而取之。**或中**：俞府下一寸六分，去胸中行各二寸，仰而取之。**俞府**：气舍下璇玑旁各二寸陷中，仰而取之。【心包络经】**天池**：腋下三寸，乳后一寸。**天泉**：曲腋下二寸，举臂取之。**曲泽**：肘内廉陷中，大筋内侧，横纹中动脉。**郄门**：掌后去腕五寸。**间使**：掌后三寸，两筋间陷中。**内关**：掌后去腕二寸，两筋间，与外关相抵。**大陵**：掌后骨下两筋间陷中。**劳宫**：掌安尖动脉，屈无名指取之。**中冲**：手中指端，去爪甲如韭叶陷中。【三焦经】**关冲**：手小指次指外侧，去爪甲角如韭叶。**液门**：小次指歧骨间陷中，握拳取之。**中渚**：手小指次指本节后陷中，在液门下一寸。**阳池**：手表腕上陷中，从指本节直摸下至腕中心。**外关**：腕后二寸，两骨间，与内关相对。**支沟**：腕后臂外三寸两骨间陷中。**会宗**：腕后三寸，空中一寸。**三阳络**：臂上大交脉，支沟上一寸。**四渎**：在肘前五寸，外廉陷中。**天井**：肘外大骨后肘上一寸，辅骨上两筋，叉骨罅中，屈肘拱胸取之。**清冷渊**：肘上二寸，伸肘举臂取之。**消泺**：肩下臂外间，腋斜肘分下。**臑会**：肩前廉去肩头三寸宛宛中。**肩髎**：肩端臑上陷中，斜举臂取之。**天髎**：缺盆陷处上有空起肉上是穴。**天牖**：头大筋外，缺盆后，天容后，天柱前，完骨下发际上。**翳风**：耳后尖角陷中，按之引耳中痛。**瘈脉**：耳本后难足青络脉。**颅息**：耳后间青络脉中。**角孙**：耳廓中间开口有穴。**丝竹空**：眉后陷中。**和髎**：耳前锐发下骨动脉中是穴。**耳门**：耳前起肉当耳缺者陷中。【胆经】**瞳子髎**：目外去眦五分。**听会**：耳微前陷中，上关下一寸，动脉宛宛中，张口得之。**客主人**：耳前骨上，开口有空，张口取之。**颔厌**：曲周下颞颥上廉。**悬颅**：曲周下颞颥上廉。**悬厘**：曲周上颞颥下廉。**曲鬓**：耳上发际曲隅陷中，鼓颔有空。**率谷**：耳上入发际寸半陷者宛宛中，嚼而取之。**天冲**：耳后发际二寸，耳上如前三分。**浮白**：耳后入发际一寸。**窍阴**：完骨下枕骨下，动摇有空。**完骨**：耳后入发际四分。**水神**：曲差旁一寸五分，直耳上入发际四分。**阳白**：眉上一寸，直瞳子。**临泣**：目上直入发际五分陷中。**目窗**：临泣后寸半。**正营**：目窗后寸半。**承灵**：正营后一寸五分。**脑空**：承灵后一寸五分，侠玉枕骨下陷中。**风池**：耳后颞颥后脑空下发际陷中。**肩井**：肩上陷中，缺盆上大骨前一寸半。**渊液**：腋下三寸宛宛中，举臂得之。**辄筋**：腋下三寸，腹前一寸，三肋端横直蔽骨旁七寸五分，平直两乳，侧卧屈上足取之。**日月**：期门下五分。**京门**：监骨下腰中季胁本侠脊，肾之募。**带脉**：季胁下一寸八分陷中，脐上二分两旁各七寸半。**五枢**：带脉下三寸，水道旁五寸五分。**维道**：章门下五寸三分。**居髎**：章门下八寸三分，监骨上陷中。**环跳**：髀枢中，侧卧伸下足，屈上足以右手摸穴取之。**风市**：膝上外廉两筋中，以手着腿，中指尽处是。**中渎**：髀外膝上五寸，分肉间陷中。**阳关**：阳陵泉上三寸，犊鼻外陷中。**阳陵泉**：膝下一寸，胻外廉陷中，蹲坐取之。**阳交**：足外踝上七寸。**外丘**：外踝上七寸。**光明**：外踝上五寸。**阳辅**：足外踝上四寸。**悬钟**：足外踝上三寸，动脉中寻摸尖骨者是。**丘墟**：足外踝下从前陷中，骨缝中去临泣三寸。**临泣**：足小指次指本节后陷中，去侠溪一寸五分。**地五会**：足小指次指本节后陷中，去侠溪一寸。**侠溪**：足小

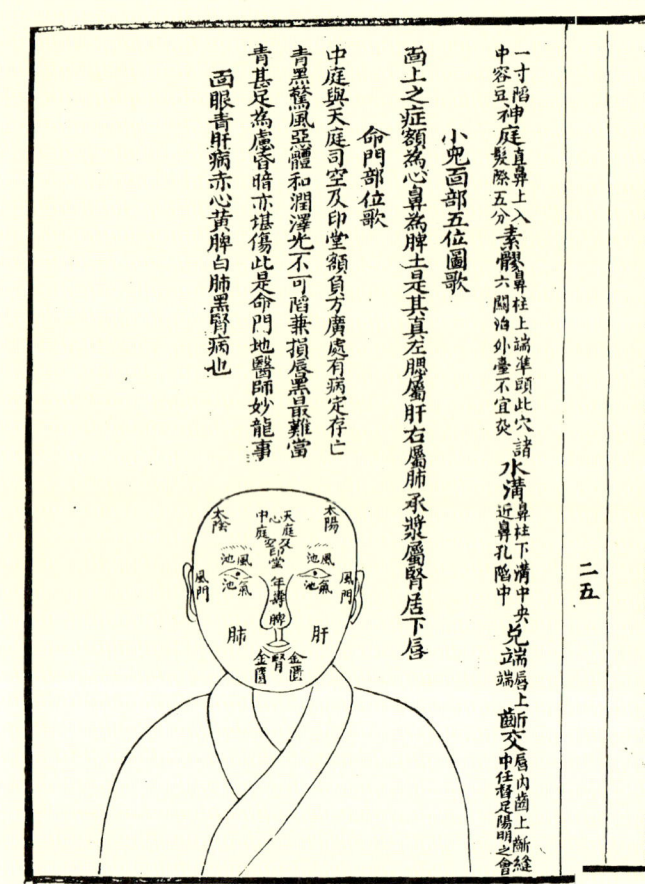

指次指歧骨间本节前陷中。窍阴：足小指次指外侧，六爪甲角如韭叶。【肝经】大筋：足大趾端，去爪甲如韭叶。行间：足大指缝间动脉应手陷中。太冲：足大指本节后二寸内间动脉应手。水沟：内踝上五寸。中都：内踝二七寸胻骨中。膝关：犊鼻下二寸旁陷中。曲泉：膝股上内侧辅骨下大筋上小筋下陷中，屈膝横纹头取之。阴包：膝上四寸，股内廉两筋间，蜷足取之。五里：气冲下三寸，阴股中动脉应手。阴廉：羊矢下，去气冲二寸动脉中。章门：大横外，直季胁肋端脐上二寸。中封：足内踝前一寸，筋里宛宛中。期门：直乳二筋端，不容旁一寸五分。【任脉经】会阴：两阴间任、督、冲三脉所起，督由会阴而行背，仁由会阴而行腹，冲由会阴而行足。曲骨：横骨上中极下一寸，毛际陷中，动脉应手。中极：关元下一寸，脐下四寸，膀胱之募。关元：脐下三寸，小肠之募。石门：脐下二寸，三焦之募。气海：腕下一寸半宛宛中，男子生气之海。阴交：脐下一寸，当膀胱上际，三焦之募。神阙：当脐中，《素》注禁针。水分：下脘下一寸，脐上一寸。下脘：建里下一寸，脐上二寸，穴当胃下口，小肠上口。建里：中脘下一寸，脐上三寸。中脘：上脘下一寸，脐下四寸。上脘：巨阙下一寸，脐上五寸。巨阙：鸠尾下一寸，心之募。鸠尾：在两歧骨下一寸，曰鸠尾者，言其骨垂下如鸠尾形。中庭：膻中下一寸六分陷中。膻中：玉堂下一寸六分。玉堂：紫宫下一寸六分陷中。紫宫：华盖下一寸六分陷中，仰面取之。华盖：璇玑下一寸六分陷中，仰面取之。璇玑：天突下一寸六分陷中，仰头取之。天突：在颈结喉下一寸。承浆：唇棱下陷中，开口取之。【督脉经】长强：脊骶骨端计三分，伏地取之。腰俞：二十一日下宛宛中，以挺身伏地，舒身两手相重，支额从四体后乃取其穴。**阳关**：十六椎下，坐而取之。**命门**：十四椎下，伏而取之。**悬枢**：十三椎下，伏取。**脊中**：十一椎下，俯而取之。**筋缩**：九椎下，俯而取之。**至阳**：七椎下，俯而取之。**灵台**：六椎下，俯而取之。**神道**：五椎下，俯而取之。**身柱**：三椎下，俯而取之。**陶道**：一椎下，俯而取之。**大椎**：一椎上陷者宛宛中。**哑门**：项后入发际五分，项中央宛宛中，仰头取之。**风府**：项后入发际一寸，大筋内宛宛中，疾言其肉起立。**脑户**：枕骨上强间后一寸五分。**强间**：后顶后一寸半。**后顶**：百会后一寸五分，枕骨上。**百会**：在顶中陷中容豆许，前发际五寸，后发际七寸。**前顶**：囟会后一寸，半骨间陷中。**囟会**：上星后一寸陷中。**上星**：神庭后入发际一寸陷中容豆。**神庭**：直鼻上，入发际五分。**素髎**：鼻柱上端准头，此穴诸六关殆，《外台》不宜灸。**水沟**：鼻柱下沟中央，近鼻孔陷中。**兑端**：唇上端。**龈交**：唇内齿上龈缝中，任、督、足阳明之会。

小儿面部五位图歌

面上之症额为心，鼻为脾土是其真；左腮属肝右属肺，承浆属肾居下唇。

命门部位歌

中庭与天庭，司空及印堂，额负方广处，有病定存亡。青黑惊风恶，体和润泽光，不可陷兼损，唇黑最难当。青甚足为虑，昏暗亦堪伤，此是命门地，医师妙龙事。

面眼青肝病，赤心、黄脾、白肺、黑肾病也。

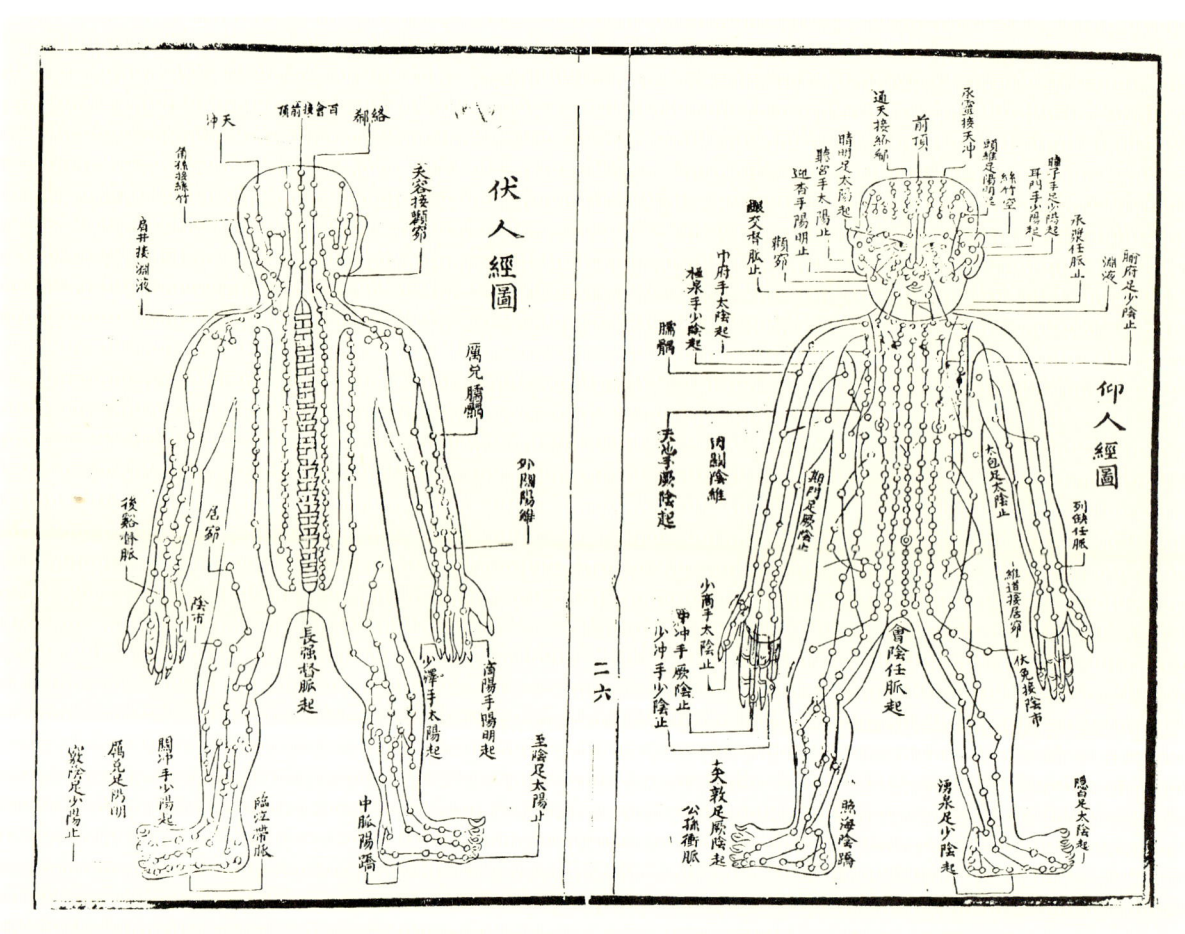

仰人经图（图见上）

伏人经图（图见上）

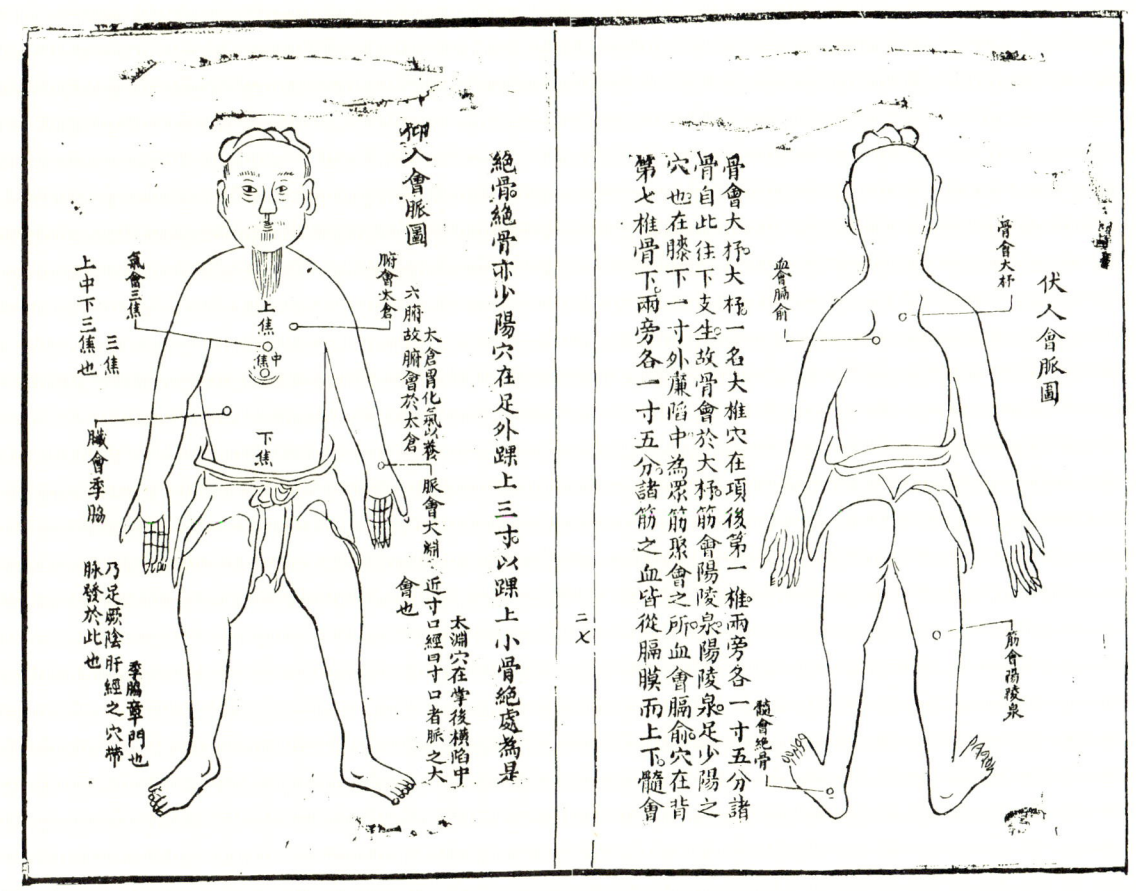

伏人会脉图 （图见上）

【骨会大杼】 大杼，一名大椎穴，在项后第一椎，两旁各一寸五分，诸骨自此往下支生，故骨会于大杼。

【筋会阳陵泉】 阳陵泉，足少阳之穴也，在膝下一寸外廉陷中，为众筋聚会之所。

【血会膈俞】 穴在背第七椎骨下，两旁各一寸五分，诸筋之血皆从膈膜而上下。

【髓会绝骨】 绝骨亦少阳穴，在足外踝上三寸，以踝上小骨绝处为是。

仰人会脉图 （图见上）

【脉会太渊】 太渊穴在掌后横陷中，近寸口，《经》曰：寸口者，脉之大会也。

【腑会太仓】 太仓，胃化气以养六腑，故腑会于太仓。

【气会三焦】 三焦，上中下三焦也。

【脏会季胁】 季胁，章门也，乃足厥阴肝经之穴，带脉发于此也。

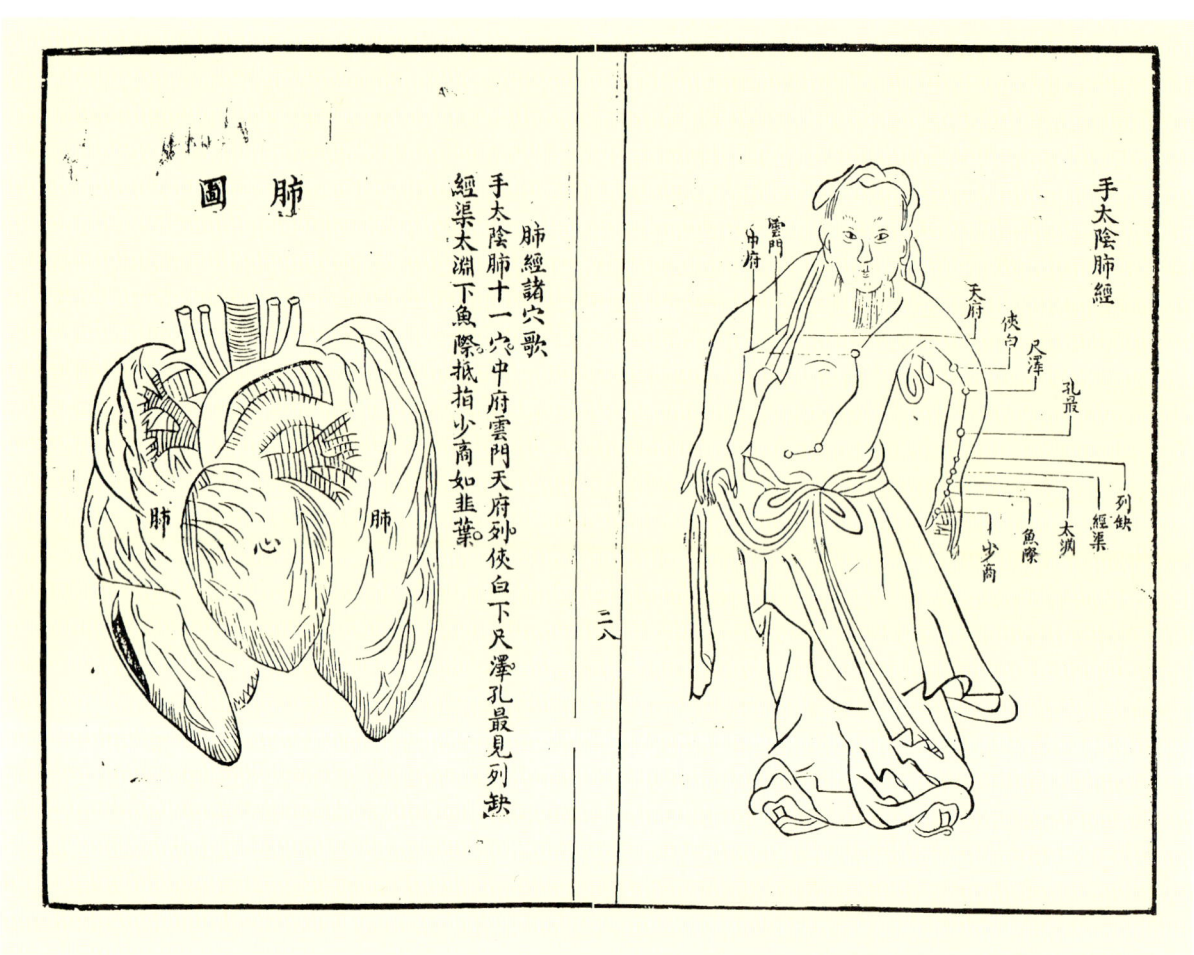

手太阴肺经（图见上）

肺经诸穴歌

手太阴肺十一穴，中府云门天府列。侠白下尺泽，孔最见列缺。经渠太渊下鱼际，抵指少商如韭叶。

肺图（图见上）

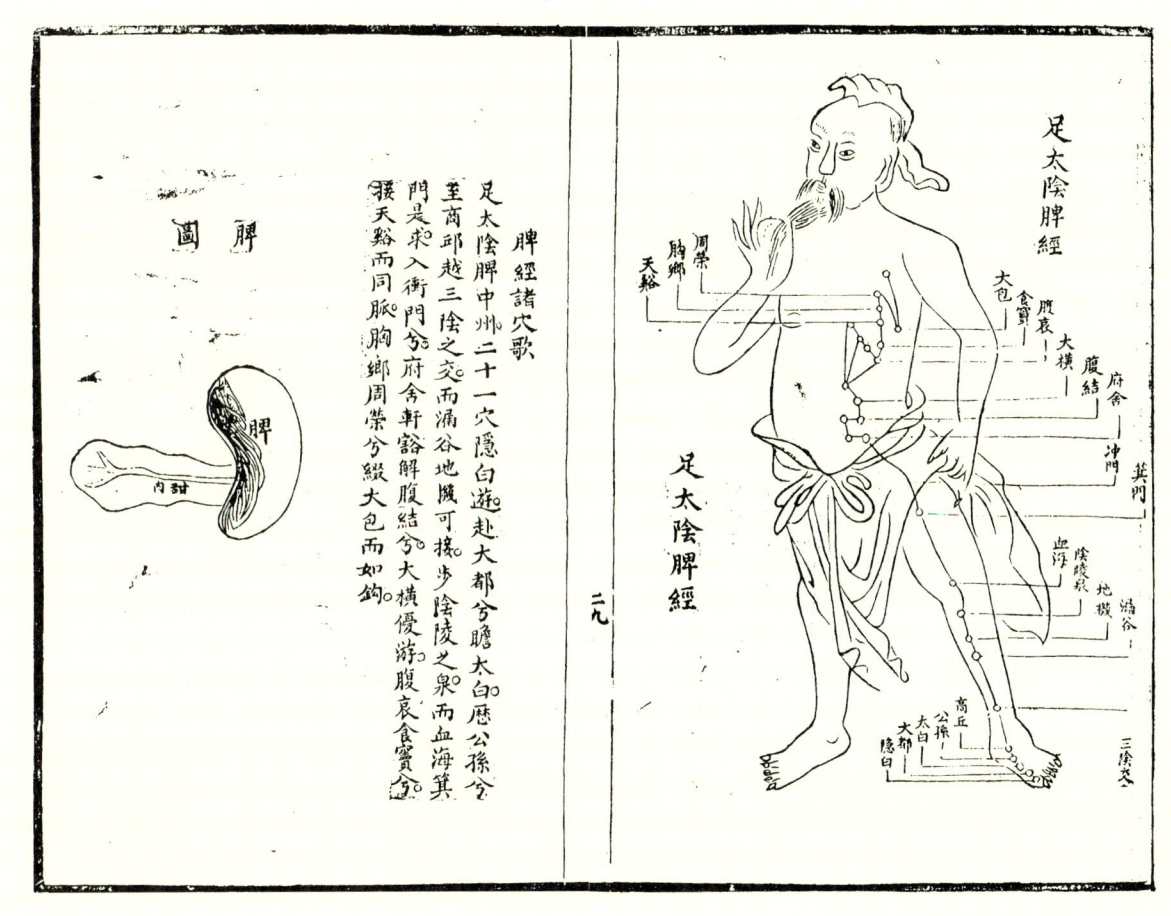

足太阴脾经（图见上）

脾经诸穴歌

足太阴脾中州，二十一穴隐白游，赴大都兮胆太白，历公孙兮至商丘，越三阴之交，而涌谷地机可接，步阴陵之泉，而血海箕门是求。入冲门兮，府舍轩豁；解腹结兮，大横优游。腹哀食窦兮，接天溪而同脉；胸乡周荣兮，缀大包而如钩。

脾图（图见上）

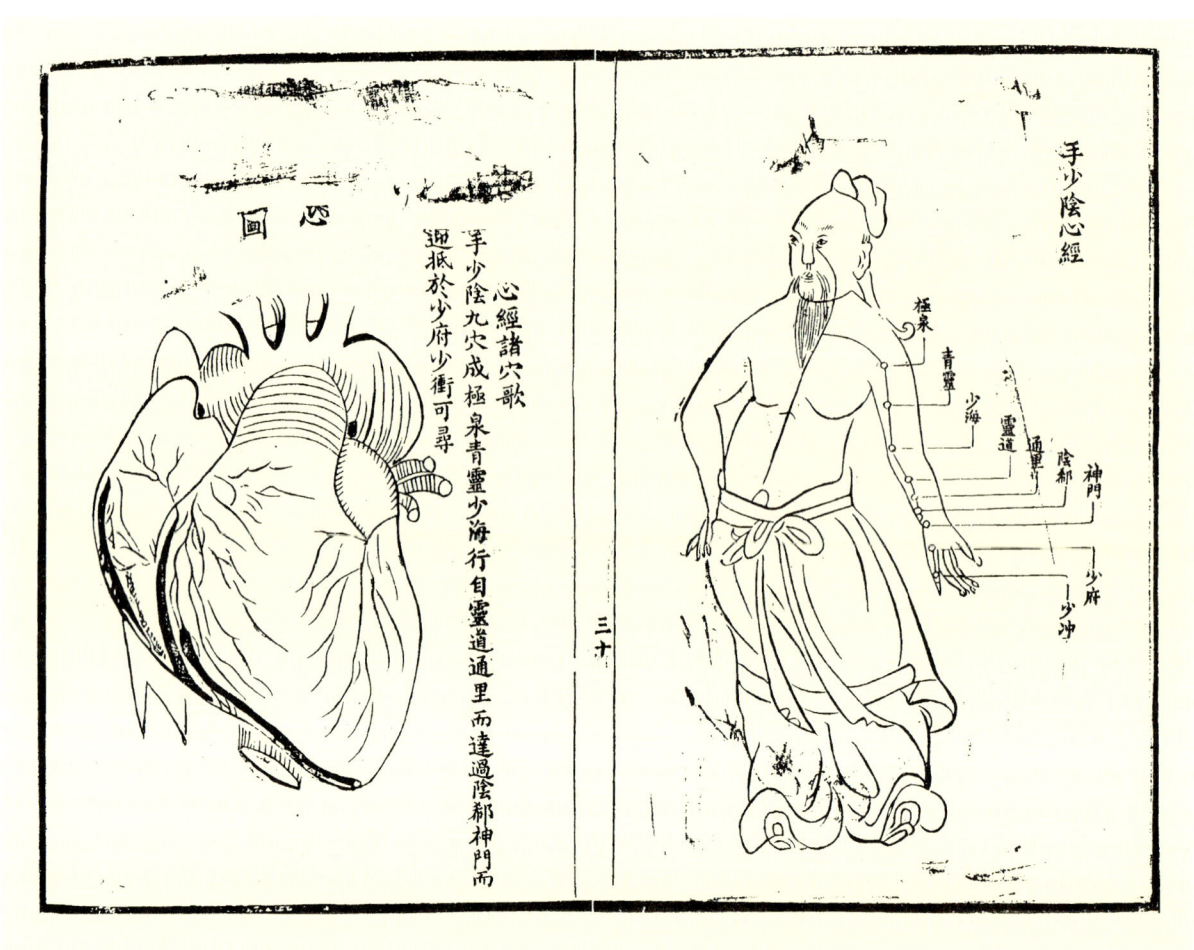

手少阴心经（图见上）

心经诸穴歌

手少阴九穴成，极泉青灵少海行，自灵道通里而达，过阴郄神门而迎，抵于少府少冲可寻。

心图（图见上）

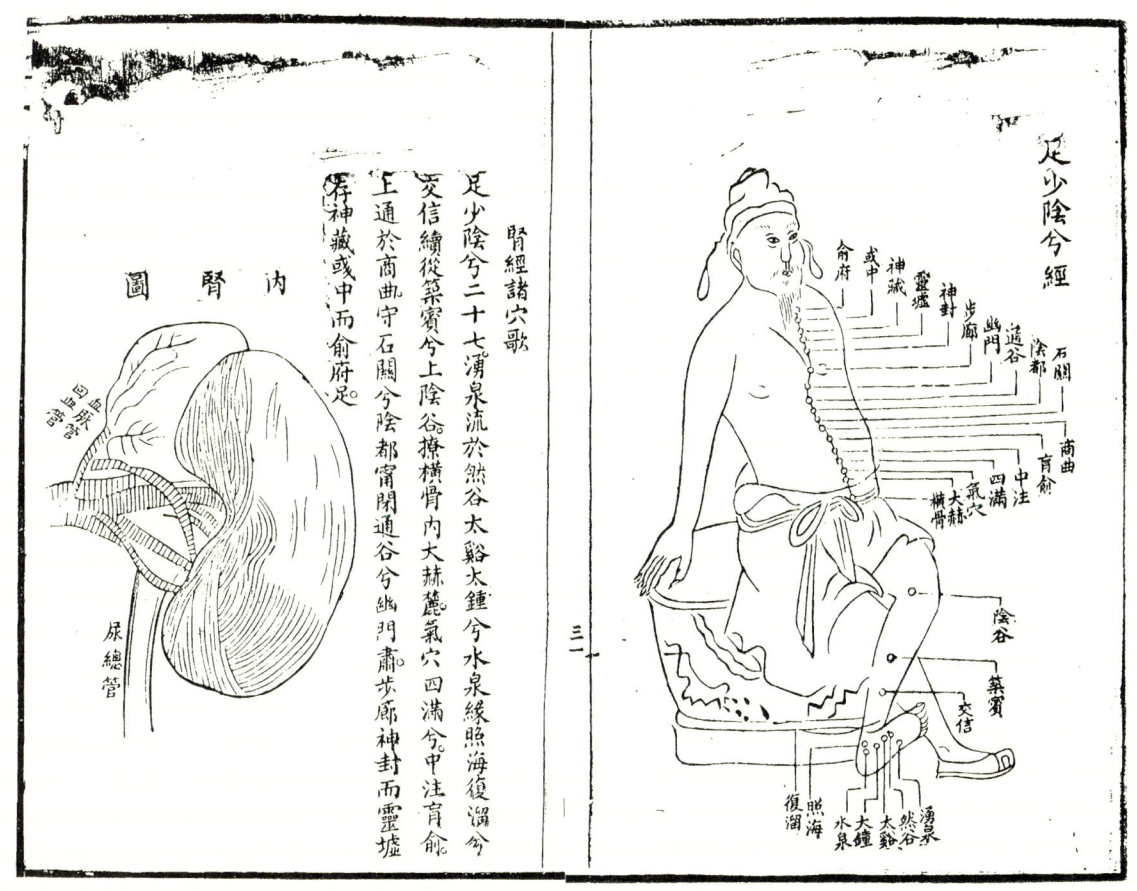

足少阴肾经（图见上）

肾经诸穴歌

足少阴兮二十七，涌泉流于然谷，太溪太钟兮水泉缘，照海复溜兮交信续，从筑宾兮上阴谷，撩横骨内大赫麓，气穴四满兮，中注肓俞，上通于商曲；守石关兮阴都，宁闭通谷兮幽门肃，步廊神封而灵墟存，神藏彧中而俞府足。

内肾图（图见上）

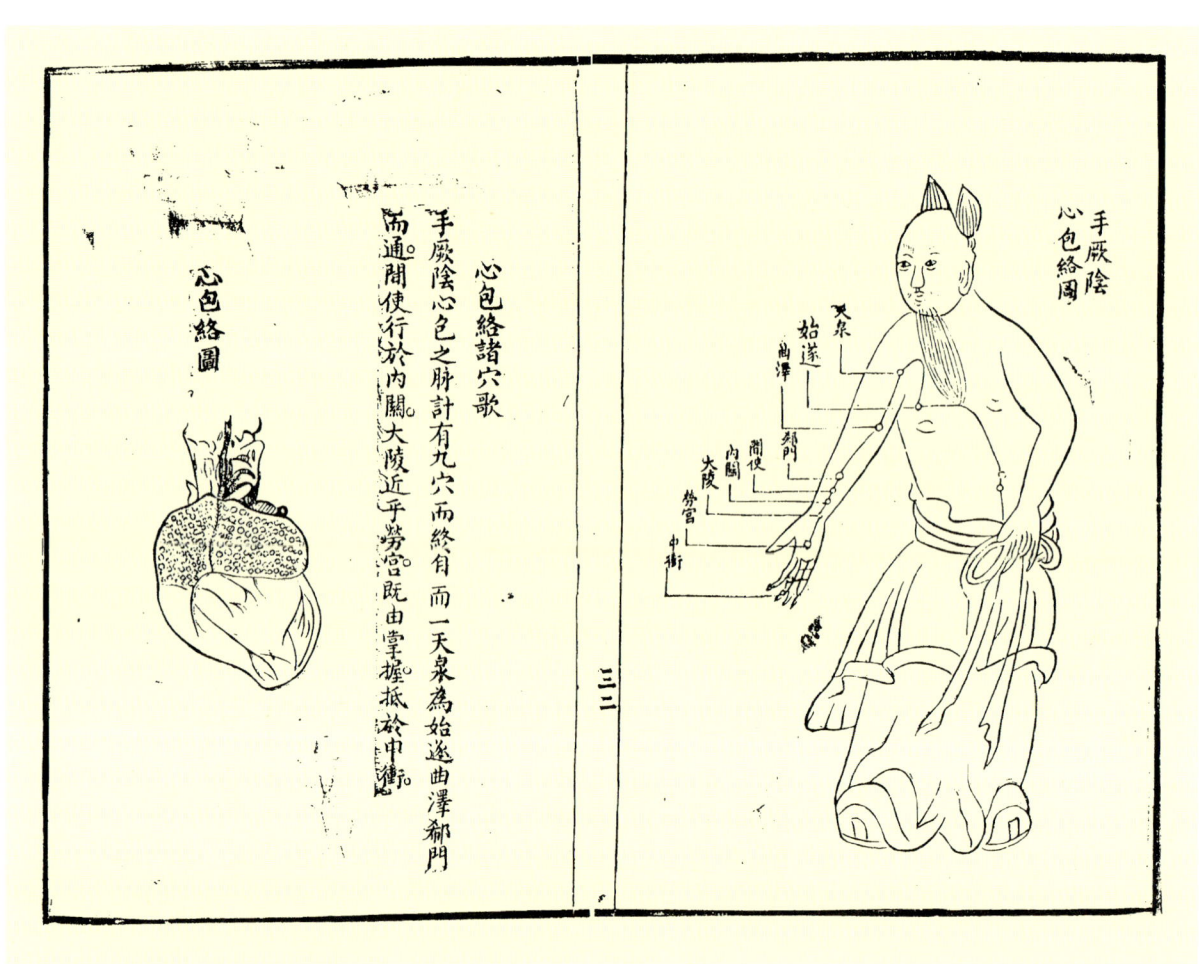

手厥阴心包络图（图见上）

心包络诸穴歌

手厥阴心包之脉，计有九穴而终。自而一天泉为始，遂曲泽郄门而通，间使行于内关，大陵近乎劳宫，既由掌握，抵于中冲。

心包络图（图见上）

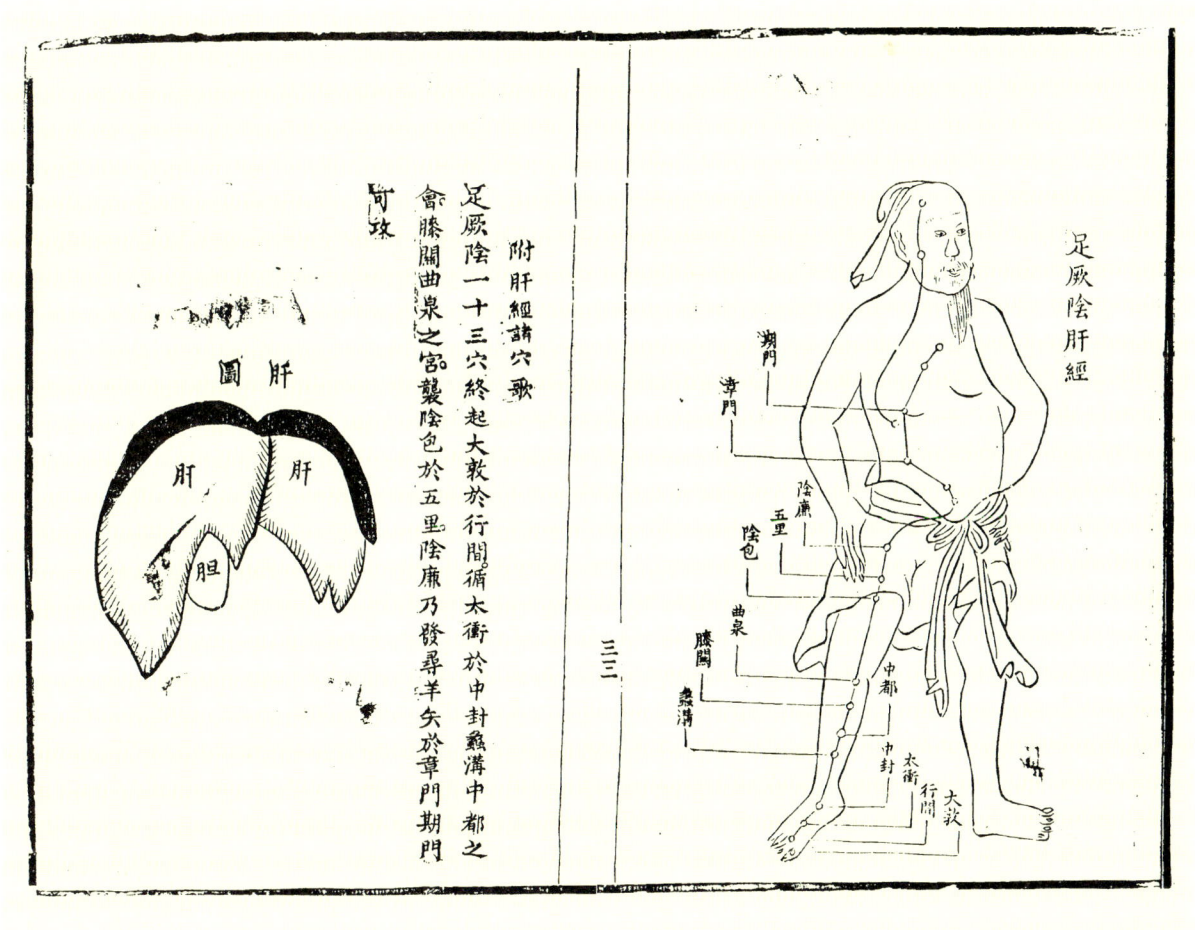

足厥阴肝经（图见上）

附肝经诸穴歌

足厥阴一十三穴终，起大敦于行间，循太冲于中封；蠡沟中都之会，膝关曲泉之宫；袭阴包于五里，阴廉乃发；寻羊矢于章门，期门可攻。

肝图（图见上）

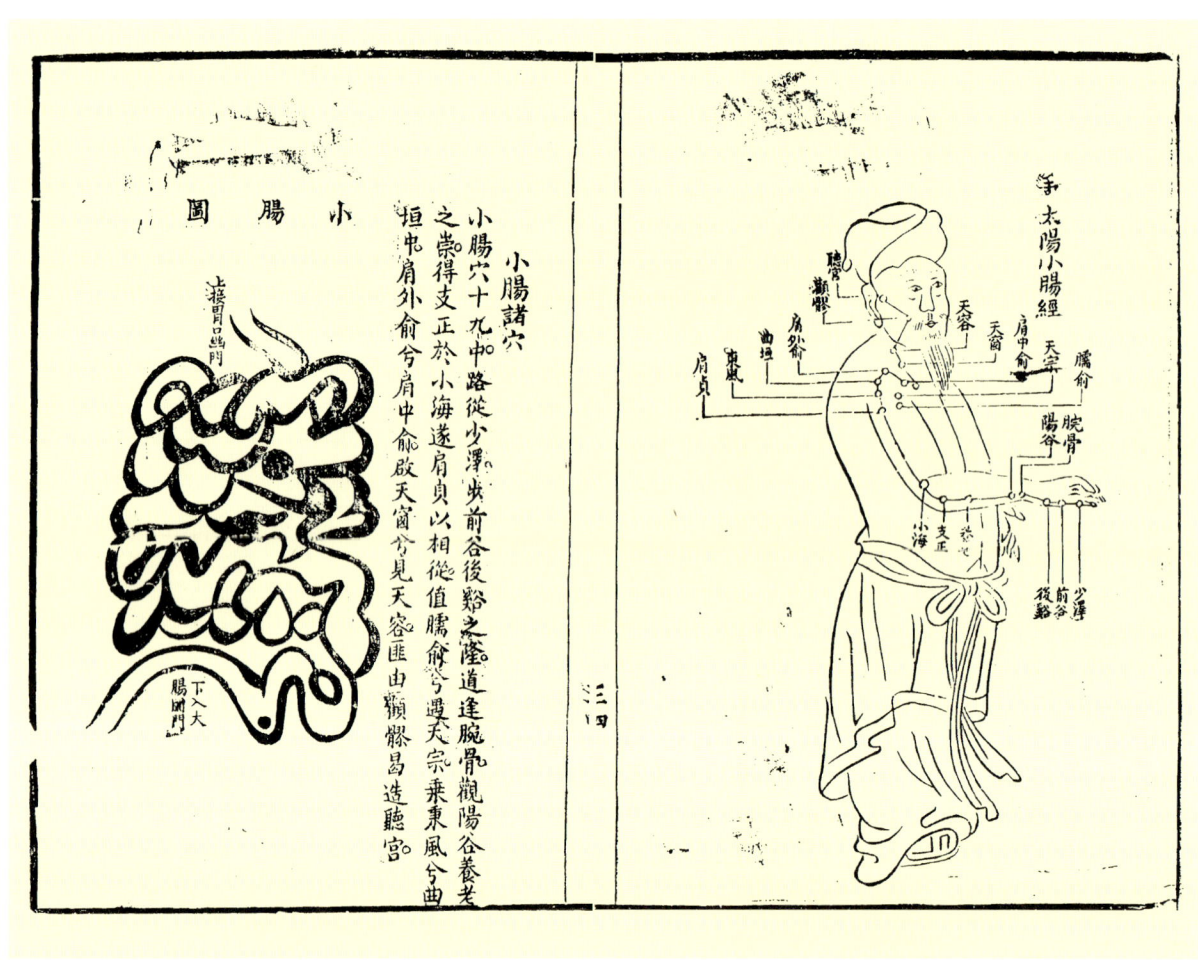

手太阳小肠经（图见上）

小肠诸穴

小肠穴十九中，路从少泽，步前谷后溪之隆；道逢腕骨，观阳谷养老之崇，得支正于小海，遂肩贞以相从。值臑俞兮遇天宗，乘秉风兮曲垣中；肩外俞兮肩中俞，启天窗兮见天容。匪由颧髎，曷造听宫。

小肠图（图见上）

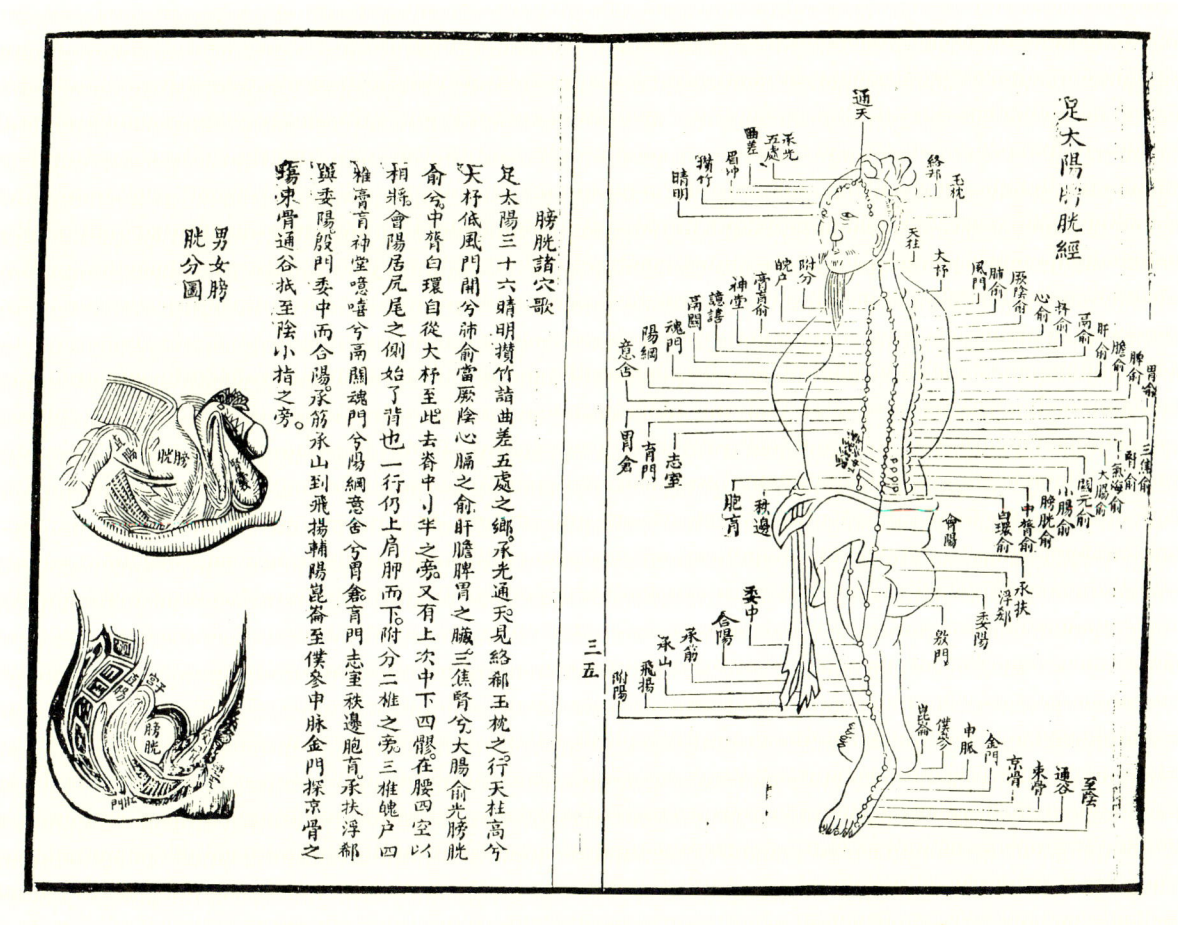

足太阳膀胱经（图见上）

膀胱诸穴歌

足太阳三十六，睛明攒竹诣曲差，五处之乡，承光通天，见络郄玉枕之行。天柱高兮大杼低，风门开兮肺俞当；厥阴心膈之俞，肝胆脾胃之脏；三焦肾兮大肠小肠[1]，膀胱俞兮中膂白环；自从大杼至此，去脊中寸半之旁。又有上次中下四髎，在腰四空以相将。会阳居尻尾之侧。始了背也一行，仍上肩胛而下。附分二椎之旁，三椎魄户，四椎膏肓，神堂噫嘻兮膈关，魂门兮阳纲，意舍兮胃仓，肓门志室秩边胞肓，承扶浮郄与委阳，殷门委中而合阳，承筋承山到飞扬，辅阳昆仑至仆参，申脉金门探京骨之场，束骨通谷抵至阴小指之旁。

男女膀胱分图（图见上）

---

[1] 小肠：原作"俞光"，据《经络考》改。

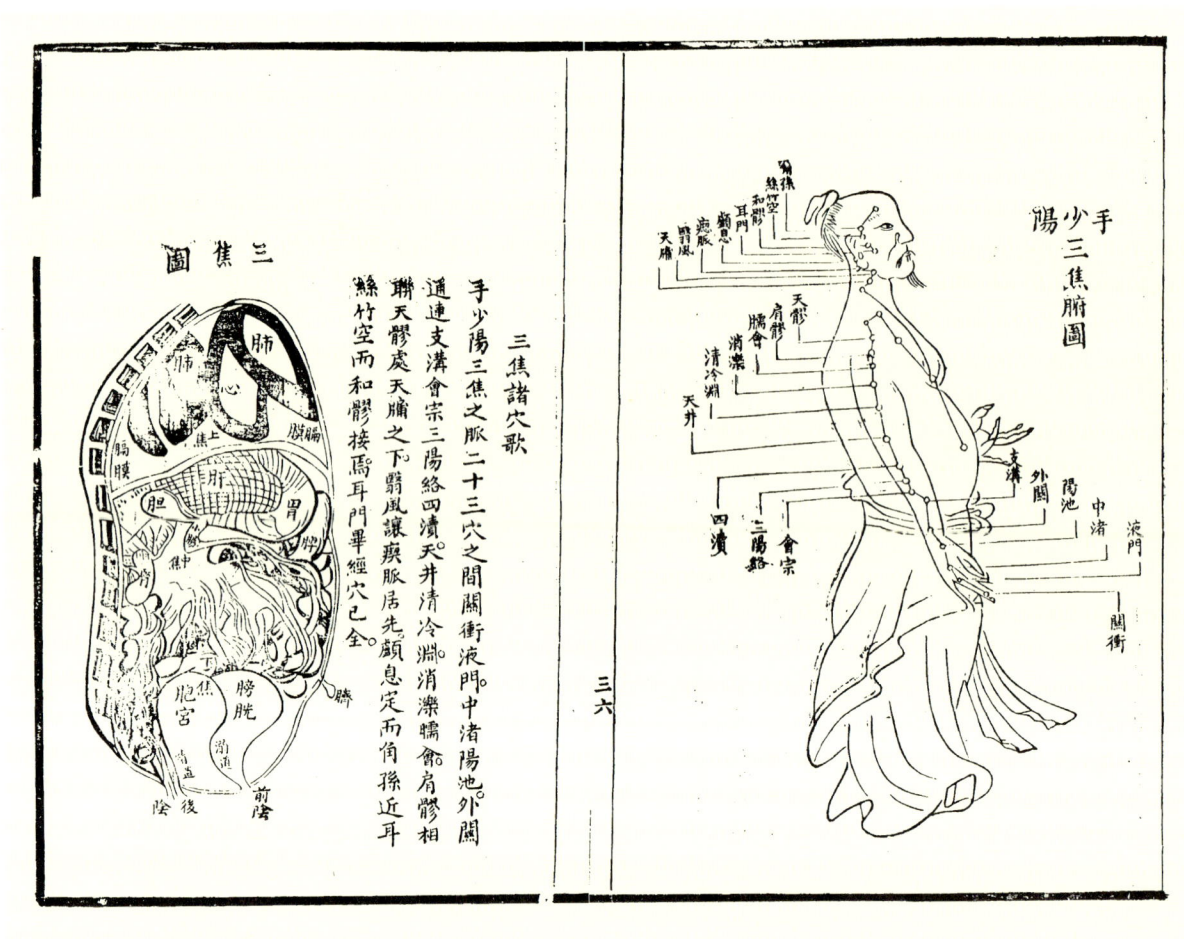

手少阳三焦腑图（图见上）

三焦诸穴歌

手少阳三焦之脉，二十三穴之间。关冲液门，中渚阳池，外关通连支沟，会宗三阳络四渎，天井清冷渊消泺，臑会肩髎相联，天髎处天牖之下，翳风让瘈脉居先，颅息定而角孙近耳，丝竹空而禾髎接焉，耳门毕，经穴已全。

三焦图（图见上）

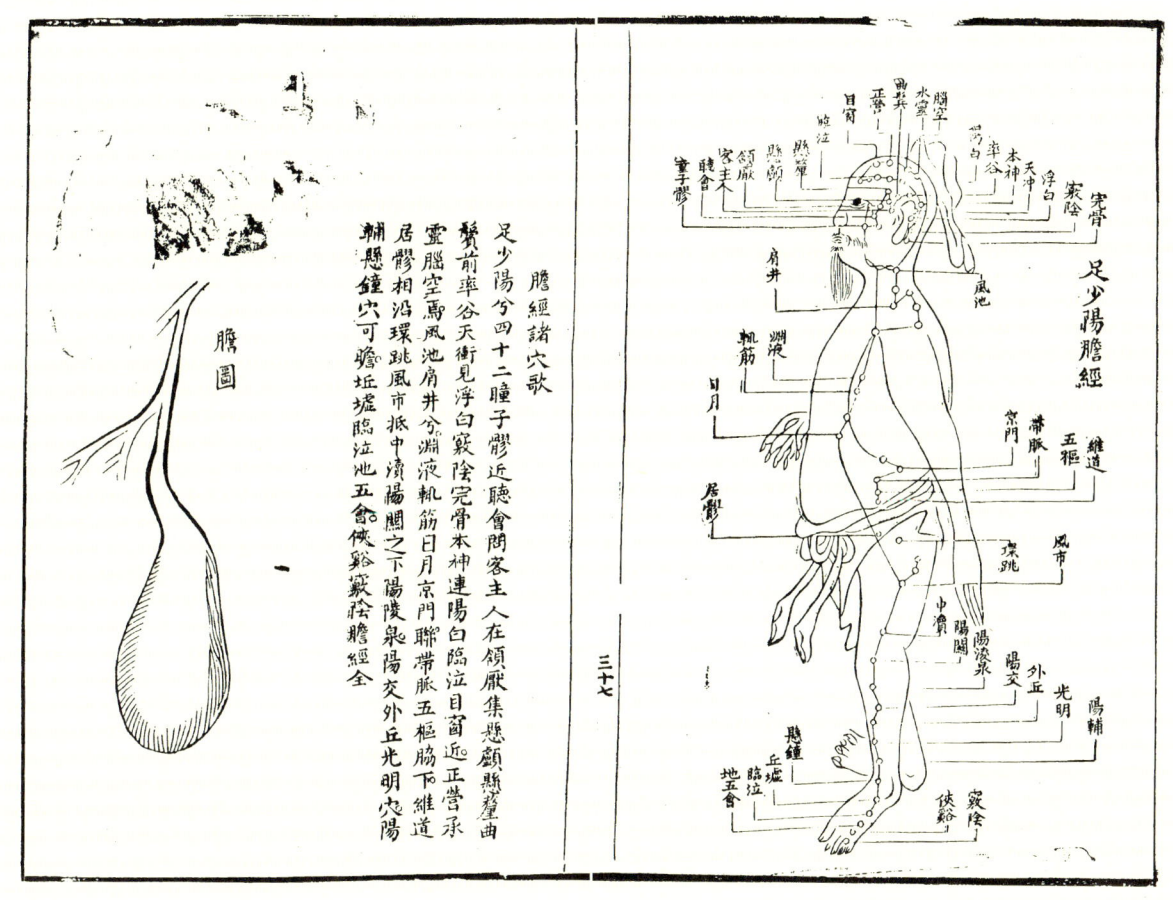

足少阳胆经（图见上）

胆经诸穴歌

足少阳兮四十二，瞳子髎近听会间，客主人在颔厌集，悬颅悬厘曲鬓前，率谷天冲见浮白，窍阴完骨本神连，阳白临泣目窗近，正营承灵脑空焉。风池肩井兮，渊液辄筋日月京门，联带脉五枢胁下，维道居髎相沿，环跳风市抵中渎，阳关之下阳陵泉，阳交外丘光明穴，阳辅悬钟穴可瞻，丘墟临泣池五会，侠溪窍阴胆经全。

胆图（图见上）

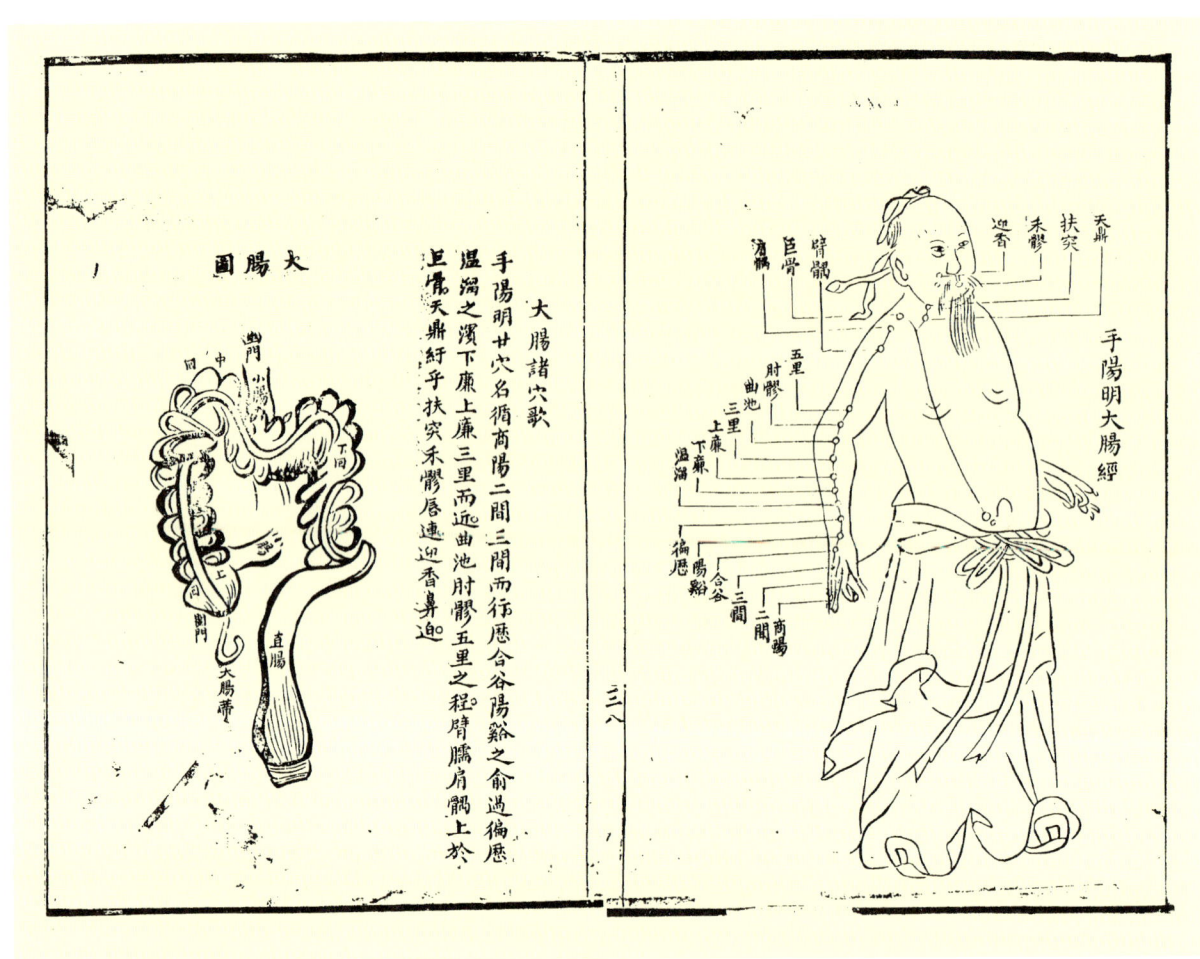

手阳明大肠经（图见上）

大肠诸穴歌

手阳明廿穴名，循商阳二间三间而行，历合谷阳溪之俞，过偏历温溜之滨，下廉上廉三里而近，曲池肘髎五里之程，臂臑肩髃上于巨骨，天鼎纤乎扶突禾髎唇连，迎香鼻迫。

大肠图（图见上）

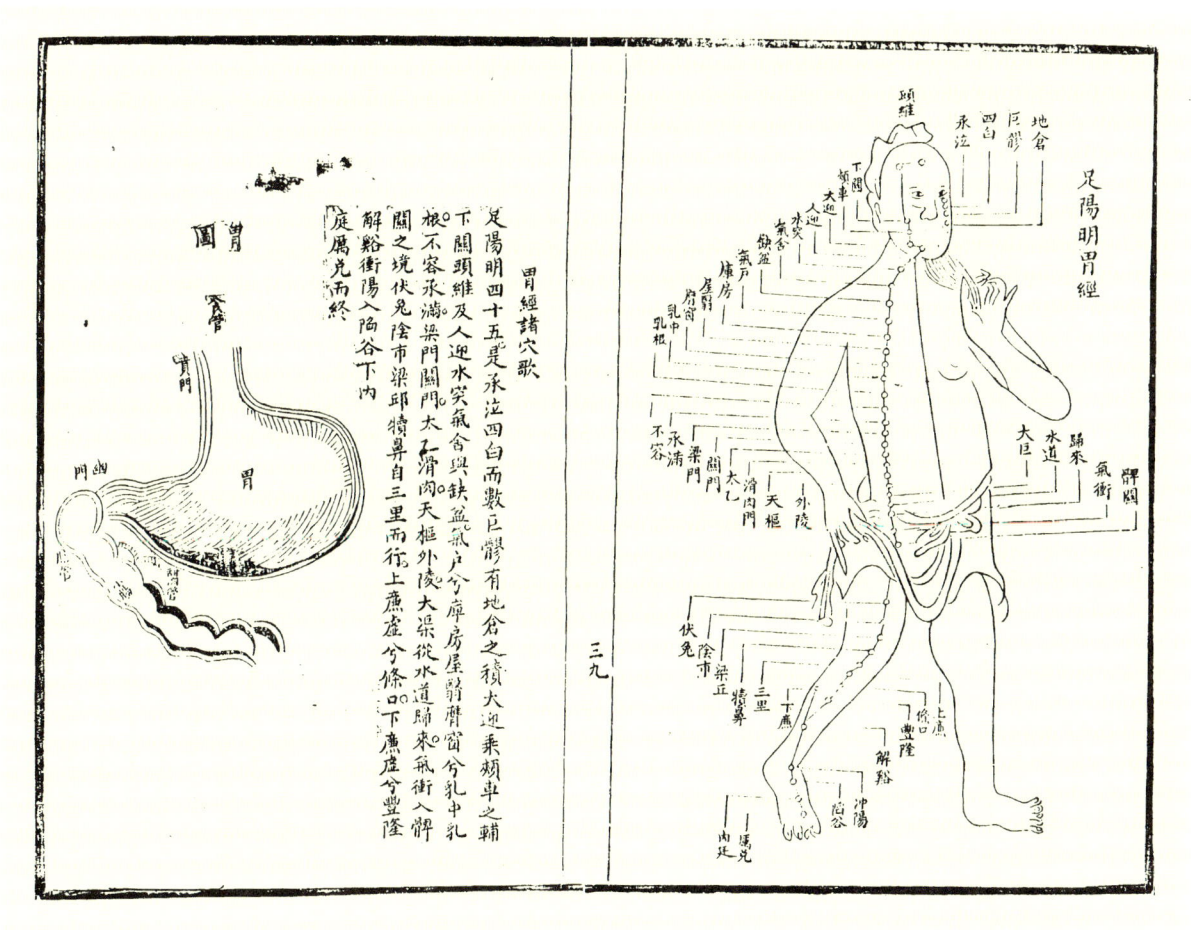

足阳明胃经（图见上）

胃经诸穴歌

足阳明四十五，是承泣四白而数，巨髎有地仓之积，大迎乘颊车之辅，下关头维及人迎，水突气舍与缺盆。气户兮库房屋翳，膺窗兮乳中乳根，不容承满，梁门关门，太乙滑肉，天枢外陵，大巨[1]从水道归来，气冲入髀关之境；伏兔阴市梁丘，犊鼻自三里而行。上巨虚[2]兮条口，下巨虚[3]兮丰隆。解溪冲阳入陷谷，下内庭历兑而终。

胃图（图见上）

---

①巨：原作"渠"，据《十四经发挥》改。
②上巨虚：原作"上廉虚"，据《经络考》改。
③下巨虚：原作"下廉虚"，据《经络考》改。

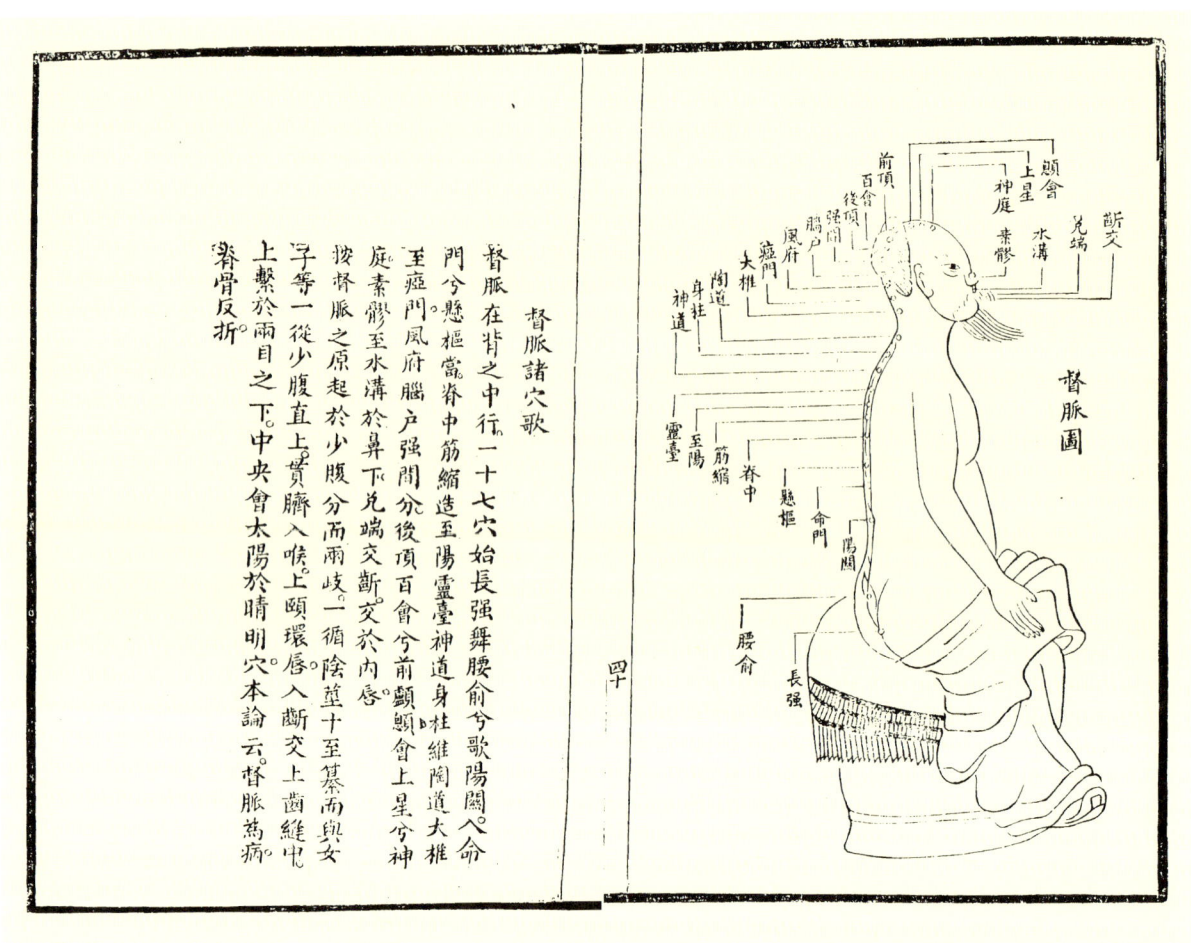

督脉图（图见上）

督脉诸穴歌

督脉在背之中行，一十七穴始长强，舞腰俞兮歌阳关，入命门兮悬枢当。脊中筋缩造至阳，灵台神道身柱维，陶道大椎至哑门，风府脑户强间分；后顶百会兮前顶，囟会上星兮神庭，素髎至水沟于鼻下，兑端交龈，交于内唇。

按：督脉之原，起于少腹，分而两歧：一循阴茎下至篡，而与女子等；一从少腹直上，贯脐入喉，上颐环唇，入龈交上齿缝中，上系于两目之下，中央会太阳于睛明穴。本论云：督脉为病，脊骨反折。

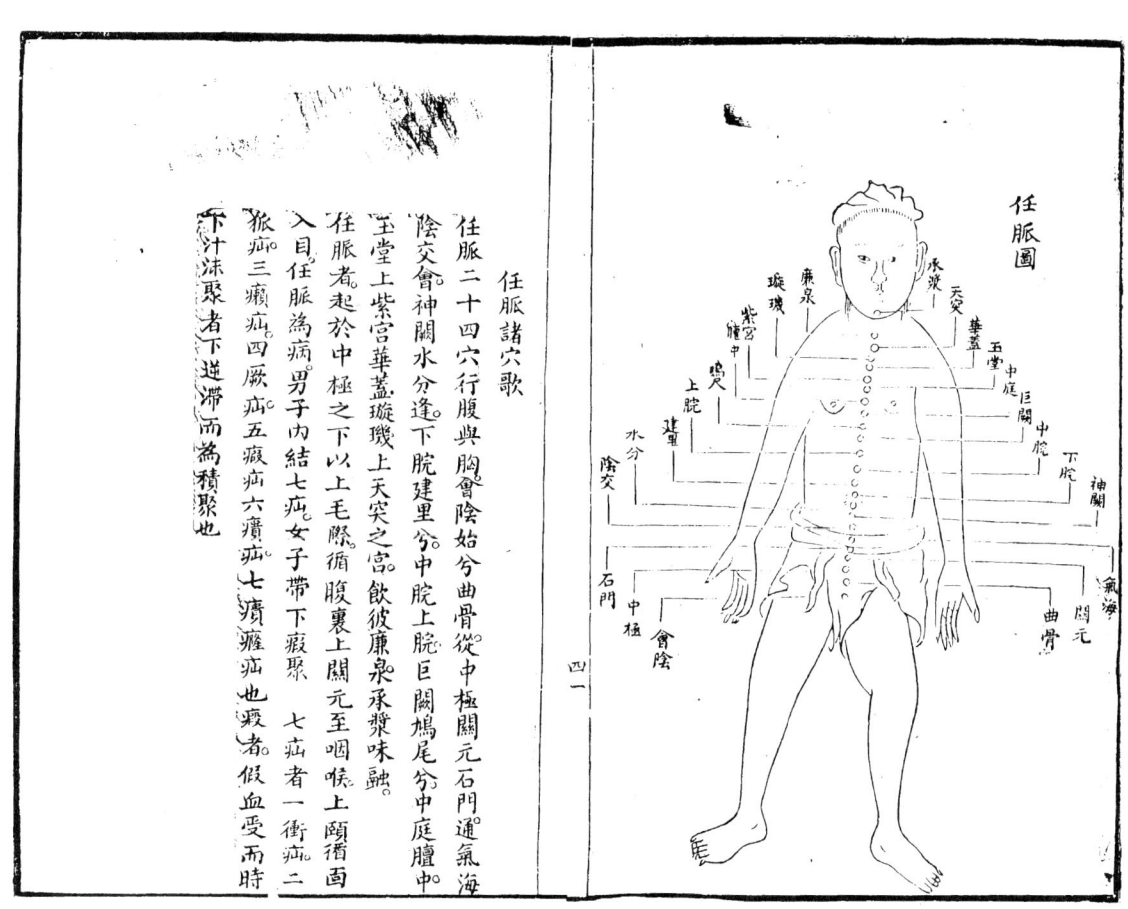

任脉图（图见上）

任脉诸穴歌

任脉二十四穴行腹与胸，会阴始兮曲骨从。中极关元石门通，气海阴交会，神阙水分逢。下脘建里兮，中脘上脘；巨阙鸠尾兮，中庭膻中。玉堂上紫宫华盖，璇玑上天突之宫，饮彼廉泉，承浆味融。

任脉者，起于中极之下以上毛际，循腹里上关元至咽喉，上颐循面入目。任脉为病，男子内结七疝，女子带下瘕聚。七疝者，一冲疝，二脉疝，三癞疝，四厥疝，五瘕疝，六癃疝，七癀癃疝也。瘕者，假血受而时下汁沫；聚者，下逆滞而为积聚也。

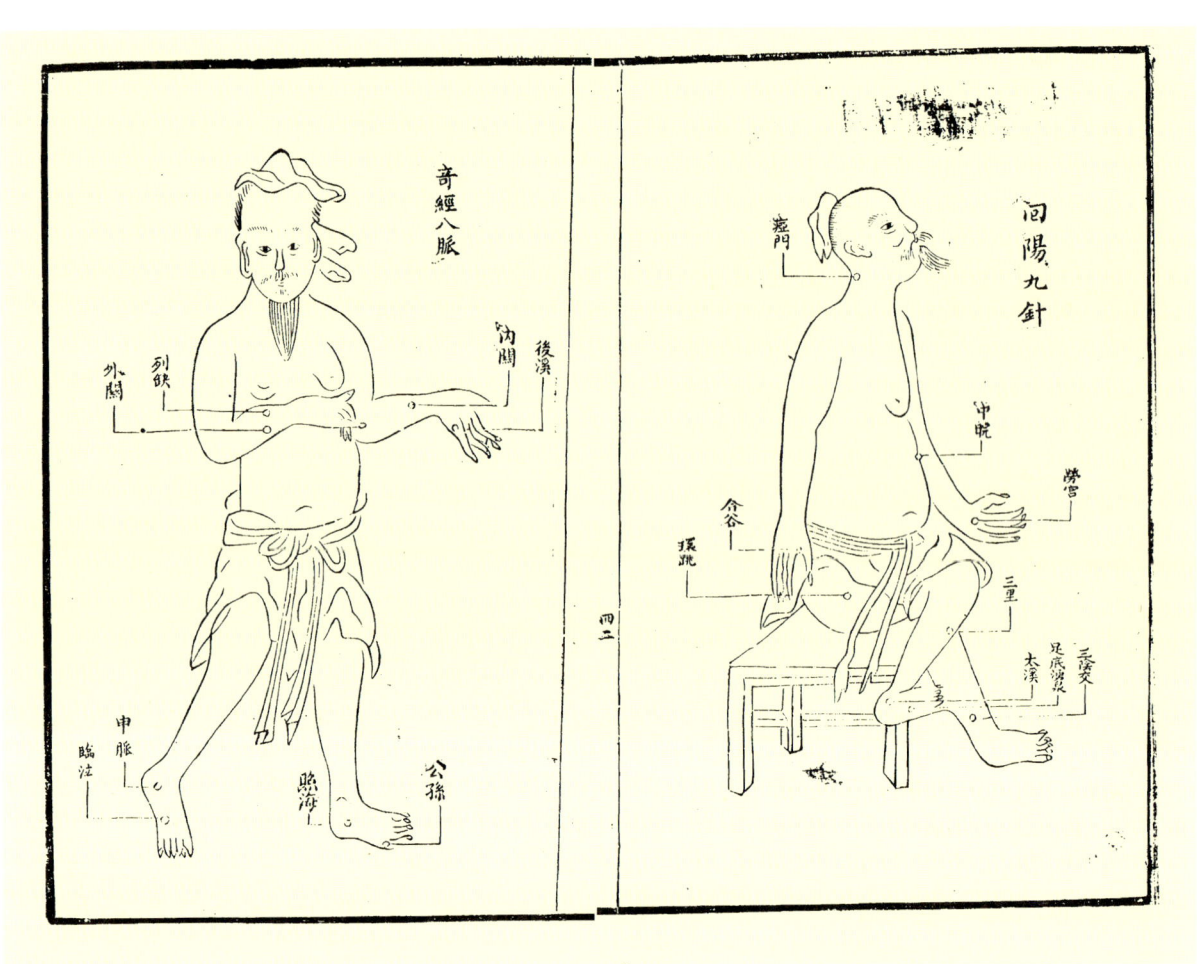

回阳九针（图见上）

奇经八脉（图见上）

阳精论

精者，血脉所生，液之精奇者也。以显微镜照验，见精内有活物甚多，状如蝌蚪而长尾，游行甚疾。一日尚生禽兽，众类亦然，但形差别耳。男子未成丁之前，血不生精，丁年以后，赤血运行至外肾，即由微丝管摄入众精管，由精管渐运而出至卵蒂汇入总管，循行至膀胱之底，藏聚于精囊之内，俟交媾时到，乃由精囊泄出。夫精者，化生甚难，耗失甚易，少年血气未定，百体未坚，若纵情恣欲，轻则有虚劳之忧，重则有夭疠[1]之患。戒之在色，养身莫善于寡欲也，若手淫自泄，伤身更甚，每有青盲聋憒之症，至于拥妓宿娼花柳之害，尤酷，伤残身体，毒及妻孥，不知自爱者谁为惜之。

阴经

女子尻骨盘内前为膀胱，中为子宫，后为直肠。膀胱溺管，长约一寸，其下为阴道入阴道曲，禽兽道直。阴道之口为户，内宽外狭，童女有薄膜，扪闭膜有小缺，通流月水，初与男子交合，膜破微有血出，故俗曰破身。及生子则名产门也，产门之体，仿如直肠肉理，横生，可宽可窄，内有摺皮，外有连膜，其底衔接子宫之口，阴水生焉。子宫者，状若番茄颇似葫芦上截，倒挂骨盆之内，长二寸，底阔一寸三分，厚七分，内空为三角房。一角在口，两角在底一在底左，一在底右，底角有小孔，可通猪毛。底之外有两筋带悬之，一圆一扁，圆筋系于交骨，扁筋即大小肠夹膜与胯骨粘连，若筋带无力或产后行动，即有子宫下坠之忧。凡未嫁童女子宫之口，小如目瞳，共重八钱，怀孕之后，积月渐大。妊胎三月，渐长四寸；妊胎五月，底

[1] 疠（lài）：不能举足。

圆如瓢；妊胎七月，胀至脐上，渐长六寸；妊胎九月，直至胸下，长尺有零，重四十两，圆如西瓜。生子之后，复缩而小，重只二两而已。子宫之底左右各出子管一支，与底角之孔通连，长二寸五分，管尾略阔，披展如丝，不即不离垂于子核之侧。子核者，在子宫左右约离一寸，向内有蒂与子宫相连，向外有筋带与子管相系，形如雀卵，薄膜裹之，内有精珠十五颗至十八颗不等，其质甚薄，剖而看之，内贮清液，是为阴精。女子入月之年，精珠始生，暮年月信止，精珠化为乌有。凡夫妇交媾，男精泄入子宫，透于子管，子管即罩护子核，子核感动，精珠迸裂，阴精与阳精交会，自子管之尾而入，在管内渐结薄衣为胚珠，是为成孕。由是子管渐大，胚珠渐行，数日之内，行至子宫，子宫接之，血入渐多，预生新膜，又生胶粒以塞子宫之口，是谓受胎。

胎论

凡受孕数日，成一胚珠，珠内有清水，初见无物无形，至十二日，胚珠大如白豆，重二三厘。珠胞之外茸生丝毛_{如水缸发毛之饭粒}，剖而看之，见双膜包涵清水，有小物两粒浮其中，一圆一长。长者，渐变形为人，积日弥大，是名为胚。圆者，养胚之物，积日弥小，及生胎盘则茫然乌有。历二十日，胚珠渐大，珠内胚形如大蚁，重约一分，长约三分，似有头身之意。至三十日，珠内胚形长四分，大如牛蝇，身首显然可见，首上具有眼模。三十五日，脐带始生，萌芽。四十二日，头上有口。四十五日，胚重一钱，长八分，初见四肢臂股。六十日，足手皆全，骨点始生，上有耳鼻，下有肛门，是为受形之始，长一寸许。六十五日，腹内粗有五脏。九十日见全形，男女可辨，长二寸许，重二两许，胎盘成由是月大。一月至四月，周身内外皆偕，重五两五钱，长四寸。五月，长五寸，孕妇始觉胎动。六月，长六寸，重十三两，发甲生。七月，长八寸，骨节粗成，壮者生出可活八月，长尺一寸，重五十五两，卵子由腹落至肾囊。九月，眼始开，长一尺二寸。十月胎足，重五六斤，人具百体，心最先生雌鸡伏蛋才十三时辰，蛋黄内已有跳点，渐成鸡心。及终世之时，百体先死，心死最后。婴儿在胎之日，肺小肝大，不须呼吸地气，其血儿及运行功用，皆与出世者不同。妊胎二十日，心已成模，初长一管，渐分两房，足渐而成四房，上两房有户相通，出世之后，即闭塞，否则紫血混行，儿死而身蓝矣。胎儿之血，来自胎盘，由脐带透脐而入，一半入肝运行肝内，即入心房，半一回血总管，上达心右上房，即过左上房而落右下房，由左下房入血脉总管。先上两手头脑之内，由回管返心右下房，即自入肺管透血脉总管之栱入肺管与总管之栱，出世后即不相通，然后落下身两足之间。胎儿上身大，下身小者，因上身好接好血故也，于是血落下身，行至胯骨盆上，即分一半入足，一十入双管，绕脐带而达胎盆，以胎盘为肺之用，改换孬血，复由脂带而回，轮流不息，直待出生呱呱以啼，肺即开张以呼吸气即入肺，西国有验死儿者，投肺于水以验浮沉，即知儿死腹中，抑产后故杀，以定其罪，血切更改而运行，造化之工妙如此。

凡男子精力壮健，成孕倍易。若精出无势，精水稀淡，成孕必难。或阳茎受病，杨梅结毒，皆不成孕。女子阴中受病，子宫受病，子管闭塞，子核有恙，核无精珠，概不受孕。子核之内裂一珠成一孕，裂双珠即孪生。如妇人中年病死，剖验子核，可知其生前受胎次数。西国接生之事，皆以医士主之，取其诸识血脉脏腑部位下。如中国之用稳婆，而固取狡媪愚妇为也，故成孕受胎及胎前产后事宜，医士无不深明其理者。

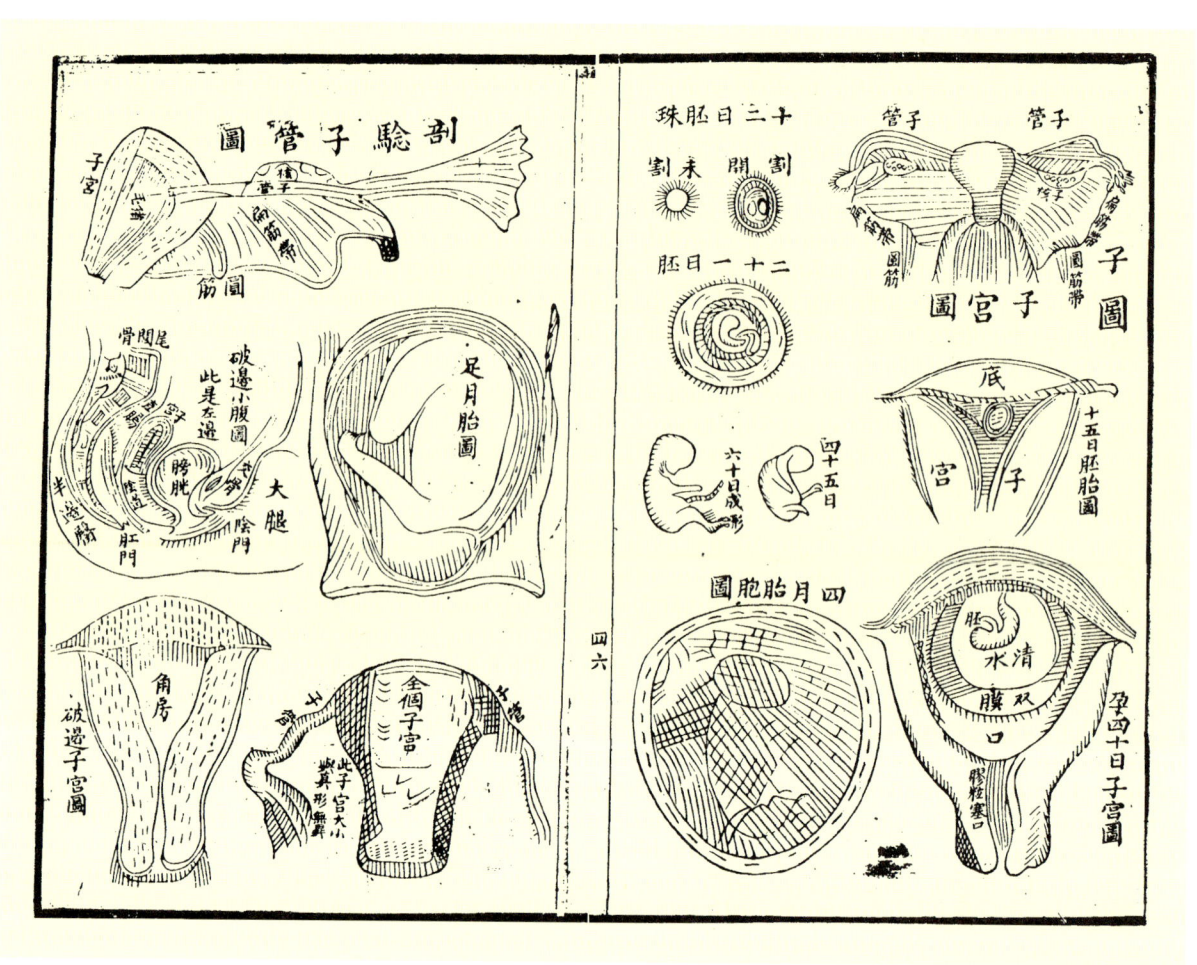

子宫图（图见上）

胞胎图（图见上）

十五日胚胎图（图见上）

孕四十日子宫图（图见上）

四月胎胞图（图见上）

剖验子管图（图见上）

足月胎图（图见上）

破边小腹图（图见上）

破边子宫图（图见上）

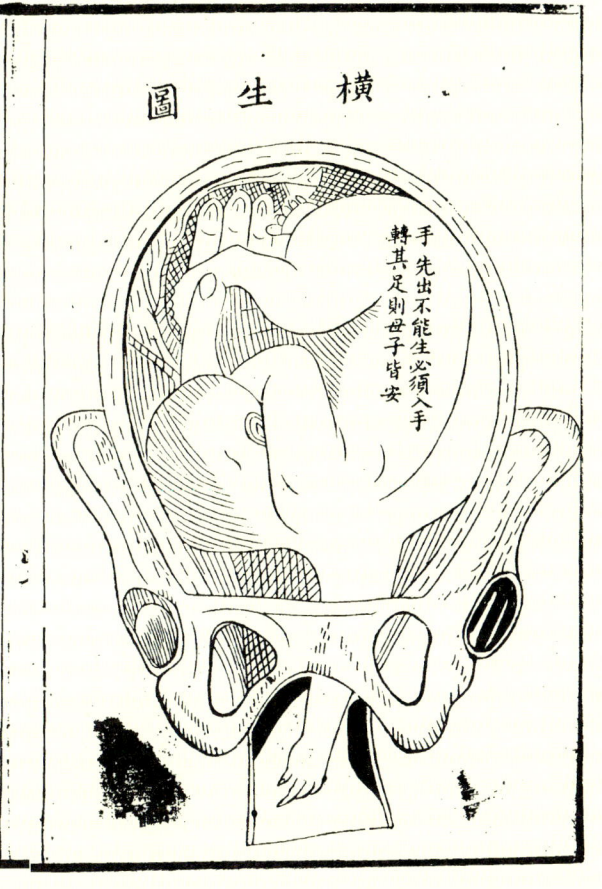

横生图（图见上）

【附传】小儿初生拔毒奇方 兼治痧症屡试屡效

初生小儿，于三朝日，用鸡蛋白调水粉，放在手心，摩擦小儿腰俞、阳关、命门等穴，须臾有毛出，如发而粗，长分许，不必拔动，照方连擦三日，毛自脱落，黏于里衣。依此擦过，可除先天胎毒、痘疹轻稀，令儿易于长养。此法方书不载，人所罕闻，传自闽中老妪，试之屡验，但毛之疏密稍有不同，初不解其何故。曾经函询格致报馆，据答考证西书多种，亦未道其所以然。予继思病症之险者，如羊毛痧、羊毛瘟、羊毛疔及七十二种痧症，本不宜有毛之处，而忽焉见毛，或红、或白、或黑，危在旦夕，或手足直硬麻木，身发寒热，或不寒热而心胸胀痛，神昏，或喉痛，腰腹作胀，或腰中如带捆住，或指甲青黑，上吐下泻；或不青黑，不吐不泻。看头顶有细红毛，急拔去，一面用多年旱烟袋，取筒内烟屎油冲水服之，如味甜而不辣，或不甜不辣，即是对症，随将烟油冲服，可称仙丹按：烟油又有一方，如被蛇咬者，用烟油冲服，可免毒气攻心，惟忌食饭粥，只宜酌食荞麦。若饮油味辣者，须另辨别症。又凡遇此等痧证，用鸡蛋白擦前心指中庭穴、背心指肺俞穴、两腰眼即左右两肾部位、尾脊指腰俞穴五处，每处擦三四次。如鸡蛋白三四分，放在手心，轻力擦完为一次。如有胀痛，即在胀处擦之，擦后又胀，再擦自安。擦出黑白毛，或如鸡毛管样，不可拔动，用新棉花铺毛上，毛落黏棉，擦后量力放生，以免复发。若用刀针挑刮，不能拔除病根，不如此法，多擦自住。

此统治七十二痧症之妙法也。夏秋之交，脾湿交盛，滞其升降之机，则浊反厥逆于上，清反抑陷于下，厄于此症者多。尚祈大君子将此法广为传布，俾众周知，尤令穷乡僻壤不能延医服药者自知急救之方，益人实非浅鲜。按：此与小儿擦背法，事同一律，特小儿胎毒秉于先天，由渐而深，痧毒由于后天感染而成，其发速而其患较剧耳。

图书在版编目（CIP）数据

中国针灸大成. 骨度卷. 存真环中图； 尊生图要； 脏腑证治图说人镜经； 析骨分经； 脉度运行考； 中西汇参铜人图说/石学敏总主编； 王旭东；陈丽云， 梁尚华执行主编. — 长沙： 湖南科学技术出版社，2020.12
ISBN 978-7-5710-0820-8

Ⅰ．①中⋯ Ⅱ．①石⋯ ②王⋯ ③陈⋯ ④梁⋯ Ⅲ.①《针灸大成》②中医学－人体解剖学－图谱③经络－图谱④脏腑－图谱⑤经脉－研究 Ⅳ．①R245②R223-64③R224④R223.1-64

中国版本图书馆CIP数据核字(2020)第205127号

中国针灸大成 骨度卷
CUNZHENHUAN ZHONGTU ZUNSHENG TUYAO ZANGFU ZHENGZHI TUSHUO RENJINGJING XIGU FENJING
MAIDU YUNXINGKAO ZHONGXI HUICAN TONGREN TUSHUO

存真环中图　尊生图要　脏腑证治图说人镜经　析骨分经　脉度运行考　中西汇参铜人图说

总　主　编：	石学敏
执行主编：	王旭东　陈丽云　梁尚华
责任编辑：	李　忠　王跃军　姜　岚
出版发行：	湖南科学技术出版社
社　　址：	长沙市湘雅路276号
网　　址：	http://www.hnstp.com
湖南科学技术出版社天猫旗舰店网址：	
	http://hnkjcbs.tmall.com
邮购联系：	本社销售部 0731-84375808
印　　刷：	长沙鸿发印务实业有限公司
	（印装质量问题请直接与本厂联系）
厂　　址：	长沙市长沙县黄花镇工业园3号
邮　　编：	410137
版　　次：	2020年12月第1版
印　　次：	2020年12月第1次印刷
开　　本：	889mm×1194mm　1/16
印　　张：	33.25
字　　数：	786 千字
书　　号：	ISBN 978-7-5710-0820-8
定　　价：	332.50 元

（版权所有·翻印必究）